DER KLINIKER

Klose / Spezielle Chirurgie

Grundmann / Chirurgie des Kopfes

DER KLINIKER

Ein Sammelwerk für Studierende und Ärzte

Herausgegeben von

Professor Dr. I. Zadek

SPEZIELLE CHIRURGIE

VON

PROF. DR. HEINRICH KLOSE

DIREKTOR DES STÄDT. KRANKENHAUSES BERLIN-FRIEDRICHSHAIN

1953

WALTER DE GRUYTER & CO.

vormals G. J. Göschen'sche Verlagshandlung · J. Guttentag, Verlagsbuchhandlung

Georg Reimer · Karl J. Trübner · Veit & Comp.

Berlin W 35

CHIRURGIE DES KOPFES

VON

DOZENT DR. MED. HABIL. GERHARD GRUNDMANN

OBERARZT AN DER CHIRURGISCHEN UNIVERSITÄTSKLINIK, TÜBINGEN

Mit 238 Abbildungen

1 9 5 3

WALTER DE GRUYTER & CO.

vormals G. J. Göschen'sche Verlagshandlung · J. Guttentag, Verlagsbuchhandlung

Georg Reimer · Karl J. Trübner · Veit & Comp.

Berlin W 35

Berlin W 35, Genthiner Str. 13, Archiv-Nr. 51 53 53
Printed in Germany
Satz und Druck: Buchdruckerei Richard Hahn, Leipzig (III/18/12)
722/54/50

Geleitwort

Die deutsche akademische Jugend hat es wahrlich nicht leicht. Das Kriegs- und Nachkriegselend hat sie aus der eingefahrenen Bahn geworfen und jegliches Studium außerordentlich erschwert. Die Mehrzahl der Studenten muß die Mittel zum Studium selbst aufbringen; viele stehen bei zermürbender Tages- und Nachtarbeit in schwerem Existenzkampf, manch einer ist nach Jahr und Tag zum Aufgeben des Studiums gezwungen. Fehlschläge entmutigten sie indessen nicht, es gibt kaum Klagen, keinerlei Resignation. Imponierend ist die klare, nüchterne Erkenntnis der eigenen Situation und die realistische Einstellung zu den Problemen der Umwelt, prachtvoll die Aufgeschlossenheit der Studenten, ihr Fleiß und Wissensdurst, die sich in den Vorlesungen und Kursen offenbaren, erhebend der Mut und Stolz, mit denen sie das Leben anpacken und in die Zukunft schauen.

Die finanzielle Not wirkt sich auch auf die Beschaffung des Unterrichtsmaterials aus. Namentlich die Mediziner können ihren Bedarf an wichtigen Büchern aus eigner Kraft nicht decken. Im akademischen Unterricht stößt man bei den Studenten der höheren klinischen Semester auf Lücken ihres Wissens, die durch Mangel an Lernstoff entstanden sind.

Um diesem Übel zu steuern, habe ich schon im Jahre 1946 den Plan gefaßt, sämtliche klinische Disziplinen zusammenfassend zur Darstellung zu bringen. Erfahrene Kliniker und hervorragende Theoretiker sollten den Kandidaten der Medizin in kurzen, aber erschöpfenden Abhandlungen die Grundlagen ihrer Spezialgebiete vermitteln. Ausführliche Literaturangaben wurden beiseite gelassen, verwirrende Auseinandersetzungen über Streitfragen und ungelöste Probleme übergangen oder höchstens gestreift, die modernen Forschungsresultate dagegen gebührend berücksichtigt. Damit dürften die einzelnen Kapitel auch für den Praktiker von Bedeutung sein, der sich über dieses oder jenes Fachgebiet einen Überblick verschaffen will. Selbstverständlich legten die Mitarbeiter bei der Abfassung ihrer wissenschaftlichen Beiträge den größten Wert darauf, den Charakter von Kompendien strikt zu vermeiden.

Die Ungunst der Zeiten hat der Verwirklichung des ursprünglichen Planes, das Gesamtwerk in regelmäßig erscheinenden Einzelheften herauszubringen, entgegengearbeitet und die Drucklegung der Lieferungen verzögert. Um so mehr freuen sich mit allen Autoren Herausgeber und Verlag über die bevorstehende Veröffentlichung des Sammelwerkes, das an aktuellem Interesse nicht verloren hat.

Allen beteiligten Kollegen möchte ich für ihre mühe- und verständnisvolle Mitarbeit verbindlichst danken.

Möge „Der Kliniker" einen erfolgreichen Weg nehmen und dem medizinischen Nachwuchs wie den praktischen Ärzten in ganz Deutschland Nutzen bringen!

Berlin, Frühjahr 1953.

I. ZADEK

Vorwort

Die letzte zusammenfassende Darstellung der „Chirurgie des Kopfes“ ist 1926 von EDUARD BORCHERS erschienen. Sie wendet sich an den fertigen Chirurgen und vermittelt in ausgezeichneten Bildern die Spezialerfahrungen operativer Kunst und ihrer Erfolge.

Das vorliegende Buch meines ehemaligen Schülers, des jetzigen Dozenten und Oberarztes der Chirurgischen Universitätsklinik in Tübingen, Dr. med. habil. GERHARD GRUNDMANN, soll eine Lücke ausfüllen, die sich in unserem Fachgebiete aus der dauernden Bewegung der chirurgischen Wissenschaft in einer sich wandelnden Zeit ergeben hat. Es soll den Studenten der Medizin und Zahnheilkunde, dem Praktiker sowie dem angehenden Chirurgen als Leitfaden dienen.

Begründete Grundsätze zweier Schulen bringen in systematischer Folge die Fortschritte der Diagnostik und Therapie. Kurze Abrisse der Entwicklungsgeschichte, Anatomie und Physiologie wurden den einzelnen Kapiteln zum besseren Verständnis des Krankheitsbildes vorangesetzt.

Die beigefügten Schrifttumsangaben erheben keinen Anspruch auf Vollständigkeit; sie umfassen nur die für dieses Buch maßgebenden Arbeiten.

Die Frakturen wurden nicht berücksichtigt, da sie von meinem Oberarzt, Dozent Dr. med. habil. BERNHARD JANIK, in einem im selben Verlage herausgegebenen Sonderbüchlein bereits erschienen sind.

Gemäß seiner Entstehung ist es ein Anliegen dieses Buches, an dem geistigen Band zu wirken, das unser zerrissenes Vaterland zusammenhält:

> „Denn die Wissenschaften sind es allein,
> die uns mit den anderen Nationen verbinden.
> Sie sind's, die aus den entferntesten Geistern Freunde machen,
> und die angenehmste Vereinigung unter denen selbst erhalten,
> die leider durch Staatsverhältnisse getrennt sind.“
>
> (Goethe)

Großes Lob gebührt unserem wissenschaftlichen Zeichner, Herrn Schön, für die eindrucksvollen, das Verständnis fördernden Zeichnungen.

Besonderen Dank sagen wir auch dem Verlag Walter de Gruyter & Co. für die Sorgfalt und Liebe, mit der er sich der Drucklegung und den Ausführungen der zahlreichen Bilder gewidmet hat.

Berlin, Krankenhaus im Friedrichshain, im Oktober 1953.

HEINRICH KLOSE

Inhalt

Seite

Geleitwort V

Vorwort VII

I. Schädel 1

A. Entwicklungsgeschichte 1

B. Anatomie und Topographie 1

1. Gehirnschädel 1
2. Schädelweichteile und Gefäße 5
3. Lymphgefäße und Nerven 6

II. Weiche Schädeldecken 6

A. Entzündungen 6

1. Erysipel 6
2. Furunkel und Karbunkel 6
3. Phlegmone und Abszeß 6
4. Spezifische Geschwüre 7

B. Geschwülste 7

1. Atherom 7
2. Dermoide und Epidermoide 8
3. Lymph- und Hämangiom 9
4. Cornu cutaneum (Hauthorn) 9
5. Fibrome, Neurofibrome 9
6. Lipome 10
7. Aneurysma 10
8. Sinus pericranii (Varix spurius venae diploeticae) 11
9. Karzinome 11
10. Sarkome 11

III. Schädelknochen 12

A. Schädeldeformitäten 12

1. Turmschädel 13
2. Mikrozephalus 14

B. Entzündungen 14

1. Syphilis 14
2. Tuberkulose 15
3. Osteomyelitis 16

C. Geschwülste 18

1. Hyperostosen 18
2. Osteome 19
3. Hämangiome 19
4. Chordome und Chondrome 19
5. Sarkome 20
6. Metastasen 21
7. Geschwülste und Stoffwechselstörungen des Knochenmarks 21

Seite

IV. Gehirn . . . 22

A. Entwicklungsgeschichte . . . 22

B. Anatomie und Physiologie . . . 22

1. Endhirn . . . 23
   a) Motorische Region . . . 24
   b) Körperfühlsphäre . . . 24
   c) Sehzentrum . . . 26
   d) Gehörzentren . . . 26
   e) Geruchs- und Geschmackszentren . . . 26
   f) Sprachregion . . . 26
   g) Frontalwindungen . . . 27
   h) Parietalwindungen . . . 27
   i) Balken . . . 27
   k) Capsula interna . . . 27
2. Zwischenhirn . . . 28
3. Mittelhirn . . . 29
4. Hinterhirn . . . 30
5. Medulla oblongata . . . 30
6. Rautenhirn . . . 30
7. Gehirnhäute . . . 32
8. Gehirngefäße . . . 32
9. Gehirnventrikel . . . 33
10. Liquor cerebrospinalis . . . 34

C. Diagnostische und therapeutische Eingriffe . . . 34

1. Lumbalpunktion . . . 34
2. Subokzipitalpunktion (Zisternenpunktion) . . . 37
3. Subokzipitalstich . . . 38
4. Balkenstich . . . 38
5. Ventrikelpunktion . . . 38
6. Enzephalographie . . . 39
7. Hirnpunktion . . . 39
8. Arteriographie (Angiographie) . . . 39

D. Der gesteigerte Hirndruck . . . 41

1. Die akute Hirndrucksteigerung . . . 41
2. Die chronische Hirndrucksteigerung . . . 42

E. Commotio cerebri . . . 43

F. Contusio cerebri . . . 45

G. Das intrakranielle Hämatom . . . 48

1. Intraventrikuläre Blutungen . . . 49
2. Intrazerebrale Blutungen . . . 49
3. Subarachnoideale Blutungen . . . 50
4. Das epidurale Hämatom . . . 50
5. Das subdurale Hämatom . . . 51
   a) Das akute subdurale Hämatom . . . 53
   b) Das chronische subdurale Hämatom (Pachymeningitis haemorrhagica interna) . . . 53
   c) Das subdurale Hämatom des Kindes . . . 55

H. Entzündungen der Dura (Pachymeningitis) . . . 56

1. Pachymeningitis externa (Extraduraler Abszeß) . . . 56
2. Pachymeningitits interna (Subduraler Abszeß) . . . 57

Seite

I. Meningitis 57
1. Die Leptomeningitis serosa sympathica (Hydrocephalus acutus int. et ext.) 58
2. Die Leptomeningitis purulenta 58
a) Die traumatische Meningitis und Ventrikulitis 58
b) Die oto- und rhinogene Meningitis 59
c) Die hämatogene eitrige Meningitis 59

K. Gehirnabszeß 61
1. Posttraumatischer Hirnabszeß 61
2. Otogener Hirnabszeß 63
3. Rhinogener Hirnabszeß 64
4. Metastatische Hirnabszesse 64
5. Differentialdiagnose 65
6. Die Therapie der Hirnabszesse 65

L. Enzephalitis 66

M. Hirnvorfall (Prolapsus cerebri) 67

N. Sinusthrombose 68
1. Thrombose des Sinus transversus 69
2. Thrombose des Sinus cavernosus 69
3. Thrombose des Sinus sagittalis superior 70

O. Hydrozephalus 71
1. Hydrocephalus congenitus 72
2. Hydrocephalus acquisitus 74

P. Hirnbruch 75
1. Angeborener Hirnbruch (Enzephalozele) 75
2. Erworbener Hirnbruch (Hirnvorfall, Einzelheiten s. da) 77

Q. Symptomatologie der Gehirntumoren 78
1. Symptome 78
2. Lokalisation 78
3. Artdiagnose 80
4. Differentialdiagnose 81
5. Therapie 81

R. Tumoren der Hirnhäute 85

S. Gehirngeschwülste 88
1. Gliome 88
a) Glioblastoma multiforme 88
b) Astrozytome 89
c) Medulloblastome 90
d) Spongioblastoma polare 91
e) Oligodendrogliome 91
f) Ependymome 92
g) Pinealome 92
h) Plexuspapillome 93
2. Dysembryome 93
a) Teratome 93
b) Dermoide und Epidermoide 93
3. Kolloidzysten 93
4. Fibrome und Sarkome 94
5. Metastasen 94

Seite

6. Parasiten 94
7. Granulome 95
a) Konglomerat- oder Solitärtuberkel 95
b) Gummata 95

T. Geschwülste, Anomalien und Entzündungen der Gehirngefäße . . 95
1. Hämangioblastome 95
2. Hämangiome 96
3. Aneurysmen 96
4. Thrombangitis obliterans 99

U. Chirurgie der Hypophyse 100
1. Pathologie 100
2. Röntgenuntersuchung 101
3. Hypophysenadenome 102
a) Chromophobes Adenom 102
b) Eosinophiles Adenom 103
c) Basophiles Adenom 104
4. Hypophysengangsgeschwülste (Kraniopharyngeome) 104

V. Chirurgie der Epilepsie 106

W. Die Deckung der Schädel-, Dura- und Hirndefekte 109

X. Psychochirurgie 112

V. Gehirnnerven 115

A. Anatomie und Physiologie 115

B. Degenerative und entzündliche Erkrankungen 122
1. N. opticus 122
2. N. trigeminus 122
3. N. facialis 126
a) Fazialisschädigungen 127
b) Fazialiskrampf 128
4. N. intermedius 129
5. N. glossopharyngicus 129
6. Ménièrscher Symptomenkomplex 130
7. Anhang: Okzipitalneuralgie 130

C. Tumoren der Gehirnnerven 131
1. N. opticus 131
2. N. trigeminus 132
3. N. statoacusticus 132

Schrifttum 135

VI. Chirurgie des Gesichts 136

A. Entwicklungsgeschichte 136
1. Knöcherner Gesichtsschädel 136
2. Weichteile des Gesichts 136

B. Anatomie und Topographie 137

C. Mißbildungen 141
1. Angeborene Gesichtsspalten 141
2. Wachstumsstörungen des Gesichts 148

Seite

D. Entzündungen . . . 149

1. Gesichtsrose (Erysipel) . . . 149
2. Furunkel, Karbunkel und Furunkelabszeß . . . 149
3. Gesichtsphlegmone . . . 151
4. Osteomyelitis . . . 152
5. Hauttuberkulose . . . 152
6. Tuberculosis cutis colliquativa (Skrofuloderm) . . . 153
7. Lymphdrüsentuberkulose und Knochentuberkulose . . . 153
8. Aktinomykose . . . 153
9. Syphilis . . . 154
10. Milzbrand (Anthrax) . . . 155
11. Rotz . . . 156
12. Schweinerotlauf (Erysipeloid) . . . 156

E. Geschwülste . . . 156

1. Naevi (Muttermäler) . . . 156
2. Angiome (Gefäßgeschwülste) . . . 158
   a) Hämangiom . . . 158
   b) Lymphangiom . . . 160
3. Cornu cutaneum (Hauthorn) . . . 161
4. Warzen . . . 161
5. Karzinome . . . 162
   a) Carcinoma spinocellulare . . . 162
   b) Carcinoma basocellulare . . . 164
   c) Karzinome der Hautanhangsgebilde . . . 164
6. Fibrome . . . 164
7. Lipome . . . 165
8. Osteome . . . 166
9. Sarkome . . . 166
10. Dermoide . . . 166
11. Atherome (Grützbeutel) und Epidermoide . . . 167
12. Rhinophym (Knollen-, Kartoffel-, Schnapsnase) . . . 168
13. Adenome der Haut . . . 169
   a) Basalzellenepitheliom . . . 169
   b) Talgdrüsenadenom . . . 170
   c) Schweißdrüsenadenom . . . 170
14. Xanthelasma . . . 171

VII. Chirurgie der Speicheldrüsen . . . 171

A. Entwicklungs- und Abflußstörungen . . . 171

1. Angeborene Mißbildungen . . . 171
2. Speichelfisteln . . . 171
3. Fremdkörper und Speichelsteine . . . 173

B. Entzündungen der Speicheldrüsen und ihrer Gänge . . . 174

1. Sialodochitis . . . 174
2. Sialadenitis . . . 174
   a) Parotitis epidemica (Mumps) . . . 174
   b) Parotitis purulenta . . . 175
   c) Sialadenitis chronica . . . 177
   d) Mikuliczsche Krankheit . . . 178

Seite

C. Speicheldrüsenzysten und Geschwülste 179
1. Zysten 179
2. Speicheldrüsengeschwülste 181
a) Gutartige Tumoren 181
b) Mischtumoren (Sialoblastome) 181
c) Karzinome 181
d) Sarkome 182

VIII. Chirurgie des Auges 183
A. Anatomie 183
B. Erkrankungen der Lider 184
1. Erkrankungen der Lidhaut 184
2. Ektropium 185
3. Entropium 185
4. Lagophthalmus 186
5. Ptosis 186
6. Fremdkörper 186
C. Erkrankungen der Tränenorgane 186
D. Erkrankungen der Orbita 187
1. Entzündungen 187
a) Panophthalmitis 187
b) Orbitalphlegmone und Orbitalabszeß 187
c) Periostitis und Osteomyelitis 188
2. Tumoren der Orbita 188
3. Exophthalmus 189
4. Enophthalmus 191
5. Schielen 192
6. Pupillenreaktion 193

IX. Chirurgie des Ohres 193
A. Anatomie und Physiologie 193
B. Erkrankungen des äußeren Ohres 196
1. Mißbildungen 196
2. Othaematom (Ohrblutgeschwulst) 196
3. Erfrierungen 197
4. Verbrennungen 198
5. Fremdkörper und Zerumen im Gehörgang 198
6. Entzündungen des äußeren Ohres 199
a) Impetigo contagiosa 199
b) Erysipel 199
c) Furunkel 199
d) Perichondritis 200
7. Otomykosis 200
8. Ekzem 201
9. Geschwülste 201
a) Gutartige Tumoren 201
b) Bösartige Tumoren 202

X. Chirurgie der Nase und Nebenhöhlen 203
A. Anatomie und Physiologie 203

Seite

B. Erkrankungen der Haut und Schleimhaut 208
1. Ekzem 208
2. Furunkel 208

C. Spezifische Entzündungen 208
1. Tuberkulose 208
2. Syphilis 209

D. Rhinitis 210
1. Akute Rhinitis 210
2. Chronische Rhinitis 210
a) Hyperplastische Rhinitis 210
b) Chronisch atrophische Rhinitis (Ozaena) 210

E. Erkrankungen des Nasenseptums 211
1. Septumdeviation 211
2. Nasenbluten (Epistaxis) 212
3. Perforation der Nasenscheidewand 213
4. Hämatom der Nasenscheidewand 214
5. Abszeß der Nasenscheidewand 214
6. Choanenstenose und Atresie 214
7. Fremdkörper und Nasensteine 215

F. Entzündungen der Nasennebenhöhlen 215
1. Akute Entzündungen 216
a) Kieferhöhlenentzündung 216
b) Entzündung der Siebbeinzellen 217
c) Entzündung der Stirnhöhle 217
d) Entzündung der Keilbeinhöhle 217
e) Differentialdiagnose 217
f) Konservative Behandlung 218
2. Chronische Nebenhöhlenentzündungen 218
a) Chronische Kieferhöhlenentzündung 218
b) Chronische Stirnhöhleneiterung 220
c) Chronische Eiterung der Siebbeinzellen 221
d) Chronische Entzündung der Keilbeinhöhle 221

G. Geschwülste der Nase und der Nebenhöhlen 222
1. Gutartige Geschwülste 222
a) Papillome 223
b) Polypen 223
c) Haemangiome 224
d) Osteome 224
e) Adenome, Lipome, Fibrome und Myxome 225
2. Bösartige Geschwülste 225

XI. Chirurgie der Mundhöhle und Zunge 227

A. Anatomie 227

B. Entwicklungsstörungen 228

C. Akute Entzündungen 229
1. Stomatitis catarrhalis 229
2. Stomatitis vesiculosa 230
3. Stomatitis aphthosa 231
4. Stomatitis ulcerosa 231
5. Stomatitis gangraenosa 231
6. Stomatitis phlegmonosa 232

Seite

D. Chronische Entzündungen 233
1. Leukoplakie 233
2. Haarzunge (Nigrities linguae) 233

E. Spezifische Entzündungen 233
1. Tuberkulose 233
2. Aktinomykose 234
3. Syphilis 234

F. Zysten und gutartige Geschwülste 235
1. Dermoide 236
2. Schleimzysten 236
3. Angiome 237
4. Teratoide Tumoren (Epignathie) 237
5. Fibrome und Neurofibrome 238
6. Lipome 238
7. Papillome 239
8. Adenome 239
9. Mischtumoren und Zylindrome 240
10. Zungenstruma 240
11. Seltene Geschwülste 241
12. Teleangiektatisches Granulom 241
13. Amyloidtumor 241

G. Bösartige Geschwülste 241
1. Karzinome 241
2. Sarkome 244

XII. Chirurgie der Kiefer 245

A. Kieferdeformitäten 245
1. Prognathie 245
2. Mikrognathie (Opisthogenie) 246
3. Progenie (Makrognathie) 247
4. Offener Biß 247
5. Kiefer-Gaumenspalten 248
6. Sekundäre Deformitäten durch Krankheiten 248
7. Die Behandlung der Fehlstellungen 249

B. Entzündungen der Kiefer 249
1. Wurzelhaut und Kieferknochenentzündung (Peridontitis und Periostitis alveolaris) Parulis 249
2. Osteomyelitis 252
3. Syphilis 253
4. Tuberkulose 254

C. Geschwülste der Zähne 255
1. Adamantinome (Schmelzgeschwülste) 255
2. Odontome (Zahnkeimgeschwülste) 256
3. Follikulärzysten 257
4. Zahnwurzelzyste und Wurzelgranulom 257
5. Epulis 259

D. Gutartige Geschwülste der Kieferknochen 260
1. Fibrome 260
2. Chondrom, Chondroosteom und Exostosis cartilaginea 260
3. Osteome und Hyperostosen 261
4. Riesenzellgeschwulst 261

Seite

E. Bösartige Geschwülste 262
1. Sarkome 262
2. Karzinome 264
3. Metastasen 264
4. Multiples Myelom 265

F. Systemerkrankungen 265
1. Osteopathia deformans (Paget) 265
2. Osteodystrophia deformans (v. Recklinghausen) 266
3. Hand-Schüller-Christiansche Krankheit 266
4. Marmorknochenkrankheit 266

G. Erkrankungen des Kiefergelenks 267
1. Akute Kiefergelenkentzündung 267
2. Discitis mandibularis 267
3. Chronische Kiefergelenkentzündung 267
4. Kieferklemme und Ankylose 268
5. Arthrosis deformans 269
6. Kieferknacken 270

XIII. Gesichtsplastiken 271

A. Nasenplastik (Rhinoplastik) 272
1. Vollständige Nasenplastik (totale Rhinoplastik) 272
2. Ersatz einzelner Nasenabschnitte (partielle Rhinoplastik) . . . 274

B. Lippenplastik (Cheiloplastik) 276

C. Wangenplastik (Meloplastik) 279

D. Lidplastik (Blepharoplastik) 281

E. Ohrbildung (Otoplastik) 282

Schrifttum 284

Chirurgie des Kopfes

I. Schädel

A. Entwicklungsgeschichte

Die Grundlage des Schädels ist das **Knorpelkranium** (*Primordialkranium*). Zu diesem treten die nur bindegewebig vorgebildeten **Deck- oder Belegknochen** hinzu. Das Primordialkranium besteht aus einem neuralen und viszeralen Teil, dem späteren Hirn- und Gesichtsschädel.

Der *Neuralschädel* bildet den **Hirnschädel** und die Umhüllung der drei großen Sinnesorgane: Nase, Ohr, Auge. Der *Viszeralschädel* bildet den **Gesichtsschädel.** Er geht aus dem Kieferapparat und den Kiemenbögen hervor. Im Verlaufe der Entwicklung wird dieser Schädelbau für den Menschen charakteristisch umgewandelt. Geruchsorgan und Auge lösen sich vom Hirnschädel und werden in den Gesichtsbereich einbezogen. Die Augen werden parallel gestellt, Kieferapparat und Nasenkapsel bilden sich zurück, und schließlich wird das für den Menschen charakteristische Gesicht ausgebildet.

Der Neuralschädel zerfällt infolge Beteiligung der Chorda dorsalis an der Schädelbildung in einen prächordalen und einen chordalen Abschnitt. Die Grenze zwischen beiden befindet sich im Gebiet der Hypophysentasche, die durch ein primäres Loch der Schädelbasis, den späteren *Canalis craniopharyngeus*, dem Gehirn entgegenwächst. Epitheliale Überreste des Hypophysenganges neigen später zur Tumorbildung (ERDHEIM*sche Tumoren*). An dem prächordalen Abschnitt des Neuralschädels wird die Regio ethmoidea und orbitalis, am chordalen Abschnitt die Regio otica und occipitalis unterschieden. Diese vier Regionen liegen hintereinander und rücken an die Schädelbasis, da infolge der starken Vergrößerung des menschlichen Gehirns die aus diesen Regionen bestehende primitive Gehirnkapsel an der Dorsalseite gesprengt wird. Zur Deckung der dorsalen Schädellücke entstehen Belegknochen. Sie bilden die Schädelwölbung.

Die Verknöcherung des Knorpelkraniums beginnt in der 8. Woche mit dem Auftreten von Knochenkernen. Im Nasenskelett bleibt der Knorpel dauernd erhalten.

B. Anatomie und Topographie

1. Gehirnschädel

Der Gehirnschädel besteht aus Schädelwölbung und Schädelbasis. Die Wölbung setzt sich aus platten Knochen zusammen, ist der Palpation gut zugänglich und operativ leicht zu erreichen. Die Basis des Schädels dagegen entzieht sich der direkten Untersuchung. Die Verbindung der einzelnen Teile des Schädels wird durch Suturen hergestellt. Die platten Knochen des Schädels setzen sich aus der äußeren und inneren kompakten Schicht, welche die Diploe einschließen, zusammen.

Auf der Innenseite der Schädelwölbung zieht der Sulcus sagittalis in der Medianebene vom Foramen caecum bis zur Protuberantia occipitalis interna. Beiderseits vom Sulcus sagittalis liegen Vertiefungen (Granula meningica). Im Bereich dieser

Granulationen kann die Schädeldecke papierdünn sein. Die Innenfläche des Schädeldaches weist ferner Furchen auf, in denen die Zweige der Arteria meningica media verlaufen.

Die Basis cranii interna bildet 3 Schädelgruben, Fossa cranii frontalis, media und occipitalis (Abb. 1). Die vordere Schädelgrube (Partes orbitales der Stirnbeine, Lamina cribriformis des Os ethmoidale und die kleinen Keilbeinflügel) liegt höher als die mittlere Schädelgrube. Die hintere Schädelgrube wieder liegt tiefer als die mittlere. Unter dem Boden der vorderen Schädelgrube liegt die Augen- und Nasenhöhle. Es ergeben sich dadurch wichtige Beziehungen für den Eintritt

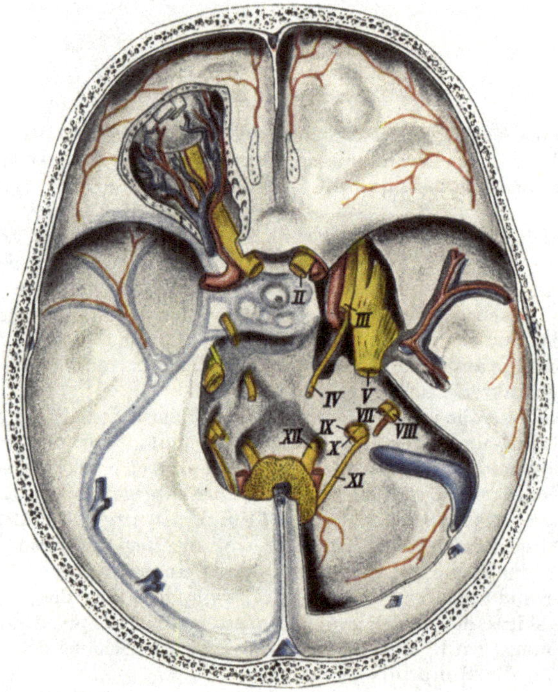

Abb. 1. Schädelbasis und Schädelgrube mit Nerven und Gefäßen

von Infektionserregern. Unter dem Boden der mittleren Schädelgrube befindet sich die Regio infratemporalis. Die hintere Schädelgrube geht durch das Foramen occipitale magnum in den Wirbelkanal über.

Am Schädel wechseln Abschnitte verschiedener Festigkeit miteinander ab (Abb. 2a und b). Es lassen sich bei der seitlichen Ansicht des Schädels festere Strebepfeiler nachweisen. An der Schädelbasis zieht eine mächtige mittlere Zone von der Sella turcica um das Foramen occipitale magnum herum zur Protuberantia occipitalis interna. Die weniger resistenten Schädelbasisteile befinden sich besonders im Gebiet der Öffnungen für die Nerven und Gefäße. Schädelbasisfrakturen vermeiden die festeren Teile und verbinden die Öffnungen meist in typischer Weise (Abb. 2b):

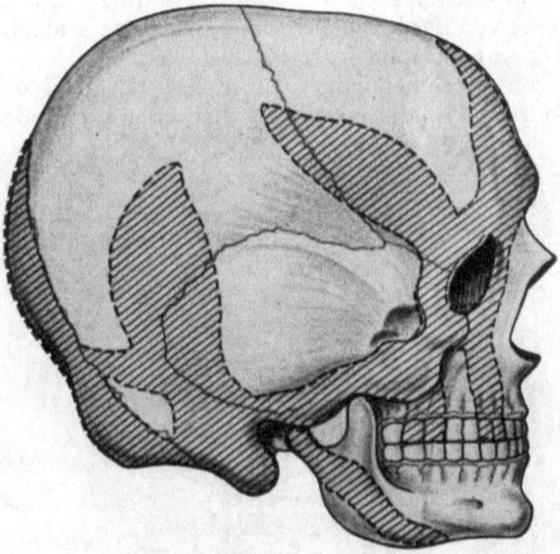

Abb. 2a. **Strebepfeiler** des Schädels von der Seite. Die schraffierten Bezirke stellen die bruchfesten Teile dar (nach CORNING)

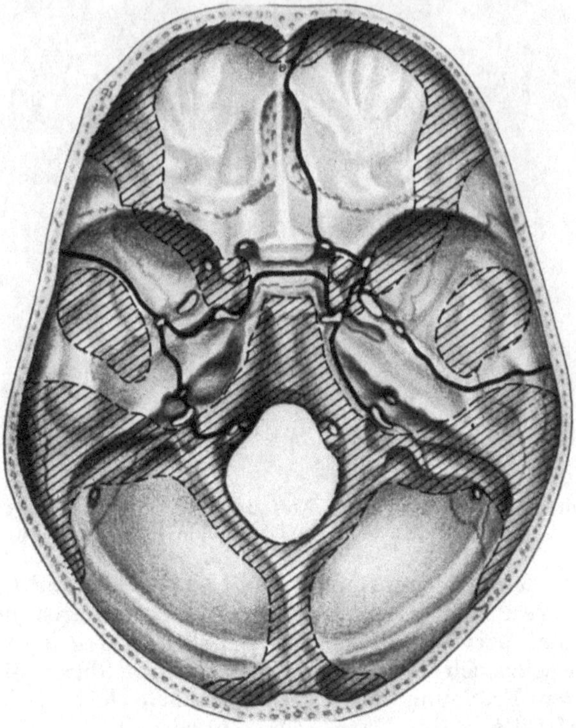

Abb. 2b. Schädelbasis mit Strebepfeilern und typischen Frakturlinien

1. *Frakturlinie* vom Canalis rotundus einer Seite quer durch den Türkensattel, dessen Resistenz von der Größe des Sinus sphenoideus abhängt, zum Foramen lacerum und Foramen spinae der anderen Seite.
2. *Frakturlinie* vom Foramen spinae über das Foramen ovale zum Canalis rotundus und zum Canalis fasciculi optici. Sie trennt den Processus alae

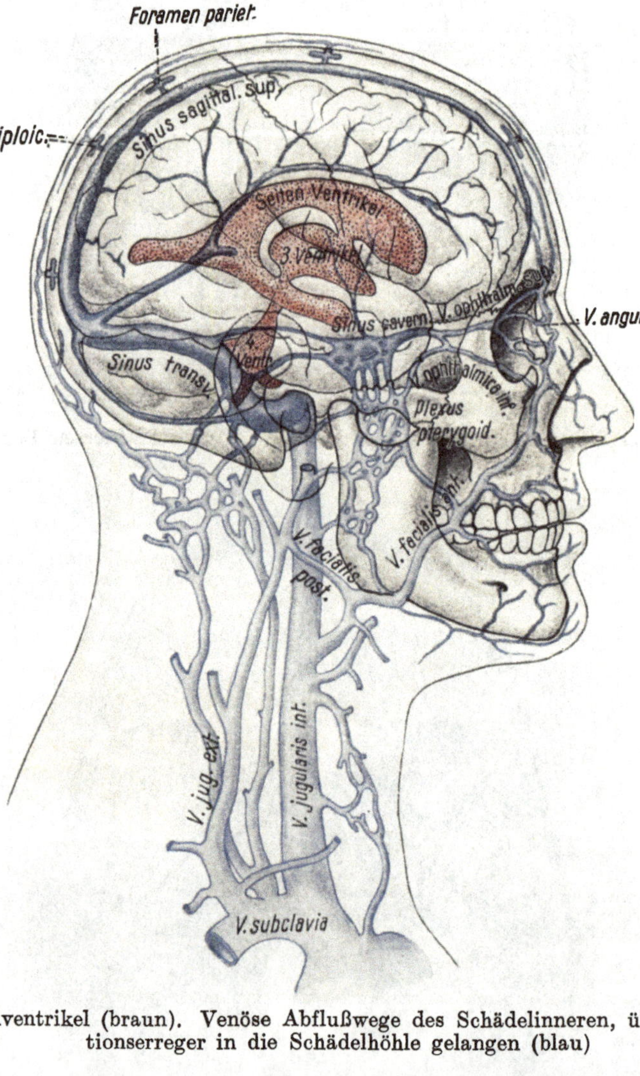

Abb. 3. Gehirnventrikel (braun). Venöse Abflußwege des Schädelinneren, über die Infektionserreger in die Schädelhöhle gelangen (blau)

parvae von dem kleinen Keilbeinflügel ab. (Gefährdung der Augenmuskelnerven und des Fasciculus opticus durch den abgetrennten Processus alae parvae, Gefahr der Eröffnung des Sinus cavernosus.) Nach vorn setzt sich diese Frakturlinie entweder durch die Lamina cribriformis unter Eröffnung der Nasennebenhöhle fort (Infektionsgefahr, Liquorabfluß aus der Nase) (Abb. 2b) oder durchsetzt die Pars orbitalis des Stirnbeins.

3. *Längsfrakturlinie der Pyramide* vom Foramen ovale über das Dach der Paukenhöhle seitlich umbiegend in das Gebiet des Schläfenbeins. Bei dieser Fraktur ist das Mittelohr gefährdet. (Liquorabfluß aus dem Ohr.)
4. *Querfrakturlinie durch die Spitze der Schläfenbeinpyramide.* Sie beginnt am Canalis hypoglossi und erreicht über das Foramen jugulare und den Porus acusticus internus das Foramen spinae um von hier aus die Schuppe des Schläfenbeines zu durchsetzen. Sie eröffnet das Innenohr. (Gefahr der Innenohrschwerhörigkeit.)

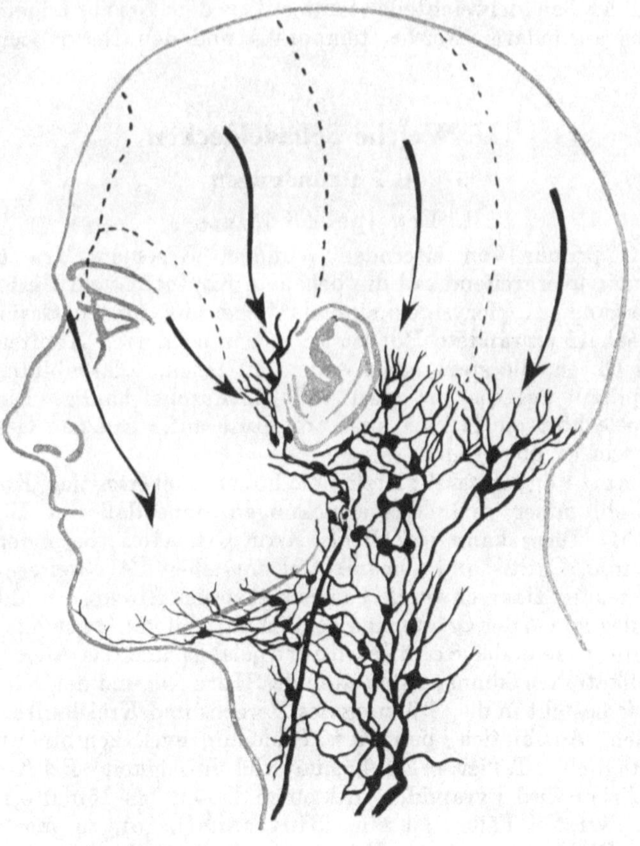

Abb. 4. Die 4 Lymphgefäßgebiete des Kopfes (fazial, temporal, parietal und okzipital)

2. Schädelweichteile und Gefäße

Die Weichteile des Gehirnschädels bestehen aus 3 Schichten: Haut, Muskulatur mit Galea aponeurotica, Periost. Galea und Haut sind innig miteinander verwachsen. Die Gefäße der Kopfschwarte liegen oberflächlich zur Galea, treten durch sie hindurch und anastomosieren mit den Gefäßen der Diploe. Von ganz besonderer Bedeutung sind die *Verbindungen der Venen der Kopfschwarte mit den Venen der Diploe und mit dem Sinus durae matris* durch die Emissaria parietalia und mastoidea (Abb. 3). Diese venösen Verbindungen sind Wege, auf denen Infektionserreger den Schädelknochen und weiterhin die Schädelhöhle erreichen können.

Die Arterien der Kopfschwarte stammen aus den Aa. carotis interna und externa. Sie sind reichverzweigt.

3. Lymphgefäße und Nerven

Die Lymphgefäße bilden vier große Gebiete mit verschiedenen Abflußwegen. Es sind die fazialen, temporalen, parietalen und okzipitalen Lymphgefäßbezirke (Abb. 4). Wichtig ist die Lage der regionären Lymphknoten am Hinterkopf und hinter dem Ohr, die bei Entzündungen gut zu palpieren sind.

Die Nerven der Schädelweichteile stammen aus dem Nervus trigeminus, Nervus facialis, Nervus auricularis, Nervus temporalis und den Nervi occipitalis minor und major.

II. Weiche Schädeldecken

A. Entzündungen

1. Erysipel (Kopfrose)

Es entsteht primär von eiternden Wunden, Ekzemen, Kratzeffekten oder häufiger sekundär übergreifend auf die behaarte Kopfhaut vom Gesicht, Hals und äußerem Gehörgang. Kopferysipele sind im Gegensatz zu den Gesichtserysipelen blaßrot. Das scharf umrandete Rot ist an den unbehaarten Kopfteilen, z. B. der Stirn und den Ohren, die stark anschwellen, zu sehen. Blasenbildung ist an der behaarten Kopfhaut selten, an Stirn und Ohrmuschel häufig. Die Wanderung der Kopferysipele hört am Nacken und am Halse auf. Auf das Gesicht (Einzelheiten s. da) kann es übergreifen.

Die Krankheit beginnt mit plötzlichem hohem Fieberanstieg, Kopfschmerzen, Delirien, Halbschlummer, evtl. Muskelzuckungen, ohne daß eine Meningitis vorzuliegen braucht. Diese kann jedoch als Komplikation, besonders bei gleichzeitigen Frakturen, Ostitis und Thrombosen entstehen. Als weitere Folge findet sich vorübergehender Haarschwund, Fasziennekrosen, Abszesse und Orbitalphlegmonen. Die Phlegmonen der Orbita sind gefährlich, weil von ihnen aus die Eiterung, auch eine Thrombose in das Schädelinnere gelangt und das Auge gefährdet ist. Weitere Komplikationen können von seiten des Herzens und der Niere auftreten.

Die *Therapie* besteht in der Stützung des Herzens und Kreislaufes, indifferenten Salbenverbänden, Antibiotica, besonders Penicillin, evtl. kombiniert mit Sulfonamiden 6mal täglich 2 Tabletten zu 0,5, mit viel Flüssigkeit. Bei Kopfschmerzen, Fieber und Delirien wird Pyramidon in kleinen Dosen bis 15mal 0,1 täglich verordnet. Bei schwersten Fällen ist eine Bluttransfusion zu machen. Vor der Entlassung des Patienten muß der Urin kontrolliert werden.

2. Furunkel und Karbunkel

Sie sind am Kopf relativ selten. Meist greifen sie vom Nacken über oder treten an der Schläfe infolge der Reibung der Kopfbedeckung auf. Es besteht die Gefahr von Phlegmonen, Erysipelen, Phlebitis, Meningitis (s. auch Gesichtsfurunkel).

3. Phlegmone, Abszeß

Die Kopfphlegmone und der Abszeß werden verursacht durch infizierte Wunden, Erysipele, Furunkel, infizierte Atherome, bei Ekzemen (Abb. 5), Osteomyelitis des Schädelknochens und fortgeleitet von tiefen Gesichtsphlegmonen (s. da) aus der Parotisregion und der Fossa pterygopalatina.

Die Phlegmone entsteht häufiger durch Strepto- als durch Staphylokokken. Manchmal findet sich gleichzeitig ein Erysipel. Die Phlegmone kann subkutan, subaponeurotisch oder subperiostal liegen. Es können sich Haut, Faszien und Knochennekrosen mit Osteomyelitis entwickeln. Außerdem kann sich die Eiterung durch Thrombosierung der Venensinus in das Schädelinnere ausbreiten.

Die Krankheit beginnt mit einem Infiltrat besonders in der Umgebung oft kleiner Wunden, hohem Fieber und starken Schmerzen. Die regionären Lymphdrüsen hinter dem Ohr und in der Nackengegend sind geschwollen (Abb. 4).

Die *Therapie* der Abszesse besteht in der Inzision und Dränage am tiefsten Punkt mit Lasche oder Gummirohr. Phlegmonen sind rechtzeitig zu spalten. Die Anwendung von Chemotherapeutika, evtl. kombiniert mit Sulfonamiden, lokal und allgemein, bringt die Infektion rasch zum erliegen. Konservative Behandlung allein ist wegen des hohen Druckes, unter dem das entzündete Gewebe steht, und der Gefahr des Übergreifens auf das Schädelinnere gefährlich.

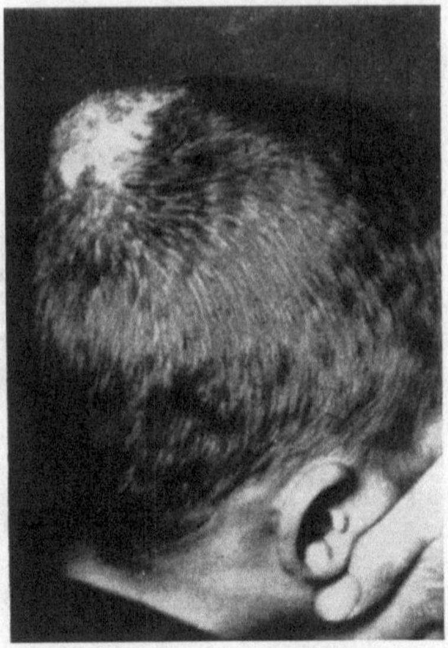

Abb. 5. Abszeß am Hinterhaupt bei einem Kopfekzem

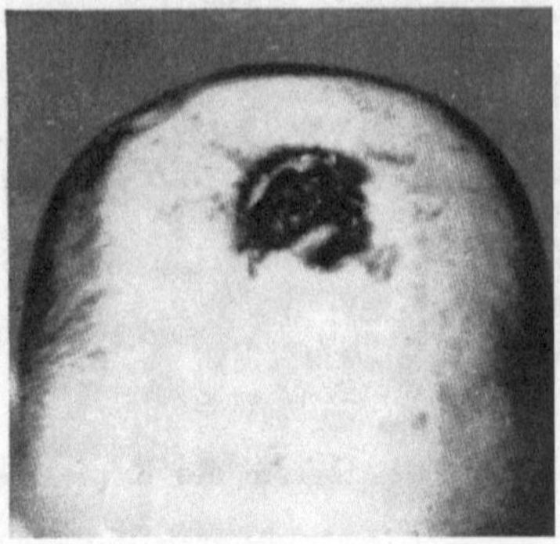

Abb. 6. Ulkus und Knochennekrose bei Lues der Schädeldecke

4. Spezifische Geschwüre (Abb. 6)

Sie sind meist tuberkulös oder syphilitisch. In der Regel treten sie bei einer entsprechenden Erkrankung des Schädelknochens auf (s. dort).

B. Geschwülste

1. Atheroma (Grützbeutel, Balggeschwulst (Abb. 7a und b)

Es ist eine Retentionszyste der Talg- oder Haarbalgdrüsen (Einzelheiten s. Gesicht). Der Kopf ist der Lieblingssitz dieser Geschwülste infolge der zahlreichen Haarbälge mit ihren Talgdrüsen. Bei Frauen treten sie häufiger auf als bei Männern. Meist sind sie multipel. Sie finden sich im allgemeinen nicht vor dem 15.—20. Lebensjahr. Die Atherome sind am Kopf manchmal platt, manchmal kugelig oder treten in Form des **Atheroma pendulum** (Abb. 7b) auf. Haarverlust über größeren Atheromen ist häufig. Die Größe schwankt von Hirsekorn bis Mannsfaust. Die kleinen Geschwülste sind hart, die großen weich. Manchmal sind die Atherome gehöckert. Die Haut ist über ihnen verdünnt, häufig livide verfärbt. Vom *Dermoid* unterscheidet es sich durch den beliebigen Sitz, vom *Lipom* durch seine kutane Lage. Wegen der Entstellung, evtl. Vereiterung mit Fistelbildung und karzinomatöser Entartung ist die Entfernung angebracht. Sie besteht in der sorgfältigen Ausschälung des ganzen Balges in Lokalanästhesie, da sonst Rezidive auftreten.

2. Dermoide und Epidermoide

sind wegen ihrer Anlage in der Embryonalzeit stets angeboren. Sie sind Zysten, besonders an den *Vereinigungsstellen embryonaler Spalten*, und zwar am oberen Orbitalrande, inneren Augenwinkel, der Glabella, Nasenwurzel, der großen und kleinen Fontanelle, dem Warzenfortsatz, in der Augenhöhle usw.

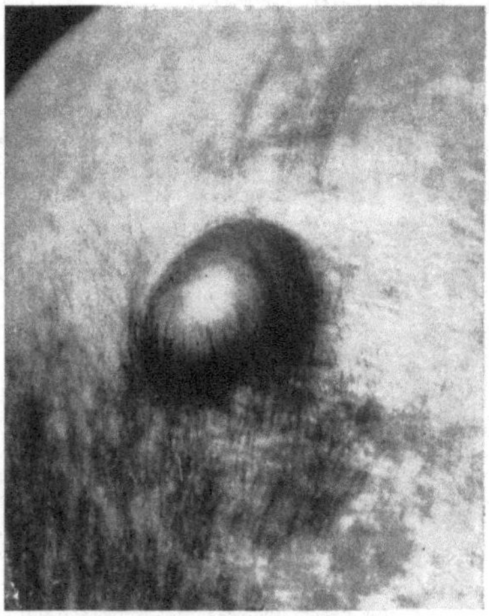

Abb. 7a. Atherom des Kopfes

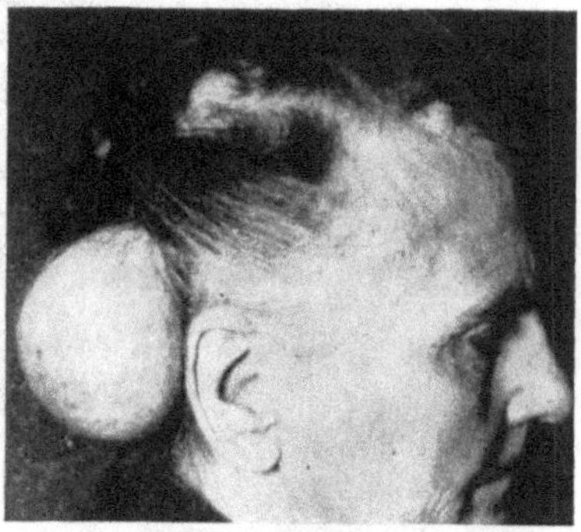

Abb. 7b. Atheroma pendulum am Hinterkopf

Die Epidermoide werden auf die Einstülpung eines haar- und drüsenlosen Hautkeims zurückgeführt. Ihr Epithel ist abgeflacht, der Inhalt setzt sich aus einem Brei von Hautschuppen, Cholesterin und Fett zusammen. Zum Unterschied dazu ist die Wand der Dermoide aus Ektoderm mit Anhangsgebilden zusammengesetzt. Der Inhalt des Balges enthält daher Brei mit Haaren.

Dermoide und Epidermoide finden sich fast nur solitär, sind halbkugelig. Die Haut über ihnen ist verschieblich. Häufig sind sie mit dem Periost des Schädels fest verbunden. Manchmal liegen sie in einer Knochendelle, oder es fehlt unter ihnen der Schädelknochen völlig. Die Tiefenlage und die Konstanz ihres Sitzes sind charakteristisch. **Dermoide der Orbita** können sich zwerchsackförmig bis in die Schläfengrube erstrecken. Von den *Zephalozelen* unterscheiden sich die Dermoide dadurch, daß sie sich auf Druck nicht verkleinern und nicht pulsieren. Das *Atherom* liegt intrakutan, tritt meist multipel auf, ist nicht typisch lokalisiert und findet sich bei älteren Menschen.

Die *Therapie* der Dermoide und Epidermoide besteht in der Exstirpation evtl. mit Schädelresektion, besonders bei Zwerchsackdermoiden der Orbita. Bei Kindern kann sich erst nach Entfernung des Dermoides der Knochen unter demselben zu normaler Dicke und Festigkeit entwickeln.

3. Lymph- und Hämangiom

(Einzelheiten s. Chirurgie des Gesichts)

Das Angiom findet sich bevorzugt am Schädel und im Gesicht. Es tritt kapillär oder kavernös (Abb. 8) auf. Die Lymphangiome bilden außerdem Zysten. Angiome können Hervorragungen und Wülste bilden. Hämangiome sind blaßrot, manchmal blaurot. Auf Fingerdruck verkleinert sich die Geschwulst, da das Blut aus den erweiterten Kapillaren verdrängt wird: Symptom der „Kompressibilität". Die Angiome sind angeboren oder treten unmittelbar nach der Geburt auf. Sie wachsen in die Fläche und in die Tiefe, meistens rascher in früher Kindheit.

Die *Behandlung der Angiome* besteht in der möglichst frühzeitigen Exzision. Kosmetisch gute Resultate werden bei nicht zu umfangreichen Angiomen mit der Röntgennahbestrahlung erzielt. Auch Vereisung durch Auflegen von Kohlensäureschnee für 20—30 Sekunden in Abständen von 8 Tagen, Sticheln mit dem nadelförmigen Thermokauter und Radiumspickung können angewendet werden.

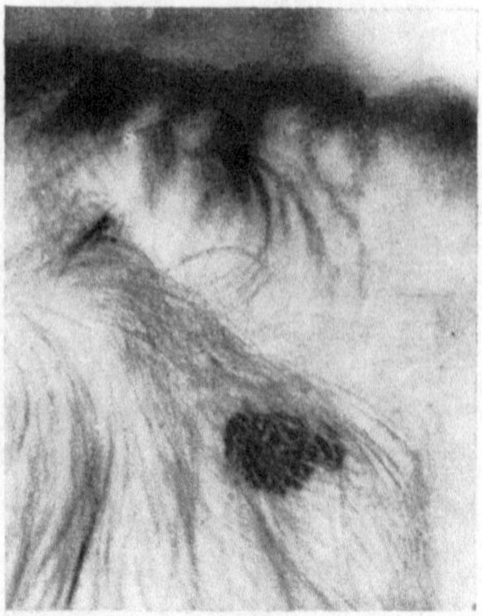

Abb. 8. Hämangiom am Hinterkopf eines 4 Monate alten Säuglings

Das **Rankenaneurysma** (s. auch Gesicht), welches eine angeborene Erweiterung und Schlängelung eines Arterienbezirks darstellt, findet sich am häufigsten im Gebiet der Arteria frontalis und temporalis. Selten treten venöse Rankenaneurysmen auf. Das arterielle Rankenaneurysma fühlt sich wie ein Gewirr von Regenwürmern an. Die Geschwulst sitzt flach auf und pulsiert. Bei Ruptur kann es zu tödlichen Blutungen kommen. Differentialdiagnostisch muß ein Aneurysma arteriovenosum berücksichtigt werden.

Die *Behandlung des Rankenaneurysma* besteht in der Unterbindung der zuführenden Gefäßstämme und evtl. der Arteria carotis ext. Das wirksamste Mittel ist die Exstirpation der Geschwulst. Es handelt sich meist um große Eingriffe.

4. Corum cutaneum (Hauthorn) (Abb. 9)

Es findet sich besonders auf der behaarten Kopfhaut und in der Stirn- und Schläfengegend. Nach Abbrechen oder Abschneiden wachsen Hauthörner erneut. Ihre Basis kann *karzinomatös entarten*. Sie müssen daher gründlich exstirpiert werden unter elliptischer Umschneidung der Basis.

5. Fibrome, Neurofibrome

Das **Fibroma durum** ist selten. Häufiger findet sich das **Fibroma molle** in Form von weichen, manchmal ulzerierenden Warzen. Oft stellt es ein gerunzeltes Anhängsel dar mit dünnem Stiel (*Fibroma pendulum*). Die **Neurofibrome** gehen von den Scheiden der Hautnerven aus. Die Körperoberfläche kann von zahlreichen dieser Neurofibrome in den verschiedensten Größen, systemartig den Hautnerven entsprechend, übersät sein (v. RECKLINGHAUSENsche **Krankheit**). Diese *Neurofibromatosis* ist eine kongentiale Gewebsmißbildung. Einzelne Neurofibrome können zu lappigen Gewächsen auswachsen und als kappenartig aufsitzende *Elephantiasis* *neuromatodes* der Kopfschwarte (Abb. 10) in Erscheinung treten. Sämtliche Formen können einzeln vorkommen, untereinander kombiniert sowie Teilerscheinungen einer Allgemeinerkrankung sein.

Die operative Entfernung der Fibrome ist aus kosmetischen Gründen, die der Elephantiasis neuromatodes wegen des fortdauernden Wachstums angezeigt.

6. Lipome

Sie kommen am behaarten Kopf und auf der Stirn ziemlich selten vor. Sie sind halbkugelig, gut verschieblich oder sitzen mit breiter Basis unverschieblich auf. Die Geschwulst wächst langsam. Die Haut über dem Lipom ist unverändert, ver-

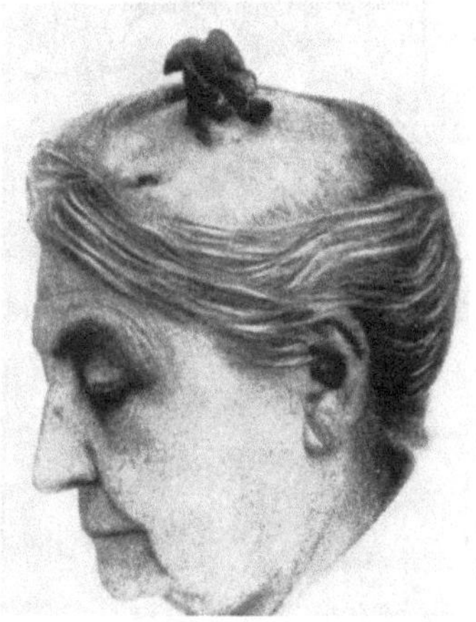

Abb. 9. Groteske Wachstumsbildung eines Hauthorns der Kopfschwarte

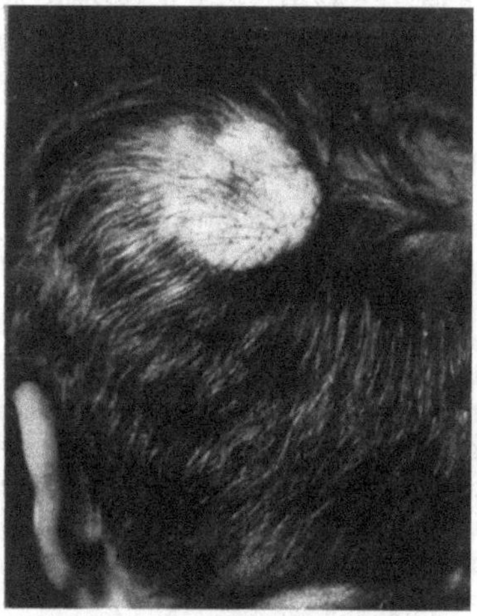

Abb. 10. Kappenartig aufsitzende Elephantiasis neuromatodes der Kopfschwarte

schiebbar. Die Oberfläche ist glatt, die Konsistenz meist weich. Eine Verwechslung mit dem *Atherom* ist möglich. Dieses ist jedoch mit der Haut verschiebbar, das Lipom nicht. *Kalte Abszesse* können mit einem Lipom verwechselt werden, jedoch sind die Abszesse selten solitär und meist von unregelmäßiger Gestalt. Außerdem ist der Allgemeinzustand des Patienten zu beachten. Die Diagnose kann evtl. durch Probepunktion geklärt werden. Die *Dermoide* sitzen zum Unterschied von Lipomen an ganz bestimmten Stellen des Schädels und treten schon in jugendlichem Alter auf, da sie angeboren sind. Das Lipom findet sich meist in höherem Alter. Die Behandlung der Lipome besteht in der operativen Entfernung.

7. Aneurysma

Es entwickelt sich als arterielles oder arteriovenöses Aneurysma nach Verwundung durch Stich, Schnitt, Schuß oder stumpfes Trauma oder ist kongenital angelegt. Es findet sich besonders im Gebiet der Aa. frontalis und temporalis und sitzt dementsprechend im Bereich der Kopfschwarte. Aber auch am Ohr, Kinn und an der Lippe wird es gefunden. Meist ist es klein, bohnen-, selten bis hühnereigroß.

Eine besondere Form stellen die Aneurysmen dar, die sich primär im Bereich der Dura befinden. Der extrakraniale Teil steht dann durch Anastomosenbildung mit dem duralen mittels zahlreicher Knochenperforationen in Verbindung. Bei diesen Kopfhautaneurysmen erfolgt die arterielle Versorgung aus der A. meningica med., ist also intrakranialen Ursprungs (s. S. 96).

Die *Behandlung der Aneurysmen* ist operativ und besteht in der Unterbindung der zuführenden Gefäße mit Exstirpation des Aneurysmasackes. Sklerosierende Injektionen in das Aneurysma, deren Wirkung auf einer Thrombosierung des venösen Anteils beruht, die auf den arteriellen Teil fortschreitet, sind gefährlich und unsicher.

8. Sinus pericranii (Varix spurius venae diploeticae)

Er ist eine zirkulierende, Blut enthaltende Zyste unter oder im Periost des Schädels, welche mit einem Sinus durch eine Schädellücke in Verbindung steht. Er entsteht traumatisch infolge Anspießung des Sinus und findet sich daher im Gebiet der Blutleiter. Die „Geschwülste" sind von normaler Haut überzogen und nicht über walnußgroß. Sie fluktuieren, sind weich, elastisch und lassen sich in den Schädel zurückdrängen. Bei Beugung oder Zurückneigen des Kopfes und Husten fühlt sich die Geschwulst prall an. Es besteht die Gefahr der Blutung, Luftembolie und Infektion des Schädelinnern. Es ist daher die Operation angezeigt.

9. Karzinome

(Einzelheiten s. Chirurgie des Gesichts)

Sie treten auf als **flache**, langsam wachsende Geschwülste **(Ulcus rodens)**. Meist geht dieser Hautkrebs von den Basalzellen aus. Nach längerer Dauer kann ein Stadium schneller Ausbreitung auftreten. Dabei kann der Knochen und die Dura zerstört werden. Zum Teil werden *Basalzellkarzinome* auch von den Hautdrüsen abgeleitet. Sie treten dann (primär) in Form umschriebener und kugeliger, glasig schimmernder Tumoren auf (s. Adenome der Haut). Die Neigung des Ulcus rodens zur Metastasierung ist gering.

Als weitere Form findet sich das *spinozelluläre Karzinom*, der *verhornende Plattenepithelkrebs*. Er wächst schnell, neigt zu Metastasenbildung und raschem Übergreifen auf Knochen und Dura. Besonders bösartig sind die **Melanokarzinome**, da sie rasch Metastasen bilden (s. Gesichtsnaevi). Die Drüsenmetastasen sitzen hinter den Kiefern, den Ohren oder in der Nackengegend (s. Abb. 4). Auch aus Atheromen, Dermoiden, Geschwüren, Warzen, Hauthörnern, Ekzemen, Seborrhöe und bei Lupus kann sich ein Karzinom entwickeln.

Therapeutisch ist die frühzeitige Exstirpation des Hautkrebses im Gesunden notwendig. Die regionären Lymphdrüsen müssen mit ausgeräumt werden. Röntgen- oder Radiumbestrahlung kommt bei allen Karzinomen in Betracht. Sie gibt gute kosmetische Erfolge. Malanokarzinome dürfen nicht mit dem Messer angegangen werden, da sie sonst schrankenlos metastasieren.

10. Sarkome

Es sind Haut- oder Fasziensarkome. Sie finden sich in jedem Lebensalter, sind jedoch selten. Sie unterscheiden sich anatomisch und klinisch nicht von den am übrigen Körper vorkommenden Sarkomen. Sie können knollig auftreten oder warzenartig, sind blutreich und neigen zum Zerfall (Diagnose und Behandlung s. Sarkome des Gesichts).

III. Schädelknochen

A. Schädeldeformitäten

Eine bedeutende Anzahl von **Systemerkrankungen des Skeletts** rufen am Schädel auffallende Veränderungen hervor. Zu ihnen gehört die *Osteopathia deformans* (PAGET) und die *Osteodystrophia fibrosa generalisata* (s. Kiefer).

Bei der *Rachitis* (*englische Krankheit*) liegt eine Störung des Knochenwachstums mit Verminderung der Verkalkung und Bildung eines minderwertigen Knochengewebes vor. Diese Stoffwechselstörung beruht auf einem Mangel an Vitamin D.

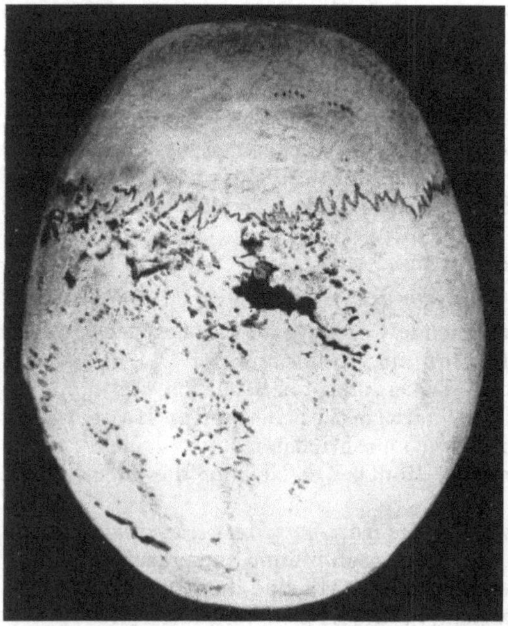

Abb. 11. Schädelkaries nach sequestrierender Syphilis der Scheitelbeine

An den platten Knochen des Schädels ist genau wie an den langen Röhrenknochen die Knorpelverknöcherung gestört. An Stelle einer normalen Diploë entstehen kalklose homogene Abscheidungen, das Osteoid.

Infolge Wachstumshemmung bleiben am Schädel die Fontanellen lange offen, die Pfeilnaht klafft. Die vorn liegenden nicht belasteten Schädelteile sind verstärkt, besonders die Stirn- und Scheitelhöcker wölben sich vor. Das Hinterhaupt ist dagegen abgeflacht und dünn (Craniotabes rachitica). Es läßt sich auf Druck leicht eindellen. Der ganze Schädel bekommt das Aussehen eines Caput quadratum (Quadratschädel). Die Behandlung der Erkrankung hat durch den Pädiater zu erfolgen und besteht in ausreichender Zufuhr von Vitamin D. Eine wichtige Rolle spielt die Prophylaxe, die durch eine allgemeine Verabfolgung von Vitamin D an Säuglinge große Erfolge aufzuweisen hat.

Bei der *Chrondrodystrophie* wölbt sich die Stirn mächtig vor. Die Nasenwurzel ist tief eingezogen. Dieses Mißverhältnis ist bedingt durch mangelhafte Bildung des Nasengerüstes und vor allem durch Verwachsung der Knorpelfugen zwischen Keilbein und Hinterhauptbeinkörper. Dadurch wird die gesamte Schädelbasis verkürzt. Durch Einengung des Hinterhauptloches entsteht gleichzeitig ein Hydrozephalus. Die Krankheit beruht auf einer Entwicklungsstörung mit Hemmung der Knorpelbildung und Verknöcherung. Die Knorpelverknöcherungsstörung ist das hervorspringendste Merkmal einer minderwertigen Konstitution des gesamten Mesenchyms. Charakteristisch ist der gleichzeitige Zwergwuchs.

Geschwülste des Schädels wie *Lipome, Hämangiome, Dermoide* und Entzündungen (Karies bei *Syphilis* (Abb. 11) und *Tuberkulose*) können zu einer **Atrophie** der Schädelknochen führen. Diese ist auch am *senilen* Schädel nachweisbar.

Hypertrophie der Schädelknochen findet sich in Form von zirkumskripten Osteophyten bei der *Tuberkulose*, mit gleichzeitiger Sklerose bei der *Syphilis*. *Hormonal* kann der Schädel während der Schwangerschaft und bei Akromegalie hypertrophieren. Der *Wasserkopf* (s. da) ruft eine sekundäre Schädelvergrößerung infolge Erkrankung des Gehirns hervor. Beim *Schiefhals* (s. da) findet sich eine Asymmetrie des Schädels, die durch einseitigen Muskelzug bedingt ist.

Eine Anzahl von Krankheiten zeigen Deformitäten, die nur den Schädel betreffen. Zu ihnen gehören:

1. Turmschädel

Er entsteht infolge frühzeitiger Synostose der Schädelknochen. Meist ist die Kranznaht zu früh verknöchert, vielleicht unvollkommen oder gar nicht angelegt. Die dann vorhandene knöcherne Vereinigung des Stirn- mit dem Scheitelbein wird *Synostosis frontoparietalis* bezeichnet. Nächst der Kranznaht ist die Pfeilnaht betroffen, die Lambdanaht bleibt fast stets offen. Nur in schwersten Fällen besteht eine Nahtverknöcherung aller Schädelknochen. Die Wachstumsfugen der Basis des Schädels sind normal angelegt und weisen eine normale Wachstumsleistung auf.

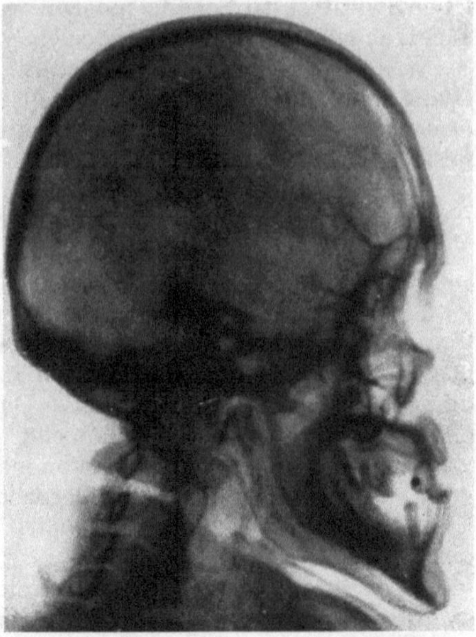

Abb. 12. Turmschädel. Verkürzung der Schädelbasis, Vertiefung der Sella, steile Entwicklung der Stirnbeine, tiefe Impressiones digitatae

Beim männlichen Geschlecht ist der Turmschädel häufiger. Die Mißbildung ist angeboren, zumeist nicht vererbbar. Der Schädel ist abnorm hoch. Die Schädelbasis ist verkürzt, Stirn- und Scheitelbeine fallen steil ab (Abb. 12). Die Augenhöhlen sind hoch und verkürzt. Dadurch werden die Augäpfel vorgetrieben. Der Gaumen ist hoch und eng. Hirndrucksymptome in Form von Kopfschmerzen, epileptischen Anfällen, Stauungspapille, Sehnervenatrophie und Abnahme des Sehvermögens sind vorhanden. Die Ätiologie des Turmschädels ist nicht bekannt.

Die kausale *Therapie des Turmschädels* besteht in der Resektion der verknöcherten Nähte. Meist genügt die Kranznahtresektion. Evtl. kann in mehreren Sitzungen bei schweren Fällen die Resektion der Pfeil- und Lambdanaht nachgeholt werden. Liegt eine vorzeitige Verknöcherung aller Schädelnähte vor, so ist die horizontale, zirkuläre Kraniotomie angezeigt. Dabei wird die Schädelkalotte von der Basis in zwei Sitzungen abgetrennt, wobei nacheinander erst die eine, später die andere Seite angegangen wird. Meist gelingt es durch diese Operation den Augenbefund zu bessern, zumindest ein Stationärbleiben zu erreichen.

Chirurgisches Eingreifen kann ferner wegen Deviation des Nasenseptums und dadurch bedingter Wucherung der Rachenmandeln notwendig sein. Bei Verengerung des Optikuskanals muß dieser operativ erweitert werden durch Entfernung der oberen Wand des Canalis opticus.

2. Mikrocephalus

Er ist ein abnorm kleiner Kopf, besonders im Bereich des Hirnschädels. Es findet sich ein kleines Gehirn bei idiotischem Geisteszustand. Die Ursache ist das Zurückbleiben des Gehirns, dessen Wachstum Größe und Gestalt des knöchernen Schädels bestimmt.

Es handelt sich dabei um eine reine Entwicklungshemmung oder um eine intrauterin abgelaufene entzündliche Erkrankung des Gehirns. Auch nach Röntgenbestrahlung des graviden Uterus kann gelegentlich eine fetale Schädigung des Gehirns auftreten.

Auffallend ist der kleine Schädelumfang (normal im ersten Lebensmonat: 35,5 cm) und das „Vogelgesicht" infolge der niedrigen und fliehenden Stirn.

In seltenen Fällen, bei denen ausnahmsweise die Kleinheit des Gehirns durch zu frühe Synostose der Schädelknochen bedingt ist, kann die Exzision von Knochenstreifen zur operativen Erweiterung versucht werden. Die Prognose ist ungünstig.

Weitere Schädelknochendefekte finden sich in Form der *Cranioschisis totalis* mit völligem Schädeldachdefekt oder teilweisem Fehlen des Schädeldaches *(Hemikranie, Krötenkopf)*. Das Hirn ist defekt, die Augen gut entwickelt. Lebensfähig sind solche **Mißgeburten** nicht.

B. Entzündungen

1. Syphilis

Die **angeborene Syphilis (Lues congenita)** tritt infolge diaplazentarer Infektion durch die Mutter auf (s. Allgemeine Chirurgie). Am Schädel führt die syphilitische Periostitis zu Auflagerungen an den Stirn- und Scheitelbeinen. Es entsteht die *Olympierstirn (Caput natiforme)*. Durch Fortleitung des periostitischen Prozesses an der Innenseite des Schädelknochens kann es zu Meningitis, Hydrozephalus und enzephalitischen Erscheinungen kommen. Idiotie ist häufig. Haarausfall *(Alopecia syphilitica)*, der besonders im Gegensatz zur Rachitis die vordere Scheitelpartie, einschließlich der Augenbrauen, betrifft, tritt infolge Krusten- und Borkenbildung auf.

Bei der **erworbenen Syphilis** finden sich makulo-papulöse Hautsyphilide, besonders an der Haargrenze *(Corona veneris)* und der Schleimhaut. Am Schädelknochen befällt sie als ossifizierende oder gummöse Entzündung das Periost oder die Diploe. Die Entzündung kann eiterlos oder mit einer Eiterung verlaufen.

Bei der **syphilitischen Periostitis** des Tertiärstadiums findet sich eine hyperostitische Verdickung des erkrankten Schädelteils, die uhrglasförmig aufliegt. Bei schwerer entwickelten Formen der Periostitis treten Gummata auf, die als *Nodi* aus dem Niveau hervorragen. Kommt es zur Eiterung, so brechen die gummösen Massen durch die Haut über den Nodi hindurch. Dadurch entstehen Ulzerationen (Abb. 6). Die Geschwüre sind scharf umrandet, rund, auf dem Grunde liegt der entblößte Knochen frei. Er wird nekrotisch und stößt sich in Form zernagter Sequester ab.

Außer der Erkrankung des Periostes können sich Gummata in den Markräumen der **Diploe** befinden. Die Gummata rufen an ihren Grenzen einen ossifizierenden Prozeß hervor. Es kommt zu *Hyperostosen* des Knochens. Im Innern der Gummata schwindet die Spongiosa. Dadurch entstehen Einschmelzungsherde *(Karies)*. Infolge Hyperostose und Karies wird der Schädelknochen kraterförmig mit wallartigen Erhebungen und Verdickungen umgeformt (Abb. 11 und 13). Dadurch wird die Oberfläche höckrig. Bei Ausheilung finden sich fest am Knochen haftende strahlige Narben. Verbindet sich die *Ostitis gummosa* mit einer Eiterung, so kann diese unter der Haut und in die Tiefe bis zu den Hirnhäuten vordringen (*Pachymeningitis syphilitica*). Durch die Eiterung kommt es zu syphilitischen Nekrosen. Die Sequester sind schwer infolge Eburnisation und an der Oberfläche zernagt.

Die **Diagnose** ergibt sich aus den geschilderten Knochenveränderungen, der Anamnese und dem langsamen Verlauf der Erkrankung. Häufig findet sich nächtlicher Kopfschmerz. Die sonstigen Allgemeinerscheinungen der Syphilis sind zu beachten. Die WASSERMANNsche Reaktion ist positiv. Im Röntgenbild sieht man Verdickungen der Diploë und periostitische Auflagerung (*Osteosklerose*) neben Aufhellungsherden (*Osteoporose*).

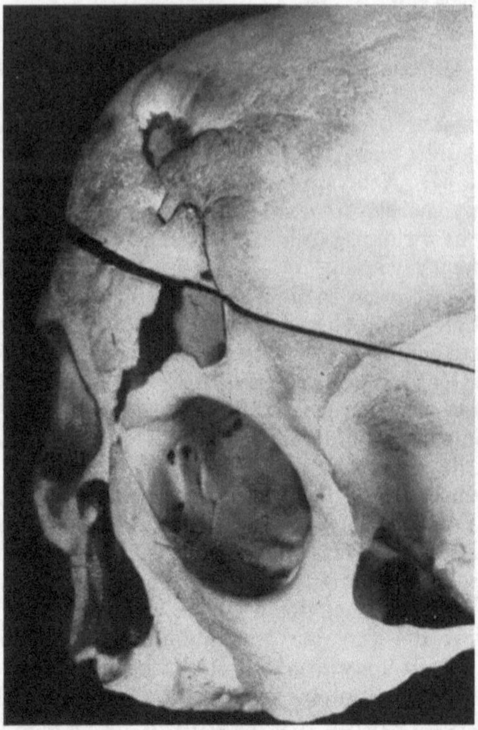

Abb. 13. Schädelsyphilis mit Knochengeschwür des Stirnbeins (Kainszeichen), Defekt der Glabella und Zerstörung des Nasenskeletts

Ist keine Eiterung vorhanden, so besteht die **Therapie** in der Durchführung einer antisyphilitischen Kur. Bei Eiterung der chirurgischen Gummata mit Nekrosen muß eine Sequestrotomie mit Exkochleation der Granulationen und Fistelgänge durchgeführt werden.

2. Tuberkulose

Man unterscheidet die Tuberkulose des flachen Schädelknochens und des Processus mastoideus. Die Tuberkulose des Warzenfortsatzes tritt meist sekundär im Anschluß an tuberkulöse Mittelohrentzündung auf. Bei der Tuberkulose des flachen Schädelknochens finden sich zwei Formen: Die Tuberkulose größerer Schädeldachabschnitte und umschriebener Knochenherde.

Bei der **umschriebenen Form** bilden sich Sequester, die charakteristischerweise durch die ganze Dicke des Schädels reichen. Sie sind meist kreisrund. **Kalte Abszesse,** besonders der Stirn- und Scheitelbeingegend, finden sich im Anfangsstadium. Die Haut über ihnen ist dünn und straff, meist blaurot. Brechen sie auf, so entstehen Fisteln und *blaurot umrandete* und *unterminierte* Geschwüre. Manchmal entsteht eine feine, mit pulsierendem Eiter gefüllte Öffnung des Schädelknochens, die bis auf die Hirnhaut reicht.

Die **diffuse progressive Schädeltuberkulose** befällt größere Abschnitte des Schädeldaches. Die Diploe ist mit käsigen Massen erfüllt. Der Knochen ist weithin krümelig umgewandelt. Es bilden sich ausgedehnte kalte Abszesse, die schmerzlos sind. Der Verlauf der Krankheit ist chronisch. Langdauernde Ulzerationen, Meningitis und Abszeßbildung im Gehirn können auftreten. Im Gegensatz zur Syphilis ist die Tuberkulose nicht knochenbildend. Sie findet sich meist im kindlichen Alter.

Häufig sind dabei auch andere Knochen, ebenso die Haut, Lymphdrüsen und Lungen befallen.

Die *Prognose* der Schädeltuberkulose hängt vom Allgemeinzustand ab. Spontanausheilung kann bei geeigneter Allgemeinbehandlung auftreten. Kalte Abszesse werden punktiert und Streptomycin eingespritzt. Bei Sequestrierung ist die Sequestrotomie mit Spaltung der Fistelgänge und Exkochleation des Knochens angezeigt. Außerdemläßt sich durch lokale und allgemeine Anwendung von Streptomycin, Neoteben und PAS (Paraaminosalizylsäure) eine wirksame antibiotische Behandlung durchführen.

3. Osteomyelitis

Sie kommt an den platten Knochen des Schädels selten vor und ist eine heimtückische und gefährliche Erkrankung. Sie entsteht entweder *hämatogen* oder *fortgeleitet* von Furunkeln, Phlegmonen, Wunden, Erysipelen, Knochenverletzungen sowie Nebenhöhleneiterungen. Im Eiter finden sich meist Staphylococcus pyogenes aureus oder albus, seltener hämolytische Streptokokken oder Streptococcus viridans. In sehr seltenen Fällen wurden Pneumokokken oder Typhusbazillen nachgewiesen.

Außerordentlich wichtig für das Entstehen einer Osteomyelitis der flachen Schädelknochen ist die Beschaffenheit der Spongiosa und ihrer Markräume einschließlich der arteriellen und venösen Gefäßversorgungen, sowie ihre anatomische Nachbarschaft zu den Nebenhöhlen, insbesondere zur Stirnhöhle. Aber nicht nur von den Nebenhöhlen der Nase, sondern auch von den Mittelohrräumen ist ein Übergreifen der Entzündung auf die Marksubstanz der Schädelknochen möglich. Die Mehrzahl der Osteomyelitisfälle kann als *fortgeleitet* von der Stirnhöhle durch Übergreifen der Entzündung auf die Markräume angesehen werden. Die *hämatogen-metastatisch* entstandene Form (Primärherd z. B. in den Röhrenknochen, Furunkel) tritt an Häufigkeit der ersteren gegenüber zurück. Auch die sog. *genuine Osteomyelitis*, bei der die Eintrittsstelle der Entzündungserreger in den Körper nicht oder nicht mehr feststellbar ist, wird nicht so häufig angetroffen wie die von den Nebenhöhlen ausgehende Knochenerkrankung. Selten ist auch die Osteomyelitis, der ein Trauma eines Schädelknochens mit oder ohne Eröffnung der Markräume vorangeht. Besondere Erwähnung verdient, daß gerade nach Nebenhöhlenoperationen, besonders der Stirnhöhle, bei denen fast immer das Gewebe des Operationsgebietes entzündet ist, Osteomyelitiden der Schädelknochen beobachtet werden. Selbst bei kleinen endonasalen Eingriffen kommt in seltenen Fällen eine Infektion der Markräume der Schädelknochen vor.

Die *Symptome* der Krankheit werden bedingt durch die eitrige Entzündung der Diploë, die sich auf das Periost fortsetzt und durch die endokraniellen Komplikationen bei Einbruch in das Schädelinnere. Klinisch gesehen läßt sich eine träge Form, die sich gelegentlich über Monate und Jahre hinziehen kann, somit einen chronischen Charakter annimmt, von der stürmisch verlaufenden akuten Osteomyelitis abgrenzen.

Bei der **akuten Osteomyelitis** bestehen schwere Krankheitserscheinungen. Das Bewußtsein ist getrübt, Schwindel, Übelkeit, Somnolenz und Delirien treten auf. Die Zunge ist trocken und belegt. Die Temperatur beträgt zwischen 38—39°. Der Puls ist frequent und unregelmäßig. Im Blutbild findet sich eine Hyperleukozytose. Die Schädelweichteile sind entzündlich gerötet und geschwollen. Fluktuation ist fühlbar, die Lider schwellen an. Der Eiter kann unter dem Temporalmuskel und in die Orbita vordringen.

Gelangt die Infektion in das Schädelinnere (s. Abb. 3), so sammelt sich der Eiter zuerst zwischen der Tabula interna und der Dura (epiduraler Abszeß). Er kann dann die weichen Hirnhäute erreichen und zur Meningitis, Sinusthrombose, Enzephalitis oder zum Hirnabszeß führen.

Die *Diagnose der akuten Osteomyelitis* bereitet oft Schwierigkeiten. Manchmal muß als einzig sichtbares Symptom, das fast regelmäßig auftritt, eine polsterartige Weichteilschwellung über dem erkrankten Knochengebiet angesehen werden. Fast unmöglich erscheint die differentialdiagnostische Abgrenzung gegen-

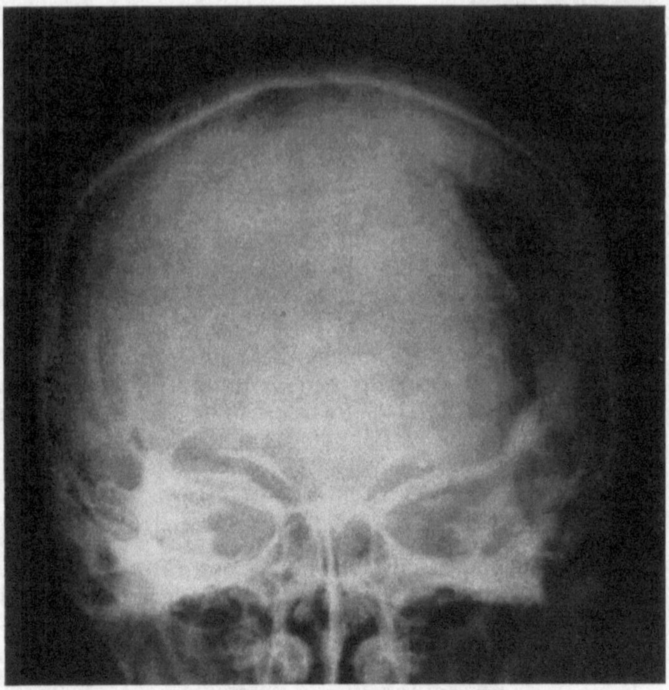

Abb. 14. Sequestrierende Osteomyelitis des linken Scheitelbeins nach Starkstromverbrennung

über einer *akuten Stirnhöhlenvereiterung.* Druckschmerzhaftigkeit über der Stirn Lidödem, Kopfschmerzen, Übelkeit und Fieber können bei beiden vorhanden sein Geht jedoch die Weichteilschwellung erheblich über die Gegend der Stirnhöhlen hinaus, so muß immer an eine Osteomyelitis gedacht werden. Eine Röntgendiagnose ist in den ersten Tagen der Erkrankung im allgemeinen nicht möglich, da sich exsudative Veränderungen am Knochen röntgenologisch nicht darstellen. Erst Knocheneinschmelzungen oder Knochenneubildungen im weiteren Verlauf der Erkrankungen geben positive Röntgenbilder (Abb. 14).

Die **chronische Osteomyelitis** zeichnet sich durch einen langsamen Sequestrierungsprozeß nach Überstehung der akuten Erkrankung aus. Nachdem die meist ausgedehnte Knochennekrose entstanden ist (Abb. 14), löst sich der Sequester, und es bildet sich eine Totenlade aus sklerosiertem Knochen. In diesem Stadium treten kaum endokranielle Komplikationen auf. Dagegen bilden sich Fisteln und Ulzerationen (Abb. 15), die keine Neigung zum Abheilen zeigen.

Obwohl die stürmisch verlaufende Osteomyelitis ein schweres Krankheitsbild bietet, ist deren *Prognose* nicht immer ungünstig. Ebensowenig kann die träge Verlaufsform als harmlos angesehen werden. Für beide Formen erscheint vielmehr von Wichtigkeit, ob eine Komplikation auftritt oder nicht.

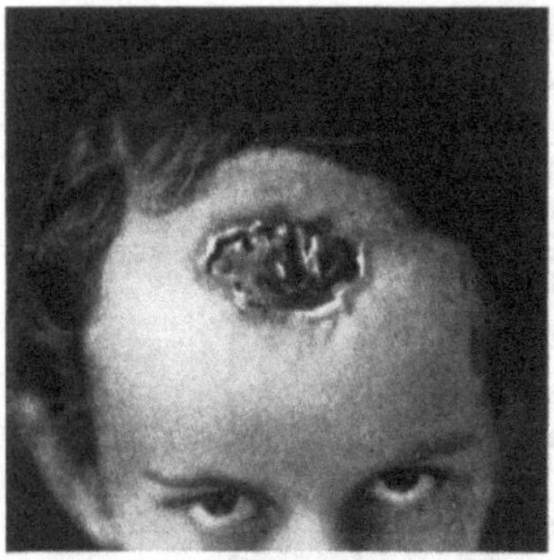

Abb. 15. Breit freiliegender osteomyelitischer Prozeß des Stirnbeins mit abgestoßenem Knochensequester

Therapeutisch kann bei der akuten Osteomyelitis versucht werden, mit der Punktion oder Inzision eines subperiostalen Abszesses auszukommen. Hohe Dosen von Autibiotica und Sulfonamiden sind lokal und allgemein anzuwenden. Bei der chronischen Form, seltener im akuten Stadium, besteht die Behandlung in der operativen Ausräumung des Krankheitsherdes. Sie erstreckt sich auf die Entfernung des erkrankten Knochens bis ins Gesunde, einschließlich der Tabula interna, um eine mögliche Ausbreitung der Entzündung entlang der Dura aufzuhalten und Extraduralabszesse und andere Überleitungen zu endokraniellen Komplikationen rechtzeitig zu erkennen. Bei der chronischen Osteomyelitis soll die Sequestrotomie erst nach vollkommener Demarkation durchgeführt werden. Sulfonamid- und Penicillinbehandlung ist zur Unterstützung der chirurgischen Maßnahmen einzuleiten.

C. Geschwülste

1. Hyperostosen und Exostosen

Hyperostosen (**Osteophyten**) sind einfache Knochenanlagerungen (Abb. 16), Exostosen sind Knochenauswüchse. In der Schwangerschaft bildet sich an der

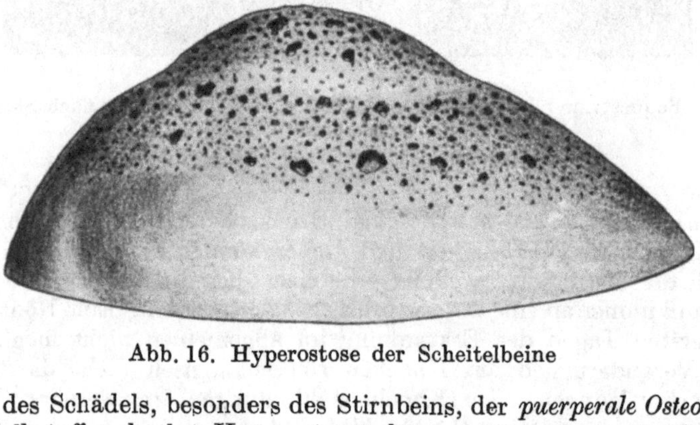

Abb. 16. Hyperostose der Scheitelbeine

Innenfläche des Schädels, besonders des Stirnbeins, der *puerperale Osteophyt* infolge gestörten Kalkstoffwechsels. Hyperostosen können spontan entstehen oder bei einem darunterliegenden Gehirntumor *(Meningeom)*. Dann befinden sie sich hauptsächlich an der Tabula interna. Hyperostosen des Stirnbeines, welche an der Tabula interna sitzen, sind manchmal mit psychischen Abnormalitäten vergesellschaftet. Sie kommen bei der Frau häufiger vor als beim Manne.

2. Osteome

Osteome sind selbständige Knochengeschwülste. Man unterscheidet je nach dem Aufbau: **Osteoma spongiosum** und **Osteoma eburneum.** Sie können dem Schädel pilzförmig oder flach aufsitzen. Befinden sie sich an der Schädelinnen- und -außenseite, so haben sie die Form eines Hemdenknopfes. Sie wachsen meist unregelmäßig und stachelig, selten glatt. Man unterscheidet zwei Typen: Die Osteome der Nasennebenhöhlen (s. da), besonders der Stirnhöhle und der Siebbeinhöhle und die Osteome, welche sich an der Schädelwölbung selbst befinden.

Die **Osteome der Nebenhöhlen** erreichen manchmal außergewöhnliche Größen. Sie wuchern besonders in die Augenhöhle, in das Schädelinnere oder in beide Regionen. Die Verbindung mit der Nasennebenhöhle bedingt, daß sie infiziert sind und daher bei Operationen Komplikationen hervorrufen können. Außerdem können *Liquorrhoe* und *intrakranielle Pneumatozelen* auftreten. Die Osteome können durch die vordere Stirnbeinplatte nach außen durchbrechen. Die *Stirnhöhlenosteome* rufen infolge Infektion Nebenhöhleneiterungen hervor. Durch die *Osteome der Augenhöhle* wird der Bulbus nach vorn unten und außen verlagert. Das Sehvermögen wird beeinträchtigt. Als weitere Komplikationen treten Erscheinungen von seiten des Gehirns auf, wenn die Osteome dort einbrechen. Neurologische Herderscheinungen sind selten. Manchmal tritt eine Epilepsie auf. Infolge Infektion findet sich häufig Meningitis oder Gehirnabszeß.

Die **Osteome der Schädelwölbung** gehen von der inneren oder äußeren Tabula aus. An der äußeren Tafel finden sie sich häufiger. Sie werden selten groß, aber manchmal rufen sie doch beträchtliche Druckerscheinungen des Gehirns hervor, so daß eine Epilepsie auftreten kann. Die Osteome der äußeren Schädeltafel entstehen auch infolge Trauma.

Die *Diagnose* der Osteome ergibt sich aus dem Röntgenbild und dem langsamen und schmerzlosen Wachstum. Sie heben sich im Gegensatz zu den Sarkomen scharf vom Knochen ab.

Die *Therapie* besteht in operativer Entfernung.

3. Hämangiome

(Einzelheiten s. Chirurgie des Gesichts)

Die Hämangiome sind angeborene Gefäßgeschwülste, die oft infolge ihrer Wachstumstendenz klinisch bösartig zu bewerten sind. Bei größerer Ausdehnung rufen sie Druckerscheinungen hervor. Es gibt kleine Hämangiome, die stationär bleiben, und solche, die mit großer Wachstumskraft in das Gehirn vordringen. Im *Röntgenbild* verursachen sie charakteristischer weise einen scharf begrenzten Schatten, in dem man manchmal feine netzartige Linien erkennt. Sie wachsen langsam und befinden sich an der inneren und äußeren Tafel. Manchmal werden sie nur bei Blutungen infolge Unfall erkannt.

4. Chordome und Chondrome

Sie sind eine seltene Gruppe von Geschwülsten der Schädelbasis. Während sich die Chondrome vom Knorpelgewebe ableiten, entstehen die Chordome aus embryonalen Fehlbildungen der Corda dorsalis. Chordome können im ganzen Bereich der Wirbelsäule entstehen. Am Schädel befinden sie sich besonders im Bereich des Clivus. Es sind glasige knorpelartige Knötchen, die aus großblasigen Zellen bestehen. Sie liegen extradural. Entarten sie bösartig, so wuchern sie durch das große Hinterhauptloch hindurch auf die Halswirbelsäule zu. Manchmal brechen sie bis in das Gesicht ein. Die Ursache, welche die schlummernde Wucherungsfähigkeit der Chordazellkomplexe weckt, ist unbekannt.

Klinisch treten durch Chordome und Chondrome verursachte Hirnnervenerscheinungen infolge des langsamen Wachstums der Geschwülste, im Gegensatz zu den intrasellären Tumoren, nur allmählich auf. Ophthalmoplegie und Störungen im Trigeminusbereich, besonders mit Sensibilitätsverlust und Gefährdung des Auges, sind späterhin vorhanden. Daneben bestehen allgemeine Erscheinungen des erhöhten Hirndrucks (s. da) mit Stauungspapille. Charakteristisch ist das Röntgenbild. Stets ist die betreffende Felsenbeinspitze zerstört. Bei Geschwülsten der mittleren Schädelgrube sieht man auf der Schädelbasisaufnahme einen umschriebenen Destruktionsprozeß, der die Foramina lacerum, ovale und spinosum ziemlich regelmäßig verschwinden läßt. Typisch sind Verkalkungen im Tumorbereich.

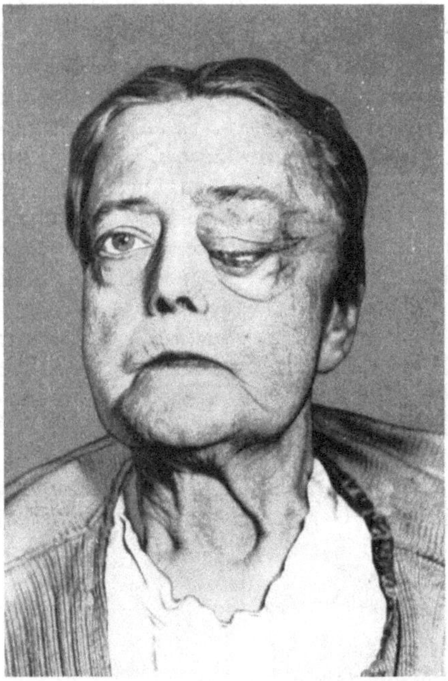

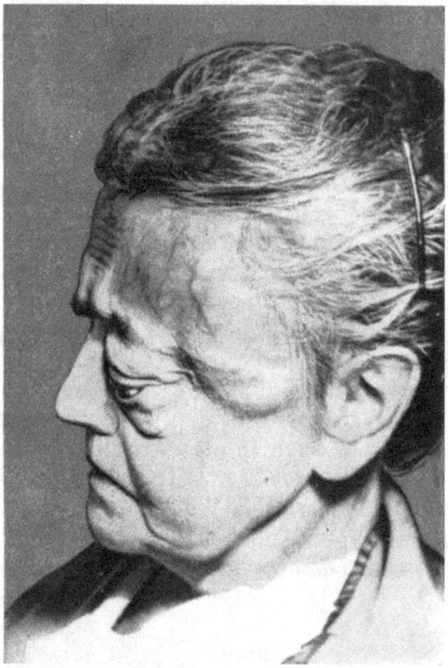

Abb. 17a und b. Osteosarkom der linken Schläfe, Bulbus nach unten verdrängt

Für die *Operation* der Chondrome und Chordome ist ihre extradurale Lage von Bedeutung. Die Exstirpation gelingt meist nur nach Entfernung des Schläfenlappens.

Die Operation der bösartigen Chordome ist wenig erfolgreich. Bei Kombination mit *Röntgentiefenbestrahlung* wurden Erfolge gesehen.

5. Sarkome (Einzelheiten s. Kiefer und Nase)

Es finden sich am Schädel beide Formen der Sarkome, nämlich das *Diploësarkom* und das *Sarkom des Periostes.* Von den Sarkomen der Schädelknochen müssen die perforierenden Meningeome unterschieden werden (s. da). Jedoch ist diese Unterscheidung klinisch oft nicht möglich. Die Sarkome des Schädels wachsen schnell und neigen zu Metastasenbildung. Die Geschwülste sitzen dem Knochen breit auf. Anfangs ist die Haut über ihnen verschieblich. Sie sind sehr blutreich. Brechen sie durch die Haut durch, so bilden sie jauchende, ulzerierte Tumoren.

Wachsen die Sarkome gegen das Schädelinnere vor, so rufen sie **Hirndruck** und **Herderscheinungen** hervor (s. da). Treten diese Erscheinungen erst spät auf, so sind sie für die Schädelsarkome charakteristisch. **Meningeome**, die nach außen durchbrechen, erzeugen meist primär Hirndruckerscheinungen, die bei ihrem Durchbruch nachlassen. Die Meningeome zeigen den Hirnbewegungen entsprechende **Pulsation**, wenn sie nicht mit dem Schädelknochen verwachsen sind. Sie lassen sich dann auch unter Hirndruckerscheinungen (Pulsverlangsamung, Kopfschmerzen, Bewußtseinsverlust) in die Schädelhöhle **zurückdrängen**.

Auch an der Schädelbasis finden sich Sarkome, ebenso wachsen sie aus der Orbita und dem Nasen-Rachenraum (s. da) dort ein. Umgekehrt können Sarkome aus dem Bereich der Stirn und Schläfe in die Orbita unter Verdrängung des Bulbus einbrechen (Abb. 17a und b). Schließlich können Sarkome **metastatisch** am Schädelskelett auftreten bei Primärtumoren in anderen erkrankten Knochen, in der Niere, Schilddrüse usw.

Die *Prognose* ist meist infaust. Wenn möglich, sind die Sarkome radikal zu operieren. Postoperativ und bei inoperablen Sarkomen wird die Röntgen- oder Radiumbestrahlung angewendet.

6. Metastasen

Metastasen finden sich am Schädelknochen von allen bösartigen Geschwülsten. Die Metastasen können **solitär** und **multipel** auftreten. Sie wachsen entweder nach außen oder in das Schädelinnere und rufen dann Hirndruckerscheinungen hervor. Ihre Oberfläche ist meist ulzeriert. Am häufigsten sind Metastasen von *Karzinomen der Brustdrüse, Schilddrüse,* der *Bronchien* und anderer Organe. Auch *Hypernephrome* (Abb. 18) metastasieren in den Schädelknochen.

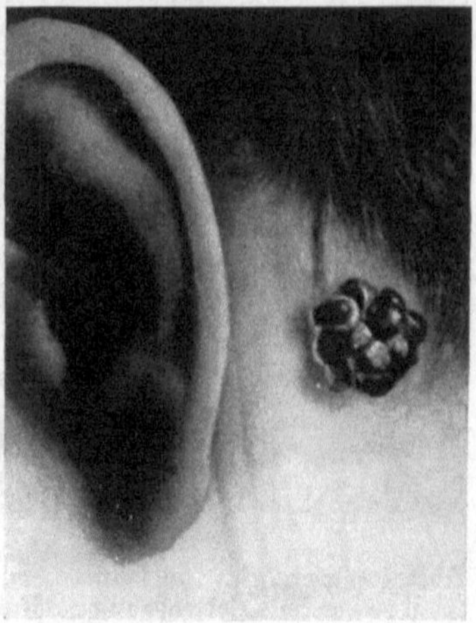

Abb. 18. Hypernephrommetastase hinter dem Ohr

7. Geschwülste und Stoffwechselstörungen des Knochenmarks

Sie finden sich als multiple Erkrankungen des Knochenmarks des gesamten Skelettsystems. Am Schädel ruft das **Myelom** (s. Kiefer) und das **Chlorom** Herde hervor. Das Myelom zeichnet sich durch scharf abgegrenzte rundliche Herde aus (Abb. 19), die sich besonders bei alten Leuten finden. Selten ist ein infiltrierendes Wachstum über den Knochen hinaus vorhanden.

Beim **Chlorom** finden sich graugrüne Markwucherungen polsterartig am Schädel, Gesicht, dem Felsenbein und der Orbita. Exophthalmus, Schwerhörigkeit und häufige Kopfschmerzen werden durch die sarkomatösen Wucherungen des Chloroms hervorgerufen. Die Zellformen sind meist atypisch, vorwiegend vom Bau eosinophiler und basophiler Myelozyten. Das Chlorom ist eine Allgemeinerkrankung und kommt außer am Schädel auch an anderen Knochen und den inneren Organen vor.

Die *Behandlung* der Knochenmarksgeschwülste ist chirurgisch erfolglos. Durch Radiumtherapie oder Röntgenbestrahlung kann der meist tödliche Verlauf des

Leidens hinausgezögert werden. Das multiple Myelom (Plasmozytom) ist vorübergehend auch durch Stilbamidin zu beeinflussen.

Die HAND-SCHÜLLER-CHRISTIANsche **Krankheit** (*cholesterinige Lipoidose*) ist eine Stoffwechselerkrankung mit granulomartiger Umwandlung des Knochenmarkes und Anhäufung doppeltbrechender Lipoide sowie Knochenschwund. Der Cholesterinstoffwechsel ist gestört. Diese Allgemeinerkrankung findet sich häufig bei Kindern. Besonders der Schädel wird betroffen (s. auch Kieferknochen). Der Knochen zeigt unregelmäßig ausgestanzte Herde. Die HAND-SCHÜLLER-CHRISTIANsche Krankheit ruft infolge ihres häufigen Sitzes in der Gegend der Knochen des Infundibulums Diabetes insipidus und Optikusatrophie hervor. Die *Therapie* besteht in Röntgenbestrahlung.

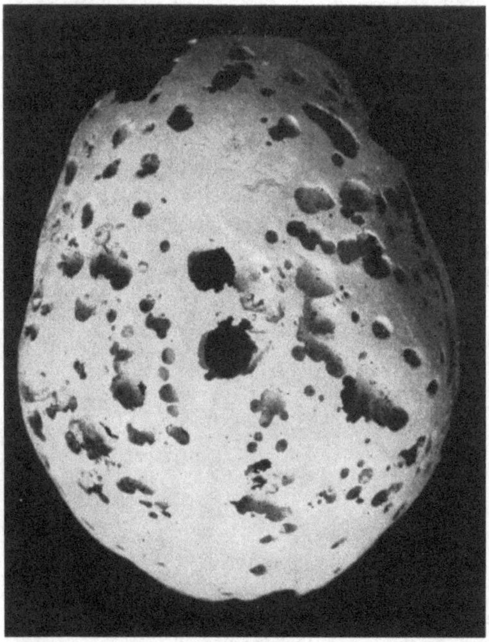

Abb. 19. Scharf ausgestanzte, runde Knochendefekte der Schädelwölbung als Folge eines multiplen Myeloms

IV. Gehirn

A. Entwicklungsgeschichte

Das **Gehirn** stammt vom Ektoderm ab. Die erste Anlage ist die Neuralplatte, die sich zum Neuralrohr zusammenfaltet. Aus dem kranialen Teil, welcher sich stark entwickelt, entsteht das Gehirn. Dabei bilden sich anfangs drei Hirnbläschen, das *primäre Vorderhirn*, das *Mittelhirn* und das *Rautenhirn*. Durch intensives Wachstum kommt es zu Knickungen des Hirnrohres. Diese treten im Gebiet der Brücke und im Gebiet des Rautenhirns auf. Das Rautenhirn zerfällt durch die Knickung in einen kranialen Abschnitt, das *Metencephalon*, und in einen kaudalen Abschnitt, das *Myelencephalon*. Auch das Vorderhirn wird nach Abgliederung der Augenanlagen unterteilt in *Telencephalon* und *Diencephalon*.

Die **Hirnhäute** entstehen aus dem Mesenchym in der Umgebung der Hirnanlage.

B. Anatomie und Physiologie

Das Encephalon besteht aus 5 Abteilungen (Abb. 20):

1. Endhirn oder Hemisphärenhirn, *Telencephalon*;
2. Zwischenhirn oder Sehhügelhirn, *Diencephalon*;
3. Mittelhirn oder Vierhügelhirn, *Mesencephalon*;
4. Hinterhirn oder Brücke und Kleinhirn, *Metencephalon*;
5. Nachhirn, Medulla oblongata, *Myelencephalon*.

1. und 2. machen zusammen das Vorderhirn, *Prosencephalon* aus; 4. und 5. bilden zusammen das *Rhombencephalon*; 1., 2. und 3. stellen das *Cerebrum*, *Großhirn*, dar.

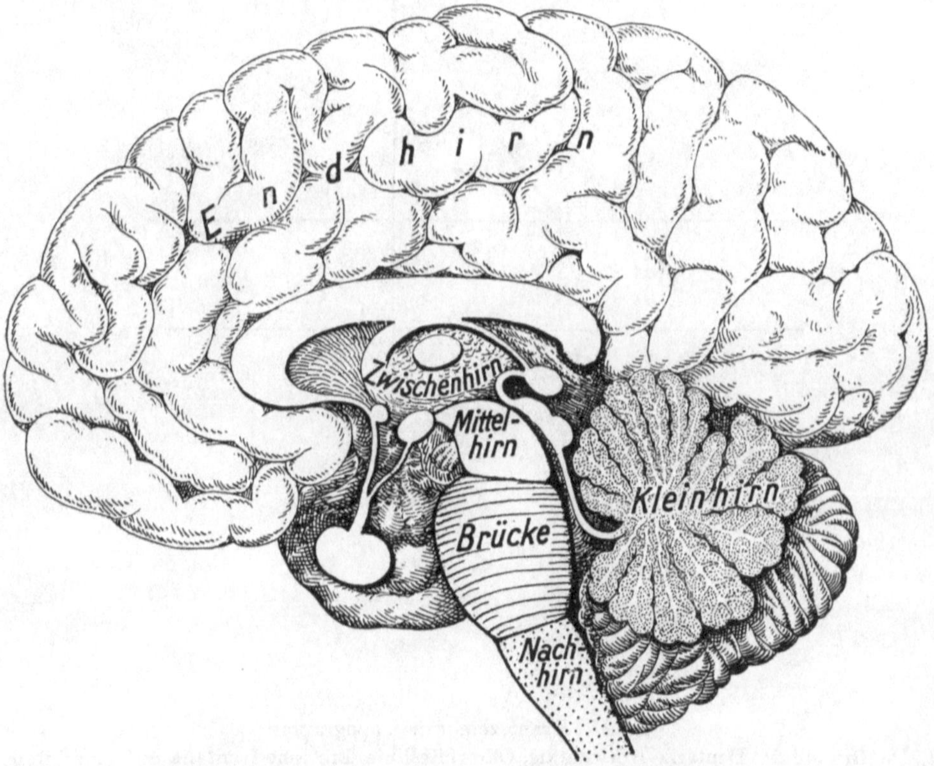

Abb. 20. Abteilungen des Gehirns, Medianschnitt

1. Endhirn

Es besteht aus den *Hemisphären* und ihren Verbindungen miteinander: *Lamina terminalis, Corpus callosum* und *Commissura rostralis.* Vier Furchen, *Fissura cerebri lat.* (Sylvii), *Sulcus parieto-occipitalis, Sulcus centralis* (Rolando) und *Sulcus occipitalis transv.* grenzen die vier großen Lappen jeder Großhirnhemisphäre, den Stirn-, Scheitel-, Hinterhaupt- und Schläfenlappen, voneinander ab.

Für die Hirnchirurgie sind die Furchen und Windungen des Endhirns sowie die Funktionszentren zur Lokalisation krankhafter Veränderungen von großer klinischer Bedeutung. Die **kraniozerebrale Topographie** setzt die Hirnoberfläche in topographische Beziehung zur Schädelkapsel. Dieses Lageverhältnis variiert. Krönlein hat eine Methode für die Feststellung von Punkten an der Großhirnoberfläche ausgearbeitet, die innerhalb geringer Fehlergrenzen die Hauptfurchen angibt.

Die Lage der großen Zentren zu den festgelegten Linien ist aus der Abb. 21 ersichtlich.

Die Zusammengehörigkeit bestimmter Hirnzentren der Rinde mit bestimmten Muskelgruppen läßt sich durch *Reizversuche* und durch die Beobachtung von *Ausfallserscheinungen* bei krankhafter Degeneration bestimmter Gebiete nachweisen (Abb. 22a und b). Die wichtigsten Zentren sind:

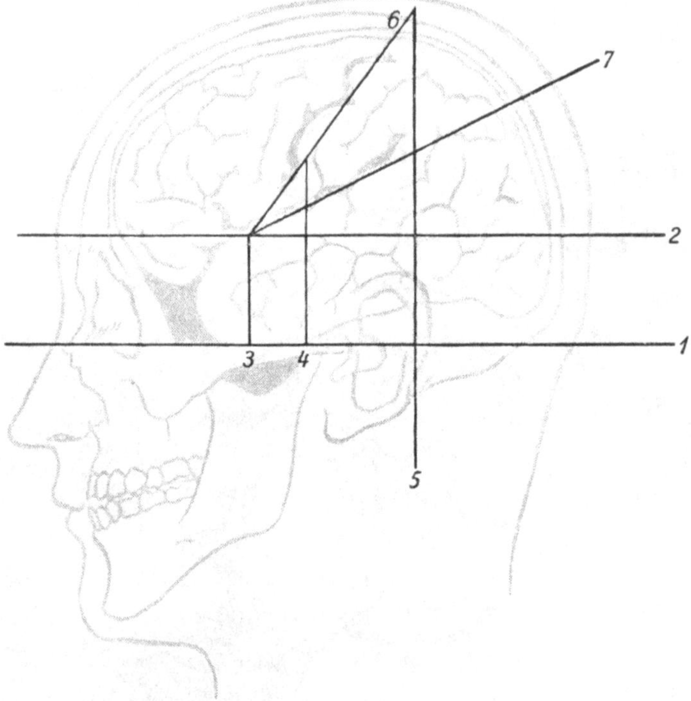

Abb. 21. Kraniozerebrale Topographie
1. Die Grundlinie: Deutsche Horizontale, Ohrorbitallinie, Linea horicontalis auriculoorbitalis. 2. Die obere Horizontale, Linea horicontalis supraorbitalis. 3. Die vordere Vertikale, Linea verticalis cygomatica. 4. Die mittlere Vertikale, Linea verticalis articularis. 5. Die hintere Vertikale, Linea verticalis retromastoidea. 6. Die Linea Rolandi (obliqua). 7. Die Linea Sylvii (obliqua)

a) Motorische Region:

Sie umfaßt das Rindengebiet der vorderen Zentralwindung, des Lobulus paracentralis, des Operculum und des Fußes der 3. Stirnwindung (Abb. 22a). Motorisch ist auch ein Teil des Stirnhirns vor der vorderen Zentralwindung, ferner Abschnitte des Okzipitallappens (Augenbewegung). Die Zusammengehörigkeit von Rindenabschnitten der vorderen Zentralwindung und zugehörigen Bahnen ist so *geordnet, daß eine Projektion der gesamten motorischen Körperperipherie in die Rinde der vorderen Zentralwindung hinein erfolgt* (Abb. 22a).

Schwache Reize der vorderen Zentralwindung ergeben geordnete Bewegungen auf der gegenüberliegenden Körperseite. Bei starken Reizen treten klonische Krampfzustände des gesamten Körpers auf **(Rinden-Epilepsie)**. Als Folge von Verletzungen ist sie als traumatische Epilepsie (s. da) bekannt. Ausfallserscheinungen durch Zerstörungen im Gebiet der vorderen Zentralwindung ergeben bei einseitiger Totalzerstörung **Halbseitenlähmung (Hemiplegie)** der gegenüberliegenden Körperhälfte.

b) Körperfühlsphäre (Abb. 22a):

Sie erhält ihre Fasern aus der letzten subkortikalen Hauptschaltstelle aller sensiblen Bahnen, dem Thalamus. Sie liegt im Gebiet der *hinteren Zentralwindung* und

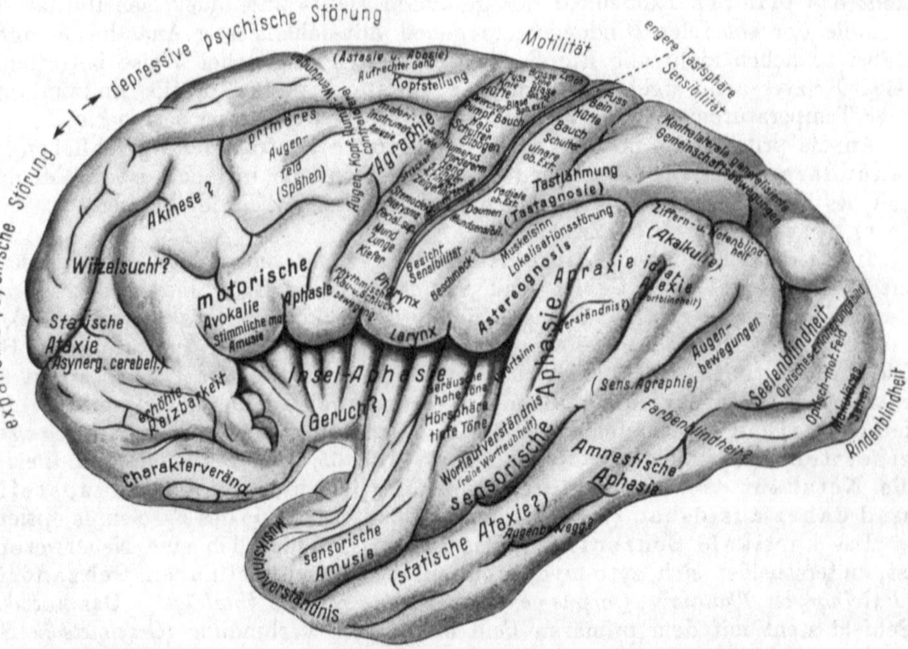

a

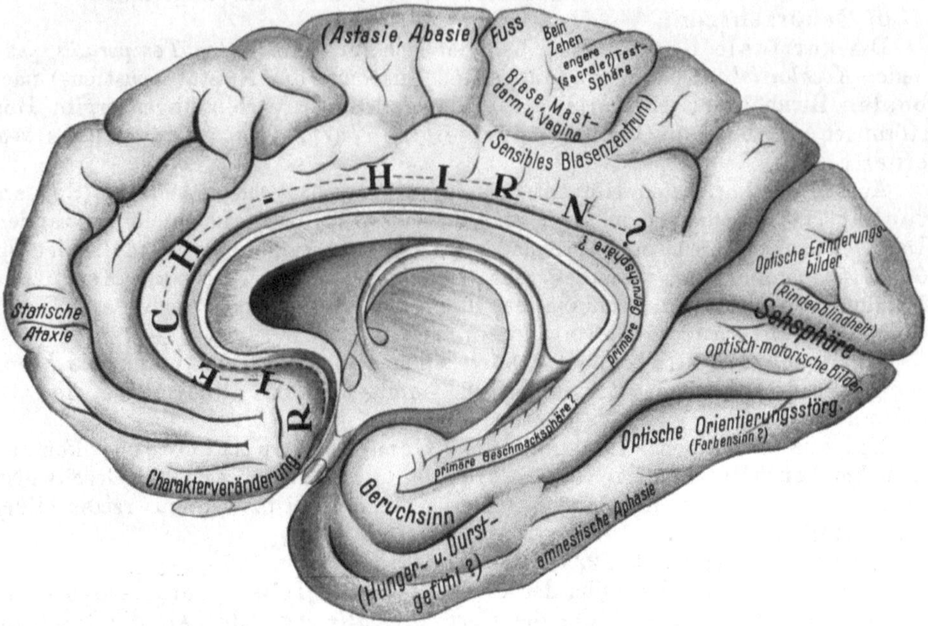

b

Abb. 22a und b. Die Zentren der Gehirnrinde (von ECONOMO)

stellt das primäre Rindenfeld der gesamten Haut- und Muskelsensibilität dar. Ausfälle der sensiblen Rindengebiete gehen mit lokalisierter Anästhesie einher. Dabei brauchen nicht alle Empfindungsqualitäten in gleicher Weise betroffen zu sein. Reizversuche ergeben unsichere Resultate, bisweilen taktile Empfindungen oder Temperaturempfindung an bestimmter Stelle der Körperperipherie.

An die primäre Körperfühlsphäre der hinteren Zentralwindung schließen sich sekundäre Felder für die übrigen Sinne an. Wenn sie ausfallen, ist die Möglichkeit des Tasterkennens entschwunden (**Astereognosie,** s. Parietallappen).

c) Sehzentrum (Abb. 22b):

In Betracht kommt der ganze *Okzipitallappen* mit seiner lateralen und seiner medialen Seite, also das Gebiet des *Gyrus occipitalis superior*, *medius* und *inferior*, des *Cuneus*, des *Gyrus lingualis* und des *Sulcus calcarinus* (*Fissura calcarina*).

Das Sehfeld erhält seine Fasern über den Thalamus. Zerstörung des Sehfeldes führt zur **Rindenblindheit.** Ist der Rindenausfall einseitig, so ergibt sich entsprechend der partiellen Kreuzung der Optikusfasern im Chiasma ein Ausfall des halben Gesichtsfeldes für beide Augen auf der dem Defekt entgegengesetzten Seite **(homonyme Hemianopsie)** (Abb. 65, 66). Bei Rindenblindheit ist die Netzhaut voll lichtempfindlich. Pupillen- und Blendungsreflex sind daher auslösbar (weitere Einzelheiten s. Anatomie des Fasciculus opticus).

Das kortikale Sehzentrum, das stammesgeschichtlich eine Neuerwerbung ist, unterscheidet sich zyto-myeloarchitektonisch vom primären Sehzentrum (*Pulvinar des Thalamus*, *Corpus geniculatum lat.*, *rostrale Vierhügel*). Das kortikale Sehfeld steht mit dem primären Feld in direkter Verbindung (*Gratioletsche Sehstrahlung* Abb. 65) und ist ihm übergeordnet. Beiderseitige Verletzung des Hinterhauptlappens führt zur **Seelenblindheit (optische Agnosie).** Das Gesehene wird nicht mehr erkannt. Erinnerungsbilder werden nicht mehr festgehalten.

d) Gehörzentren:

Das kortikale Hörzentrum befindet sich im Bereich des *Temporallappens.* Jeder *Kochleariskern* hat Verbindungen (s. Anatomie des N. statoacusticus) nach beiden Hirnhälften. Einseitiger Totalausfall dieser Verbindungen ergibt Hörstörungen auf beiden Ohren (doppelseitige Vertretung jedes Ohres auf einer Seite).

Ausfall des kortikalen Hörzentrums führt zur **sensorischen Aphasie** (Seelentaubheit). Sprechen ist möglich, eine Frage wird gehört, aber nicht verstanden. Das Zentrum für sensorische Aphasie (WERNICKE) befindet sich im Gebiet des *Gyrus temporalis sup.*, besonders des *Gyrus temporalis transversus* (HESCHLsche Windung). Es ist beim Rechtshänder links, beim Linkshänder rechts angelegt.

e) Geruchs- und Geschmackszentren:

Das Riechzentrum befindet sich im Rindengebiet des *Uncus* und *Gyrus hippocampi.* In unmittelbarem Zusammenhang damit steht das Rindengebiet des Geschmacks.

Krankhafte Geruchswahrnehmungen (Geruchshalluzinationen) kommen manchmal anfallsweise bei Schläfenlappentumoren vor, wenn die Geschwülste nach der Basis zu wachsen und den Gyrus hippocampi bzw. Uncus reizen **(Uncinatusanfälle).**

f) Sprachregion (Abb. 22a):

Sie umfaßt das Rindengebiet der an die Fissura cerebri lateralis grenzenden Windungen: Die hintere Hälfte des *Gyrus frontalis sup.* (BROCA), die Insel, die *obere temporale Windung* einschließlich der ganzen Fissur. Läsionen in diesem Gebiet *(Aphasien)* führen zur Unmöglichkeit des Sprechens. Beide Hemisphären sind nicht gleichwertig. Beim Rechtshänder befindet sich die **motorische Sprachregion** (BROCAsche Windung) in der linken Hemisphäre, beim Linkshänder umgekehrt. Es ist dabei möglich, eine Frage zu verstehen, jedoch können für die gewöhnlichsten Dinge und Zustände keine sprachliche Bezeichnung gefunden werden **(motorische Aphasie).**

Manchmal ist mit der motorischen Aphasie die **Agraphie** verbunden, d.h. das Unvermögen richtig zu schreiben.

Von der motorischen Aphasie (*Wortstummheit*) muß die sensorische Aphasie (*Worttaubheit*) unterschieden werden (s. Gehörzentren).

Häufig ist mit sensorischer Aphasie die **Alexie,** d. h. das Unvermögen geschriebene und gedruckte Worte zu verstehen, verbunden.

Größere Läsionen der **Insel** rufen **aphasische Störungen** hervor. Sie sind bei nach vorne gelegenen Läsionen motorisch, bei mehr nach hinten gelegenen sensorisch.

g) Frontalwindungen:

Zu ihnen wird das umfangreiche Windungsgebiet gerechnet, das sich von der *Fissura praecentralis* bis zum Frontalpol erstreckt, einschließlich der Rinde der Basis bis zur *Fissura cerebri lateralis.* Ausgedehnte Zerstörungen des Frontallappens können völlig symptomlos verlaufen. Besonders bei linksgelegenen Herden findet sich eine Abnormität des Charakters mit Änderungen im Gemüts- und Willensleben. Witzelsucht, unbegründeter Stimmungswechsel aber auch seelische Abstumpfung können auftreten.

h) Parietalwindungen:

Sie umfassen das Windungsgebiet hinter dem *Sulcus postcentralis*: *Lobus parietalis superior* und *inferior* (Abb 22a). Dem Scheitellappen kommt damit die Funktion zu, die Regelmäßigkeit, das Maß, die Genauigkeit und die Richtung der Bewegungen zu überwachen.

Herde im Parietallappen gehen häufig mit **Astereognosie,** einer Tastlähmung, einher. Es besteht eine Unfähigkeit, Gegenstände bei Betastung mit geschlossenen Augen zu erkennen. Dabei sind die einzelnen Empfindungsqualitäten nicht gestört.

Außerdem können bei Läsionen des Parietallappens **motorische Apraxien** auftreten. Es besteht die Unmöglichkeit, zweckmäßig zu handeln, ohne daß eine Lähmung vorliegt. Bestimmte, im Verlauf des Lebens erworbene zweckgerichtete Handlungen, wie z. B. schreiben, grüßen, werden unmöglich, weil die Erinnerung an die dazu erforderlichen Muskelaktionen verlorengegangen ist.

i) Balken:

Er ist die wichtigste der Großhirnkommissuren. Größere Ausfallserscheinungen nach *Balkenstich* (s. da) treten nicht auf. Er dient der Fixierung höherer Perzepte, der Beschleunigung des Sprachmechanismus und der eupraktischen Ausführung der Mimik und der Handlungen.

k) Capsula interna:

Sie liegt zwischen dem Kopf des Nucleus caudatus und dem Thalamus einerseits und dem Linsenkern andererseits. Sie besteht aus einem vorderen und hinteren Schenkel. Die von den Rindenzentren kommenden motorischen Pyramidenbahnen passieren die *Capsula interna* eng zusammengedrängt. Der hinterste Teil der inneren Kapsel enthält die sensiblen Schleifenbahnen. Infolge des Verlaufs dieser wichtigen Bahnen durch die innere Kapsel können schon relativ kleine Schädigungen an dieser Stelle zu ausgedehnten Ausfallserscheinungen im Gebiet der kontralateralen Körperseite führen. Die innere Kapsel ist der häufigste Sitz von Gehirnblutungen.

2. Zwischenhirn

Es besteht aus dem **Thalamus** und dem **Hypothalamus** mit der **Zirbeldrüse** und der **Hypophyse**. Dieses Gebiet übt wichtige Regulationen **vegetativer** und **hormonaler** Art aus (Abb. 23).

Die **Hypophyse** (s. auch Chirurgie der Hypophyse) liegt in der zugehörigen Fossa (Abb. 1). Sie besteht aus einem vorderen **drüsigen** und einem hinteren **nervösen**

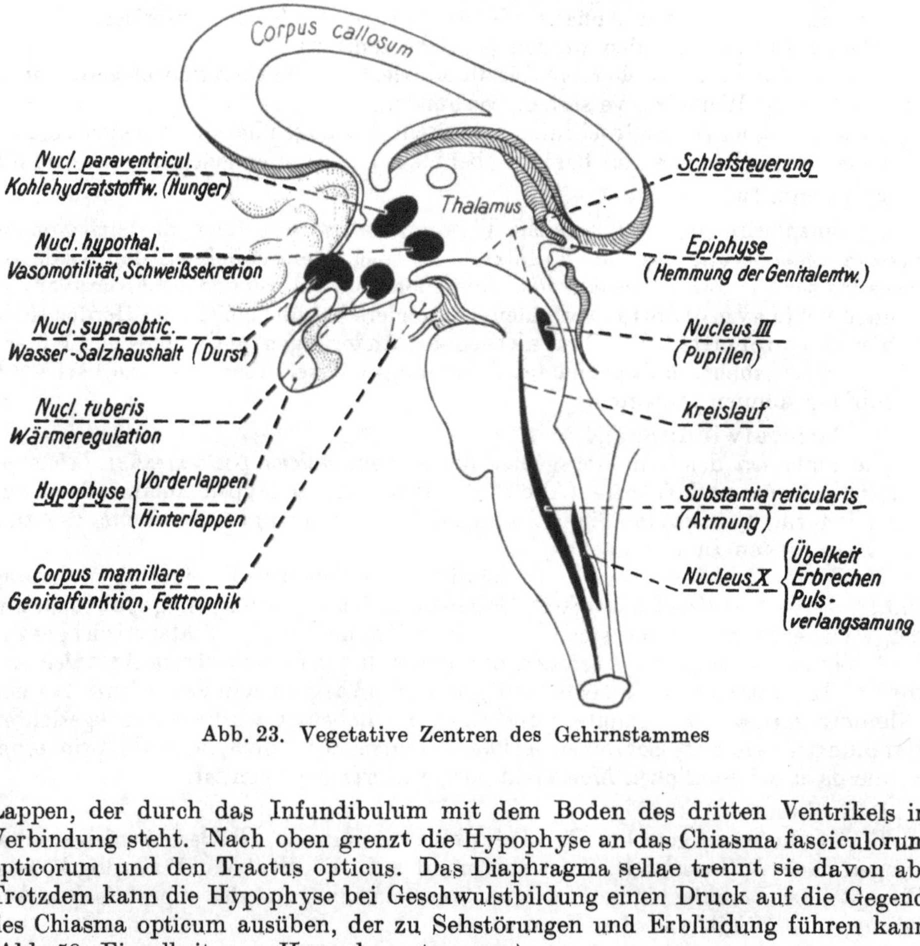

Abb. 23. Vegetative Zentren des Gehirnstammes

Lappen, der durch das Infundibulum mit dem Boden des dritten Ventrikels in Verbindung steht. Nach oben grenzt die Hypophyse an das Chiasma fasciculorum opticorum und den Tractus opticus. Das Diaphragma sellae trennt sie davon ab. Trotzdem kann die Hypophyse bei Geschwulstbildung einen Druck auf die Gegend des Chiasma opticum ausüben, der zu Sehstörungen und Erblindung führen kann (Abb. 58, Einzelheiten s. Hypophysentumoren).

Die Physiologie der Hypophyse ergibt sich aus dem folgenden Schema:

Vorderlappen:

1. *Somatotropes Hormon (STH, Wachstumhormon):* Förderung des Gewebsaufbaus (Riesenwuchs, Zwergwuchs, Akromegalie), Vermehrung der Granulombildung und der allergischen Reaktion, gesteigerter Widerstand gegen Infektionen (Stress).
2. *Adreno-kortikotropes Hormon (ACTH):* Anregung der Nebennierenrinde (Ausschüttung von Glucocorticoid), Hemmung der Entzündungsfähigkeit des Bindegewebes, Herabsetzung des Widerstandes gegen Infektion und allergische Reaktion (Stress).
3. *Gonadotrope Hormone (Prolane):* Anregung der Sexualdrüsen (Follikelreifung und Luteinisierung, Anregung der Spermiogenese und des Deszensus der Hoden).

4. *Thyreotropes Hormon:* Anregung und Regulierung der Schilddrüsentätigkeit.
5. *Galaktotropes Hormon (Prolaktin):* Brustdrüsenentwicklung, Milchsekretion.

Hinterlappen:

1. *Regulierung des Wasserhaushaltes (Adiuretin):* Diabetes insipidus.
2. *Beeinflussung der Blutgefäße (Vasopressin):* Verengerung der Kapillaren, Arterien und Koronarien (Blutdrucksteigerung).
3. *Peristaltikanregung der Hohlorgane (Oxytocin):* Uterus, Darm, Gallenblase, Ureteren.

Das Zwischenhirn erfüllt im Rahmen des **Extrapyramidalen Systems** wichtige Aufgaben. Zu diesem System rechnen: Der *Thalamus* (Hauptschaltstelle), Kerne des Endhirns *(Nucleus caudatus* und *lentiformis)* und des Mittelhirns *(Nucleus ruber, Nucleus niger)*. Im Gegensatz zur Pyramidenbahn hat es keine Beziehung zu den bewußt gewollten Zweckbewegungen. Tonisierende, bewegungs- und kraftregulierende Aufgaben, unter Ausnutzung von Impulsen aus der Körperperipherie über den Thalamus sind die Leistungen dieses Systems. Es überwacht damit unbewußt das harmonische Zusammenwirken der Muskeln und ihrer Antagonisten bei Bewegungen.

Krankhafter Ausfall kann eine abnorme Steifigkeit der Muskeln (*Rigidität*), eine maskenhafte Starre des Gesichts (*Amimie*) und Bewegungsarmut der Körpermuskulatur (*Akinese*) hervorrufen. Andererseits treten bei Erkrankung einzelner Teile des Extrapyramidalen Systems, besonders des *Corpus striatum*, automatische *Hyperkinesen* (Überbeweglichkeit) auf. Sie werden als **Chorea** und **Athetose** bezeichnet.

Der **Thalamus opticus** hat wichtige Beziehungen zur Sensibilität. Er ist die Hauptschaltstelle der sensiblen Bahnen, die vom Rückenmark zur Rinde laufen. Bei Erkrankungen des Thalamus finden sich halbseitige gekreuzte Sensibilitätsstörungen, besonders der Tiefensensibilität. Thalamusschmerzen gehören zu den heftigsten und am schwersten zu beeinflussenden.

Neuerdings wird bei der *präfrontalen Leukotomie* die operative Unterbrechung der Stirnhirnthalamusverbindungen ausgeführt. Dadurch werden psychotische Prozesse oder schwerste Schmerzzustände ohne Psychosen beeinflußt (Einzelheiten s. Psychochirurgie).

Die **Regio hypothalamica** und das Gebiet um den 3. Ventrikel enthält wichtige Zentren, die sich anatomisch nicht genau umreißen lassen. Es handelt sich um Zentralstellen, die offenbar ganz bestimmte vegetative Leistungen (Einzelheiten s. Abb. 23) steuern. Chirurgisch bedeutsam ist es, daß bei Operationen im Gebiet des 3. Ventrikels, dessen Wand nicht verletzt werden darf, da sonst eine lebensbedrohende *Hyperthermie* auftritt.

3. Mittelhirn

Es ist die kleinste der 5 Hirnabteilungen und umfaßt die Lamina quadrigemina, Hauben, Großhirnschenkel, Vierhügelarme und den Aquaeductus mesencephali.

Im zentralen Höhlengrau befinden sich die Ursprungskerne des Nervus oculomotorius und Nervus trochlearis (Abb. 24).

Der Okulomotoriuskern besteht aus den doppelseitig lateral angeordneten äußeren **Augenmuskelkernen,** zwischen denen medial die Binnenmuskelkerne (Sphincter pupillae und Akkomodationsmuskel) und der Konvergenzkern gelagert sind. Bei Läsionen des Vierhügeldaches finden sich daher Störungen der Pupillenreaktion *(Pupillendilatation, Starrheit)* und Störungen der Augenbewegungen, z. B. der *Akkomodation* oder *Konvergenz* (Schielen, Strabismus) (s. Seite 119).

4. Hinterhirn

Es besteht aus Kleinhirn und Brücke. Beide sind durch die Brückenarme miteinander verbunden. Die Bindearme verbinden das Kleinhirn mit dem Großhirn und die Corpora restiforme mit der Medulla oblongata. Diese wichtigen Faserverbindungen lassen dem Kleinhirn Erregungen von der gesamten Körperperipherie zukommen.

Totalausfall des **Kleinhirns** bedingt bei allmählicher Entwicklung kaum Störungen. Bei plötzlichem Ausfall liegen sämtliche Störungen im Gebiet der Körpermotorik. Als *Zentrum der Koordination der Bewegungen* hat das Kleinhirn klinisch eine große Bedeutung. Das normale Zusammenarbeiten der verschiedenen Muskelgruppen bei komplizierten Bewegungen wie Stehen und Gehen, die *Synergie*, wird besonders vom Wurm reguliert. (s. auch Seite 121)

Kleinhirnkrankheiten machen charakteristische Erscheinungen (Abb. 74), die im Gegensatz zum Großhirn auf der gleichen Seite wie die Läsion auftreten. Es finden sich **Kleinhirnatonie** mit Muskelschlaffheit und Kraftlosigkeit, **zerebellare Ataxie** mit Unsicherheit bei der Durchführung zweckgerichteter Willkürbewegungen, **Kleinhirnnystagmus** mit der Unmöglichkeit, den Blick fest zu fixieren und **Adiadochokinese,** d. h. rasch aufeinanderfolgende Bewegungen können nicht durchgeführt werden.

Neben der Willkürmotorik hat das Kleinhirn Einfluß auf die Reflexmotorik, die der Erhaltung oder Wiederherstellung der normalen Körperstellung dient.

Die **Brücke** wird vom N. trigeminus (V) durchsetzt, nahe ihrem hinteren Rande vom N. facialis (VII). Das von dem Kleinhirn, der Olive und dem hinteren Rande der Brücke begrenzte Dreieck wird **Kleinhirnbrückenwinkel** bezeichnet. Aus ihm kommt lateral vom N. facialis (VII) der N. statoacusticus (VIII) hervor. In dieser Gegend befinden sich charakteristischerweise die *Akustikusneurinome* (Einzelheiten s. da).

Herde der Brücke zeigen zusammengesetzte Lähmungen, Störungen in der Innervation des Nervus hypoglossus oder konjugierte Lähmungen der Seitwärtswender der Augen.

Über Hirnnervenkerne s. Rautenhirn.

5. Medulla oblongata

Sie erstreckt sich vom Clivus bis zum kranialen Rand des Atlas und ist die Verbindung zwischen Brücke und Rückenmark. Funktionell stellt die Medulla oblongata mit dem Boden der Rautengrube und der Brücke eine Einheit dar (Rautenhirn, s. da).

Auf der Ventralseite hebt sich beiderseits der Fissura ventralis der verbreiterte und erhöhte Wulst der Pyramidenfasern als sog. *Pyramide* ab. Durch die Wurzelbündel des N. hypoglossus (XII) ist die Pyramide von der *Olive* abgesetzt. Lateral der Olive liegen die Wurzeln der Nn. accessorius (XI), vagus (X) und glossopharyngeus (IX).

6. Rautenhirn

Es besteht aus dem Mesencephalon und Myelencephalon und enthält wichtige automatische Zentren (Abb. 23). Zellgruppen der Substantia reticularis bilden das **Atemzentrum.** Der adäquate Reiz ist der chemische Zustand des Blutes. Bei Kohlensäureanreicherung im Blut wird die Atemtätigkeit automatisch intensiviert *(Dyspnoe)*. Bei Lähmung des Atemzentrums in der Narkose gelingt es daher, mit Kohlensäurebeatmung einen starken Reiz auszuüben. Bei Abnahme der Kohlensäurespannung tritt Atemlosigkeit *(Apnoe)* ein. Bei exzessiver chemischer Reizung (Erstickung) wirkt das Atemzentrum außer auf die *direkten Atemmuskeln* (Zwerchfell und Interkostalmuskeln) auch auf die *auxilliären Atemmuskeln* (Mund-, Nasenflügel-Hals-, Schultergürtel- und Bauchmuskeln).

Neben der chemischen Erregung des Atemzentrums ist eine reflektorische Beeinflussung möglich durch die sensiblen Vagusfasern aus der Lunge (hemmende Impulse bei Lungenblähung) und sensible Trigeminusfasern der Nasenschleimhaut.

Als weitere wichtige Region findet sich im Rautenhirn das **Vasomotorenzentrum.** Seine Impulse werden wie die des Atemzentrums durch die Kohlensäurespannung des Blutes gesteigert. Außerdem lösen zentripetale Vagusfasern des Arcus aortae und des Nervus glossopharyngeus aus dem Gebiete des Karotissinus depressorische Reflexe über das Vasomotorenzentrum aus.

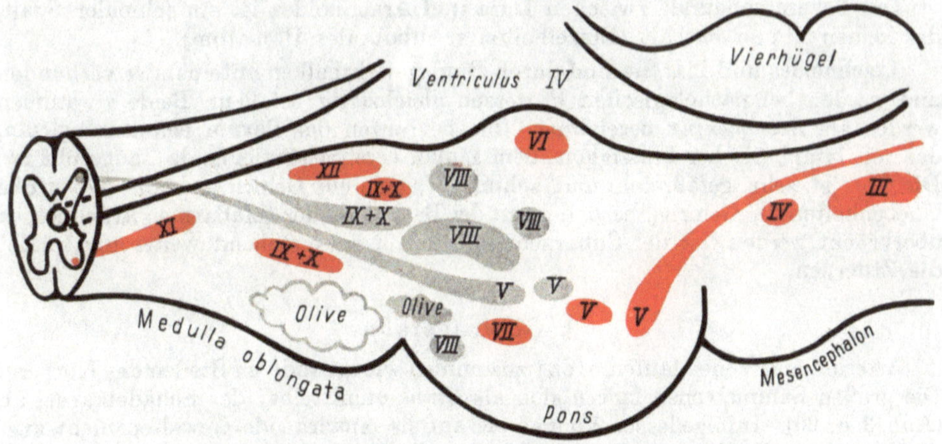

Abb. 24. Hirnnervenkerne im Rautenhirn und Mittelhirn

Weiterhin ist das Rautenhirn das Mündungsgebiet der meisten Hirnnerven (Abb. 24) und der Sitz lebenswichtiger Reflexe. Nervus vagus, glossopharyngeus, statoacusticus, intermedius und trigeminus sind die afferenten Anteile von Reflexbogen, deren efferente Bahnen über die Nervi hypoglossus, accessorius, glossopharyngeus, facialis und vagus laufen:

a) Schutzreflexe: Hustenreflex, Niesreflex, Kornealreflex und Tränensekretionsreflex.

b) Reflexe im Dienste der Nahrungsaufnahme: Schluckreflex, Saugreflex, Speichel- und Magensaftsekretionsreflex sowie der Reflexmechanismus des Erbrechens.

Angemerkt sei, daß bei direkter Einwirkung (mechanisch oder chemisch) auf das bulbäre **Brechzentrum** im Rautenhirn, zerebrales Erbrechen ausgelöst werden kann, z. B. bei der Kommotio, bei Hirntumoren (s. da).

c) Reflexe zur Aufrechterhaltung normaler Körperhaltung. Der Vestibularapparat vermittelt den Lage- und Stellungssinn. Reflektorisch werden die Augenmuskeln und die gesamte Skelettmuskulatur betätigt. Bei Rotation des Körpers, kalorischer oder galvanischer Reizung tritt **Nystagmus** auf. Dieser wird nach der Richtung der raschen Komponente als Rechts- oder Linksnystagmus bezeichnet.

7. Gehirnhäute (Abb. 37)

Dura: Sie bildet eine Schicht, welche als Periost die Schädelinnenfläche überzieht und andererseits das Gehirn bedeckt. Fortsätze *(Falx cerebri, Tentorium cerebelli)* lagern sich lamellenartig zwischen die einzelnen Gehirnabschnitte und dienen dem Gehirn als Stütze. Die großen venösen Blutleiter (Abb. 3) werden von ihr begrenzt. Schließlich befindet sich in ihr eingeschlossen die Arteria meningica med. Verletzungen der Arterie oder ihrer Äste durch Schädelfrakturen mit Abhebung der Dura sind relativ häufig. Es kommt dadurch zum Blutaustritt zwischen Dura mater und Schädelwandung (epidurales Hämatom, s. da). Trepanation und Unterbindung der verletzten Arterie ist dann notwendig. Verlaufsrichtung der Arterie und ihrer Äste, Ausbreitung der Hämatome und Trepanationsöffnungen ergeben sich aus der Abb. 36.

Das **Cavum subdurale** zwischen Dura und Arachnoidea ist ein schmaler Spalt, der keinen Liquor enthält (Einzelheiten s. subdurales Hämatom).

Arachnoidea und **Pia:** Sie sind durch Bindegewebsbalken miteinander verbunden und werden bei pathologischen Prozessen gleichzeitig befallen. Beide zusammen werden als *Leptomeninx* bezeichnet. Sie begrenzen das **Cavum leptomeningicum,** das mit lymphatischer Flüssigkeit, dem **Liquor cerebrospinalis** (s. da), angefüllt ist. Die Pia ist sehr gefäßreich und schmiegt sich dem Gehirn eng an. Wo große Unebenheiten des Gehirns, besonders an der Basis, von der gefäßarmen Arachnoidea überbrückt werden, ist der Subarachnoidealraum entsprechend weiter und bildet die **Zisternen.**

8. Gehirngefäße

Arterien und Venen laufen nicht zusammen wie an anderen Stellen des Körpers. Die großen Sammelvenen lagern sich als *Sinus* unmittelbar der Schädelkapsel an (Abb. 3 u. 26). Infolgedessen können sie auf sie einwirkende Gewalten nicht ausweichen. Da sie in einer Duraduplikatur ausgespannt sind, kollabieren sie bei Verletzung nicht und bluten stark und anhaltend.

Die *Arterien* (Abb. 25) treten von der Schädelbasis in das Cavum leptomeningicum ein. Sie stammen aus der Arteria carotis int., die durch den Canalis caroticus in die Schädelhöhle gelangt, und aus den beiden Arteriae vertebrales, die durch das Foramen occipitale magnum die Schädelhöhle erreichen. Die Arteriae vertebrales vereinigen sich im Schädel durch die Arteria basialis. Diese versorgt mit den Arteriae cerebelli inf., media und superior das Kleinhirn, mit der mächtigen Arteria cerebri post. das Mittelhirn, Hirnstamm und Okzipitalhirn. Die Ernährung des übrigen Hirns geht von der Arteria carotis int. aus.

Die großen zuführenden Gefäße bilden an der Unterfläche des Gehirns den *Circulus arteriosus* (Abb. 25). Er ermöglicht einen Druckausgleich zwischen den Hauptgefäßen. Die Rindenarterien verlaufen in der Tiefe der Furchen.

Das **Arteriogramm** (s. Arteriographie) der Gehirngefäße wird durch Einspritzung von Kontrastmitteln in die Arteria carotis angefertigt, um Verlauf, Lagerung, Form und Füllungsgrad der Gehirnarterien darzustellen. Bei Hirntumoren, subduralen Hämatom usw. finden sich charakteristische Abweichungen der Gefäße. Arteriographisch sind nur die Arteria carotis int. und ihre Abgangsgefäße darstellbar.

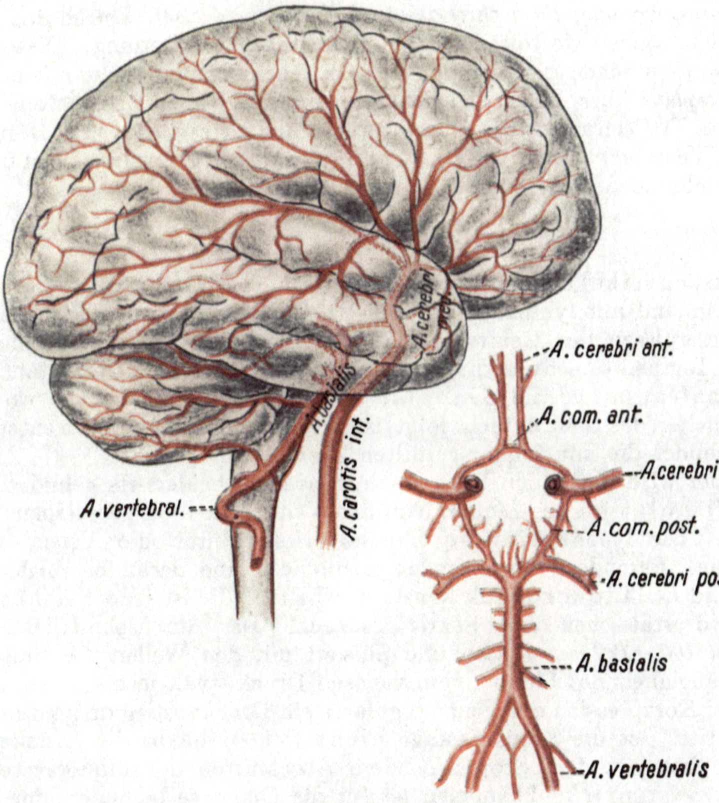

Abb. 25. Arterielle Blutversorgung des Gehirns mit Circulus arteriosus cerebri

9. Gehirnventrikel (Abb. 3, 26a und b)

Sie bilden ein zusammenhängendes System im Innern des Gehirns. Die *Seitenventrikel* bestehen aus vier Abschnitten, die den vier Hirnlappen entsprechen *(Cornu*

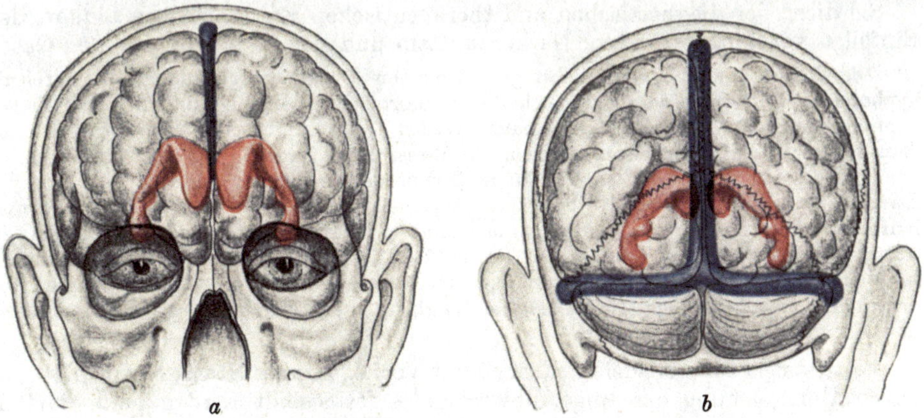

Abb. 26a und b. Gehirnventrikel von vorn und hinten

occipitale, Cornu frontale, Pars parietalis und *Pars temporalis)*. Durch das *Foramen interventriculare* stehen sie mit dem *III. Ventrikel* in Verbindung. Dieser ist ein schmaler Raum zwischen den Wänden des Zwischenhirns. Er geht in den *Aquaeductus mesencephali* über, der in den *Ventriculus IV* des Rhombenzephalons mündet. Das Dach des IV. Ventrikels hat eine mediale und zwei seitliche Öffnungen, so daß der Ventrikel mit dem Cavum leptomeningicum in Verbindung steht (s. Arachnoidea und Pia).

10. Liquor cerebrospinalis

Die Hirnventrikel und das mit ihnen in Verbindung stehende Cavum leptomeningicum sind mit lymphatischer Flüssigkeit, dem Liquor cerebrospinalis angefüllt (Wasserkissen des Gehirns). Dadurch ist das Gehirn vor mechanischen Reizen und Temperaturschwankungen geschützt. Der Flüssigkeitsaustausch kann in den Spinalraum und die Granulae meningicae erfolgen. Da, wo die Pia den Unebenheiten des Gehirns nicht folgt, ist der Subarachnoidealraum entsprechend weiter und bildet die mit Liquor gefüllten Zisternen.

Der Liquor wird durch den Plexus chorioideus beiderseits gebildet. Es besteht eine Zirkulation des Liquors von den Ventrikeln in die Zisternen und den Spinalraum. Die Resorption des Liquors erfolgt durch die Venen und das Lymphsystem. Besonders die Granulae meningicae sind daran beteiligt. Im allgemeinen wird der Liquordruck konstant erhalten. Er ist jedoch abhängig vom venösen, hydrostatischen und Sekretionsdruck. Der durchschnittliche *Liquordruck beträgt 100—120 mm Wasser* und pulsiert mit den Wellen des Blutdruckes.

Die Abhängigkeit des Liquors vom venösen Druck spielt insofern eine wichtige Rolle, als bei Kompression der Venae jugulares ein Druckanstieg im ganzen Liquorsystem auftritt. Ist die Liquorpassage nicht frei, so bleibt die Druckerhöhung in dem peripher von dem Stop liegendem Abschnitten der Liquorsystems aus. Dieses **Queckenstedtsche Phänomen** ist für die Diagnose besonders der spinalen Geschwülste von Bedeutung.

C. Diagnostische und therapeutische Eingriffe

1. Lumbalpunktion (Abb. 27)

Sie dient der diagnostischen und therapeutischen Entnahme von Liquor, dem Einfüllen von Medikamenten, Narkosemitteln und von Luft oder anderen Gasen.

Die Punktion wird bei möglichst gekrümmtem Rücken vorgenommen, da durch die kyphotische Krümmung der Wirbelsäule die Dornfortsätze auseinanderklaffen. Die Punktion kann liegend oder sitzend durchgeführt werden. Der Lumbalsack wird meist zwischen dem 3. und 4. Lendenwirbel angestochen. In dieser Höhe hat sich das Rückenmark in die Cauda equina aufgesplittert, so daß keine Gefahr der Verletzung besteht (Abb. 30). Der Zwischenwirbelraum für die Punktion befindet sich in der Höhe einer Verbindungslinie der oberen Ränder beider Darmbeinschaufeln (Abb. 27 und 29). Die Nadel wird schräg kopfwärts in einem Winkel von 75°, 5—7 cm tief vorgeschoben. Der Liquor muß in langsamer Tropfenfolge abgelassen werden. Nach der Punktion wird die Einstichstelle steril verbunden. Der Patient muß für 24 Stunden flach gelagert werden, da sonst Kopfschmerzen und Erbrechen auftreten können.

Bei gesteigertem Schädelinnendruck mit Vorliegen einer Stauungspapille, die durch Untersuchung des Augenhintergrundes festgestellt werden muß, darf die Lumbalpunktion nicht ausgeführt werden. Es besteht sonst die Gefahr, daß die lebenswichtigen Zentren der Medulla oblongata (Abb. 23), infolge der Druckverminderung durch Ablassen des Liquors, in das Foramen occipitale magnum hineingepreßt werden.

Das Bild des **postpunktionellen Meningismus** wird fast nur nach Lumbalpunktionen beobachtet. Es ist die Folge der Stichlochdränage und des durch den Punktionskanal nachfließenden Liquors, wodurch ein Liquorunterdruck hervorgerufen wird. Das Krankheitsbild ähnelt sehr echten meningitischen Erscheinungen. Kopfschmerzen, Erbrechen bei Lagewechsel und Nackensteifigkeit treten bei afebrilem Verlauf auf. Nach Zisternenpunktion kommt dieses Krankheitsbild praktisch nicht vor. Außerdem spielt auch die Technik der Punktion eine wichtige Rolle. Die Spitze der Nadel muß mit der Konvexität bei der Punktion seitwärts gehalten werden (Abb. 28). Auf diese Art und Weise werden die längsverlaufenden Fasern der Wirbelsäulenbänder bei der Punktion nur auseinandergedrängt und legen sich nach dem Herausziehen der Kanüle gut aneinander an. Wird die Konvexität der Kanülenspitze quer eingestochen, so werden die Längsfasern durchtrennt (Abb. 28) und der Stichkanal bleibt nach der Punktion offen.

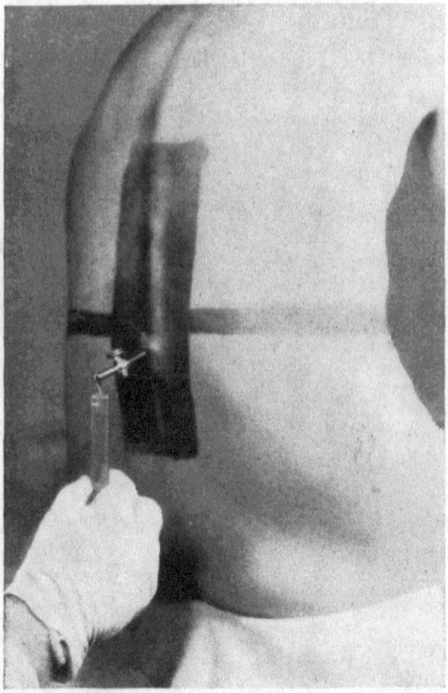

Abb. 27. Liquorentnahme beim sitzenden Patienten durch Lumbalpunktion

Die *Therapie des postpunktionellen Meningismus* besteht in Kopftieflagerung, Hochstellen des Fußendes des Bettes, Verabfolgung von Ephetonin. In schweren Fällen muß evtl. der Liquor durch physiologische Kochsalzlösung aufgefüllt werden.

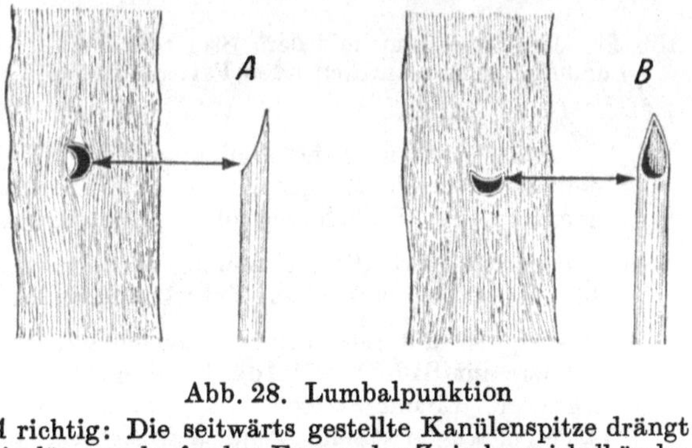

Abb. 28. Lumbalpunktion

A richtig: Die seitwärts gestellte Kanülenspitze drängt die längsverlaufenden Fasern der Zwischenwirbelbänder auseinander. *B* falsch: Die quergestellte Kanülenspitze durchschneidet die längsverlaufenden Fasern der Zwischenwirbelbänder (Stichlochdränage)

Bei der Untersuchung des Liquors ist folgendes zu beachten:

a) Die Druckmessung erfolgt mit einem 2½ mm weiten Glasrohr, dem **Steigrohr.** Dieses wird mit der Punktionskanüle durch einen kurzen Gummischlauch verbunden (Abb. 29). Die Druckmessung muß am liegenden Patienten vorgenommen werden. Der normale Druck beträgt

100—120 mm Wasser. Bei erhöhtem Schädelinnendruck kann der Druck im Lumbalsack normale Höhen haben, wenn die Liquorpassage zwischen Schädel und Lumbalsack versperrt ist.

Ist die Liquorpassage frei, so ist das **Queckenstedtsche Phänomen** positiv. Dieses besteht darin, daß bei Kompression der Jugularvenen durch Fingerdruck das Abtropfen in schnellerer Folge erfolgt, da ein Druckanstieg im ganzen Liquorsystem auftritt.

b) Der Liquor ist **farblos** und **wasserklar.** Eiter und Blut trüben den Liquor. Infolge artefizieller Blutung durch den Einstich kann eine Blutbeimengung vorhanden sein. Der Liquor wird dann während der Entnahme allmählich klarer. Ältere Blutungen, z. B. nach Schädeltrauma, färben den Liquor gelb: **Xanthochromie.**

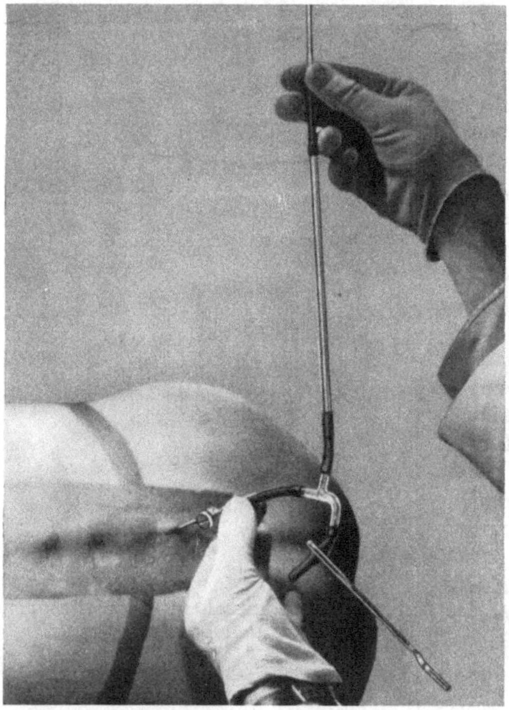

Abb. 29. Druckmessung mit dem Steigrohr bei Lumbalpunktion am liegenden Patienten

c) Normalerweise enthält der Liquor **0—2 Zellen in einem Kubikmillimeter.** Liegt ein entzündlicher Prozeß der Meningen vor, so findet sich eine hohe Zellzahl. Bei akuten Meningitiden treten **Leukozyten,** bei subakuten und chronischen Meningitiden, z. B. Tuberkulose, **Lymphozyten** auf. Bei Tumoren ist keine Zellerhöhung vorhanden. Dagegen können manchmal **Tumorzellen** gefunden werden.

d) Der **Eiweißgehalt** des Liquors beträgt **24—30** mg%. Bei Passagehindernis sind die Eiweißwerte stark vermehrt. Ebenso ist eine Vermehrung des Eiweiß bei Enzephalitis, Hirnabszeß, Sinusthrombose und allen akut entzündlichen Prozessen des Rückenmarks und seiner Hüllen vorhanden.

Das **Verhältnis zwischen Globulin und Albumin** beträgt normalerweise **0,25.** Dieser Quotient ist bei Lues und häufig bei Tumoren erhöht.

Die Vermehrung der Globuline wird mit der **Nonne-Apeltschen Reaktion** nachgewiesen. Gleiche Mengen Liquor und kaltgesättigte Ammoniumsulfatlösung werden gemischt. Bei Globulinvermehrung tritt Trübung, evtl. Ausflockung ein.

e) Der **Liquor ist steril.** Bei Meningitiden lassen sich im Sediment Meningo-, Strepto-, Staphylo-, Pneumokokken, Tuberkulosebazillen usw. nachweisen.

f) Wichtig ist die **serologische Untersuchung** des Liquors. Die **Kolloidreaktionen** des Liquors mit Hilfe von Goldsol und Mastix zeigen krankheitsspezifische Fällungskurven. Eine *Linksverschiebung,* d. h. eine Ausfällung der ersten Röhrchen, ist für Lues charakteristisch. Eine *Rechtsverschiebung* mit einer Ausfällung der späteren Röhrchen findet sich bei Meningitis.

g) Der normale **Traubenzuckergehalt** des Liquors beträgt **45—75 mg%.** Bei enzephalitischen Prozessen ist er erhöht, bei Meningitis vermindert.

Der **Kochsalzgehalt** beträgt **720—750 mg%**. Er ist bei Meningitis tuberculosa vermindert. Das **spezifische Gewicht** des Liquors ist **1006—1007**.

2. Subokzipitalpunktion (Zisternenpunktion) (Abb. 30)

Am liegenden oder sitzenden Patienten wird bei vornübergeneigtem Kopf in der Mitte zwischen Hinterhaupthöcker und 3. Halswirbeldornfortsatz in Richtung auf die Hinterhauptschuppe eingestochen.

Führt man die Subokzipitalpunktion am liegenden Patienten aus, so empfiehlt sich die Rückenlage bei angehobenem Kopf. Der Patient läßt sich durch Aufdrücken der Schultern gut fixieren. Eine Anästhesie ist nicht notwendig, evtl. kann vor der Punktion eine Ampulle SEE. schwach gespritzt werden. Die Haut wird mit Benzin oder Alkohol desinfiziert. Jod verursacht einen Reizzustand des Stichkanals. Die Haare müssen vor der Punktion ausrasiert werden. Eine genaue Einstellung des Kopfes in der Mittellinie erleichtert die Punktion wesentlich.

Bei der indirekten Methode tastet man sich mit der Nadelspitze den Rand des Hinterhauptloches ab, hebt dann unter leichtem Zurückziehen das Nadelende und stößt durch die Membrana atlanto-occipitalis hindurch. Der Nachteil liegt darin, daß man dabei den Sinus marginalis am Rande des Foramen magnum anstechen kann.

Die direkte Methode der Subokzipitalpunktion vermeidet diese Nachteile, indem ein wenig oberhalb des Epistropheusdornes eingestochen wird und die Berührung von Knochenteilen vermieden wird. Es besteht aber dabei die Gefahr, daß eine flachere Stelle der Zisterne erwischt und die Medulla oblongata verletzt wird. Schwere Schädigungen, ja sogar der Tod des Patienten, können dadurch herbeigeführt werden.

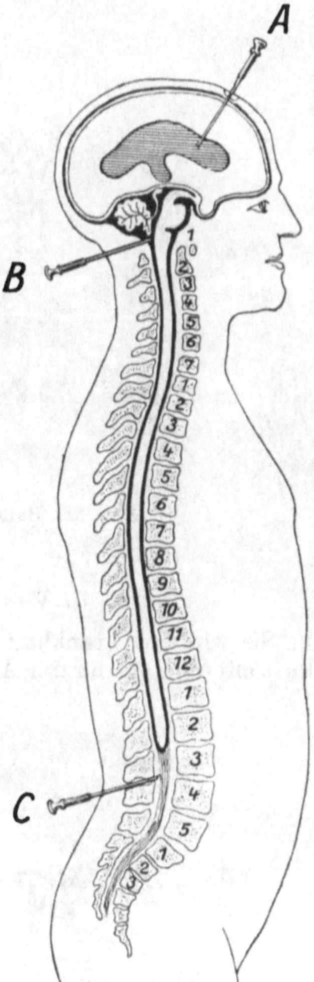

Abb. 30. Liquorentnahme *A* Ventrikelpunktion. *B* Subokzipitalpunktion. *C* Lumbalpunktion

Die Subokzipitalpunktion ist für den Patienten bedeutend angenehmer als die Lumbalpunktion. Nachbeschwerden sind kaum vorhanden. Starke, bald nach dem Einstechen der Nadel auftretende Kopfschmerzen und leichte Kollapszustände können durch eine zu schnelle Entleerung des Liquors verursacht werden. Sie muß stets durch Abstoppen des heraussprudelnden Liquors mit dem Mandrin vermieden werden. Blutungen nach Zisternenpunktion sind seltene Zwischenfälle, jedoch nicht immer vermeidbar, da es Gefäßanomalien gibt. Erst wenn bedrohliche Zeichen der Hirndrucksteigerung (s. da) vorliegen, muß operativ eingegriffen werden.

Bei Unwegsamkeit der Liquorwege zwischen Subduralraum und Spinalkanal muß die Zisternenpunktion zur Gewinnung von Liquor durchgeführt werden. Ebenso ist sie angezeigt, wenn die Lumbalpunktion wegen Dekubitus, starker Rückgratsverkrümmung oder aus anderen Gründen nicht möglich ist. Ein Vergleich des Lumballiquors mit dem Zisternenliquor kann evtl. diagnostische Bedeutung haben.

3. Subokzipitalstich (ANTON und SCHMIEDEN)

Dabei wird die Membrana atlanto-occipitalis operativ gespalten und evtl. gefenstert. Der Subokzipitalstisch dient der Eiterentleerung und Ausspülung bei eitriger Meningitis und dem Ableiten des Liquors bei Drucksteigerung, z. B. bei Wasserkopf und Hirntumor. Der Liquor wird gewissermaßen dadurch in einen „5. Ventrikel" entleert.

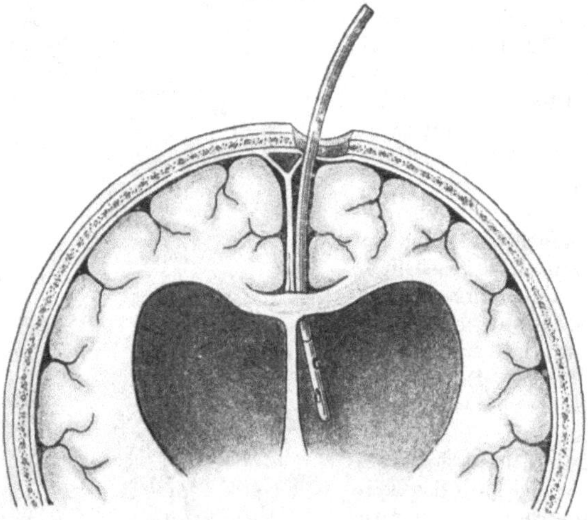

Abb. 31. Balkenstich

4. Balkenstich (Abb. 31)

Er dient der Schaffung einer Verbindung zwischen dem ersten und zweiten Ventrikel mit dem Subduralraum. Zu diesem Zweck wird nach Anlegen einer Öffnung im Schädel unter Schonung der Gehirnhemisphären und des Sinus sagittalis durch den Balken punktiert. Bei ventrikulärer Druckerhöhung infolge Verlegung der Abflußwege, z. B. bei Wasserkopf und Tumor, wird der Balkenstich angewendet. Der unter Druck stehende Liquor hält die Punktionsstelle zeitweilig geöffnet, so daß eine vorübergehende Entlastung eintreten kann.

5. Ventrikelpunktion (Abb. 32a und b)

Sie wird bei krankhaft gesteigerter Produktion der Ventrikelflüssigkeit mit Verlegung der Abflußwege und zum Einbringen von Medikamenten

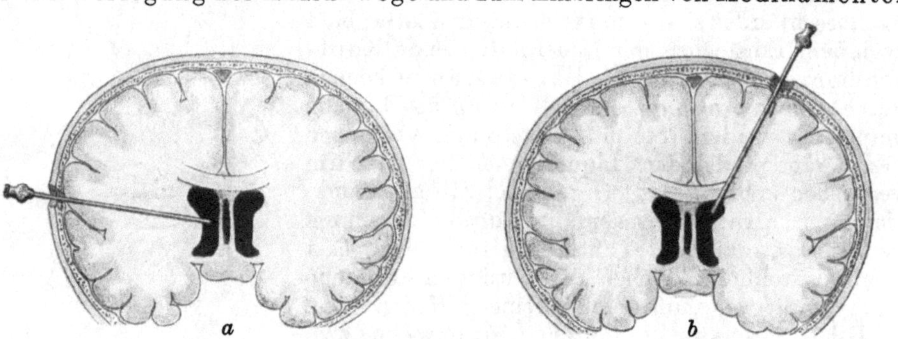

Abb. 32. Ventrikelpunktion. *a* Von der Seite. *b* Von oben

in die Ventrikel vorgenommen. Außerdem dient sie der Diagnostik. Die Durchgängigkeit der Liquorwege kann durch Einspritzen von *Methylenblaulösung* und nachfolgender Lumbalpunktion bei Blaufärbung des Liquors angenommen werden.

Wird die Ventrikelpunktion zum Einfüllen von Gas oder Luft benutzt, so gelingt es, das Ventrikelsystem röntgenologisch darzustellen (**Ventrikulographie**). Veränderungen der Form, Lage und Weite der Ventrikel haben diagnostische Bedeutung zur Feststellung von Tumoren, Hydrozephalus usw. (Abb. 56).

Die **Technik** gestaltet sich so, daß bei Rechtshändern auf der rechten Seite eingegangen wird. Die Kopfschwarte wird mit Lokalanästhesie infiltriert und eine senkrechte Inzision gemacht. Der Knochen wird durchbohrt und die Dura eingeschnitten. Eine Punktionsnadel wird in Richtung auf die Ventrikel eingeführt.

Der **Seitenventrikel** wird erreicht, wenn man 3 cm hinter und 3 cm über dem äußeren Gehörgang, etwa 4 cm tief in schräger Richtung gegen die Spitze der anderseitigen Ohrmuschel einsticht. Das Vorderhorn erreicht man durch Einstich 2 cm seitlich des Bregma (Vereinigungspunkt der Sutura sagittalis und coronaria) in 4—6 cm Tiefe. Sobald das Ependym durchstochen wird, läßt der Widerstand nach.

Der Hirndruck wird mit dem Steigrohr gemessen. Ist er hoch, so soll der Liquor nur sehr langsam abgelassen werden. Bei zu schnellem Liquorverlust kommt es sonst zu petechialen Blutungen im Bereich der Ventrikelwände. Luft oder Sauerstoff werden sodann langsam in den Ventrikel eingelassen. Sauerstoff hat den Vorteil, daß er schneller resorbiert wird. Ist es anfänglich nicht möglich, mehr als 1 oder 2 ccm Liquor infolge Kollapses des Ventrikels abzulassen, so können vorher einige Kubikzentimeter Gas eingelassen werden.

Der Patient liegt in Hinterhauptslage, das Gesicht nach oben. Läßt sich kein Gas mehr einfüllen, so wird das Hinterhaupt erhoben und der Kopf zeitweilig nach rechts und nach links gewendet. Dadurch gelangt das Gas durch den dritten in die gegenüberliegenden Seitenventrikel. Eine gute Füllung ist wichtig, da bei unvollkommener Füllung Fehldiagnosen vorkommen können.

6. Enzephalographie

Sie dient der röntgenologischen Untersuchung der Hirninnenräume und der Hirnoberfläche bei Durchgängigkeit der Liquorwege. Mit Hilfe der Lumbal- oder Subokzipitalpunktion wird der Liquor beim sitzenden Patienten in fortlaufenden Portionen unter Nachströmen von Luft abgelassen. Die Luft sammelt sich an der Hirnoberfläche und in den Ventrikeln. Dadurch heben sich im Röntgenbild ihre Lage und Gestalt gut ab (Abb. 33a—c). In der Regel sind die Ventrikel nicht so gut gefüllt, wie bei der Ventrikulographie. Außerdem kann die Enzephalographie bei starkem intrakraniellem Druck nicht ausgeführt werden. Besonders dann, wenn eine Stauungspapille vorliegt, muß davon abgesehen werden. Bei der Diagnose und Lokalisation kleiner Tumoren, insbesondere der Rinde und dem Nachweis von Narben an der Hirnoberfläche bei Epilepsie leistet die Enzephalographie gute Dienste.

7. Hirnpunktion

Sie dient der diagnostischen Probeentnahme von Hirnsubstanz, z. B. bei Hirntumoren. Komplikationen können dabei in Form von Blutungen auftreten.

8. Arteriographie (Angiographie)

Das Arteriogramm der Gehirngefäße wird durch Einspritzen von Kontrastmitteln (Per-Abrodil usw.) gewonnen. Abweichungen der Arterien und der Venen von Verlauf, Lagerung, Form und Füllungsgrad lassen bestimmte pathologische Prozesse erkennen. Das Kontrastmittel wird entweder perkutan in die

A. carotis com. oder nach operativer Freilegung in die A. carotis int. injiziert. Von hieraus gelangt es in Kürze in die Hirngefäße. Es läßt sich mit dieser Methode nur die A. carotis int., ihre Abgangsgefäße sowie die zugehörigen Abflußvenen darstellen. Unmittelbar nach der Injektion werden Röntgenaufnahmen des Schädels von der Seite und von vorn angefertigt.

Die Arteriographie des Gehirns liefert bei allen frontalen, parietalen und parasellaren raumbeengenden Prozessen des Gehirns wichtigste Hinweise. Oft kann mittels der Angiographie auch die Artdiagnose eines Hirnprozesses erkannt werden. Meningeome, Glioblastome, Astrozytome, Oligodendrogliome, Sarkome, Hirnmetastasen, Hirnabszesse, subdurale Hämatome, Gefäßerkrankungen, Gefäßmißbildungen und Gefäßgeschwülste (s. die einschlägigen Kapitel) werden in der bei weitem überwiegenden Mehrzahl der Fälle heute durch die Angiographie sicher erkannt und lokalisiert.

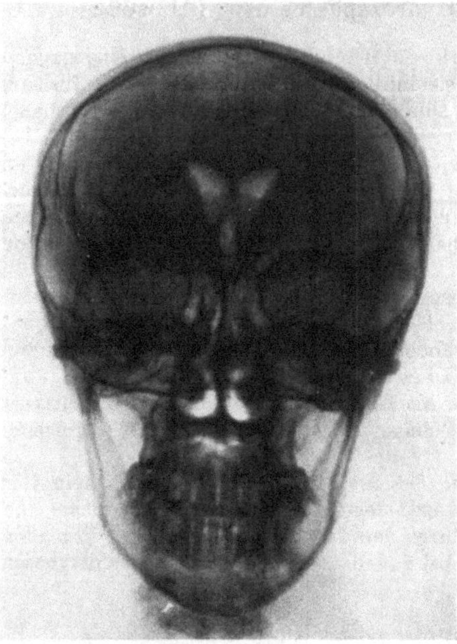

a Vorderhörner und 3. Ventrikel

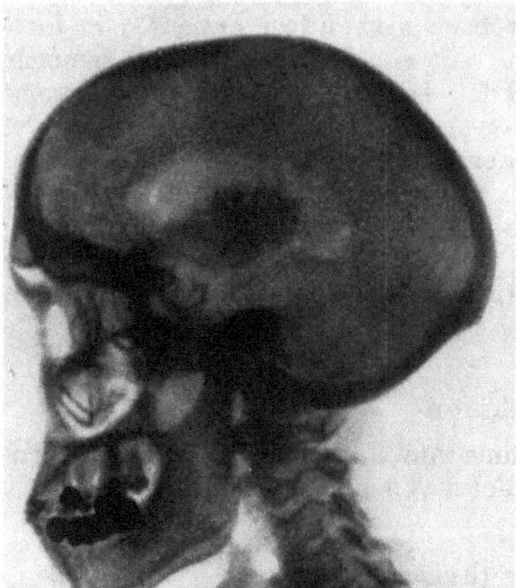

b Hinter- und Unterhorn

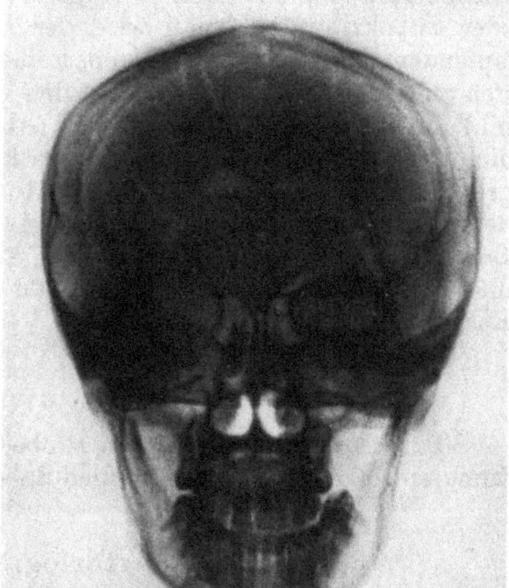

c Seitenventrikel

Abb. 33a—c. Normales Enzephalogramm

D. Der gesteigerte Hirndruck

Der gesteigerte Hirndruck ist ein häufig vorkommendes wichtiges Symptom bei Erkrankungen des Gehirns. Er kann akut oder chronisch auftreten. Die intrakranielle Druckerhöhung beruht auf der mangelhaften Ausdehnungsmöglichkeit des Gehirns in seiner knöchernen Schädelkapsel. Bis zu einem gewissen Grade hat der Organismus die Möglichkeit, eine Drucksteigerung zu kompensieren, indem der Liquor über das Foramen magnum in die Rückenmarkshöhle gedrängt wird. Fernerhin weichen die elastischen Membranen aus und die weiten, kompressiblen Venenräume machen einer Vergrößerung des Gehirns Platz.

Der Inhalt der Schädelhöhle ist im wesentlichen flüssig und praktisch nicht zusammendrückbar. Er besteht aus Blut, Gewebsflüssigkeit mit Zellinhalt und Liquor. Wenn das Volumen einer dieser Komponenten vermehrt wird, müssen die anderen ihr Volumen verringern. Daher ist z. B. bei einem Hirnödem zu wenig Blut in der Schädelhöhle und es muß für vermehrte Blutzufuhr gesorgt werden. Der Liquor ist eine relativ unwichtige Komponente des Schädelinhaltes und kann deshalb ohne Schaden für den Körper entfernt werden. Nimmt die Volumenzunahme des Gehirns weiterhin zu, so ist sie nur dadurch möglich, daß einzelne Hirnteile in benachbarte Schädelabschnitte gepreßt werden. Diese eingepreßten Teile des Gehirns verursachen wiederum eine Liquorabflußbehinderung und Venenstauung. So entsteht ein Circulus vitiosus. Die Hirnsubstanz wird je nach dem Sitz der auslösenden Ursache in ihrer Gesamtheit oder nur in einzelnen Teilen komprimiert. Im letzteren Falle treten bestimmte Herdsymptome auf mit charakteristischen neurologischen Ausfallserscheinungen.

Im *Reizstadium* äußert sich die intrakranielle Druckerhöhung durch eine zunehmende Unruhe und sich steigernde Kopfschmerzen mit Übelkeit und Erbrechen. Das zerebrale Erbrechen ist expulsiv, das Erbrochene entleert sich in Brechsalven. Infolge Vagusreizung ist die Pulsfrequenz verlangsamt. Der Puls wird voller und gespannter, man spricht vom Druckpuls. Durch Kompression des N. oculomotorius sind die Pupillen verengt. Der Blutdruck ist erhöht, die Atmung unregelmäßig und beschleunigt, eine Tachypnoe stellt sich ein.

Im *Lähmungsstadium* vertieft sich die Bewußtlosigkeit. Infolge Vaguslähmung überwiegen die Nn. accelerantes, der Puls wird schneller, wechselt in der Frequenz, ein bedrohliches Zeichen! Die Tachypnoe wandelt sich in eine verlangsamte Atmung, die schließlich in das prognostisch ungünstige CHEYNE-STOKEsche Atmen übergeht. Wichtig ist das Verhalten der Pupillen. Waren sie anfänglich verengert, so werden sie allmählich weit und reaktionslos. Der Blutdruck sinkt. Urin und Kot gehen unwillkürlich ab, was prognostisch besonders ungünstig zu bewerten ist.

1. Die akute Hirndrucksteigerung

verlangt rasches chirurgisches Eingreifen, um das Leben des Kranken zu retten. Sie rechtzeitig zu erkennen ist daher von großer Bedeutung.

Bei akuter Hirndrucksteigerung nach Schädeltrauma ergibt sich die Indikation zum Eingriff aus dem Zeitpunkt, zu dem sich der gesteigerte Hirndruck einstellt. Wichtig ist es zu wissen, ob eine sofortige Bewußtlosigkeit nach dem Trauma vorhanden war wie bei der Commotio cerebri (s. da) und ob ein freies Intervall mit allmählichem Übergang in Bewußtlosigkeit vorlag (Abb. 34).

Bei arterieller Blutung infolge Trauma stellen sich die Symptome der Hirndrucksteigerung zwischen 2 und etwa 24 Stunden nach der Verletzung ein (Einzelheiten s. intrakranielles Hämatom). Eine progressive Drucksteigerung in den ersten 48 Stunden macht zur Beseitigung der Blutung einen baldigen chirurgischen Eingriff notwendig.

Bei Blutungen nach Zisternenpunktion, die auch trotz guter Technik bei vorliegenden Gefäßanomalien nicht immer vermeidbar sind, wird im allgemeinen abgewartet. Erst wenn bedrohliche Erscheinungen des gesteigerten Hirndrucks auftreten, ist ein operatives Eingreifen indiziert. Glücklicherweise sind diese Zwischenfälle selten.

Die Hirnschwellung bzw. das Hirnödem zeichnen sich durch meist vom 2. bis 3. Tag ab auftretende Drucksymptome aus. Wie jede andere Verletzung geht auch die Hirnsubstanzverletzung mit Blutung und Ödembildung einher. Auch nach chirurgischen Eingriffen am Gehirn, z. B. Tumorentfernung usw., muß mit einem postoperativen Hirnödem gerechnet werden. Übersteigen die Ödembildung und die Hirnschwellung die erträglichen Grenzen und ist eine Kompensation nicht mehr möglich, so ist die Osmotherapie einzuleiten (Einzelheiten s. Contusio cerebri).

Das subdurale Hämatom verursacht etwa vom dritten Tage an und noch geraume Zeit später die Symptome des gesteigerten Hirndruckes. Manchmal liegt das Trauma bereits Wochen und Monate zurück (s. subdurales Hämatom).

Von den **entzündlichen Erkrankungen** muß an die **eitrige Meningitis** am 5. bis 6. Tag nach einem penetrierenden Trauma gedacht werden, wenn zu dieser Zeit eine Hirndrucksteigerung auftritt. Selbstverständlich treten auch Drucksteigerungen bei Meningitiden anderer Genese auf (Einzelheiten s. Meningitis). Auch die **Sinusthrombose** (s. da) kann eine durch Entzündung bedingte Drucksteigerung erzeugen. Von der zweiten Woche ab nach einem Trauma und noch später ist der **Hirnabszeß** (s. da) zu berücksichtigen.

Die Behandlung der entzündlich bedingten intrakraniellen Drucksteigerung besteht in der Osmotherapie (s. Contusio cerebri). Nicht immer gelangt man jedoch allein mit der Entwässerung zum Ziel. Bei schweren offenen Hirnverletzungen, bei Meningitis, nach Abszeßdränage usw. spielt in der Nachbehandlung die Liquorpunktion eine wichtige Rolle. Besonders die Eigenart der anatomischen Verhältnisse der Hirnwunde führt zu raumfordernden Prozessen wie Ödem, Hirnschwellung und Enzephalitis. Bei fast allen infizierten Hirnwunden tritt in den ersten Wochen eine Liquorüberproduktion ein, ohne daß der Liquor einen abnormen Befund aufweist.

Gegen diese Liquorvermehrung wirkt die Punktion. Allerdings ist der Effekt der Entlastung nur vorübergehend, denn der Liquor bildet sich bei fortbestehender Ursache neu. Es kann aber eine Punktion den Prozeß soweit entlasten, daß er schließlich zum Abklingen kommt. Das Hirn braucht außerdem sehr viel Sauerstoff. Die Behebung der Anämie durch Druckentlastung sorgt für vermehrte Blutzufuhr mit verbessertem Stoffwechsel.

Die Menge und die Häufigkeit der Punktionen richtet sich nach den klinischen Erscheinungen und den einzelnen Krankheitsursachen (s. da). Im allgemeinen bewirkt ein Ablassen kleiner Liquormengen eher eine Liquorüberproduktion, Ablassen großer Mengen eine gewisse Erschöpfung des Produktionsvermögens (Plexusstarre) und ein Absinken des Liquordruckes.

2. Die chronische Hirndrucksteigerung

Tritt die Hirndrucksteigerung allmählich auf, so besteht genügend Zeit zur Ausbildung von Erscheinungen chronischer Art. Sie äußern sich vor allem in

Störungen der Sehkraft, besonders im Auftreten einer Stauungspapille (s. Symptomatologie der Gehirntumoren). Kopfschmerzen und Erbrechen stellen sich anfallsweise ein. Als Folge eines örtlichen und allgemeinen Hirndrucks werden gleichzeitig Herdsymptome beobachtet. Bestimmte neurologische Ausfallserscheinungen in Form von Paresen der Gliedmaßen, Lähmung des N. abducens und bei subakuter Drucksteigerung besonders des kontralateralen N. facialis können vorhanden sein. Bei Reizung der motorischen Region treten epileptische Krämpfe auf (s. Lokalisation der Gehirntumoren).

Beim **Hirntumor** hängt der Zeitpunkt und die Ausprägung der Hirndrucksymptome in weitem Umfange von der Lokalisation des Tumors, der Art und dem Lebensalter des Kranken ab. Es gibt auch Hirntumoren, bei denen die Symptome einer Druckerhöhung fehlen. Sind sie vorhanden, so bedeuten sie einen lebensgefährdenden Zustand, auch wenn die Krankheit protrahiert verläuft. Das Drucksymptom macht ärztliches Handeln notwendig, besonders dann, wenn die Gefahr der Dekompensation besteht oder sich eine krisenhafte Steigerung einstellt, wie z. B. vielfach bei Kleinhirntumoren (s. Symptomatologie der Gehirntumoren).

Chronische Hirndrucksteigerungen sind auch beim angeborenen oder erworbenen **Wasserkopf** bei **chronischem subduralem Hämatom** und beim **Turmschädel** vorhanden (Einzelheiten s. da).

E. Commotio cerebri

Die **Commotio cerebri (Hirnerschütterung)** ist ein klinischer Begriff, der eine mehr oder weniger flüchtige, schlagartig einsetzende Reaktion vor allem des Hirnstammes auf eine akute traumatische Schädigung ohne bisher sicher bekannte anatomische Grundlage umfaßt. Unter Hirnstamm verstehen wir den Teil des Gehirns, der übrig bleibt, wenn das Groß- und Kleinhirn abgetragen werden, d. h. das Urhirn und die ihm basal angelagerten Neuhirnanteile, insbesondere die Pyramidenbahn und die Brücke. Bei der Commotio werden besonders die am Boden des 3. und 4. Ventrikels, des Aquädukts und der Vierhügelgegend befindlichen vegetativen Zentren betroffen (Abb. 23).

Eine befriedigende hirnphysiologische Erklärung für das Zustandekommen der Commotio ist bis heute nicht gefunden. Die Schlagartigkeit, mit der die Bewußtlosigkeit auftritt, die Flüchtigkeit der Erscheinungen und die Unmöglichkeit, eine wirklich reine Commotio cerebri experimentell zu erzeugen, lassen daran denken, daß es sich um eine Gefäßreflexreaktion handelt *(zentraler Schock)*. In der Regel fehlen Blutungen in der Rinde, kommen aber besonders in der Brücke und dem verlängerten Mark vor. Wesentlich für das Zustandekommen einer Commotio ist wohl der fortgeleitete Reiz auf das empfindliche Gefäßnervensystem, wodurch reversible oder irreversible Durchblutungsstörungen ausgelöst werden.

Klinisch äußert sich die Commotio in einer Bewußtlosigkeit, die unmittelbar im Anschluß an ein den Schädel meist breit treffendes Trauma auftritt. Ohne sofortigen Bewußtseinsverlust darf die Diagnose Commotio cerebri nicht gestellt werden. Er ist das erste und wichtigste Zeichen. Die Bewußtlosigkeit kann verschieden tief sein, von der Benommenheit bis zum tiefen Koma. Die Zeitdauer beträgt wenige Augenblicke bis zu Stunden. Eine Schreckreaktion oder eine Ohnmacht darf mit Bewußtlosigkeit nicht verwechselt werden. Bei der Bewußtlosigkeit infolge Commotio besteht eine Amnesie, was forensisch von Wichtigkeit sein kann. Die Erinnerung an den Verletzungsvorgang ist geschwunden. Der Kranke ist nicht in der Lage zu beantworten, wann und wie es zu dem Unfall kam. Oft ist die Amnesie retrograd. Die Kranken können sich an Dinge, die Minuten oder Stunden vor dem Unfall vor sich gegangen sind, nicht mehr erinnern.

Erbrechen ist ein häufiges Symptom der Commotio. Da es zerebral infolge traumatischer Irritation des Brechzentrums in der Medulla oblongata (Abb. 23) bedingt ist, tritt es eruptiv und leicht, meist mehrmals hintereinander auf. Manchmal entlädt es sich in richtigen Brechsalven. Es bestehen vasomotorische Erscheinungen wie Blässe, später aber Rötung des Gesichtes und Senkung des Blutdruckes. Weitere vegetative Störungen treten auf in Form von Schweißausbruch, kalten klebrigen Gliedmaßen, Störungen des Wasserhaushaltes, des Kohlehydratstoffwechsels und der zentralen Regulation der Blutmorphologie. Der Kranke klagt über Kopfschmerzen, Übelsein und Schwindelgefühl sowie Schlafstörungen. Untertemperatur, später leichte Temperatursteigerungen werden beobachtet. Der Puls ist meist langsam und gespannt (Vagusdruckpuls). Selten besteht eine Tachykardie und Tachypnoe. Schneller Wechsel in der Pulsfrequenz und gröbere Störungen der Atmung sind immer Zeichen einer gleichzeitig vorhandenen Hirnschädigung und Hirndrucksteigerung (s. da).

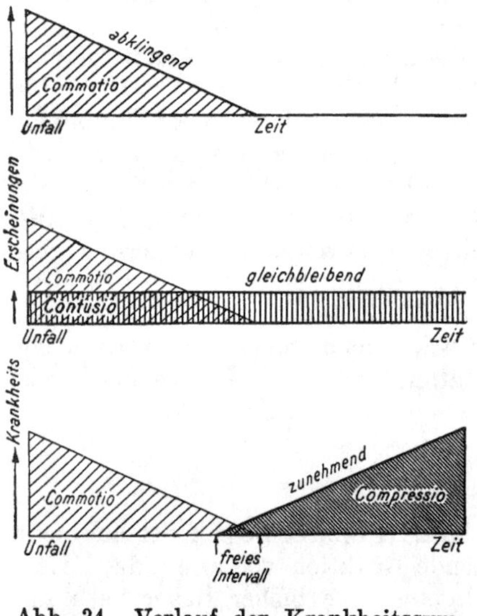

Abb. 34. Verlauf der Krankheitssymptome bei den stumpfen Hirnverletzungen (Commotio, Contusio und Compressio cerebri)

Differentialdiagnostisch müssen einige Erkrankungen in Erwägung gezogen werden, bei denen gleichfalls ein Bewußtseinsverlust besteht. Zum Bild der Commotio cerebri gehört die Flüchtigkeit aller Symptome, das rasche und restlose Schwinden der Krankheitserscheinungen (Abb. 34). Im Gegensatz hierzu zeigen traumatische Hirnschäden bei der Contusio cerebri bedeutend schwerere Symptome und neurologische Ausfallserscheinungen (s. da). Die Compressio cerebri läßt sich durch das freie Intervall (Abb. 34) nach dem Trauma abgrenzen. Jedoch muß betont werden, daß Erscheinungen einer Commotio ohne Aufhellung des Bewußtseins unmittelbar in eine Compressio cerebri übergehen können. Die Apoplexie spielt differentialdiagnostisch dann eine Rolle, wenn der Insult den Kranken überrascht hat und gleichzeitig Verletzungen infolge Hinfallens oder Herunterfallens vorhanden sind. Bei vielen toxischen Schädigungen besteht ein Bewußtseinsverlust. Die Differentialdiagnose dieser komatösen Zustände läßt sich meist leicht durch die Anamnese klären, da ihnen kein Unfall vorauszugehen pflegt. Bewußtlose infolge Starkstromverbrennung haben lokale Zeichen der Stromeinwirkung.

Die Therapie der Commotio cerebri besteht in strenger Bettruhe. Eine Eisblase auf den Kopf wird verabfolgt, der Kranke flach gelagert. In den ersten 24 Stunden soll keine Nahrung gegeben werden. Für leichten Stuhlgang ist zu sorgen, evtl. muß katheterisiert werden. Verletzte, die bewußtlos oder benommen sind, werden entsprechend überwacht. Puls- und Atmungskontrolle sind notwendig. Ist der Kranke psychomotorisch unruhig, so achte man stets darauf, ob die Blase überfüllt ist. Manchmal führt eine einfache Blasenentleerung zur Ruhe. Eine Fesselung des Kranken in irgendeiner Form ist unzulässig. Sie steigert die Unruhe durch das ständige Sichwehren und führt zur Überlastung des Kreislaufs. Um den Kranken zu beruhigen, darf kein Morphium gegeben werden. Es ist kein Beruhigungsmittel, schädigt das Atemzentrum und steigert bei schweren Hirnverletzungen den Hirndruck. Jedes Sedativum nimmt bei zu früher Anwendung die Möglichkeit zur Beurteilung des Zustandes. Die beste Art der Überwachung ist die dauernde Beaufsichtigung durch eine geschulte Pflegeperson, die in den meist schubweise auftretenden Zuständen psychomotorischer Unruhe den Kranken sanft anfaßt, seine Bewegungen vorsichtig abbremst und ihn vor Selbstverletzung schützt. Ist kein zunehmender Hirndruck (s. da) vorhanden, so kann die psychomotorische Unruhe gedämpft werden. Zu diesem Zweck wird Scopolamin 0,0005 subkutan verabfolgt. Nach Abklingen der akuten Erscheinungen, im allgemeinen nach 24 Stunden, kann mit Commotional eine Durchblutungsverbesserung des Gehirns und eine vegetative Dämpfung erreicht werden. Die Bettruhe wird je nach der Schwere des überstandenen Zustandes auf 10 Tage bis 3 Wochen festgesetzt. Der Kranke darf dann aufstehen, wenn nach dem Aufsitzen im Bett keine subjektiven Beschwerden mehr vorhanden sind, keine vasomotorischen Störungen, insbesondere keine Puls- und Blutdruckschwankungen (*Schellong-Test*), keine *Blutzuckererhöhung*, keine Störung der Wasserausscheidung (*Volhard-Versuch*), auch nicht nach körperlicher Belastung, mehr auftreten.

Eine einfache Commotio cerebri heilt fast immer aus. **Postcommotionelle Beschwerden** sind selten. Sie können dann auftreten, wenn die erforderliche Ruhe nach dem Trauma nicht lange und streng genug eingehalten worden ist. Sie beruhen auf einer Kreislaufschädigung analog einer peripheren Durchblutungsstörung. Die Kranken sind orthostatisch, d. h. bei bestimmten Kreislaufprüfungsmethoden, empfindlich und klagen am häufigsten über Kopfschmerzen und Schwindelgefühl. Es bleiben über längere Zeit vegetative Störungen vorhanden, die sich als „Neurasthenie“ manifestieren und objektiv schwer zu erfassen sind. Genaue neurologische Untersuchung ist bei diesen Kranken angezeigt, da nicht selten eine Hypochondrie und Rentensucht vorliegt. Andererseits muß ausgeschlossen werden, ob das Trauma nicht eine über die Commotio hinausgehende Hirnschädigung (Contusio, s. da) gesetzt hat. Auf Herdsymptome ist dabei zu achten. Geruchs- und Geschmacksstörungen sollen erkannt werden. Eine differenzierte Vestibularisprüfung läßt man vom Otologen ausführen. Eine umfassende psychische Untersuchung durch den Neurologen ist äußerst wichtig. *Therapeutisch* bewähren sich Halsgrenzstranganästhesien und intravenöse Unophyllin-Injektionen.

F. Contusio cerebri

Die **Contusio cerebri (Hirnquetschung)** entsteht im Gefolge von Schädelhirnverletzungen. Das klinische Krankheitsbild ist abhängig von der Menge, Größe und dem Sitz der Verletzungsherde.

Bei den *gedeckten Schädelverletzungen*, d. h. den Spalt-, Stück-, Loch- und Splitterbrüchen des Schädels ohne Vorhandensein einer Wunde der Dura kommt es häufig gleichzeitig zu einer Hirnschädigung. Die Verletzungen des Schädels durch *stumpfe Gewalt* (Hufschlag, Anprall des Schädels bei Verkehrsunfällen usw.) verlaufen mit oder ohne Eröffnung der Dura. Bei beiden Formen kann es gleichzeitig zu einer Contusio cerebri kommen. Sie wird im allgemeinen durch fortgeleitete Stoßwellen verursacht. Andersartig ist die Hirnschädigung durch *scharfe Gewalteinwirkung* (Stich, Hieb, Schlag, Schuß). Bei diesen Traumen wird das Gehirn direkt verwundet. Infolge des Vorhandenseins einer Hirnwunde (s. Seite 61) mit Eröffnung der Liquorräume besteht daher die große Gefahr der Infektion. Dadurch wird das Bild der Contusio wesentlich kompliziert.

Bei leichten Graden der Contusio cerebri sind oberflächliche Blutungen nachweisbar. Sie liegen in der Leptomeninx und der Rinde. Gewöhnlich sind blutdurchtränkte Zerfallsherde, häufig größere Blutungen in die Gehirnsubstanz durch Gefäßzerreißung vorhanden. Die Verletzungsherde können bisweilen im ganzen Gehirn verteilt sitzen. Sie sind an der Stoßstelle manchmal weniger ausgesprochen oder fehlen sogar, während an der genau gegenüberliegenden Gegenstoßstelle durch Summation der Stoßwellen beträchtliche Gehirnschäden *(Contre-coup)* vorhanden sind.

Die anatomische Ausheilung der Contusio cerebri erfolgt unter gliöser Narben- und Zystenbildung. Meningeale Verwachsungen treten gleichzeitig nicht allzuselten auf. Einseitige Ventrikelerweiterungen oder Verziehung des Ventrikels infolge Narbenzugs sind oft nachweisbar.

Klinisch stellt die Contusio cerebri den schwereren Grad einer traumatischen Hirnschädigung dar. Die Symptomatik ist reichhaltiger als bei der Commotio cerebri und abhängig von der Stelle der einwirkenden Gewalt. In den meisten Fällen ist gleichzeitig eine Commotio (s. da) vorhanden (Abb. 34). Es gibt aber Kranke, die das klinische Bild der Commotio vermissen lassen. Eine traumatische Hirnschädigung liegt dann vor, wenn Herdsymptome beobachtet werden. Sie müssen sofort nach dem Unfall auftreten. Werden „stumme Hirnpartien" betroffen, so fehlen die Herdsymptome und die Beurteilung ist schwieriger. Vielfach können „stumme Herde" *elektroenzephalographisch* gefunden werden. Je nach dem Sitz des Verletzungsherdes sind Lähmungserscheinungen, Reflexstörungen, Wortfindungsstörungen, Gesichtsfeldausfälle usw. nachzuweisen (s. Anatomie und Physiologie).

Sehr häufig treten Schädigungen der Hirnnerven auf. Durch Prellung der Bulbi olfactorii stellen sich ein- oder beidseitige aromatische Riechstörungen ein. Auch die übrigen Hirnnerven können bei einer Contusio in ihren Kerngebieten im Hirnstamm und in ihrem Verlauf innerhalb des Schädels verletzt werden. Ihr Ausfall gibt wichtige Hinweise für die Lokalisation des Hirnschadens. Das Sehvermögen muß aus diesem Grunde zumindest groborientierend überprüft werden. Häufig sind Störungen der Augenmuskelbewegungen und Pupillendifferenzen sowie Störungen der Pupillenreaktion. Der N. trigeminus wird bei Frakturen gelegentlich irritiert. Fazialisverletzungen reversibler und irreversibler Art, zentraler und peripherer Genese (s. N. facialis) sind zu beachten. Hörstörungen und Nystagmus deuten auf Cochlearis- und Vestibularisschäden. Verletzungen der Gehirnnerven 9—12 sind im allgemeinen von geringerer Bedeutung.

Infolge *Contre coup-Wirkung* wird bei Fall auf den Hinterkopf manchmal ein Stirnhirnschaden beobachtet. Er tritt entweder frühzeitig oder auch später in Form von psychischen Veränderungen mit Gleichgültigkeit, Interesselosigkeit und läppischem Wesen auf. Eine Charakter- und Persönlichkeitsveränderung kann damit verbunden sein. Bei Scheitelverletzungen finden sich Gegenstoßherde an der Basis des Schläfenlappens.

Die anatomisch bedingten Funktionsausfälle sind irreversibel (Abb. 34). Die vegetativ bedingten Zustände, die wie bei der Commotio vorhanden sind, sind bedeutend schwerer. Die Bewußtlosigkeit dauert oft tagelang an, ebenso das Erbrechen. Die Temperatur ist infolge Reizung des Corpus striatum oft erhöht. Die psychomotorische Unruhe ist bei der Contusio sehr stark. Häufig stellen sich

Schlafstörungen ein. Trotz großer Müdigkeit können die Verletzten besonders nachts keinen Schlaf finden. Diese Störung ist sehr hartnäckig. Gröbere psychische Störungen äußern sich in langanhaltenden Umdämmerungen, traumatisch bedingten KORSAKOFF-Psychosen mit zeitlicher und örtlicher Desorientiertheit, erheblicher Merkschwäche und ausgesprochener Wesensveränderung. Der spontane Abgang von Stuhl und Urin deutet auf schwere zerebrale Schäden und hat fast immer infauste Bedeutung.

Wie bei jeder Verletzung, so geht auch die Verletzung des Gehirns mit Blutung und Ödem um den Verletzungsherd herum einher. Da im Schädelinnern nur eine beschränkte Ausdehnungsmöglichkeit vorhanden ist, kommt es zu einer intrakraniellen Raumbeengung mit Behinderung des Liquorabflusses, Vermehrung des Ödems und schließlich zur Steigerung des allgemeinen Hirndrucks (s. da). Der Ort der Verletzung spielt bei diesen Vorgängen eine Rolle, da verschiedene Hirnabschnitte verschiedene Ödembereitschaft zeigen. Solange der Druckausgleich den natürlichen Kräften gelingt, sind nur Kopfschmerz, Erbrechen, evtl. eine Pulsverlangsamung infolge Vaguslähmung vorhanden. Sie haben keine ernste Bedeutung und lassen bald nach. Wird die Ödembildung und Hirnschwellung so stark, daß ein spontaner Ausgleich nicht mehr möglich ist, so tritt tiefe Bewußtlosigkeit ein. Eine zunehmende Unruhe ist ein bedrohliches Zeichen von Hirndrucksteigerung. Häufig geht sie dem Bewußtseinsverlust voraus. Infolge Vaguslähmung kommt es zu einem Überwiegen der sympathischen Nn. accelerantes mit Schnellerwerden des Pulses. Er wird dünn und fadenförmig und wechselt in der Frequenz. Häufiges Pulszählen und die Anlage einer Puls- und Blutdruckkurve ist daher wichtig. Daneben verdient die Atmung große Beachtung. Einer anfänglichen Frequenzsteigerung folgt eine Verlangsamung der Atmung. Die Atemzüge werden mit Beginn der Dekompensation tiefer, der Atemrhythmus unregelmäßig. Unter zunehmendem Hirndruck tritt im Endstadium CHEYNE-STOKESsches Atmen auf. Es ist ein ungünstiges Zeichen für die Prognose.

Übersteht der Verletzte das Trauma, so bleiben mehr oder weniger starke neurologische Ausfälle zurück. Außerdem besteht die Gefahr einer traumatischen Epilepsie (s. da). Die Nachbeschwerden sind anhaltender und ausgeprägter nach einer Contusio als bei der Commotio cerebri. Oft bedürfen die Verletzten noch einer längeren fachneurologischen Nachbehandlung.

Die Behandlung der Contusio cerebri ist die gleiche wie die der Commotio (s. da). Möglichst konservatives Verhalten ist angebracht. Sind die Kranken nicht bewußtlos, so haben sie häufig kein Verständnis für die Schwere ihres Leidens. Es fehlt die Einsicht für die Notwendigkeit der angeordneten Therapie. Besonders die lange Dauer der Bettruhe von durchschnittlich 3 Wochen wird manchmal ungern befolgt. Bei Verletzungen der Stirnhirnbasis, auch durch Contre coup, kann die Einsichtslosigkeit organisch bedingt sein.

Vielfach setzt bei der Contusio am Tage des Unfalls, mehr noch am zweiten Tage und später nach der Verletzung, infolge des **Hirnödems** eine Verschlechterung des Zustandes ein. Durch therapeutische Lumbalpunktionen wird eine momentane Besserung herbeigeführt. Es besteht aber dabei auch die Gefahr einer Einklemmung des Gehirns in das große Hinterhauptsloch oder in den Kleinhirnzeltschlitz, wodurch der Tod augenblicklich herbeigeführt wird. Außerdem wird die Liquorneubildung angereizt. Morphium darf nie gegeben werden. Die Verabfolgung von Luminal, mehrmals täglich eine Tablette zu 0,1, ist angebracht. Es kann auch zu 0,2 injiziert werden. 50 ccm große Klysmen von Chloralhydrat 20,0 Mucilag. Salep. ad 250 führen meist zur Ruhigstellung. In schweren Fällen kann Scopolamin 0,0005 subkutan gegeben werden. Klagen die Kranken über stärkere Kopfschmerzen und werden sie unruhig, so beginnt man mit der Dehydrierung (Osmotherapie). Die Flüssigkeit wird auf 600—800 ccm täglich eingeschränkt. Salzfreie „Nierendiät" wird verordnet. Durch Koffein, mehrmals täglich eine Ampulle subkutan, wird die Urinausscheidung gefördert und der Liquordruck gesenkt. Verstärken sich die Hirndruckerscheinungen, so wird mehrmals täglich 60—100 ccm 50%ige Traubenzuckerlösung intravenös gespritzt. Durch Beigabe von Euphyllin und Salyrgan kann die Flüssigkeitsausscheidung wesentlich gefördert werden. Gleichzeitig wird täglich rektal 100 ccm einer 25%igen Magnesiumsulfatlösung zugeführt, im allgemeinen nicht häufiger als sechsmal. Die Magnesiumsulfatlösung hat dehydrierende und sedative Wirkung. Sie darf daher nicht mit Chloralhydrat zusammen verabfolgt werden. Eine Senkung des Liquordruckes wird weiterhin durch Pyramidon, z. B. als Zäpfchen zu 3,0 erreicht. Hierdurch werden auch hartnäckig vorhandene Kopfschmerzen beeinflußt. Hat bei einem Verletzten stärkeres Erbrechen bestanden, so ist eine Kochsalzzufuhr angebracht. Wird sie als 10%ige intravenöse Lösung verabfolgt, so wirkt sie gleichzeitig entwässernd.

Selten kann auch einmal ein *Liquorunterdruck* die Ursache der Beschwerden sein.

Läßt der Verletzte in großen Mengen Urin unter sich, so besteht nicht nur eine Störung der Blaseninnervation, sondern es muß auch an eine vegetativ hormonale Störung des Wasserhaushaltes gedacht werden. In diesen Fällen ist die Zufuhr reichlicher Flüssigkeit erwünscht und die Verabfolgung von Hypophysenhormon evtl. angebracht.

G. Das intrakranielle Hämatom

Blutungen in die Schädelhöhle verursachen verschiedenartige Krankheitsbilder. Diese werden weniger von der Art der betroffenen Gefäße (Arterie, Vene, Sinus) bestimmt, wie von ihrer Ausbreitung und ihrem Sitz. Die Erscheinungen des allgemeinen Hirndrucks (s. gesteigerter Hirndruck), stehen im Vordergrund. Bei umschriebenen Blutungsherden, wie bei Blutungen aus den Vasa meningica media und bei Apoplexie lassen sich außerdem meist charakteristische Lokalsymptome feststellen.

Kleine Blutungen, die aus Zerreißungen der Kapillaren und kleiner Gefäßäste stammen, sind eine fast regelmäßige Begleiterscheinung leichterer Schädeltraumen. Sie brauchen keine besonderen Erscheinungen zu verursachen. Andererseits findet man bei der Hirnerschütterung und Hirnprellung punktförmige Blutungen, besonders in der Brücke und der Medulla oblongata.

Größere Blutungen, die zu lebensbedrohlicher mechanischer Beeinträchtigung des Gehirns führen und operatives Eingreifen verlangen, sind oft sehr schwierig zu diagnostizieren. Die durch die Verletzung hervorgerufenen sonstigen Hirnsymptome, wie eine Commotio, Contusio usw. verwischen den eindeutigen neurologischen Befund. Außer durch Traumen treten Massenblutungen in die Schädelhöhle bei Apoplexien im Verlauf von Gefäßerkrankungen auf. Atherosklerose, Lues, selten Eklampsie oder Urämie bilden die Ursache der Gefäßveränderungen.

Die durch stumpfe Hirnverletzungen verursachten Blutungen werden unter dem Begriff der **Compressio cerebri** zusammengefaßt. Ihre Auswirkung ist die der intrakraniellen Drucksteigerung (Einzelheiten s. da). Das Leitsymptom dieser Gruppe ist das freie Intervall. Die Compressio cerebri kann sich aus scheinbar ganz harmlosen Verletzungen entwickeln. Manchmal fehlt im Anfang jede

Bewußtseinsstörung. Häufiger tritt nach dem Erwachen aus einer Commotio cerebri erneut Bewußtseinsverlust auf (Abb. 34).

Je nach dem Sitz der Blutung und ihrer Ausbreitung unterscheidet man epidurale, subdurale, subarachnoideale, intrazerebrale und intraventrikuläre Blutungen. Bei schweren Verletzungen läßt sich eine scharfe Abtrennung dieser Blutungsarten nicht immer durchführen, weil die trennenden Schichten (Abb. 37) zerrissen sein können, und sich die Blutung durch die Risse in die verschiedenen Räume zwischen den Höhlen des Gehirns ausbreitet.

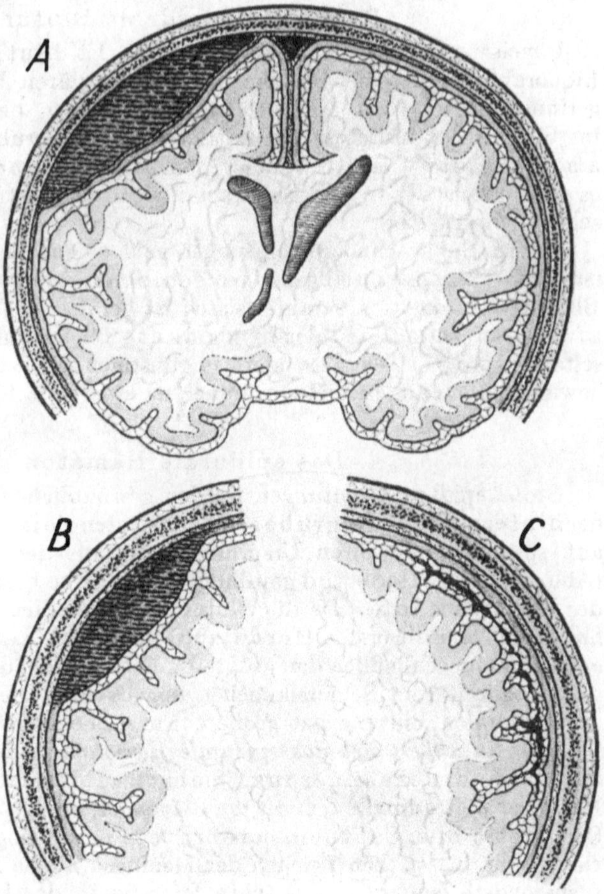

Abb. 35. *A* Epidurales Hämatom. *B* Subdurales Hämatom. *C* Subarachnoideale Blutung

1. Intraventrikuläre Blutungen

sind meist arteriellen Ursprungs und treten besonders bei Aneurysmen und schweren Verletzungen auf. Ihr Hauptsymptom ist blutiger Liquor. Das Vorhandensein von Blut in den Liquorräumen bedeutet deswegen eine Gefahr, weil Blutgerinnsel die Liquorabflußwege verlegen und so die Ursache für hohen Hirndruck werden können.

2. Intrazerebrale Blutungen

Massive *akute Blutungen* werden im allgemeinen durch Apoplexie verursacht und sind chirurgisch nicht behandlungsfähig. Nach Traumen können petechiale Blutungen in das Gehirn auftreten, ohne daß sie besondere Symptome verursachen. Beträchtliche Blutungsherde werden bei der Contusio cerebri gefunden (s. da). Befinden sich Blutungsherde im Hypothalamus oder im Gehirnstamm, so ist die Prognose ernst.

Ältere subkortikale Blutungen verursachen, im Gegensatz zu den akuten Blutungen, Herd- und Hirndrucksymptome. Diese subkortikalen Hämatome müssen vom Hirninfarkt unterschieden werden.

Häufig ist die *Pathogenese einer älteren intrazerebralen Blutung* unklar. Fast immer verläuft die Erkrankung unter dem Bilde einer Hirngeschwulst. Meist wird die Diagnose erst bei der Operation oder durch Autopsie gestellt.

Die *Behandlung* ist die gleiche wie bei den Hirntumoren (s. da). Die Punktion einer intrazerebralen Blutung bringt die Gefahr einer Nachblutung oder der Narbenepilepsie mit sich. Außerdem wird durch die Punktion die Diagnose nicht sicher geklärt.

Die *Prognose der Behandlung älterer Blutungsherde* ist weit günstiger als die der akuten.

3. Subarachnoideale Blutungen (Abb. 35 C)

sind meist arteriell. Ihr Hauptsymptom ist blutiger Liquor. Verlegung der Liquorabflußwege wie bei den intraventrikulären Blutungen (s. da) durch Blutgerinnsel ist möglich. Nach Schädeltraumen, besonders Schädelbasisfrakturen im Bereich der hinteren und mittleren Schädelgrube, findet sich häufig im Subarachnoidealraum eine Blutung. Auch infolge Tumoren und Aneurysmen kann es zu Blutaustritt in den Subarachnoidealraum kommen (Einzelheiten s. die einschlägigen Kapitel).

Sofern Subarachnoidealblutungen mit einem Bewußtseinsverlust einhergehen, ist deren Prognose im allgemeinen schlecht, da es sich in diesen Fällen um große Blutungen handelt. Charakteristisch ist bei diesen Fällen die Nackensteifigkeit bei afebrilem Verlauf und der häufig akute Beginn mit starken Kopfschmerzen. In seltenen, prognostisch besonders ungünstigen Fällen kann es auch schlagartig, gewissermaßen aus heiterem Himmel, zu einer sofortigen Bewußtlosigkeit kommen.

4. Das epidurale Hämatom (Abb. 35 A)

Große epidurale Blutungen werden gewöhnlich über der Konvexität oder in der hinteren Schädelgrube gesehen. Treten sie in der mittleren Schädelgrube auf, so haben sie ihren Ursprung meist aus der Arteria meningea media (Abb. 36). Die Arterie wird gewöhnlich durch eine Fraktur zerrissen, die die Schuppe des Felsenbeins trifft. Da die Blutungen im Gebiet der Temporalregion beginnen, finden sich hier die ersten Herderscheinungen. Langsam breitet sich die Blutung aus und kann schließlich den größten Teil einer Schädelhälfte einnehmen. Die Dura wird dadurch vom Schädelknochen abgehoben. Die Erkennung und Behandlung der epiduralen Blutung hat große chirurgische Bedeutung.

Klinisch äußert sich das epidurale Hämatom in der Entwicklung einer bedrohlichen Hirndrucksteigerung. Sie nimmt zwischen 2 und 24 Stunden in Anspruch. Es ist der Zeitraum, in dem oft die Störungen infolge einer gleichzeitig vorhandenen Commotio bzw. Contusio cerebri noch nicht abgeklungen sind. Infolgedessen werden die klassischen Zeichen der Meningea media-Blutung nicht gleich erkannt. Insbesondere fehlt dann das freie Intervall, das Leitsymptom einer Compressio cerebri (Abb. 34). Nur selten kann man die fortschreitende Entwicklung einer epiduralen Blutung an der zunehmenden Parese des gegenseitigen Fazialisgebietes, über die Lähmung des Armes, zur meist weniger ausgesprochenen Lähmung des Beines, beobachten. Häufig ist das Bild verwischt von gleichzeitig durch andere Faktoren bedingte Zunahme der Hirndrucksteigerung, besonders eines evtl. auftretenden Hirnödems (s. Contusio cerebri). Die Hirndrucksteigerung wird erkannt an einer Vertiefung der Bewußtlosigkeit, besonders wenn das Bewußtsein anfänglich vorhanden war oder sich zwischendurch aufgehellt hat. Eine zunehmende Unruhe ist immer ein alarmierendes Zeichen zunehmenden Hirndrucks. Ist der Kranke bei Bewußtsein, so klagt er über zunehmende Kopfschmerzen. Infolge Vagusreizung ist eine Pulsverlangsamung vorhanden. Der Puls wird voller und gespannter, man spricht vom Vagusdruckpuls. Nimmt der Hirndruck weiter zu, so wird der Vagus gelähmt, die sympathischen Nn. accelerantes überwiegen, der Puls wird schneller. Er wechselt stark in der Frequenz, ein bedrohliches Zeichen.

Nach anfänglicher Tachypnoe kommt es zu einer Verlangsamung der Atmung, die schließlich in das prognostisch äußerst ungünstige CHEYNE-STOKESsche Atmen übergeht. Sehr aufschlußreich ist die Beobachtung der Pupillen. Waren sie anfänglich mittelweit, seitengleich und reagierten sie ausreichend auf Licht und Konvergenz, so tritt im Stadium der Hirndrucksteigerung eine Anisokorie mit schwacher bis fehlender Lichtreaktion auf. Sind beide Pupillen weit und reaktionslos, so ist das ein für die Prognose ungünstiges Zeichen. Eine einseitig weite reaktionslose Pupille ist für die Diagnose von großem Wert, da sie fast immer die Herdseite des Hämatoms anzeigt. Jedoch ist sie nicht spezifisch für ein Hämatom und kann auch Ausdruck einer homolateralen Hirndrucksteigerung infolge Ödems um einen größeren Contusionsherd herum sein. Einfache Anisokorie bei erhaltener Lichtreaktion ist für die Seitendiagnose allein ohne Bedeutung. Auch Lähmungserscheinungen der Gegenseite in typischer Folge (Mund, Arm, Bein) können für die Seitendiagnose mit herangezogen werden.

Als Hilfsuntersuchungsmethode spielt das Röntgenbild eine Rolle. Bei länger bewußtlos bleibenden Kranken mit Hirnverletzung kann eine Fraktur möglicherweise den Sitz einer Blutung vermuten lassen. Die Arteriographie gibt eindeutige Befunde. Die Arterien sind durch einen linsenförmigen gefäßfreien Raum, dem Hämatom, von der Schädelwand abgedrängt.

Ein epidurales Hämatom ist nicht immer durch eine Blutung aus der A. menigea med. bedingt. Auch Sinusverletzungen, die meist subdurale Hämatome verursachen, können in seltenen Fällen epidurale Blutungen hervorrufen.

Die diagnostische Probebohrung des Hämatoms ist bereits schon der Beginn eines therapeutischen Handelns. Ist die Diagnose einer Meningea media-Blutung sicher, der Allgemeinzustand noch gut, so wird mit einem osteoplastischen WAGNERschen Lappen (s. Schädeltrepanation) die Dura freigelegt, das Hämatom ausgeräumt und die A. meningea med. an dieser Stelle umstochen oder mit einem Klip abgeklemmt. Sind die Erscheinungen bedrohlich, so muß man von einem Bohrloch aus versuchen, die Arterie zu erreichen. Das Aufsuchen des Hämatoms zeigt die Abb. 36. Ist die Seite des Hämatoms klinisch nicht festzustellen, so müssen auf beiden Seiten Probebohrungen angelegt werden.

Geht eine epidurale Blutung einmal von einer Sinusverletzung aus, so muß man versuchen, sie auf Grund des Röntgenbildes oder der klinischen Erscheinungen zu lokalisieren. Es wird dann über dem blutenden Sinus eingegangen. Die zu ihm führenden Brückenvenen werden mit Diathermie koaguliert. Der Sinus selbst wird durch Auflegen und Ansaugen eines Muskelstückchens verschlossen.

5. Das subdurale Hämatom (Abb. 35 B)

Der Subduralraum (s. Anatomie und Physiologie des Gehirns) enthält nur wenig klare Flüssigkeit. Er steht mit den Liquorräumen nicht in Verbindung. Die schmale Spalte des Subduralraums wird nur von Venen der Rinde und den Granulae meningicae durchkreuzt (Abb. 37). Die blutgefäßarme Arachnoidea ist die Barriere zum liquorhaltigen subarachnoidealen Raum. Dieser wird durch die Granulae meningicae abgeleitet. Die von der Dura begrenzte Seite des Subduralraums ist mit einer einzigen Schicht von Epithelzellen bedeckt. Es gibt keine Einrichtung, die den Subduralraum mit den Venen verbindet. Infolgedessen resorbiert er außerordentlich langsam. Außerdem ist der Subduralraum nicht unterteilt, so daß

Ergüsse und Blutungen sich in seinem Inneren über die ganzen Hirnhemisphären ausbreiten.

Blutungen in den Subduralraum entstehen gewöhnlich aus den Venen der Kortikalis, die durch den Subduralraum hindurchziehen und in die großen venösen

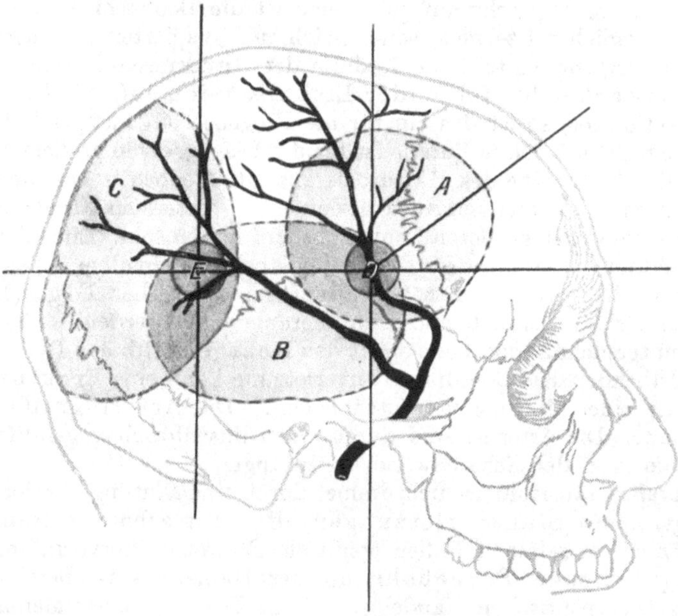

Abb. 36. Trepanationsöffnungen zum Aufsuchen der typischen Hämatome bei Meningeablutung. *A* Fronto-temporales Hämatom. *B* Tempero-parietales Hämatom. *C* Parieto-okzipitales Hämatom. *D* Vordere Trepanationsöffnung. *F* Hintere Trepanationsöffnung

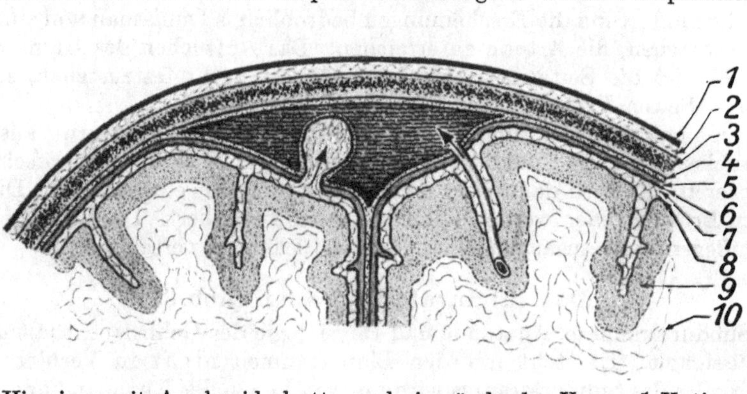

Abb. 37. Hirnsinus mit Arachnoidealzotte und einmündender Vene. *1* Kutis. *2* Subkutis und Periost. *3* Schädelknochen. *4* Dura. *5* Subduralraum. *6* Arachnoidea. *7* Subarachnoidealraum (Liquorraum). *8* Pia. *9* Hirnrinde. *10* Hirnmark

Blutleiter münden (Abb. 37). Die Venen sind dünnwandig und leicht zerreißlich. Ihre typische Verletzungsstelle liegt vor dem Eintritt in den Sinus, der Grenzzone zwischen dem fixierten und beweglichen Venenabschnitt. Am häufigsten finden sich die Blutungen entlang dem Sinus sagittalis. Sie müssen in zwei große Gruppen eingeteilt werden, die akuten und chronischen subduralen Blutungen. Beide Gruppen sind in ihrer Ätiologie und ihrer Symptomatologie verschieden. Alle subduralen Hämatome, welches auch ihr Ursprung und klinischer Verlauf sei, führen zum Tode des Erkrankten, wenn nicht rechtzeitig ein chirurgischer Eingriff, d. h. die Evakuation des Hämatoms erfolgt.

a) **Das akute subdurale Hämatom.** Es entsteht bei Kopftraumen und ist infolgedessen häufig von einer Commotio oder Contusio begleitet. Im allgemeinen stammt die Blutung aus den Venen. Es kann aber auch arteriell oder aus Venen und Arterien bluten. Da eine venöse Blutung sich in der Regel selbst tamponiert, tritt sie als selbständig drucksteigernder Faktor nicht auf, sondern macht sich klinisch erst durch ein begleitendes Ödem bemerkbar. Aus diesem Grunde ist meist ein freies Intervall nach dem Trauma vorhanden. Im allgemeinen sind Erscheinungen von Seiten der Blutung nicht vor dem Ende der ersten Woche vorhanden. Dagegen kann die Blutung nach Wochen oder Monaten durch Aufnahme weiterer Flüssigkeit sehr wohl drucksteigernd in Erscheinung treten (s. chronisches subdurales Hämatom). Als Folge des begleitenden Ödems ist die Blutung nur selten solide.

Die stärkste Blutung ist an der Stelle vorhanden, wo das Trauma eingewirkt hat. Sie kann sich aber über die ganze Hemisphäre verbreiten. Ja nach der Lage des Hämatoms läßt sich ein peribulbäres, median interzerebrales und Konvexitätshämatom abgrenzen.

Die klinischen Zeichen des akuten subduralen Hämatoms wechseln mit der Lokalisation. Das peribulbäre Hämatom übt einen Druck auf die Medulla ablongata aus. Primäre Bewußtlosigkeit und Tod infolge Drucks auf die lebenswichtigen Zentren (s. Abb. 23) tritt ein. Bei dem median interzerebralen Hämatom sammelt sich das Blut zwischen der Falx cerebri und einer Hemisphäre, drückt gegen den Balken und sinkt zur Basis ab. Es stellt sich bei schweren, rasch tödlich endenden Verletzungen ein. Konvexitätshämatome, die frontal liegen, zeichnen sich bei linksseitigem Sitz durch Aphasie aus. Befinden sie sich parietal, so ist eine Hemiplegie vorhanden. Bei tempero-okzipitalem Sitz tritt Hemianopsie mit oder ohne Hemiplegie auf.

Die allgemeinen Symptome des akuten subduralen Hämatoms hängen von der Schwere des Traumas ab. Die Patienten können benommen oder bewußtlos sein. Der einzige Unterschied zwischen einer unkomplizierten Commotio und Contusio ist der, daß der intrakranielle Druck ansteigt (Abb. 34). Infolgedessen werden die Patienten zunehmend tief bewußtlos. Die Atmung ist vertieft und verlangsamt. Ein Druckpuls tritt auf. Der Blut- und Liquordruck ist erhöht. Einseitige Erweiterung und Starre der Pupillen sind vorhanden (s. gesteigerter Hirndruck).

Die Behandlung des akuten subduralen Hämatoms ist oft unbefriedigend. Es ist nicht immer einfach, eine genaue Lokaldiagnose zu stellen. Im allgemeinen genügt die Ausräumung der Blutung von einem erweiterten Bohrloch aus. Die Trepanation soll an der Stelle der stärksten Einwirkung des Traumas vorgenommen werden (s. auch epidurales Hämatom).

b) **Das chronische subdurale Hämatom (Pachymeningitis haemorrhagica interna).** Es entsteht infolge einer Blutung unter die harte Hirnhaut. Die Blutung wird durch ein Granulationsgewebe organisiert. Eine eigentliche Entzündung als Ursache der Blutung fehlt. Die entstandenen Granulationen haben eine besondere Neigung zu erneuter schubweiser Blutung. Dadurch entsteht eine immer dicker werdende Membran an der Innenfläche der Dura. Sie ist durch Blutfarbstoff rot bis rotbraun gefärbt. Durch stärkere Blutungen wird sie von der harten Hirnhaut abgehoben, so daß ein Blutsack entsteht. Er kann epithelartige Wandungen in einzelnen Spalträumen enthalten. Vom Rande her löst er weitere Organisationen aus. Durch Verkalkung und Verknöcherung entsteht zwischen harter und weicher Hirnhaut manchmal eine Knochenplatte. Infolge Zerfalls des Blutfarbstoffs im Hämatom entstehen aus dem Hämoglobin kleinere Moleküle (Hämatoidin, Bilirubin). Sie führen zu einer Erhöhung des osmotischen Druckes im Innern des subduralen Hämatoms, wobei die Hämatomkapsel als semipermeable Membran wirkt. Dadurch kommt es zu einem Einströmen von Flüssigkeit aus dem Blut. Infolgedessen wird das Gehirn zunehmend, oft erst nach Wochen oder Monaten, komprimiert.

Ursache der Erkrankung ist in einer großen Anzahl von Fällen ein Kopftrauma. Oft war es nur geringfügig und liegt mehrere Tage, bisweilen Monate zurück, so daß es leicht übersehen wird. Das subdurale Hämatom findet sich besonders im höheren Alter, bei Männern häufiger als bei Frauen. Begünstigend wirken Kreislaufstörungen, Alkoholismus, Nierenleiden, Lues besonders progressive Paralyse, Avitaminosen, Blutkrankheiten wie Perniziosa und Leukämie und chronische Infektionen.

Das *Krankheitsbild* wird beherrscht durch die Kompression des Gehirns und die dadurch entstehenden allgemeinen Hirndrucksymptome, die allmählich immer stärker zunehmen. Sie bestehen in Kopfwehattacken bei objektiver Symptomenarmut. Sie sind fast immer vorhanden. Bei einer ganzen Anzahl von Patienten treten sie vom Augenblick des Traumas an auf. Psychische Störungen im Sinne eines psychoorganischen Syndroms sind ein häufiges Symptom für ein chronisches subdurales Hämatom. Die Patienten werden unaufmerksam und vergessen leicht. Dieses Nachlassen der Aufmerksamkeit kann sich so weit steigern, daß zunächst Schläfrigkeit, später Somnolenz, schließlich ein Koma eintritt. Bisweilen findet sich eine progrediente Verblödung. Hauptsächlich bei Rechtshändern, die ein linksseitiges Hämatom haben, ist dieses Nachlassen der psychischen Aktivität zu bemerken.

Übelkeit und Erbrechen sind gleichfalls als Folge des gesteigerten Hirndrucks häufig vorhanden, treten aber erst spät auf. Schwindel, besonders beim Gehen, ist oft zu beobachten. Wenn der Kranke den Kopf bewegt, hat er das Gefühl, vorwärts zu fallen. Nachlassen der Sehkraft kann ein Zeichen der intrakraniellen Blutung sein. Die Venen des Augenhintergrundes sind gestaut. Im Spätstadium ist eine Stauungspapille nachweisbar, ebenso wie Lichtstarre und Erweiterung einer Pupille.

Herdsymptome wie Krämpfe und Sprachstörungen sind selten. Es besteht eine Diskrepanz zwischen Schwere der allgemeinen Hirndrucksymptome und Geringsfügigkeit der Herdsymptome. Der Puls ist wegen der intrakraniellen Druckerhöhung langsam. Unter den Fernsymptomen beobachtet man Hemiparesen und Pyramidenbahnzeichen auf der kontralateralen Seite sowie Hirnnervenausfälle und aphasische Störungen. Im Lumbalpunktat findet sich oft eine geringe Blutbeimengung oder Xantochromatie bei fehlender oder mäßiger Druckerhöhung.

Der chronische Verlauf der Krankheit ist durch Schübe charakterisiert. Das klinische Bild und die Schwere der Symptome schwankt. Die Tendenz zum Fortschreiten, die von Perioden relativer Beschwerdefreiheit unterbrochen wird, ist charakteristisch. Schließlich tritt bei größeren Blutungen der Exitus ein.

Differentialdiagnostisch müssen eine ganze Reihe von Krankheiten, besonders bei Kranken mit weniger typischen Merkmalen berücksichtigt werden. Die Abgrenzung einer Apoplexie kann schwierig sein, wenn ein plötzlich beginnendes subdurales Hämatom unter dem Bilde eines apoplektischen Insultes verläuft. Lähmungserscheinungen nach Apoplexie neigen zur Rückbildung, bei der chronischen subduralen Blutung verlaufen sie hingegen progredient. Ein Hirntumor, Hirnabszeß, akute Enzephalitis, Meningitis, Sinusthrombose, Paralyse und Subarachnoidealblutungen sind zu berücksichtigen (s. die einschlägigen Kapitel). Immer muß nach einem vorangegangenen Trauma gefahndet werden. Ebenso sollen Grundleiden, die die Blutung begünstigen, durch internistische Untersuchung geklärt werden.

Wenn durch klinisch-neurologische Untersuchung der Sitz des Hämatoms nicht eindeutig bestimmt werden kann, bringen Ventrikulo- bzw. Enzephalographie und Arteriographie Klärung. In allen Fällen, bei denen der Verdacht auf ein subdurales Hämatom besteht und die Diagnose durch diese Untersuchungen nicht gesichert werden kann, ist eine Probebohrung des Schädels in der Temporalgegend notwendig. Halbseitensyndrome erlauben nicht immer eine sichere Seitendiagnose, da der auf die gesunde Seite von dem Hämatom übertragene Hirndruck eine Kompression der gegenüberliegenden Hirnteile bewirken kann. In 20% der Fälle ist das subdurale Hämatom beiderseitig vorhanden.

Die *Behandlung* besteht in der osteoplastischen Trepanation und Ausräumung des Hämatoms. Die Hämatomkapsel wird nicht entfernt. Bevor der Duralappen zurückgeschlagen wird, soll nach Möglichkeit für eine Wiederausdehnung des komprimierten Gehirns gesorgt werden. Kopftieflagerung und intravenöse Verabfolgung isotonischer Kochsalzlösung bewirken eine Expansion des Gehirns. Ist ein beiderseitiges subdurales Hämatom vorhanden, so soll nach einer Woche bis zehn Tagen nach der ersten Operation der zweite Eingriff auf der anderen Seite ausgeführt werden.

Neben dem operativen Eingriff darf die interne Behandlung des Grundleidens nicht übersehen werden. Sie ist für die Operationsprognose von ausschlaggebender Bedeutung.

c) **Das subdurale Hämatom des Kindes.** Es entsteht akut infolge Geburtstrauma z. B. bei einer Zange, Wendung, Sturzgeburt usw. Ein chronisches Hämatom kann bei Fehlernährung, besonders Skorbut auftreten. Pathologisch-anatomisch unterscheidet sich die Krankheit nicht von der des Erwachsenen. Blutig-seröse Zystenbildung mit dünnwandigen Membranen wird besonders beim chronischen Hämatom des Kindes angetroffen.

Die Ursache der geburtstraumatischen Blutungen sind Tentoriumrisse mit Verletzung der Sinus und Venen. Die Blutung kann supra- oder infratentoriell liegen. Die supratentoriellen Blutungen finden sich häufiger.

Das Krankheitsbild beim akuten subduralen Hämatom des Neugeborenen ist charakterisiert durch allgemeine Hirndrucksymptome. Asphyxie ist zu beobachten. Untertemperatur und Reflexsteigerungen sind nachweisbar.

Supratentorielle Blutungen breiten sich über die Konvexität aus und führen zu einer Spannung der großen Fontanelle. Einseitige Hirnnervenlähmung, Unruhe, Aufschreien der Kinder und Blässe der Haut treten auf.

Infratentorielle Blutungen breiten sich im Bereich des Kleinhirns und der Medulla oblongata aus. Sie zeichnen sich aus durch Respirationsstörungen, Nackenstarre, doppelseitige klonische Krämpfe und blutige Verfärbung des Liquors. Die Kinder sind auffallend ruhig.

Das Krankheitsbild des chronischen subduralen Hämatom des Kindes verläuft mit einer schubweisen Vergrößerung des Schädels. Diese wird im allgemeinen im 3. Lebensmonat bemerkt. Die Fontanellen werden weit, die Nähte sperren, wie beim Hydrozephalus (s. da). Hirndruckerscheinungen treten auf. Die Kinder essen schlecht und erbrechen.

Die klinische *Diagnose der chronischen Erkrankung* ist schwierig. Besonders die Differentialdiagnose zum Hydrozephalus kann häufig nicht gestellt werden. Bei Kindern, bei denen der Schädel schnell wächst, muß immer neben dem Hydrocephalus congenitus an ein subdurales Hämatom gedacht werden. Durch Punktion der großen Fontanelle läßt sich die Diagnose klären. Wenn die Nadel in den subduralen Raum eindringt, entleert sich gelbe oder blutige Flüssigkeit. Immer soll beiderseitig punktiert werden, da sehr häufig auf beiden Seiten Hämatome vorhanden sind.

Die Prognose der Erkrankung ist bei den leichten Formen der akuten Blutung gut. Sie machen oft überhaupt keine Symptome außer einer Saugschwäche und Trinkscheu. Die schweren akuten Blutungen führen meist schon kurz nach der Geburt zum Tode. Die asphyktischen Kinder verfallen bald in einen somnolenten Zustand. Bei langsamer Blutung zeigen sich manchmal die Hirnsymptome erst am dritten Tag, während der Exitus um den sechsten Tag post partum eintritt.

Als Spätfolge findet sich im weiteren Verlauf ein LITTLEscher Symptomenkomplex, Hemiplegien, Hydrozephalus, Epilepsie, Imbezellität und Idiotie.

Die konservative *Therapie der akuten Blutung* besteht in der Verabreichung von Chloralhydratklysmen 0,2—0,5 g zur Beseitigung von Übererregbarkeit und Krämpfen und damit zur Verhütung von Nachblutungen. Auf den Kopf wird eine Eisblase gelegt, der übrige Körper warmgehalten. Die Ernährung ist evtl. mit der Schlundsonde sicherzustellen. Bei zunehmenden Hirndrucksymptomen muß lumbalpunktiert oder die Punktion der großen Fontanelle durchgeführt werden. Läßt sich die Blutungsquelle lokalisieren, so ist die osteoplastische Trepanation mit Ausräumung der Blutkoagula angezeigt.

Beim *chronischen Hämatom* können wiederholte Punktionen, wenn das Hämatom flüssig ist, die Krankheit zur Ausheilung bringen. Hindert die innere Membran des Blutsackes das sehr weiche und flüssigkeitshaltige kindliche Gehirn an der Ausdehnung, so ist die osteoplastische Trepanation und Ausräumung des Hämatoms wie beim Erwachsenen angezeigt.

H. Entzündungen der Dura (Pachymeningitis)

Die chronische Pachymeningitis wird unter dem chronischen subduralen Hämatom abgehandelt (s. da). Spezifische Entzündungen der Dura (Pachymeningitis tuberculosa usw.) spielen chirurgisch keine Rolle, ebensowenig die akuten Entzündungen der harten Hirnhaut im Gefolge von Infektionskrankheiten. Von den eitrigen Entzündungen sind die extra- und die subduralen Abszesse von Bedeutung.

1. Pachymeningitis externa (Extraduraler Abszeß)

Sie ist eine Entzündung die sich an der Außenseite der Dura ausbreitet. Die eitrige Entzündung entsteht entweder direkt nach Verletzungen oder Operationen infolge Infektion oder aber weit häufiger fortgeleitet. Unter den fortgeleiteten Infektion entstehen diejenigen, die vom Ohr oder den Nasennebenhöhlen ausgehen, an erster Stelle (Abb. 38A.). Seltener entsteht die fortgeleitete Pachymeningitis einmal im Gefolge einer Schädelosteomyelitis, bei infiltrierenden und zerfallenen Karzinomen oder auch bei Erysipelen.

Die *Diagnose ergibt sich*, wenn bei entsprechender Grundkrankheit auf diese Komplikation geachtet wird. Örtliche Schmerzen, abendliche Temperatursteigerungen, die für einen Abszeß besonders charakteristisch sind, müssen beachtet werden. Der Liquor zeigt keine Veränderungen.

2. Pachymeningitis interna (Subduraler Abszeß)

Die eitrigen subduralen Entzündungen werden wie die extraduralen Eiterungen durch Fortleitung oto-rhinologischer Prozesse verursacht (Abb. 38B). Durch penetrierendes Trauma entstehen als Folge einer gleichzeitigen Infektion die subduralen Empyeme. Meist handelt es sich um subdurale Hämatome (s. da), die vereitern. Daher spielt in der Prophylaxe die rechtzeitige Entleerung des subduralen Hämatoms nach Trauma eine wichtige Rolle.

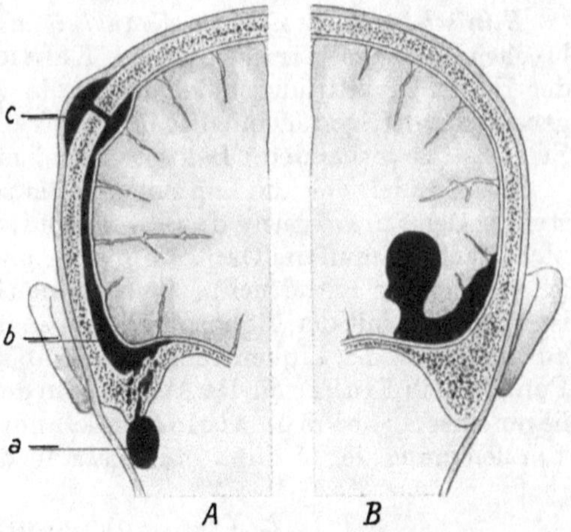

Abb. 38. Otogene Abszesse

A Epiduraler Abszeß, ausgehend von dem Warzenfortsatz. *a* Durchbruch des Eiters in die tiefen Halsweichteile (BEZOLDsche Mastoiditis); *b* Einbruch des Eiters in den Epiduralraum im Bereich des Parietallappens; *c* Durchbruch des Eiters nach außen unter die Kopfschwarte

B Subduraler Abszeß, ausgehend von dem Mittelohr mit Einbruch in den Schläfenlappen

Die *Prognose* des traumatischen Empyems ist schlechter als die der subduralen Eiterung bei Erkrankungen des Ohres und der Nasennebenhöhlen, was bei der Schwere der offenen Schädelverletzungen verständlich ist.

Die *Therapie der extra- und subduralen Abszesse* besteht in der chirurgischen Freilegung. Vor allem muß die Grundkrankheit angegangen werden. Bei Traumen ist eine sachgemäße Erstversorgung in der Lage, diese Komplikationen weitgehend zu verhüten.

I. Meningitis

Die Entzündungen der weichen Hirnhäute zeichnen sich durch ein Exsudat aus, das sich in den Maschenräumen der Arachnoidea bildet, sich aber auch zwischen weicher und harter Hirnhaut sammeln kann. Die Entzündung setzt sich auf die Hirnplexus fort. Infolgedessen kommt es zu Exsudatbildung in den Ventrikeln.

Die Meningitis wird durch eine ganze Anzahl von Erregern ausgelöst, die auch klinisch verschiedene Krankheitsformen verursachen. Bei der *epidemischen Meningitis* sind die Meningokokken die charakteristischen Erreger, bei der *tuberkulösen Meningitis* die Tuberkelbazillen. Die *luetische Meningitis* wird durch Infektion mit der Spirochaeta pallida ausgelöst. Ferner treten Meningitiden auf bei *Virusinfektionen* nach Grippe, Herpes, Varizellen, Pocken und Masern. Schließlich gibt es auch *allergisch* ausgelöste Entzündungen der Hirnhäute. Chirurgisch von Bedeutung ist die *eitrige Hirnhautentzündung*, die durch Staphylokokken, Streptokokken, Bacterium coli oder Pneumokokken verursacht wird.

Pathologisch-anatomisch werden zwei Formen der Leptomeningitis unterschieden, die Leptomeningitis serosa und purulenta.

1. Die Leptomeningitis serosa sympathica (Hydrocephalus acutus internus et externus)

zeichnet sich aus durch eine Vermehrung der Zerebrospinalflüssigkeit. Sie tritt auf als Begleiterscheinungen akuter Infektionskrankheiten, Intoxikationen und als Reaktion auf einen traumatischen Hirninsult. Besonders bei infizierten Knochenwunden, nach Verletzungen, bei Kopferysipelen, Gesichtsfurunkeln, Sinusthrombose, Geschwülsten und Hirnabszeß kann eine sympathische seröse Meningitis vorgefunden werden.

Klinisch zeichnet sich die Krankheit aus durch Kopfschmerzen, zerebrales Erbrechen, Nackenstarre, positives KERNIGsches Zeichen und eine Hyperästhesie der Haut. Der Hirndruck ist durch die Vermehrung des Liquors erhöht. Im Gegensatz zur eitrigen Meningitis ist aber keine stärkere Steigerung des Eiweiß- und Zellgehaltes vorhanden. Bakterien sind nicht nachweisbar.

Meist bildet sich die Leptomeningitis serosa spontan zurück. Die *Therapie* besteht in der Versorgung des Primärherdes. Lassen die Hirndruckerscheinungen nicht nach, so muß die Osmotherapie und Lumbalpunktion eingeleitet werden (s. gesteigerter Hirndruck). Bei Meningitis serosa traumatica infolge Hirnabszeß ist Vorsicht mit der Liquorpunktion geboten. Treten stärkere Beschwerden danach auf und sinkt der Liquordruck schnell ab, so kann bei schematisch weitergeführter Punktion ein Einbruch des Abszesses in den Ventrikel provoziert werden. Bei Vorliegen eines Subokzipitalblockes kann die Punktion lebensgefährliche Folgen durch Einklemmung der Medulla oblongata in das Foramen occipitale nach sich ziehen.

2. Die Leptomeningitis purulenta

ist mit Ausnahme der epidemischen Meningitis cerebrospinalis in der Regel eine sekundäre Erkrankung. Im wesentlichen ist sie auf die weichen Hirnhäute beschränkt. Manchmal findet sich aber auch eine **Pachymeningitis** (s. da). Häufig ist die eitrige Leptomeningitis diffus. Sie kann aber auch zirkumskript auftreten, z. B. wenn durch Verklebungen die weitere Ausbreitung verhütet wird. Manche Formen der Meningitis, besonders bei der Tuberkulose sind an der Unterfläche des Gehirns als **Basalmeningitis** lokalisiert, andere treten mehr in Form einer **Konvexitätsmeningitis** auf. Greift die Entzündung innerhalb der Piascheiden der Gefäße auf die Hirnrinde über, so entsteht die **Meningoenzephalitis.**

Das *Exsudat* kann serös-eitrig, eitrig-fibrinös oder rein eitrig sein und erfüllt den Subarachnoidealraum. Das entzündliche Exsudat übt einen erheblichen Druck auf das Gehirn aus, dessen Windungen abgeplattet werden. In wechselndem Maß sind auch die Meningen des Rückenmarks beteiligt. Als Folge dieser Veränderungen ist eine beträchtliche Erhöhung des Liquordruckes vorhanden (s. Seite 42).

Der Entstehung nach werden bei der eitrigen Meningitis drei Formen unterschieden:

a) **Die traumatische Meningitis und Ventrikulitis.** Die Meningitis traumatica entsteht infolge penetrierender Hirnverletzung durch Stich, Hieb, Schuß usw. Je nach dem Zeitpunkt der Entstehung muß eine Früh- und eine Spätmeningitis unterschieden werden. Bei schweren Verwundungen entsteht die *Frühmeningitis* infolge der frischen Verletzung in den ersten Krankheitstagen. Ihre Erkennung kann durch gleichzeitig vorhandene Hirnschädigung und Verletzung der Gefäße sehr erschwert sein. Eine Commotio, Compressio und Contusio verwischen das Krankheitsbild.

Die *Spätmeningitis* kommt oft erst Monate oder Jahre nach der Schädelverletzung zum Ausdruck. Sie wird verursacht durch Knochennekrosen, Hirnprolaps, Sinusthrombose, Erysipel, Hirnabszeß usw. wenn sich die Entzündung auf die Meningen fortsetzt.

Die *Erreger* der traumatischen Meningitis sind meist Staphylo- und Streptokokken, seltener Bacterium coli, Pneumokokken, Meningokokken oder andere Kokken.

Als ätiologische Momente für die Entstehung einer **Ventrikulitis** kommen in Betracht penetrierende Geschoßverletzungen, ferner Ventrikelfisteln, die durch Absaugen eines ausgedehnten Zerstörungsherdes entstanden sind. Die Spätventrikulitis wird häufig durch Abszeßdurchbruch in den Ventrikel verursacht.

b) Die **oto- und rhinogene Meningitis.** Sie wird fortgeleitet von Mittelohreiterungen, falls Verklebungen am Dach der Paukenhöhle oder an der Innenfläche des Warzenfortsatzes ausbleiben. Sie kann als Frühmeningitis bereits innerhalb der ersten zwei Tage des Bestehens einer Mittelohrentzündung auftreten. Oder sie findet sich als Spätmeningitis bei chronischer Otitis, Mastoiditis, Pyramidenspitzeneiterung und Labyrinthitis. Vom Labyrinth aus kann sie entlang dem Nervus statoacusticus in das Hirninnere gelangen.

Eiterungen der Stirn- und der Siebbeinhöhlen können gleichfalls eine Meningitis verursachen. Vom Siebbein oder der Orbita gelangen die Infektionen häufig über eine Thrombophlebitis des Sinus cavernosus zu den Meningen. Basisfrakturen, die Verbindungen zum Ohr, zur Nase und zu den Nebenhöhlen haben, führen leicht zu Meningitiden, da die Nase und ihre Nebenhöhlen als infiziert zu gelten haben.

Die Meningitis ist die häufigste Todesursache bei Komplikationen infolge Mittelohreiterung und Erkrankungen der Nase und ihrer Nebenhöhlen (s. auch otogener Hirnabszeß).

c) **Die hämatogene eitrige Meningitis.** Sie tritt im Gefolge von Infektionskrankheiten auf. Metastatische Verschleppung von infektiösem Material aus entfernten Krankheitsherden in die Meningen ist die Ursache. Nach Lungenentzündung entsteht die Pneumokokkenmeningitis. Bei Influenza kann als Komplikation eine meist ausgesprochene Konvexitätsmeningitis auftreten. Ein Pleuraempyem, Typhus, Milzbrand, Scharlach und Pocken können gleichfalls eine eitrige metastasierende Meningitis verursachen. Bei der Miliartuberkulose entscheidet die besonders häufig auftretende tuberkulöse Meningitis meist über das Schicksal des Kranken.

Die *Krankheitszeichen der eitrigen Meningitis* richten sich nach der Grundkrankheit. Oft verbergen sich die Anfangssymptome hinter denen des Grundleidens. Die *allgemeinen Symptome* bestehen in hohem und anhaltendem Fieber mit Schüttelfrost. Kopfschmerzen sind außerordentlich stark. Bewußtseinsstörungen sind vorhanden. Die Patienten verziehen das Gesicht vor Schmerz, schreien auf — Cri hydrocéphalique — und knirschen mit den Zähnen. Schwindel und Brechreiz können auftreten. Der Puls ist im Verhältnis zur Temperatur häufig nur wenig gesteigert, da eine Vagusreizung vorhanden ist.

Die *lokalen Symptome* lassen sich durch Reizung der Rückenmarkswurzeln, die die entzündeten Meningen passieren, erklären. Nackenstarre, die sich im Widerstand bei passiven Kopfbewegungen nach vorn und seitlich äußert, ist nachweisbar. Opisthotonus, ein Krampf der Rückenmuskeln und das KERNIGsche Symptom, d. h. Schmerzen bei passiver Streckung des Beines im Kniegelenk und Beugung im Hüftgelenk sind deutlich ausgeprägt. Hyperästhesien mit Reflexsteigerungen werden beobachtet. Der Leib ist kahnförmig eingezogen. Harn und Stuhl sind häufig verhalten. Hirnnervenstörungen infolge Reizung können auftreten. Am häufigsten stellt sich zuerst eine Abduzenslähmung ein. Nystagmus und Anomalien der Pupillenreaktion sind manchmal gleichfalls nachzuweisen. Bei Konvexitätsmeningitiden finden sich Reizerscheinungen wie Krämpfe oder späterhin Halbseitenlähmungen, Aphasien und Hemianopsie.

Manchmal lassen sich zwei Stadien der Krankheit unterscheiden. Nach einem uncharakteristischen Prodromalstadium stellt sich anfänglich das *Reizstadium* ein. Delirium, Unruhe, Kopfschmerzen, Pupillenverengerung, Pulsverlangsamung und Krämpfe stehen im Vordergrund. Späterhin tritt das *Stadium der Lähmung* mit Benommenheit, Pupillenerweiterung und Pulsbeschleunigung infolge Vaguslähmung auf.

In seltenen Fällen ist ein mehr chronischer Verlauf der Meningitis vorhanden. Nackensteifigkeit kann dann fehlen. Die Temperatur ist intermittierend und periodenweise normal. Im Liquor sind aber auch bei diesen Kranken die charakteristischen Veränderungen nachweisbar.

Die *Diagnose* der Erkrankung ergibt sich aus dem Grundleiden und den geschilderten charakteristischen Symptomen. Der Liquor ist meist vermehrt und steht unter Druck. Er ist getrübt, oft eitrig. Eiweiß und Zellen sind vermehrt, Bakterien nachweisbar.

Die Ventrikulitis nach Abszeßdurchbruch zeichnet sich durch ein dramatisch und plötzlich einsetzendes Erscheinungsbild aus. Koma, Schweißausbruch, Hyperthermie bis 40^0, erhöhte Pulsfrequenz bis 140, Tachypnoe und homolaterale Miosis werden beobachtet. Ihre Prognose ist äußerst ungünstig.

Auch die *Prognose der Meningitis* ist schlecht. Meist ist sie nur Endausgang schwerer anderer Leiden. Eine zirkumskripte Meningitis kann leichter zur Ausheilung kommen. Finden sich Streptokokken im Liquor, so ist die Prognose besonders ungünstig. Die Krankheitsdauer kann bei Frühmeningitiden oft nur wenige Tage betragen. Heilt die Meningitis aus, so treten häufig Dauerschädigungen mit Blindheit, Taubheit und psychischen Veränderungen auf. Durch Blockbildung kann es zum Hydrozephalus (s. da) kommen.

Differentialdiagnostisch werden „meningitische Symptome" nicht nur bei entzündlichen Erkrankungen der Meningen, sondern auch bei nichtentzündlichen Prozessen beobachtet. In Frage kommen dabei die Subarachnoidealblutung, Tumoren der hinteren Schädelgrube, bei Einklemmungserscheinungen auch Tumoren anderer Lokalisation und der akute Stauungshydrozephalus. Eine möglichst rasche Diagnosestellung und Einleitung der Therapie ist für das Schicksal des Kranken ausschlaggebend.

Die *Therapie* besteht in einer sachgemäßen Behandlung des Primärleidens. Zwecks Druckentlastung wird täglich oder jeden zweiten Tag lumbalpunktiert und der Liquor bis zur normalen Druckhöhe von 100—120 mm Wassersteighöhe abgelassen (s. Abb. 29). Liquorausblasungen werden empfohlen. Sulfonamide 8—10 g per os werden verordnet. Eine Kombination mit Antibiotika ist nötig. Die Lokalanwendung des Penicillins ist wegen der Undurchlässigkeit der Meningen für das Penicillin vorzuziehen. Aus diesem Grunde werden täglich 20000—30000 Einheiten in zwei Portionen subokzipital verabfolgt. Um Reizungen der Hirnhäute zu verhindern, muß die Lösung auf 1000 Einheiten pro Kubikzentimeter verdünnt werden. Außerdem werden zur Unterstützung 100000—200000 Einheiten Penicillin täglich intramuskulär gegeben. Bei tuberkulöser Meningitis ist eine Neoteben- und Streptomycinbehandlung einzuleiten.

Die Ventrikulitis, bei der Eiter in die Ventrikel durchgebrochen ist, erfordert schnellstes Eingreifen. Liegt ein Hirnabszeß vor, so genügt die Abszeßöffnung allein nicht. Die Ventrikel müssen punktiert und mit 10000—20000 Einheiten Penicillin täglich gefüllt werden. In den ersten Tagen empfiehlt es sich, nur den Ventrikel der Abszeßseite zu behandeln, um keine Keime in den evtl. noch aseptischen anderen Ventrikel einzubringen. Gleichzeitig wird die allgemeine Anwendung von Penicillin, Streptomycin und Sulfonamiden eingeleitet.

Die symptomatische Behandlung besteht in der Regulierung von Stuhl und Urin, Eisblase auf den Kopf und Antineuralgika, die bei Schmerzen gegeben werden müssen. Bei Aufregungszuständen kann Brom oder Chloralhydrat verabfolgt werden.

K. Gehirnabszeß

Der Gehirnabszeß entsteht durch umschriebene Entzündung mit eitriger Erweichung und Einschmelzung der Hirnsubstanz. Um den Einschmelzungsherd bildet sich ein von Leukozyten durchsetzter Hof. Vom 4. bis 6. Tage ab findet sich ein Wall von verfetteten Resorptionszellen gliöser und mesenchymaler Herkunft. Daraus entsteht am 10.—14. Tage eine Granulationsgewebsschicht, die eine *Abszeßmembran* (Abb. 39) bildet. Je älter der Abszeß wird, um so dicker wird die Abszeßmembran. Da sich die Hirnabszesse von der Rinde gegen die Ventrikel ausbreiten, ist die Abszeßmembran rindenwärts besonders gut ausgebildet. Hirnabszesse mit dicker Abszeßmembran können jahrelang ruhen. Häufig werden sie bakteriologisch steril. Je besser ein Abszeß eingekapselt ist, um so leichter und erfolgreicher ist seine Behandlung.

Der Hirnabszeß verursacht, bedingt durch die lokale Gehirnzerstörung, bestimmte neurologische Herdsymptome. In „stummen Regionen" können Herdsymptome aber gänzlich fehlen. Gleichzeitig ist beim akuten Hirnabszeß eine intrakranielle Druckerhöhung (s. da) als Folge eines Hirnödems vorhanden. Je geringer das Ödem ist und je ausgebildeter die Abszeßmembran, um so besser ist das Befinden des Patienten. Eine Einkapselung des Abszesses kann dann angenommen werden, wenn die Temperatur absinkt, die Leukozyten fallen und sich der Allgemeinzustand des Patienten hebt. Die gut eingekapselten Abszesse bestehen oft jahrelang, bevor sie entdeckt werden. Solche Abszesse können manchmal Tumoren vortäuschen.

Die Hirnabszesse haben gemäß ihrer Entstehung einen ganz bestimmten Sitz. Eine sorgfältige neurologische Prüfung ist nötig. Ventrikulographie und Kontrastdarstellung können zur Bestimmung der Lokalisation herangezogen werden. Dadurch werden gleichzeitig wichtige Hinweise für die Art der einzuschlagenden Operationsmethode, für den Weg des Eingriffs, schließlich auch für die Nachbehandlung und die Prognose gewonnen.

Es werden unterschieden: Der **kortikale** Abszeß (Abb. 39a) und der **subkortikale** Abszeß. Je nach dem Sitz des subkortikalen Abszesses unter der Schädelöffnung ist dieser **konzentrisch** (Abb. 39b) oder **exzentrisch** (Abb. 39c) gelegen. Nach der Art ihrer Entstehung werden folgende Abszesse beobachtet:

1. Posttraumatischer Hirnabszeß

Es muß ein Unterschied gemacht werden zwischen dem eingekapselten chronischen traumatischen Hirnabszeß (Spätabszeß) und dem akuten traumatischen Hirnabszeß (Frühabszeß).

Infolge penetrierenden Traumas durch Hieb, Stich oder Schuß entsteht die offene **Hirnwunde.** Die Symptome sind die gleichen wie bei der geschlossenen Hirnquetschung (s. Contusio cerebri). Die Grundzüge der Behandlung der offenen Hirnverletzung bestehen in der Operation in jedem Stadium. Dabei wird die Hirnwunde peinlichst chirurgisch gesäubert, Fremdkörper nach Möglichkeit entfernt und infizierte Hirnmassen abgesaugt. Die weitere Behandlung richtet sich danach, ob eine primäre Wundrevision erfolgte oder die Verletzung bereits längere Zeit zurücklag. Bei der frischen Hirnverletzung wird die Wunde, meist nach Transplantation eines Galea-Periost-Lappens oder Ersatz der Dura durch Faszie, auch Amnionhaut, geschlossen.

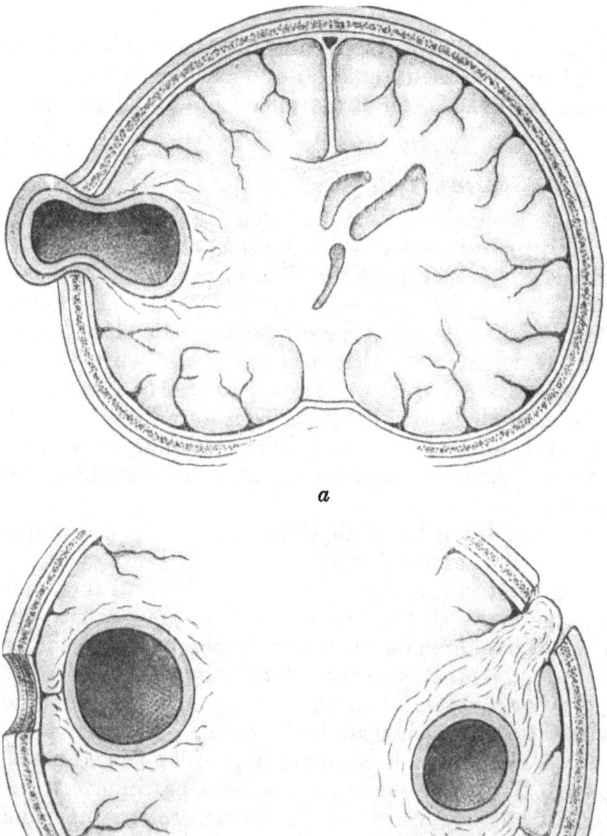

Abb. 39 a—c. *a* Kortikaler Hirnabszeß. *b* Subkortikaler konzentrischer Hirnabszeß. *c* Subkortikaler exzentrischer Hirnabszeß

Die Ursache der eitrigen Entzündung der Wunde liegt in der Infektion. Bei mangelhaften Abfluß der eitrigen Wundsekrete entsteht der **Frühabszeß**. Er stellt also eine Eiterverhaltung dar. Meist handelt es sich um einen Abszeß, der sich entlang dem Kanal ausbreitet, den ein Fremdkörper verursacht hat. Retention von metallischen Fremdkörpern, Knochenfragmenten, Haaren, Kleidungsstücken, welche in das Hirn mit hineingerissen worden sind, infizieren das gestaute Wundsekret. Häufig ist eine subdurale Eiterung (s. da) gleichzeitig vorhanden. Vielfach bildet sich infolge Verklebung der Hirnhäute ein fester Abschluß. Frakturen, besonders im Gebiet der Nebenhöhlen (s. Anatomie des Gehirnschädels) sind besonders infektionsgefährdet.

Die *Diagnose des akuten traumatischen Hirnabszesses* ist relativ leicht. Hirnvorfall, Röntgennachweis des Fremdkörpers, Hirndruckerscheinungen, meningitische Reizung, entzündliche Liquorveränderungen, Herdsymptome, besonders wenn diese schon nach der Verwundung abgeklungen waren und erneut auftreten, sind charakteristische Symptome. Manchmal fehlen Temperatursteigerungen. Bakterien sind im Liquor selten nachweisbar.

Der **traumatische Spätabszeß** ist die Folge einer eitrigen Einschmelzung durch Enzephalitis. Er weist im Gegensatz zum Frühabszeß eine *Abszeßmembran* auf, die das benachbarte Gehirngewebe vor der weiteren Ausbreitung schützt. Allerdings ist die Abszeßmembran nicht so stark, daß der Abszeß sich nicht von Zeit zu Zeit schubweise unter Einschmelzung gesunden Gewebes ventrikelwärts vorschiebt. Der Spätabszeß entsteht aus dem Frühabszeß, wenn die Virulenz der Erreger nachläßt. Bei Steckschüssen kann er auftreten, wenn sich der Fremdkörper schon jahrelang im Gehirn befunden hat. Das Wiedererwachen einer bisher ruhenden Infektion ist dann die Ursache. Bei chronischen Osteomyelitiden infolge Trauma kann sich die Infektion durch die Venenverbindungen zum Gehirn ausbreiten (Abb. 3).

Die *Diagnose des chronischen Gehirnabszesses* ergibt sich aus der Anamnese und den neurologischen Herdsymptomen. Häufig waren unmittelbar nach dem Trauma Hirnerscheinungen vorhanden. Meist folgt darauf eine Periode des relativen Wohlbefindens. Schließlich folgt das tödliche Ende infolge der schubweisen Ausbreitung der Abszesse mit Durchbruch in den Ventrikel und Entstehung einer von den Ventrikeln fortgeleiteten Meningitis (s. da). Manchmal kann der Tod ganz plötzlich eintreten, auch wenn der Verletzte vorher keine Zeichen eines Hirnleidens aufwies.

Die *Allgemeinerscheinungen* äußern sich in der Latenzperiode als Verstimmungen, Reizbarkeit und Kopfschmerzen. Zeitweilig kann Fieber, hauptsächlich am Abend, vorhanden sein. Treten ausgeprägte Hirndrucksymptome auf, so leiden die Kranken an Schwindel, Erbrechen, Pulsverlangsamung und Stauungspapille. Bei neuen Ausbreitungsschüben sind diese Symptome häufig nachweisbar.

Die *Lokalsymptome* hängen von dem Sitz des Abszesses ab. In stummen Hirnregionen können Herdsymptome gänzlich fehlen. Als Symptom der Rindenreizung treten JACKSONsche epileptische Anfälle (s. Epilepsie) auf. Selten sind einseitige auf der entgegengesetzten Körperhälfte befindliche Lähmungen und Sprachstörungen vorhanden.

Im *Röntgenbild* lassen sich chronische Hirnabszesse oft gut nachweisen und können mit Kontrastmitteln gefüllt werden. Bei der Enzephalographie findet sich eine Verdrängung der Ventrikel.

2. Otogener Hirnabszeß (Abb. 38).

Die Mehrheit der Hirnabszesse entsteht infolge Fortleitens der Infektion aus dem Mittelohr, Warzenfortsatz und den Nasennebenhöhlen. Die Temporalgegend und das Kleinhirn sind bevorzugte Gebiete, wo die vom Ohr ausgehenden Abszesse gefunden worden.

Die *Abszesse des Warzenfortsatzes*, die infolge eines osteomyelitischen Prozesses im Dach der Paukenhöhle oder der Warzenfortsatzzellen entstehen, brechen hauptsächlich in den **Temporallappen** ein.

Erfolgt die Infektion vom *Labyrinth* aus, oder entsteht der Abszeß infolge einer *lateralen Sinusthrombose*, so ist sein bevorzugter Sitz im Kleinhirn. Die **Kleinhirnabszesse** sind gewöhnlich klein und haben eine dünne Kapsel. Sie sitzen mit großer Konstanz an der Hinterfläche des Felsenbeins und medial vom Meatus acusticus int. Ihre Entwicklung erfolgt nach hinten, wo sie den vorderen oberen Teil des Kleinhirnseitenlappens einnehmen.

Breitet sich der Abszeß in die **Brücke** aus, ist die Prognose bedeutend schlechter, als wenn er sich im Gebiet der Kleinhirnhemisphäre allein befindet. Bei beiderseitigen Prozessen im Ohr lokalisiert sich der Abszeß gewöhnlich auf der Seite der röntgenologisch nachweisbaren stärksten Destruktion des Warzenfortsatzes.

Der *otogene Hirnabszeß entsteht* durch fortgeleitete Entzündung. Der Knochen wird durch Usur zerstört. Die Infektion gelangt dadurch in das Schädelinnere. Durch Fortleitung über das venöse Pianetz, und zwar entweder über die perivaskuläre Lymphgefäßscheide oder durch die Gefäße selbst, gelangt die Eiterung in das Mark. Chronische Ohreiterungen mit Cholesteatombildung, Knochennekrosen, polypenähnliche Granulationen mit fötider Absonderung und Perforation des Trommelfells führen am häufigsten zum otogenen Hirnabszeß.

Die *Diagnose des otitischen Hirnabszesses* ergibt sich aus den örtlichen Erscheinungen der Otitis media, den Zeichen der intrakraniellen Druckerhöhung (s. da) und den Herderscheinungen. Fieber fehlt bei diesen Abszessen häufig. Kopfschmerz, Erbrechen, Pulsverlangsamung sind nachweisbar. Eine Stauungspapille fehlt entweder ganz oder ist nur gering ausgeprägt. Der Liquordruck kann trotz kritischer Erhöhung, durch entzündlich bedingte Blockbildung, bei der Lumbalpunktion normal sein. Bei Schläfenabszessen findet sich manchmal eine sensorische Aphasie. Kleinhirnabszesse bedingen Ataxie, besonders der Glieder der kranken Seite, am Arm stärker als am Bein. Schwindel, Nackensteifigkeit und Nystagmus sind bei Kleinhirnabszessen immer vorhanden. Der Nystagmus verläuft langsam und grobschlägig nach dem Herd, schneller und feiner nach der anderen Seite.

Häufig ist die Diagnose des otogenen Hirnabszesses sehr schwierig zu stellen, so daß nur durch Hirnpunktion oder Inzision der Abszeß festgestellt werden kann. Dann muß die sofortige operative Behandlung angeschlossen werden.

3. Rhinogener Hirnabszeß

Als Komplikation einer virulenten Stirnhöhleninfektion entsteht der **akute Stirnhirnabszeß**. Meist treten wenige Tage nach der Entstehung einer akuten Stirnhöhleneiterung die Zeichen einer intrakraniellen Druckerhöhung auf. Etwa eine Woche später findet sich dann ein fortschreitender Prozeß auf die Hemisphäre. Im Röntgenbild ist eine Osteomyelitis des Stirnbeins bei den akuten Erscheinungen noch nicht nachweisbar. Die Leukozyten sind stark erhöht, ebenso die Temperatur. Bei der Lumbalpunktion findet sich eine bedeutende Druckerhöhung, ebenso eine Vermehrung der Zellen, jedoch keine Erreger. Diese sind nur dann nachweisbar, wenn die Infektion durch die Barriere der arachnoidealen Verklebungen durchgebrochen ist. Bei einer Pansinusitis (s. da), die von einem Gehirnabszeß gefolgt ist, kann dessen Lokalisation oft sehr schwierig sein.

Der Hirnabszeß, welcher von den Nasennebenhöhlen ausgeht, kombiniert sich häufig mit Meningitis und Thrombose des Sinus cavernosus. Eine besonders gefährliche Komplikation ist die Mitbeteiligung der Orbita. Ein Ödem des Augenlides, das sich auf der Seite befindet, wo der Abszeß liegt, kann wegweisend sein. Da das Stirnhirn der Sitz der rhinogenen Abszesse ist, fehlen sehr häufig Herdsymptome. Diese treten erst bei außergewöhnlicher Größe der Abszesse auf. Hirndrucksymptome wie Kopfschmerz, Stauungspapille und Pulsverlangsamung sind für Stirnlappenabszesse besonders charakteristisch.

4. Metastatische Abszesse

Sie entstehen hämatogen und sind relativ selten. Meist sind sie multipel im Gegensatz zu den traumatischen und den von den Nasennebenhöhlen fortgeleiteten Abszessen. Sie finden sich bei chronisch-rezidivierender Pyämie. Lungenabszesse, Empyeme, Bronchiektasen, überhaupt jeder Infektionsherd kann infolge massiver Bakterienembolien Gehirnabszesse verursachen. Oft handelt es sich um

Anärobier. Diese Abszesse bilden keine Abszeßkapsel. Ihre *Prognose* ist aus diesem Grunde und wegen des multiplen Auftretens sehr schlecht. Die Bakterienembolie tritt meist im Gebiet der Arteria cerebri med. sin. (Abb. 25) auf, da die Carotis sin. die gerade Verlängerung der Aorta bildet.

5. Differentialdiagnose (s. die entsprechenden Kapitel)

Bei der Differentialdiagnose des Hirnabszesses muß eine *Meningitis* ausgeschlossen werden. Bei ihr findet sich meist ein rascher Verlauf mit anhaltendem Fieber. Der Puls ist im Gegensatz zum Abszeß beschleunigt. Nackenstarre, Erscheinungen von seiten der Hirnnerven treten auf. Der Liquor ist bei der Meningitis bakterienhaltig und trübe. Die Lumbalpunktion ist jedoch bei Verdacht auf Abszeß im Okzipitallappen nicht erlaubt. Schwierig kann die Unterscheidung von seröser Meningitis sein, bei der gleichzeitig erhöhter Druck, klarer Liquor und mitunter eine geringgradige Lymphozytose vorhanden ist.

Bei *Hirntumor* ist die Stauungspapille häufig, bei Hirnabszeß die Ausnahme. Erhöhung des Lumbaldruckes wird öfter bei Tumoren beobachtet. Chronische Abszesse führen manchmal zu Verwechselung mit Hirntumoren. Bei Tumoren tritt kein Fieber auf. Ein primärer Eiterherd ist nicht vorhanden. Die Stauungs- und Herdsymptome nehmen langsam und regelmäßig zu.

Die *Sinusthrombose* äußert sich durch Fehlen von Hirndruck. Das Fieber ist intermittierend. Vielfach findet sich eine fortgeleitete Thrombose der Jugularvenen. In manchen Fällen kann der Hirnabszeß mit Meningitis und Sinusthrombose kombiniert sein.

Weiterhin muß das *subdurale Hämatom* der Alkoholiker bzw. bei Lues differential-diagnostisch in Erwägung gezogen werden. Dabei ist der Liquor hämorrhagisch. Bei Otitiden kann eine *subdurale Eiteransammlung* einen Hirnabszeß vortäuschen.

6. Die Therapie der Hirnabszesse

erfordert zunächst, daß der Abszeß durch Punktion oder Ventrikulographie und evtl. Kontrastdarstellung festgestellt wird. Sodann wird die Hirnschicht gespalten, der Abszeß entleert, Fremdkörper werden entfernt. Um einen dauernden Abfluß sicherzustellen, wird der Abszeß tamponiert oder dräniert. Eine gute Kombination von Dränage und Tamponade wird durch passend geschnittene Gummischwämme erreicht, die mit MP.-Puder bestreut werden können. Die subkortikalen traumatischen Hirnabszesse werden am besten von der Schädelöffnung aus verfolgt. Der exzentrische Abszeß erfordert meist die Anlegung einer neuen Trepanationsöffnung oder die Erweiterung der vorhandenen Schädellücke.

Spätabszesse, die gut eingekapselt sind, können in toto exstirpiert werden. Selbst bei bestehender Fistelöffnung und Verbindung der Abszeßhöhle mit dem Ventrikel kann eine erfolgreiche Totalexstirpation möglich sein. Läßt sich eine Totalexstirpation technisch durchführen, so ist sie immer die Methode der Wahl bei der Behandlung der Hirnabszesse.

Bei Kleinhirnabszessen ist die Operation ähnlich der bei Akustikustumoren (s. da). Auch hier wird ein Teil der Kleinhirnhemisphären entfernt, um an den Abszeß heranzukommen. Der Nucleus dentatus ist zu schonen. Das Absaugen des Abszesses erleichtert die Entfernung.

Manchmal läßt sich ein Abszeß durch einfache Punktion beseitigen. Werden im Eiter penicillinempfindliche Keime nachgewiesen, so wird die Abszeßhöhle nach dem Absaugen mit dem halben Volumen einer Penicillinlösung (1000 E. pro ccm) aufgefüllt. Bei penicillinunempfindlichen Erregern wird evtl. ein Sulfonamid oder Streptomycin gegeben. Bei Osteomyelitis des Schädels mit darunter liegendem Abszeß muß der Infektionsherd entfernt werden.

Postoperativ ist die Entstehung eines Hirnödems besonders wichtig. Die Nachbehandlung hat daher auf Hirndruckerscheinungen zu achten, eine rechtzeitige „Entwässerung" ist einzuleiten (s. der gesteigerte Hirndruck). Eine wichtige Rolle spielt weiterhin die entlastende Liquorpunktion. Beim normalen Heilungsverlauf einer operierten infizierten Hirnwunde sind daher anfangs häufige Punktionen notwendig, um so mehr, als sich die geschädigte Hirnsubstanz infolge Verbesserung der Durchblutung erholt. Durch die Punktion wird weiterhin eine übersichtliche Wundhöhle und ein ungestörter Sekretabfluß erreicht.

Sulfonamide und Antibiotika dringen, wenn sie nicht lokal angewendet werden, in den Abszeß kaum ein. In den frühen Stadien, bei Fortschreiten der Infektion und bei Übergreifen auf die Meningen sind sie wertvoll. Bei allen offenen Schädelwunden müssen sie angewendet werden. Die Operation selbst soll unter ihrem Schutz vorgenommen werden, da dadurch das Operationsrisiko bedeutend herabgesetzt wird.

L. Enzephalitis

Die *Enzephalitis* (*Gehirnentzündung*) wird durch eine ganze Anzahl von Ursachen hervorgerufen. Infektiös toxische Erkrankungen wie Scharlach, Typhus, Masern, Grippe, Tollwut, Fleckfieber usw. verursachen eine Entzündung des Gehirns mit disseminierten entzündlichen Herden. Die Encephalitis lethargica zeichnet sich durch epidemisches Auftreten aus. Von chirurgischer Bedeutung ist die eitrige Gehirnentzündung.

Die **eitrige Enzephalitis** ist eine progrediente Phlegmone des Gehirns. Im allgemeinen entsteht sie durch *direkte Infektion* bei Verletzungen, besonders Schußverwundungen. Wird die Wunde nicht primär versorgt oder schreitet die Infektion fort, so entsteht im günstigsten Falle der traumatische Frühabszeß (s. Hirnabszeß), bei Fortschreiten des Prozesses die Enzephalitis. Die Heilung infizierter Hirnwunden ist auch bei frühzeitiger Versorgung nicht immer komplikationslos möglich. Außer den faßbaren und im Röntgenbild sichtbaren Knochensplittern kann auch in kleinsten, stäubchenartigen Splitterchen der Fokus einer Enzephalitis gegeben sein. Auch kann die geschädigte Hirnsubstanz den Boden für eine sekundäre Infektion abgeben, besonders dann, wenn es sich um Prellungsherde handelt, die außerhalb der Hauptverletzung liegen und durch chirurgische Maßnahmen nur schwer zu erfassen sind. Stecksplitter, die während der Operation nicht entfernt werden konnten, bilden häufig genug die Ursache eines üblen Ausganges mit Enzephalitis.

Die *fortgeleitete eitrige Enzephalitis* entsteht durch Eiterungen infolge Schädelosteomyelitis, Meningitis, Sinusthrombose, Hirnabszeß usw. Bei stumpfen Trauma (s. Contusio cerebri) kann in seltenen Fällen eine *metastatische Infektion* des Hirnquetschungsherdes erfolgen, die zu einer Enzephalitis führt.

Die *Krankheitserscheinungen der Hirnentzündung* sind bedingt durch die Steigerung des Hirndruckes (s. da), Herdsymptome infolge der Zerstörung der Hirnsubstanz und die fast stets vorhandene begleitende Meningitis (s. da). Die Anfangserscheinungen der Enzephalitis sind oft geringfügig. Subjektive Veränderungen des Patienten können einen wichtigen Hinweis geben. Er fühlt sich nicht wohl, klagt über Kopfschmerzen, ist apathischer als bisher und auch überempfindlicher. Die Wendung zum Schlechten kann man schon beim Verbandwechsel beobachten. Die früher anstandslos vertragene Manipulation löst Schmerzäußerungen aus. Diese Wehleidigkeit ist ein Ausdruck einer allgemeinen gesteigerten Reizempfindlichkeit. Druckgefühl im Kopf, Erbrechen, Übelkeit und Schlafbedürfnis machen auf die einsetzende Enzephalitis aufmerksam. Die Wunde sieht schmierig aus, das Gehirn prolabiert (s. Hirnprolaps). Allerdings können Hirndruckerscheinungen auch fehlen.

Die *Prognose der Erkrankung* ist schlecht. Kommt es nicht zu einer eitrigen Einschmelzung mit Hirnabszeß, so schreitet die Markenzephalitis fort. Über den Ventrikeleinbruch führt sie zur Basalmeningitis (s. Meningitis) und damit zum meist tödlichen Ende.

Die *Therapie der Enzephalitis* besteht in der operativen Eröffnung des Primärherdes, vor allem der Versorgung infizierter Hirnwunden und des Hirnabszesses (s. da). Meist findet man dann schmierige, unregelmäßig begrenzte Zerfallshöhlen mit eitrigem Inhalt, die noch Knochensplitter, nekrotische Hirnfetzen und ähnliches enthalten. Durch Subokzipitalpunktion können enzephalitische Fistelgänge dargestellt und abgesaugt werden. Das ganze Wundgebiet wird dräniert und reichlich mit Sulfonamidpuder beschickt (Einzelheiten s. Hirnabszeß).

In der Nachbehandlung spielen die Osmotherapie sowie Liquorpunktion eine wichtige Rolle (s. der gesteigerte Hirndruck). Die Liquorpunktion vermindert den Hirndruck und ermöglicht eine Entfaltung der Nischen und Buchten. Bei Stirnhirnprozessen kann man durch Aufsetzen des Patienten auch ohne Punktion oft eine gute Eröffnung aller Taschen erreichen.

Einen maßgebenden Einfluß auf die Begrenzung des enzephalitischen Prozesses üben die Abwehrkräfte des Organismus aus. Sie werden durch Bluttransfusionen von 100 bis 300 ccm wirksam gestärkt. Antibiotika und Sulfonamide werden in Form der Stoßtherapie verabfolgt.

M. Hirnvorfall

Unter **Hirnvorfall (Prolapsus cerebri)** versteht man den Austritt von Hirnsubstanz durch eine Dura-Knochenweichteilöffnung, wenn ein raumfordernder Prozeß im Schädelinnern, bzw. eine Erhöhung des intrakraniellen Druckes vorliegt. Es werden zwei Formen dieses Symptoms unterschieden:

Der **benigne (aseptische) Hirnprolaps** wird durch Ödem und Liquorvermehrung verursacht. Er tritt auf nach aseptischen Operationen am Gehirn, z. B. nach Tumorentfernung, ferner bei Entlastungstrepanation (s. da), wenn der raumbeengende Prozeß fortschreitet. Auch penetrierende Verletzungen ohne Infektion führen infolge Hirnödem und Liquorvermehrung zum benignen Prolaps. Der benigne Hirnvorfall ist relativ gutartig, tritt rasch ein und verschwindet schnell. Er zeigt im allgemeinen eine Pulsation, bleibt meist klein und läßt sich häufig zurückdrängen. Es kann aber auch durch Inkarzeration und Nekrose der vorgefallenen Hirnsubstanz eine sekundäre Infektion angehen, wodurch der benigne Prolaps in einen malignen Prolaps übergeht.

Der **maligne (infizierte) Hirnprolaps** entsteht häufig nach infizierten penetrierenden Schädel- und Hirnverletzungen. Bisweilen erfolgt der Übergang der Infektion auf das Gehirn auch von Osteomyelitiden des Schädeldaches. Durch Sequesterbildung wird die Schädelkapsel eröffnet. Bei Enzephalitis, Eiterungen um Fremdkörper mit Früh- und Spätabszessen ist der Austritt der infizierten, erweichten und ödematösen Hirnsubstanz aus der Schädelöffnung ein charakteristisches Symptom. Beim Hirnprolaps bildet sich am Rand der Schädelöffnung durch Verklebung der Hirnhäute ein fester Abschluß, so daß in der Regel keine Meningitis entsteht. Der infektiöse Prozeß verläuft in der Tiefe. Im allgemeinen ist der bösartige Prolaps groß und schreitet rasch fort. Aber auch unter kleinen Hirnvorfällen können sich manchmal große Abszesse verbergen. Eine Pulsation ist beim malignen Prolaps nicht vorhanden. Anzeichen der Infektion in Form von Temperatursteigerung, Leukozytose, Pulsbeschleunigung usw. treten auf. Daneben bestehen die Symptome des erhöhten Hirndrucks (Einzelheiten s. da) mit Erbrechen, Kopfschmerzen, Pulsveränderungen, Erhöhung des Liquordruckes usw.

Die *Prognose des Prolapsus cerebri* ist abhängig vom Grundleiden. Komplikationen drohen in der Verwachsung mit den Hautwundrändern, in der Einklemmung in die Schädellücke, Nekrose der inkarzerierten Hirnteile und der Infektion. Vorbeugende Maßnahmen müssen daher ergriffen werden. Eine schlechte Prognose hat der ringförmige, übergranulierte Prolaps mit tiefem zerebralen Trichter und der breite, wallartige Prolaps, der mit seiner hochroten Granulationsdecke und den schmierigen Belegen bei tiefer zentraler Einziehung an das Bild eines Mastdarmvorfalles erinnert.

Die *Therapie des Prolapsus cerebri* besteht vor allem in der Liquorpunktion und in dehydrierenden Maßnahmen (s. der gesteigerte Hirndruck). Bildet sich ein scheinbar aseptischer Prolaps in zwei Wochen nicht zurück, so ist der Mißerfolg der konservativen Behandlung auf das Vorhandensein eines besonderen Prozesses in der Tiefe zurückzuführen. Er muß entsprechend angegangen werden. Röntgenbild und Enzephalogramm geben dazu wichtige Hinweise.

Geht der Prolaps von selbst zurück, so entstehen Granulationen. Ein Relaps bildet sich schließlich aus, der meist keine besonderen Störungen verursacht und auf Schrumpfung und Atrophie des Gehirns nach Ablauf der Entzündung zurückzuführen ist.

Um die Oberfläche des Prolapses beim Verbandwechsel nicht zu lädieren, ist ein milder Salbenverband, z. B. mit Borsalbe oder Sulfonamidsalbe nützlich. Verwachsungen des Prolapses mit den Hautwundrändern lassen sich durch Einlegen von Gazestreifen leicht vermeiden. Zellstoffringe, die um die äußere Wunde herumgelegt werden, schützen den Prolaps vor Druck. Durch Lagerung des Kopfes auf die gesunde Seite und durch Hochlagerung des Kopfes und Oberkörpers wird nicht unwesentlich zum Rückgang des Prolapses beigetragen.

Inkarzerierte, nekrotisch zerfallende Prolapse werden abgetragen oder abgesaugt. Meist kommt es danach nur zu vorübergehenden Besserungen. Der tödliche Ausgang wird selten aufgehalten. Eine Ausziehung der Hirnkammer in den Prolaps kann durch Punktionen vermindert werden. Meist gelingt es aber nicht, den Ventrikeldurchbruch und damit das tödliche Ende zu verhindern.

N. Sinusthrombose

Es muß zwischen infektiöser und nichtinfektiöser Thrombose der intrakraniellen Blutleiter unterschieden werden. Die **nichtinfektiöse, marantische, autochthone Thrombose** *(Phlebothrombose)* entbehrt der chirurgischen Bedeutung. Sie entsteht bei Kachexie infolge konsumierender Krankheiten. Besonders in Frage kommen Karzinose, Tuberkulose und Typhus. Störungen der Blutzusammensetzung, Erkrankungen des Herzens und der Zirkulation sind die auslösenden Ursachen.

Die **infektiöse Sinusthrombose** *(Thrombophlebitis)* entsteht infolge eitriger Entzündung der Hirnblutleiter. Sie ist eine gefürchtete Komplikation innerhalb des Grundleidens und von besonderer prognostischer und therapeutischer Bedeutung.

Die Sinusthrombose kann direkt nach penetrierenden Verletzungen des Schädels entstehen. Meist wird sie indirekt verursacht durch Fortleitung von virulenten Eiterungen aus der Nachbarschaft oder durch Vorwachsen eines

Venenthrombus in den Blutleiter. Je nach dem Sitz und dem Ausgangspunkt der Thrombose werden unterschieden:

1. Thrombose des Sinus transversus (Abb. 1 und 3)

Sie geht von den *Eiterungen des Ohres und des Schläfenbeines* aus. Dementsprechend befällt sie den Sinus transversus und Sinus sigmoideus. Die otogene Sinusthrombose kommt unter den Thrombosen der intrakraniellen Blutleiter am häufigsten vor. Sie macht ⅔ aller Sinusthrombosen aus. Jedes Alter kann befallen werden. Im 2. bis 3. Jahrzehnt ist sie am häufigsten. Bei Männern findet sich die Komplikation doppelt so häufig wie bei Frauen. Der rechtsseitige Sinus transversus wird mehr als der linke betroffen, da er tiefer in den Warzenfortsatz und die Felsenbeinpyramide hineinreicht. Die otogene Sinusthrombose wird durch Kontaktinfektion bei Otitis des Schläfenbeins oder seltener durch fortgeleitete Phlebitis verursacht.

Bei Thrombose des Sinus transversus findet sich manchmal eine Druckempfindlichkeit am Hinterkopf, häufiger ein Ödem am Warzenfortsatz, wenn die Venae emissariae mitergriffen sind.

Setzt sich die Thrombophlebitis bis in die **Vena jugularis** (Abb. 3) fort, so ist diese als derber druckempfindlicher Strang am inneren Rande des Kopfnickermuskels palpabel. Der Kopf wird dann, um den Musculus sternocleidomastoideus zu entspannen, nach der kranken Seite gebeugt gehalten. Infolge Reizung des Nervus vagus kann Heiserkeit, Pulsverlangsamung, evtl. Atemnot auftreten. Bei Irritation des Nervus accessorius finden sich krampfartige Zuckungen des Musculus sternocleidomastoideus und trapecius. Schluckstörungen mit Lähmung des Gaumensegels werden auf Druckerscheinungen des Nervus glossopharyngeus zurückgeführt.

2. Thrombose des Sinus cavernosus (Abb. 1 und 3)

Sie ist die am meisten gefürchtete *Komplikation fortschreitender entzündlicher Vorgänge im Gesicht.* Die Thrombose wird meist bei Furunkel, Phlegmone, Erysipel und bei Eiterungen im Gebiet der Mund-, Augenhöhle und Nase fortgeleitet. Bei Oberlippenfurunkeln und Karbunkeln geht der Infektionsweg über die Vena angularis und Vena ophthalmica superior. Die Infektion kann aber auch von der Vena facialis anterior über die Vena ophthalmica inferior oder auf noch größerem Umweg über die Vena facialis posterior und den Plexus pterygoideus in das Schädelinnere führen (Abb. 3).

Diese besonderen venösen Abflußbedingungen werden für den häufigen Einbruch von Entzündungen des Gesichts in die Tiefe und den Blutkreislauf verantwortlich gemacht. Begünstigend in dem Sinne wirken ferner die Sonderstellung der mimischen Muskulatur, die unmittelbar an die Haut herankommt und die Eitererreger ansaugt, sowie der tiefe Sitz der Talgdrüsen. Hinzu kommt, daß die Staphylokokken den Menschen in „geballten Haufen" angreifen und eine besondere Neigung haben, in das Venensystem einzubrechen. Infolge der klappenlosen Venen des Gesichts ist weiterhin ein Aufsteigen der Erreger in das Schädelinnere leicht möglich.

Das *klinische Bild* äußert sich im Ansteigen von Puls und Temperaturkurve. Ein zunehmendes Ödem der Augenlider mit Chemosis und Protrusio bulbi ist sichtbar. Durch Verdrängung des Bulbus nach nasal unten treten häufig Doppelbilder auf. Die Pupillen sind starr und entrundet. Am Augenhintergrund findet sich eine Stauungspapille, manchmal Blutungen. Nackensteifigkeit, Benommenheit und unerträgliche Kopfschmerzen treten auf. Häufig ist der Prozeß doppelseitig.

3. Thrombose des Sinus sagittalis superior (Abb. 3)

Sie ist selten. Am häufigsten entsteht sie nach infizierten Konvexitätsfrakturen des Schädels, bei Osteomyelitis der Schädelknochen, Phlegmonen und Erysipelen der Kopfschwarte. Bei otogenen Prozessen kann durch direkte Fortleitung über den Confluens sinuum eine Thrombose in den Sinus sagittalis superior gelangen. Auch Hirnabszesse und eitrige Meningitiden können eine Thrombophlebitis des Längsblutleiters verursachen.

Bei Thrombose des Sinus sagittalis superior findet sich im Bereich der Kopfhaut häufig eine Venenstauung, manchmal eine ödematöse Schwellung der Weichteile. Gelegentlich kann, wie bei der Thrombose des Sinus cavernosus, ein Lidödem beobachtet werden. Manchmal treten infolge von Stauung der Venen der Hirnoberfläche Krampfanfälle auf.

Die **Symptome der Sinusthrombose** werden oft verdeckt durch die Grundkrankheit, z. B. eine gleichzeitig vorhandene Meningitis, Hirnabszeß oder metastasierende Allgemeininfektion.

Charakteristisch sind die *Allgemeinerscheinungen* mit hohem Puls und schwerem Krankheitsgefühl. Intermittierendes Fieber mit Schüttelfrost wird durch Verschleppung von Thrombusteilchen in den Kreislauf hervorgerufen. Häufig sind embolische Metastasen. Sie treten besonders in der Lunge auf, sind meist klein und liegen unter der Pleura. Sie können einen Pyopneumothorax hervorrufen. Gelenkmetastasen sitzen bevorzugt im Schultergelenk Manchmal ist dabei ein sympathischer Gelenkerguß vorhanden, der nicht vereitert ist, aber purulent werden kann. Weitere Embolien gelangen in den Herzmuskel, die Nieren, die Milz und in das Gehirn. Infolge der pyogenen Allgemeinerkrankung kommt es zu einer Leberparenchymschädigung mit Ikterus. Eine Hyperleukozytose mit Linksverschiebung ist nachzuweisen. Die bakteriologische Untersuchung des Blutes ergibt häufig einen positiven Befund. Als Erreger finden sich hämolysierende Streptokokken und Staphylokokken, seltener Pneumokokken und Proteusbazillen.

Neben diesen Allgemeinsymptomen finden sich typische *Lokalsymptome.* Sie werden mechanisch infolge Behinderung des Blutabflusses verursacht. Es kommt zu intrakranieller Drucksteigerung mit heftigsten Kopfschmerzen, Schwindel, Erbrechen, Bewußtseinsstörungen, Stauungspapille und Nackensteifigkeit.

Die **Differentialdiagnose der Sinusthrombose** macht kaum Schwierigkeiten. Meningitis, Enzephalitis, der Gehirnabszeß, evtl. eine Pneumonie müssen differentialdiagnostisch berücksichtigt werden. Wichtig für die Diagnose sind entzündliche Veränderungen im Bereich des Kopfes, besonders des Mittelohres und Warzenfortsatzes. Wenn im Verlauf einer Mittelohrentzündung nach Abklingen der akuten Erscheinungen erneut Fieber auftritt, muß mit dem Ausbreiten des Prozesses auf den Sinus gerechnet werden.

Die **Prognose** der Sinusthrombose ist schlecht. Wird sie nicht behandelt, so führt sie über eine eitrige Meningitis zum Tode.

Die **Therapie** der Thrombose des Sinus transversus und des Sinus sagittalis superior besteht in der operativen Freilegung und Eröffnung des Blutleiters. Um die Verschleppung infizierter Thromben in die übrige Blutbahn und damit Metastasen zu vermeiden, wird die Vena jugularis externa am Halse unterbunden.

Die operative Eröffnung des Sinus sagittalis superior macht keine Schwierigkeiten, da er oberflächlich liegt (Abb. 3).

Die Thrombophlebitis des Sinus cavernosus kann im allgemeinen operativ nicht mit Erfolg angegangen werden. Sie hat eine besonders ungünstige Prognose.

Antibiotika und Sulfonamide in hohen Dosen, die gezielt nach Testung und Resistenzbestimmung der Keime gegeben werden, bieten bei Thrombophlebitis eine Möglichkeit der Rettung des Patienten. In jedem Falle ist eine zusätzliche Therapie mit Heparin, Heparinoiden (Thrombocid, Tromexan) und Dicumarol zur Heraufsetzung der Blutgerinnungszeit durchzuführen.

O. Hydrozephalus

Man unterscheidet einen „originären" angeborenen Hydrozephalus im Gegensatz zum „symptomatischen" nach Meningitis, bei neoplastischen oder entzündlichen Ursachen. Immer besteht beim Wasserkopf ein Mißverhältnis zwischen Produktion und Resorption des Liquors mit vermehrter Flüssigkeitsansammlung im Schädel (s. Gehirnventrikel). Dabei kann es zu einer *akuten* Vermehrung der Hirnflüssigkeit, zum *Hydrocephalus acutus internus et externus* (s. Meningitis serosa) und zu einer *chronischen* Flüssigkeitsansammlung kommen.

Tritt die Vermehrung der Hirnflüssigkeit infolge Atrophie des Gehirns auf, so spricht man vom **Hydrocephalus ex vacuo.** Er entsteht bei Arteriosklerose, Epilepsie, progressiver Paralyse usw. Bei Erweiterung und vermehrter Flüssigkeitsansammlung zwischen weicher und harter Hirnhaut besteht ein **Hydrocephalus externus.** Er findet sich häufig als Restzustand eines subduralen Hämatoms. Meist ist im Liquor dann eine Vermehrung des Eiweiß vorhanden. Starke Erweiterung und Füllung der Ventrikel werden als **Hydrocephalus internus** (Abb. 40a u. b) bezeichnet. Er wird akut bei entzündlichen Erkrankungen des Gehirns und der Hirnhaut hervorgerufen. Beim *chronischen Hydrocephalus internus*

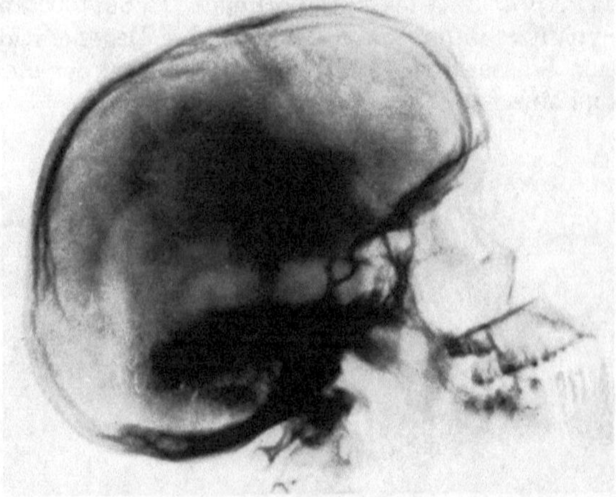

Abb. 40a

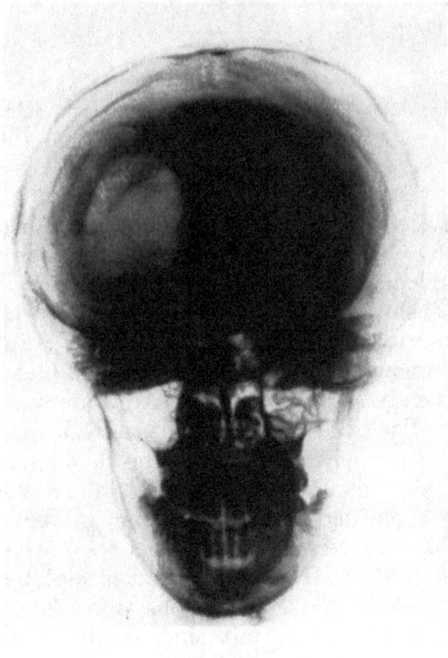

Abb. 40b

Abb. 40a und b. Enzephalogramm bei Hydrocephalus internus. Maximale Erweiterung der Ventrikel

müssen zwei Formen unterschieden werden: Der Hydrocephalus congenitus und der Hydrocephalus acquisitus.

1. Hydrocephalus congenitus

Der angeborene „originäre" Wasserkopf wird durch verschiedenste Anlässe hervorgerufen, deren Ätiologie noch nicht völlig geklärt ist. *Als Ursache werden angegeben:* Entwicklungsstörungen, Geburtstraumen und Entzündungen, besonders Syphilis. Blutsverwandtschaft oder Degeneration der Eltern disponiert gleichfalls zum Wasserkopf. Auf 100 Geburten rechnet man 0,07 lebende Kinder mit Hydrozephalus.

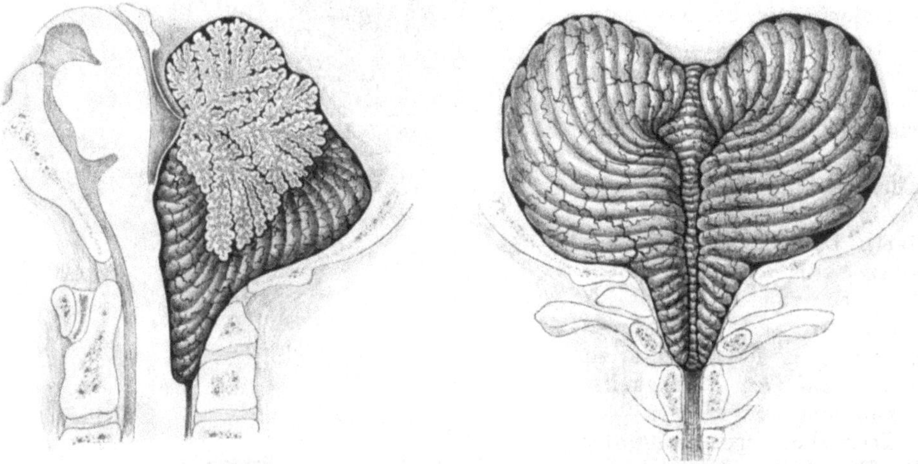

Abb. 41. ARNOLD-CHIARIsche Deformation. Kleinhirn und verlängertes Mark in den Spinalkanal hineingedrängt. Der Liquorabfluß ist behindert

Ist eine vermehrte Liquorabsonderung bei normalen Abflußwegen vorhanden, so besteht der **Hydrocephalus hypersecretorius.** Meist sind jedoch die Liquorabflußwege (s. Gehirnventrikel) blockiert infolge entzündlicher Verwachsungen und Obliterationen. Es entwickelt sich dann der **Hydrocephalus obstructivus.** Je nach der Abflußbehinderung unterscheidet man verschiedene Formen des *Blockes.* Liegt er im Gehirn selbst durch Verschluß des Foramen interventriculare, z. B. infolge Verwachsungen des krankhaft veränderten Plexus chorioideus oder durch Verwachsungen des Ependyms im Bereich des Aquaeductus cerebri, so spricht man von einem **zerebralen Block** (Abb. 40). **Zisternenblock** liegt dann vor, wenn das Foramen mediale und die seitlichen Öffnungen des 4. Ventrikels verschlossen sind. Der 4. Ventrikel wölbt sich dann tief in das Kleinhirn vor. Beim **spinalen Block** bestehen Verwachsungen der harten und weichen Hirnhäute am Foramen occipitale magnum. Die Cisterna cerebellomedullaris wird weit ausgedehnt.

Als weitere Mißbildungen finden sich bei Hydrozephalus: Hasenscharte, Klumpfuß, Syndaktylie, Zwergwuchs und Enzephalozele (Abb. 48). Häufig ist Hydrocephalus congenitus mit einer Spaltbildung des Wirbelkanals und Rückenmarksvorfall (Myelomeningozele) verbunden. Wird dadurch das Kleinhirn und verlängerte Mark in den Spinalkanal hineingezogen, so spricht man von einer **Arnold-Chiarischen Deformation** (Abb. 41). Dadurch ist die Zirkulation des Liquors gehindert. Es entsteht eine intrakranielle Druckerhöhung mit Hydrozephalus. Dieser wiederum führt zu einem Hinabrücken der Kleinhirntonsille und der Medulla oblongata in den oberen Zervikalkanal, so daß ein Circulus vitiosus vorhanden ist. Bei allen Formen von Myelo- und Meningozele der oberen Halswirbelsäule muß an diese Komplikation gedacht werden.

Der Hydrozephalus bildet sich beim Fötus meist in der zweiten Hälfte der Schwangerschaft aus. Ist der Schädel schon im Uterus vergrößert, so geht ein großer Teil der Kinder während der Geburt zugrunde. Häufig entsteht der Hydrozephalus erst im sechsten Monat nach der Geburt oder nach der Operation einer Meningozele. Viele Kinder sind idiotisch, in wenigen Fällen findet sich jedoch eine normale Intelligenz. Geringgradiger Hydrozephalus wird sogar als Ursache von besonderen geistigen Leistungen angesehen. Helmholtz, Gauß, Menzel, Beethoven und Wagner hatten einen geringgradigen Wasserkopf.

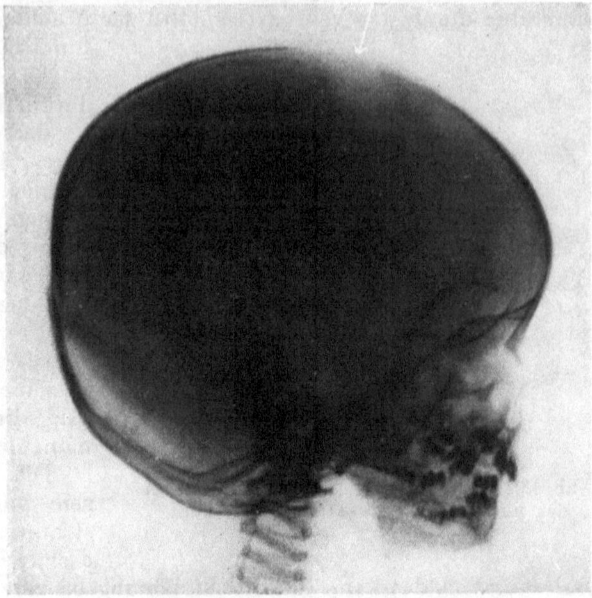

Abb. 42. Hydrocephalus internus. Monströse Auseinanderdrängung der Nähte bei einem 15 Monate alten Säugling

Die **Diagnose** ergibt sich aus der Vergrößerung des Schädels. Er ist papierdünn. Die Fontanellen sind breit, prall gefüllt und offen, die Nähte auseinandergedrängt (Abb. 42). Die Hirnrinde zeigt Aplasie mit Verstrichensein der Windungen. Der Balken wird zu einer dünnen Platte. Der Plexus chorioideus ist häufig entzündlich verdickt. Das Kind ißt schlecht und erbricht. Psychisch machen die Säuglinge einen müden Eindruck, nehmen kein Interesse an ihrer Umgebung und schreien nicht. Sie zeigen Intelligenzdefekte, die mit Hilfe von Intelligenzprüfungen, welche die normalen Äußerungen der Säuglinge in den verschiedenen Lebenswochen feststellen, erkannt werden können. Das Gesicht ist klein im Verhältnis zu dem mächtigen Schädel. Die normalen Umfangmaße des Schädels beim Neugeborenen betragen 35—40 cm. Der Kopf ist spärlich behaart, zeigt erweiterte Venen. Ältere Kinder sprechen schlecht, sehen greisenhaft und müde aus. Manchmal leiden sie an Krämpfen. Die Orbita wird durch den Druck des erweiterten Gehirns verengt. Die Augen stehen infolge der Abplattung des Augenhöhlendaches nach unten. Dadurch wird ein großer Teil der Skleren oberhalb der Hornhaut sichtbar. Stauungspapillen und Sehnervenatrophie sind manchmal vorhanden. Es findet sich in fortgeschrittenen Fällen Strabismus und Nystagmus.

Bei der *Punktion der vorderen Fontanelle* ist eine bedeutende Druckerhöhung vorhanden. Der normale Druck beim Kleinkind beträgt 50—80 mm Wasserdruck.

Manchmal ist er bis auf 400 mm erhöht. Wichtig ist, in welcher Tiefe man auf den Hydrozephalus stößt. Schädel und Rinde sind oft dünner als $\frac{1}{2}$ cm. Die Ventrikulographie des Hydrozephalus hat eine hohe Mortalität, so daß auf sie im allgemeinen verzichtet werden soll.

Differentialdiagnostisch zeigen Eiweiß, Zucker und Goldsolreaktion keine Abweichung von der Norm im Gegensatz zur kindlichen Meningitis. Blut, Xanthochromatie und Eiweiß über 100 mg sprechen gegen Hydrozephalus und für ein **subdurales Hygrom.** Dieses entsteht infolge Austretens von Liquor durch einen schmalen Riß der Arachnoidea zwischen die Dura und weiche Hirnhaut. Bei intrakranieller Druckerhöhung (Husten, Niesen usw.) gelangt Liquor unter die Dura, kann aber durch den ventilartigen Riß der Arachnoidea nicht zurückfließen. Der Liquor ist klar, gelb, manchmal blutig tingiert. Hervorgerufen wird das subdurale Hygrom durch leichte Traumen.

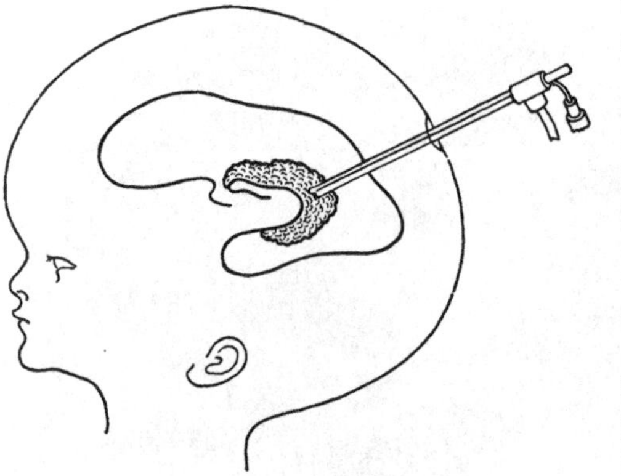

Abb. 43. Endoskopische Elektrokoagulation des Plexus chorioideus bei Wasserkopf

Bei einer *Atresie des Aquaeductus cerebri* ist der Hydrozephalus bereits bei der Geburt mit hohem Druck vorhanden. Ein Verschluß des 4. Ventrikels durch *Tumor* ruft einen akuten Hydrozephalus hervor. Dieser tritt meist in der späteren Kindheit auf.

Die **Prognose** des Hydrozephalus ist schlecht. Heilt er spontan aus, so sind die Kinder oft schwachsinnig, manchmal gelähmt.

Die **Therapie** kann konservativ sein mit Diuretika und Röntgenbestrahlung. Bei Syphilis ist eine spezifische Kur einzuleiten. Durch den *Balkenstich* (s. da) kann die Druckerhöhung bei zerebralem Block behoben werden. Bei spinalem Block kann der *Subokzipitalstich* (s. da) druckentlastend wirken. Die konservative Therapie darf nicht länger als 2—3 Wochen durchgeführt werden. Bei Druckerhöhung über 300 mg Wasser soll sofort operiert werden.

Bei der operativen Behandlung hat die *endoskopische Elektrokoagulation des Plexus chorioideus* gute Erfolge (Abb. 43). Für die *Dauerdränage der Ventrikel* existieren eine ganze Anzahl komplizierter Operationen, welche durch Einlegung von Kalbsarterien, Metallröhrchen, Seiden- oder Katgutfäden eine Ableitung des Hydrozephalus in das Unterhautfettgewebe, die Lymph- und Blutbahn, die Pleura- und Bauchhöhle hervorrufen sollen. Bei Atresie des Aquaeductus cerebri kann dieser katheterisiert werden und dadurch die Liquorzirkulation wieder in Gang kommen.

2. Hydrocephalus acquisitus

Diese „symptomatische" Form des Hydrozephalus wird hervorgerufen durch Prozesse, die den *Abfluß des Liquors verlegen.* Es sind Verwachsungen nach Meningitis (s. da) und Traumen (Contusio cerebri, intrakranielle Blutung, s. da) sowie Tumoren (Abb. 55). Bei Geburtstraumen läßt sich der Hydrocephalus acquisitus häufig nicht von einem kongenitalen unterscheiden. Eine *Vermehrung der Liquorsekretion* kann durch Parasiten, Infektionskrankheiten oder Fremdkörper hervorgerufen werden. Papillome des Plexus chorioideus oder Hämangiome führen in seltenen Fällen gleichfalls zu einer Störung der Liquorsekretion. Außerdem können Thrombosen der Venen des Gehirns eine Liquorstauung verursachen (s. Sinusthrombose).

Die **Symptome** des Hydrocephalus acquisitus decken sich mit denen des kongenitalen weitgehend. Es findet sich eine Druckatrophie des Gehirns. Bei *akutem* Verlauf (Einzelheiten s. Meningitis serosa sympathica) kommt es zu Kopfschmerzen, Erbrechen, Nackensteifigkeit, Pulsverlangsamung, Benommenheit, Fieber. Epileptische Krämpfe werden hervorgerufen. Stauungspapillen und Sehnervenatrophie treten auf. Im weiteren Verlauf finden sich Erblindung und Verminderung der Intelligenz. Bei *chronischem* Verlauf sind die Hirndruckerscheinungen geringgradiger. Augenstörungen und epileptische Krämpfe finden sich aber auch hier.

Differentialdiagnostisch müssen die Meningitis, Enzephalitis und der Hirntumor ausgeschlossen werden. Spontanheilungen der Krankheit sind sehr selten. Manchmal treten sie bei Durchbruch in den Subarachnoidealraum, in die Subkutis oder in die Nasen- oder Nebenhöhlen auf.

Die **Therapie** muß sich nach der Ätiologie richten. Bei Syphilis ist sie spezifisch, bei Tumoren, Narben, Parasiten ist die Operation angezeigt. Ist keine Ursache zu finden, so können dieselben ableitenden Operationen angewendet werden, wie beim Hydrocephalus congenitus.

P. Hirnbruch (Hirnvorfall)

1. Angeborener Hirnbruch (Enzephalozele)

Er entsteht dadurch, daß sich die Knochen des Schädels in der Embryonalzeit nicht oder nur unvollkommen vereinen. Diese Verschlußstörungen sind *Hemmungsmißbildungen* bei bestimmter Konstitution **(Status dysraphicus).** Als Folge der ausbleibenden knöchernen Vereinigung tritt ein **Cranium bifidum** auf. Das Gehirn wird unvollkommen bedeckt. Es gibt alle Übergänge von den ausgesprochenen Spaltbildungen bis zu geringgradigen Andeutungen. Die Mißbildung kann sich auch auf die Wirbelsäule miterstrecken (Cranium bifidum mit Spina bifida). Sie reicht manchmal vom Schädeldach bis zum Kreuzbein. Bei schweren Formen ist das Gehirn mangelhaft ausgebildet (s. Schädeldeformitäten). Es findet sich Anenzephalie oder Hemizephalie. Bleiben schließlich nur Lücken am Scheitel oder am Hinterkopf übrig, so fällt das Gehrin bruchartig vor, und es entsteht die Enzephalozele.

Auf 1000 Geburten rechnet man 0,1—0,5 Hirnbrüche. Prädestinierend für die Entstehung wird eine Degeneration der Eltern angesehen. Die Spalten, bei denen das mißgebildete Hirn frei zutage liegt, sind so schwere Entwicklungsstörungen, daß bei ihnen ein Eingriff nicht möglich ist. Dagegen haben Operationen bei Enzephalozelen Erfolg.

Infolge ihrer entwicklungsgeschichtlichen Entstehung sitzen die Enzephalozelen an ganz bestimmten Stellen des Schädels. Diese sind die Mittellinie des Hinterkopfes und die Nasenwurzel. Man unterscheidet die **Cephalocele occipitalis superior** und **inferior,** je nachdem sie oberhalb oder unterhalb der Protuberantia occipitalis major auftritt. Die am Nasenansatz befindlichen Enzephalozelen werden als **sinzipitale Zephalozelen** (Abb. 44) bezeichnet. Ferner gibt es noch seltene Hirnbrüche bei Lücken im Siebbein oder Keilbein, die **basalen Enzephalozelen.** Sie treten in die Nasen- oder Augenhöhle aus und werden als *nasofrontale, nasoorbitale* und *nasoethmoidale* Enzephalozelen bezeichnet.

Als häufigste und typischste Form der Enzephalozele findet sich die **Enzephalozystozele** (Abb. 45). Sie ist eine Ausstülpung eines Seitenventrikels. Im Bereich ihrer Austrittsstelle fehlt der Knochen mit Periost und Dura. Die Enzephalozystozelen bestehen aus äußerer Haut, verdickter Arachnoidea und Hirnmasse. Sie enthalten im Innern eine Liquorhöhle, die mit dem Seitenventrikel in Verbindung steht. Je kleiner die Knochenlücke ist, desto größer wird die Zirkulationsstörung und um so stärker ist entsprechend die Liquorabsonderung in den Bruchsack.

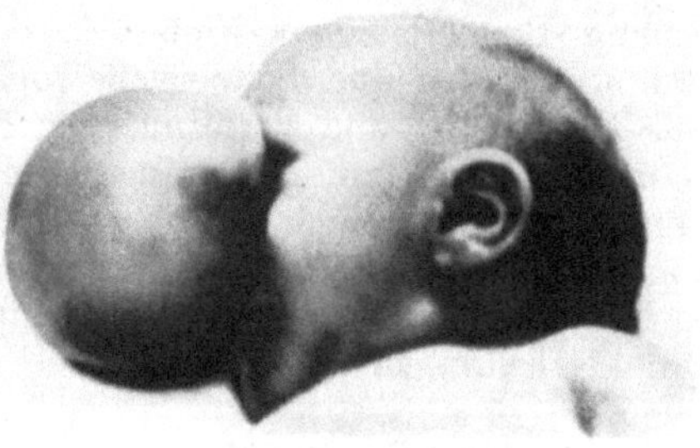

Abb. 44. Sinzipitale Zephalozele

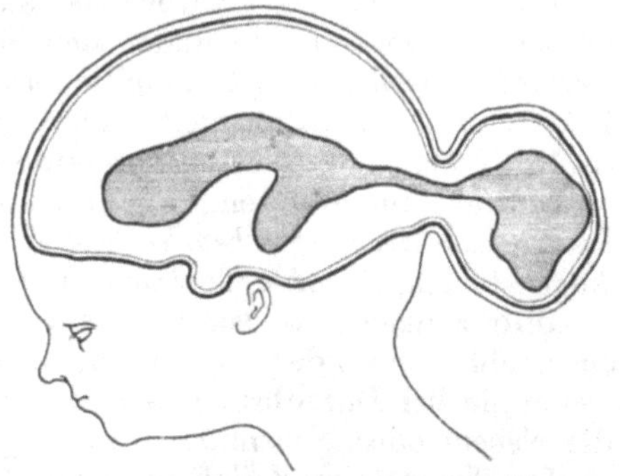

Abb. 45. Enzephalozystozele. Ihr Inhalt besteht aus Hirnhaut, Hirnsubstanz und einer Ausstülpung eines Seitenventrikels

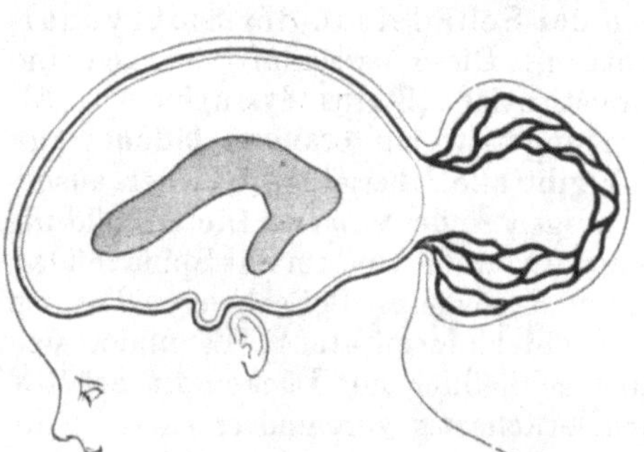

Abb. 46. Enzephalozystomeningozele. Ihr Inhalt besteht aus Hirnhaut, Hirnsubstanz und der zystisch veränderten Arachnoidea

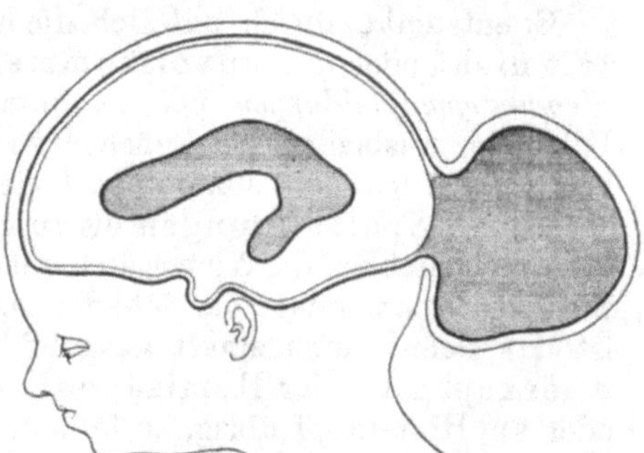

Abb. 47. Hydromeningozele, bestehend aus einem Haut-Hirnhautsack, der Liquor enthält

Es lassen sich alle Formen der Zephalozele von der Enzephalozystozele ableiten. Sinkt noch während der Embryonalzeit der Inhalt der Enzephalozele zurück, so daß nur noch einige Hirnwindungen vorhanden sind, so bezeichnet man sie als **Kenenzephalozele.** Sie befindet sich nur über der Glabella als kleiner Bruch.

Haben sich bei einem Hirnbruch Zysten in der Arachnoidea gebildet, so wird er als **Enzephalozystomeningozele** bezeichnet (Abb. 46). Schließlich kann die Gehirnschicht völlig schwinden, so daß der Bruch nur noch aus Haut, Arachnoidea und evtl. Ependym besteht. Diese Form heißt **Meningozele.** Meist enthält die Meningozele Liquor und wird dann **Hydromeningozele** (Abb. 47) genannt.

Die **Diagnose** der Zephalozele ergibt sich aus der Vorwölbung des Schädelinhaltes unter der geschlossenen Hautdecke im Bereich der Mittellinie. Sie kann flach aufsitzen oder gestielt sein. Die Geschwulst ist angeboren, selten mehrfach. Sie ist meist unter Hirndrucksymptomen reponierbar. Dann treten Bewußtlosigkeit, Erbrechen und Druckpuls auf. Die Meningozelen, die keine Hirnmasse enthalten, sind durchscheinend. Ist Hirnsubstanz in dem Bruch vorhanden, so hebt sich diese als dunkler Schatten bei der Durchleuchtung ab. *Röntgenologisch* findet sich eine Knochenlücke. Der Tumor ist an den Seiten meist behaart, an der Oberfläche kahl.

Differentialdiagnostisch muß ein *Kephalhämatom* infolge Geburtstrauma ausgeschlossen werden. Dieses verschwindet spontan. *Dermoide* sind nicht reponibel und finden sich meist nicht in der Mittellinie. *Atherome* sind nicht kompressibel und mit der Haut verschieblich (s. da).

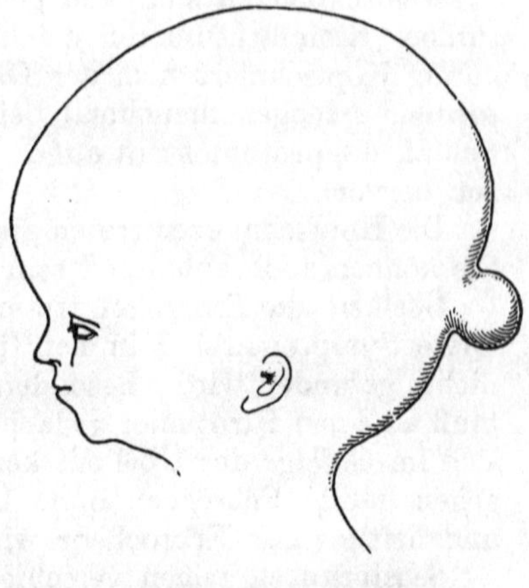

Abb. 48. **Okzipitale Enzephalozele mit Hydrozephalus**

Die **Prognose** der Hirnbrüche ist ungünstig. Infolge Berstung und Infektion erfolgt der Exitus.

Für die **Behandlung** ist es wichtig, Enzephalozelen mit reichem Gehalt an Hirnmasse von solchen ohne Gehirnanteil zu unterscheiden. Durch kleine Knochenlücken treten im allgemeinen keine Gehirnmassen aus. Die Meningozelen haben daher eine gute *operative* Prognose. Die großen Hirnbrüche stellen eine Kontraindikation für die Operation dar. Ist wenig Gehirn ausgetreten, so kann dies bei der Operation mit abgetragen werden, da es keine Funktion mehr auszuüben vermag. Der Kräftezustand des Kindes ist für die Operationsprognose wichtig. Meist findet sich ein schlechter Allgemeinzustand. Dann kann der Bruchsack evtl. vorläufig punktiert werden, um eine Perforation zu vermeiden. Ist der Bruchsack perforiert, so soll, ganz gleich in welchem Zustand das Kind sich befindet, wegen der Infektionsgefahr operiert werden. Sind gleichzeitig ein Wasserkopf (Abb. 48) oder andere Mißbildungen vorhanden, so ist die Operation abzulehnen. Abgesehen davon entsteht ein Wasserkopf (s. da) leider häufig nach der Operation. Dadurch wird die vitale Prognose ganz erheblich getrübt.

2. Erworbener Hirnbruch (Hirnvorfall, Einzelheiten s. da)

Er entsteht nach Traumen oder Entzündungen des Schädelknochens (Tuberkulose, Syphilis, Osteomyelitis, s. da), die einen Knochendefekt hervorrufen. Im Gegensatz zu den angeborenen Gehirnbrüchen zeigen sie keine besondere Lokalisation. Häufig sind sie im Bereich des Stirn-, Scheitel- oder Schläfenbeins. Ist gleichzeitig eine Infektion des vorgefallenen Gehirns vorhanden, so spricht man von einem bösartigen Hirnvorfall (Einzelheiten s. da).

Die **Therapie** des erworbenen Hirnbruches richtet sich nach dem Grundleiden (s. Hirnvorfall). Ist dieses ausgeheilt, so kommt evtl. eine operative Deckung der Knochenlücke (s. Deckung der Schädeldefekte) in Frage.

Q. Symptomatologie der Gehirntumoren

Die moderne Neurochirurgie ist bei der Operation der Hirntumoren genau so erfolgreich, wie die Chirurgie der Tumoren des übrigen Körpers. Bei früher Diagnose und rechtzeitiger Operation läßt sich ein großer Prozentsatz der Kranken heilen.

1. Symptome

Die Erscheinungen der Krankheit werden durch **Allgemein-** und **Herdsymptome** bedingt. Sie sind abhängig von der Lokalisation, Größe und Art des Tumors. Die klassische Symptomentrias der Hirntumoren wird durch intrakranielle Druckerhöhung hervorgerufen. Diese verursacht Kopfschmerz, Erbrechen und Stauungspapille.

Kopfschmerzen sind von geringer lokalistischer Bedeutung für einen Gehirntumor. Kleinhirntumoren machen davon eine Ausnahme. Bei ihnen finden sich häufig Kopfschmerzen in der Okzipitalgegend. Tumoren in der Gegend des Tentoriums erzeugen manchmal beiderseitigen Stirnkopfschmerz. Ein Scheitel- oder Schläfenlappentumor ruft auf der Seite der Erkrankung meist heftigere Kopfschmerzen hervor.

Die Kopfschmerzen treten anfallsweise auf oder sind andauernd vorhanden. Sie können auch anhaltend sein und dabei in ihrer Intensität wechseln.

Übelkeit und Erbrechen treten gewöhnlich im Spätstadium der Erkrankung auf. Diese Symptome sind immer für einen Hirntumor verdächtig, wenn am Magen nichts gefunden wird. Besonders bei Kindern, die mehr als 2—3 Tage erbrechen, muß an einen Hirntumor gedacht werden. In frühen Fällen der Erkrankung findet sich im Gefolge der Übelkeit kein Erbrechen. Wenn der Hirndruck steigt, ist dagegen häufig Erbrechen ohne Übelkeit vorhanden. Das Erbrechen ist expulsiv und heftig. Das Erbrochene wird häufig im hohen Bogen herausgebracht.

Sehstörungen zeigen verschiedene Formen. Sie können direkt verursacht sein (Abb. 59) durch Geschwülste des Sehnerven (s. da), durch Druck von Tumoren in der Nachbarschaft des Fasciculus opticus und Chiasma opticum (Hypophysentumoren usw.) und schließlich durch Geschwülste, die zu Läsionen der Rindenzentren (s. Anatomie des Gehirns und der Gehirnnerven) führen (Abb. 52).

Indirekt erzeugt aber auch der gesteigerte Hirndruck (s. da), der als Folge des raumbeengenden Prozesses auftritt, eine Sehnervenatrophie.

Schon sehr früh findet sich, besonders bei Tumoren an der Hirnbasis und im Kleinhirn, ein Ödem der Sehnervenpapille infolge venöser Stauung durch den Hirndruck. Die venöse Rückstauung erzeugt häufig Blutungen der Retina. Ist die Stauung andauernd vorhanden, so tritt allmählich eine Verminderung des Ödems auf. Es findet sich dann eine gelbweiße Papille, die eine Atrophie des Nervus opticus anzeigt. Dann ist keine Hoffnung mehr auf eine Restitution der Sehkraft vorhanden. Eine sorgfältige ophthalmologische Untersuchung muß daher bei jedem Kranken mit Verdacht auf Hirntumor ausgeführt werden. Sie muß rechtzeitig durchgeführt werden, da bei früher Entlastung, auch wenn die Lokalisation der Geschwulst noch nicht feststeht, die Sehkraft erhalten bleibt.

2. Lokalisation

Die Ventrikulographie (s. da) ist ein gebräuchliches Mittel zur Lokalisation eines Hirntumors. Nicht in jedem Fall soll sie angewendet werden, da eine, wenn auch geringgradige, Mortalität vorhanden ist. Aber immer dann, wenn eine exakte

Lokalisation auf Grund einer neurologischen Untersuchung und Röntgenleeraufnahme nicht gemacht werden kann, muß die Ventrikulographie ausgeführt werden (Abb. 49). Besonderheiten des Gefäßverlaufs der Gehirngefäße können durch die Arteriographie zur Darstellung gebracht werden (s. da). Infolge des Tumors pathologisch verlagerte Arterien sind mit dieser Methode röntgenologisch darstellbar. Für die Diagnose der Tumoren der Großhirnhemisphären spielt die Arteriographie die Hauptrolle.

Neben den röntgenologischen Methoden stützt sich die Lokalisationsdiagnose auf die Feststellung von **neurologischen Ausfallerscheinungen** (s. Anatomie und Physiologie des Gehirns, Abb. 22a und b). Bei ihrer Untersuchung ist die Aufnahme einer genauen Anamnese von Bedeutung, da die zuerst aufgetretenen Ausfälle, die Lokalsymptome, am wichtigsten sind. Sie werden durch den primären Sitz des Hirntumors hervorgerufen. Die später auftretenden Krankheitszeichen entstehen infolge des Wachstums des Tumors. Sie rufen Nachbarschaftssymptome hervor. Fernsymptome treten bei intrakranieller Druckerhöhung, durch Abdrücken des Aquaeductus cerebri usw. auf.

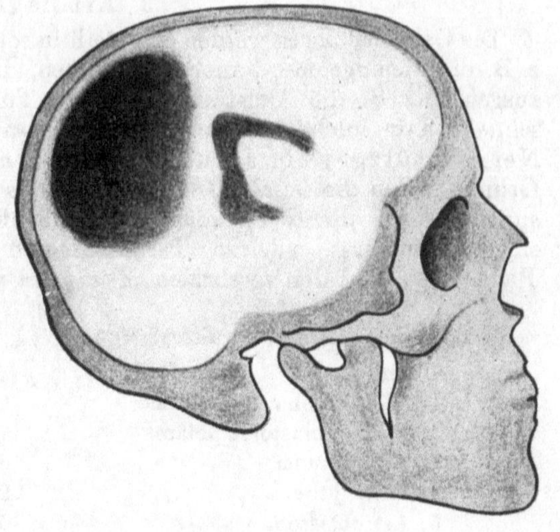

Abb. 49. Gehirntumor mit Verdrängung des Seitenventrikels

Tumoren im Gebiet der vorderen Schädelgrube rufen meist spät Erscheinungen hervor, da sie sich in einer relativ stummen Zone ausbreiten. Durch Druck auf den Bulbus olfactorius können Geruchsstörungen auftreten. Charakterveränderungen sind häufige Symptome sämtlicher Gehirntumoren. Bei den Tumoren des Stirnhirns stehen sie während der ganzen Zeit der Erkrankung im Vordergrund. Es finden sich Vergeßlichkeit, Erregbarkeit und Schwierigkeit bei der Konzentration. Manchmal werden die Kranken völlig initiativelos. Andere Patienten sind gefühlsmäßig unausgeglichen. Sie schreien oder lachen laut bei den geringsten Anlässen auf.

Tumoren im Gebiet der mittleren Schädelgrube erzeugen häufig generalisierte epileptische Anfälle infolge Druckes auf die vordere Zentralwindung (s. da).

Findet sich der Tumor im Gebiet des linken Schläfenlappens, so ruft er bei Rechtshändern eine sensorische Aphasie hervor (s. Gehirnanatomie und Physiologie). Tumoren der Schädelbasis verursachen Hirnnervenstörungen der gleichen Seite. Teilweiser Ausfall des Gesichtsfeldes findet sich bei Tumoren des Temporal- und Okzipitallappens infolge Schädigung der Rindenregion. Schläfen- oder Scheitellappentumoren, welche die Sehstrahlung berühren, rufen Hemianopsien hervor (Abb. 66). Bei Hinterhauptstumoren sind homonyme Hemianopsien der gegenüberliegenden Seite vorhanden. Durch direkten Druck auf den Tractus opticus und das Chiasma opticum treten gleichfalls Hemianopsien auf (s. Tumoren der Gehirnnerven und Abb. 58 und 59). Schläfenlappentumoren können auch Geruchshalluzinationen erzeugen (s. *Uncinatusanfälle*). Bei Scheitellappentumoren sind häufig Störungen des Tasterkennens vorhanden (s. Gehirnanatomie und Physiologie).

Tumoren im Gebiet der hinteren Schädelgrube finden sich besonders im Bereich des Kleinhirns. Während sich beim Erwachsenen die meisten primären Hirntumoren im Großhirn befinden, liegen sie beim Kinde besonders häufig infratentoriell, d. h. im Kleinhirn, in der Brücke und im Mittelhirn. Kleinhirnataxie und Adiadochokinese können auftreten (s. Anatomie und Physiologie des Hinterhirns). Das ROMBERGsche Phänomen ist positiv, da eine Fallneigung nach der erkrankten Seite vorhanden ist. Im Positionsversuch findet sich ein Absinken und eine Pronationstendenz des gleichseitigen Armes bei Vorstrecken der Arme unter Augenschluß (s. Abb. 74).

3. Artdiagnose

Die Gehirntumoren werden eingeteilt in solche, die von den *Hirnhäuten* ausgehen, z. B. die Meningeome, ferner in Tumoren, die von den *Scheiden der Gehirnnerven* ausgehen, z. B. die Akustikusneurinome, Tumoren des Nervus opticus usw. und schließlich in solche, die in der *Gehirnsubstanz* selbst entstehen. Sie gehen vom Nervenstützgewebe aus und heißen Gliome (Einzelheiten s.da). Eine besondere Gruppe bilden die *Geschwülste der Hypophyse* (s. da) und die *Tumoren des Gefäßsystems*, sowie die *Gefäßanomalien*. Schließlich können auch die Erscheinungen eines Hirntumors von den sog. **Pseudotumoren** (Hirnabszeß, Gumma, Tuberkel, Parasiten) und den zerebralen *Metastasen* verursacht werden.

I. Eigentliche Hirngeschwülste:

a) Gliome

1. Glioblastoma multiforme	6. Oligodendrogliom
2. Spongioblastoma polare	7. Medulloblastom
3. Ependymom	8. Neuroepitheliom
4. Astrozytom	9. Plexuspapillom
5. Astroblastom	10. Pinealom

b) Tumoren der Nervenscheiden
Neurinome

II. Mesodermale Geschwülste:

1. Meningeom — 2. Fibrom — 3. Sarkom

III. Hypophysentumoren:

a) Adenome

1. Chromophob — 2. Eosinophil — 3. Basophil

b) Kraniopharyngeom

IV. Dysembryome (organismoide Mischgeschwülste):

1. Teratom — 2. Dermoid — 3. Epidermoid

V. Tumoren und Mißbildungen des Gefäßsystems:

1. Hämangioblastom — 2. Hämangiome — 3. Aneurysmen

VI. Metastasen

VII. Parasiten

VIII. Granulome.

Alle Geschwülste, die aus unreifen Zellen entstehen, wachsen schnell und sind bösartig. Meist sind sie schlecht abgrenzbar und schwer zu entfernen. Röntgenbehandlung ist häufig wirksam. Trotzdem ist die Rezidivneigung groß. Die langsam wachsenden Tumoren sind im allgemeinen gut abgrenzbar und enthalten oft Zysten. Sie lassen sich relativ leicht entfernen. Die prognostisch günstigsten Geschwülste sind die Meningeome und Kleinhirnbrückenwinkeltumoren. Sie wachsen expansiv und sind gut abgegrenzt. Gummata treten selten auf. Metastasen finden sich am häufigsten bei Lungen-, Mamma-, Portio- und Prostatakarzinomen sowie bei Hypernephrom.

Der Häufigkeit nach gibt Cushing folgende Aufstellung:

Gliome	42,6%	Metastatische Tumoren	4,2%
Hypophysengeschwülste	17,8%	Kongenitale Tumoren	3,6%
Meningeome	13,4%	Sarkome	0,7%
Neurinome	8,7%	Rest	9,0%

4. Differentialdiagnose

Zur Feststellung, ob ein Tumor vorliegt, ist die Untersuchung des Augenhintergrundes von ganz besonderer Wichtigkeit (s. Symptome). Stauungspapille und Stauungsblutungen müssen festgestellt werden. Der Liquor cerebrospinalis ist bei Tumoren meist eiweißreich. Die Zellzahl ist nur unbedeutend vermehrt. Manchmal finden sich Tumorzellen im Sediment.

Die *Röntgenaufnahme des Schädels* zeigt häufig infolge des verstärkten Innendruckes vertiefte und vermehrte Impressiones digitatae. Allerdings können auch bei anderen mit Schädelinnendruckerhöhung verbundenen Krankheiten deutlich sichtbare Impressiones digitatae vorhanden sein (Abb. 12). Zerstörungen und Erweiterungen der Sella (s. Abb. 60) und des Porus acusticus internus sind zu beachten. Exostosen und intrazerebrale Kalkschatten sind auf einen Tumor verdächtig. Besonders Meningeome, Kraniopharyngeome und bestimmte Gliome (Medulloblastome und Obligodendrogliome des Großhirns sowie Astrozytome des Kleinhirns) neigen zu Verkalkung. Von den selteneren Geschwülsten werden Verkalkungen bei den Angiomen, parasitären Zysten und Tuberkulomen gesehen. Die Enzephalographie (s. da) kann nur unter Vorbehalten angewendet werden. Ventrikulographie und Arteriographie sind oft für die Differentialdiagnose unerläßlich.

5. Therapie

Die *kausale Behandlung* besteht in der Eröffnung der Schädelhöhle, der Freilegung und möglichst radikalen Entfernung des Tumors. Die Schädeleröffnung wird Trepanation genannt (Abb. 50). Sie wird als **freie Trepanation** unter Opferung des Knochens oder **osteoplastisch** durch Bildung eines Wagnerschen Hautperiostknochenlappens, der nach beendeter Operation wieder zurückgeklappt wird, ausgeführt (s. Technik).

Die Vorbereitung der Patienten für die Operation ist für den Erfolg des Eingriffes besonders wichtig. Viele Patienten haben habituelles Erbrechen und sind dadurch heruntergekommen. Sie leiden an Kochsalzverarmung und sind anämisch. Eine Bluttransfusion wirkt daher oft lebensrettend. Schlaflosigkeit tritt häufig infolge der anhaltenden Kopfschmerzen auf. Sie wird am besten mit Barbitursäurepräparaten bekämpft. Niemals soll Morphium gegeben werden, da es lähmend auf das Atemzentrum wirkt, das oft schon durch die intrazerebrale Druckerhöhung geschädigt ist.

Die meisten Operationen dauern lange. Es wird deshalb die **örtliche Betäubung** bevorzugt. Auch Avertin wird als Basisnarkotikum angewendet. Zur Bekämpfung des Schocks soll während der Operation eine intravenöse Dauertropfinfusion mit 5%iger Traubenzuckerlösung eingebaut oder eine Blutinfusion vorgenommen werden. Wenn dadurch keine Besserung des Schockzustandes eintritt, so kann der Kopf des Patienten gesenkt werden. Jedoch ist dann eine verstärkte venöse Blutung vorhanden. Viele Hirnchirurgen operieren am **sitzenden** Patienten,

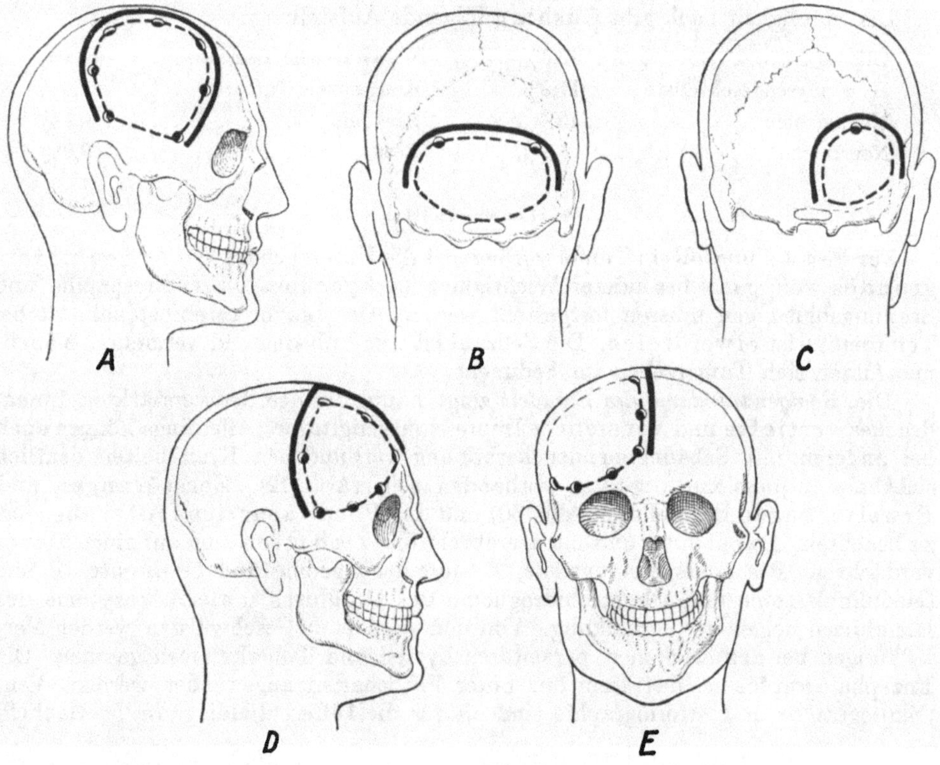

Abb. 50. Schädeltrepanation. *A* Zugang bei Tumoren des Scheitellappens, *B* Zugang bei Kleinhirntumoren, *C* Zugang bei Kleinhirnbrückenwinkeltumoren, *D* und *E* Zugang bei Stirnlappen-, Hypophysen- und suprasellären Geschwülsten von vorn und von der Seite. Die ausgezogene Linie zeigt den Hautschnitt, die durchbrochene Linie den Knochenlappen mit Bohrlöchern an

um soweit wie möglich die venöse Blutung auszuschalten. Wenn bei der Eröffnung der Dura der Hirndruck groß ist, das Gehirn vorfällt und ein Gewebsschaden eintreten könnte, so muß **Koffein** zur Senkung des Hirndrucks gegeben werden. Es wirkt außerdem als Stimulanz. Noch wirksamer als Koffein ist die Verabfolgung von 50 bis 100 ccm 50%iger Traubenzuckerlösung.

Technik. Im allgemeinen wird der *Hautschnitt* **bogenförmig** bis auf den Knochen angelegt. Gewöhnlich ist die Basis des Lappens schmaler als der Oberteil (Abb. 52). Sie muß jedoch breit genug sein, um die Ernährung des Lappens zu sichern. Meist enthält die Basis eine großes Gefäß, z. B. die Arteria temporalis.

Die Blutung ist infolge von Adrenalin, das dem Lokalanästhetikum zugesetzt worden ist, gering. Durch die HEIDENHAINsche fortlaufende, rückgreifende Umstechung (*Hinterstichnaht*) kann sie weiterhin verringert werden. Meist wird die Blutung durch „Digitalkompression" zum Stehen gebracht. Klemmen sollen an die Haut nach Möglichkeit nicht angelegt werden, da sie die primäre Heilung durch Entstehung von Randnekrosen gefährden. An die Galea angelegt, ziehen sie diese über den blutenden Schnittrand der Haut. Größere Gefäße des Schnittrandes werden mit dem Thermokauter verschorft.

Der *Knochen* wird da eröffnet, wo er relativ dünn ist. Er wird mit der Kugelfräse angebohrt, nachdem das Periost sorgfältig zurückgeschoben worden ist. Der Bohrer kann elektrisch oder mit der Hand betrieben werden. Knochenblutungen werden mit sterilem Bienenwachs gestillt, das in die blutenden Stellen hineingestrichen wird. Die Bohrlöcher werden an den Ecken des Lappens angelegt. Bei der **freien Trepanation** wird der Knochen von dem Bohrloch aus mit einer Hohlmeißelzange entfernt und am Schluß der Operation nicht wieder eingesetzt. Sie wird bei Operationen der hinteren Schädelgrube angewendet, da die dicke Muskelplatte des Nackens genügenden Schutz gewährt (Abb. 50 B und C). Bei der **osteoplastischen Trepanation** wird der Knochen zwischen den Bohrlöchern durchsägt, durchfräst oder durchschnitten. Während des Sägens ist er mit physiologischer Kochsalzlösung abzukühlen. Blutungen an der Innenseite können erst gestillt werden, nachdem der Knochenlappen zurückgeschlagen worden ist. Aus diesem Grunde werden die Knochenteile an den Stellen, wo bekannte Gefäße entlangziehen, zum Schluß durchtrennt. An der Basis wird der Knochen nicht durchsägt, sondern abgebrochen. Zu diesem Zweck werden Elevatoren unter den Periostknochenlappen geschoben und der Knochen emporgehoben, bis er an der Basis einbricht. Befindet sich die Arteria meningica med. im Bereich der Trepanationsstelle, so wird sie nach Umklappen des Knochenlappens unterbunden. Blutungen aus dem Sinus werden durch Ligatur und Umstechung gestillt. Muskelläppchen, sog. „lebende Tampons", können zur Blutstillung aufgelegt werden. Es besteht bei Unterbindungen der Sinus immer die Gefahr größerer Thrombosen.

Die *Dura* wird mit einem scharfen Schnitt eröffnet, während sie von dem darunterliegenden Gehirn abgehoben wird. Sodann wird der Schnitt mit einer Duraschere vervollständigt. Der Duralappen wird in einer anderen Richtung angelegt wie der Haut- und Knochenlappen.

Die *Hirnrinde* muß mit größter Sorgfalt behandelt werden. Gazetupfer sollen möglichst nicht benutzt werden. Das Gehirn ist gegenüber Zirkulationsstörungen, Veränderungen der Lage während der Operation, mechanischen und chemischen Einflüssen überaus empfindlich. Silberklammern, sog. Klips, werden für die Abklemmung großer, in der Tiefe liegender Gefäße angewendet. Das Gehirn muß häufig mit physiologischer Kochsalzlösung angefeuchtet werden. Inzisionen sollen so angelegt werden, daß sie keine großen Gefäße treffen. Läßt sich das nicht vermeiden, so müssen die Gefäße vorher ligiert oder mit Klips abgeklemmt werden. Während der Operation muß das Blut ununterbrochen abgesaugt werden. Zu diesem Zweck wird ein kleiner Sauger benutzt. Inzisionen werden mit dem Skalpell oder besser mit dem elektrischen Messer ausgeführt. Das elektrische Messer wird bevorzugt, da dadurch Blutungen weitgehend verhindert werden.

Tiefliegende Tumoren werden durch Vorbauchung des Gehirns, Abflachung der Windungen und Verstreichung der Furchen erkannt. Vorsichtiges Palpieren, evtl. diagnostische Punktion oder Inzision ist manchmal erforderlich. Es gibt zwei Möglichkeiten, einen tiefliegenden Tumor zu entfernen: Einmal wird die Rinde und Hirnsubstanz bis auf den Tumor eingeschnitten und die Geschwulst herausgeschält. Oder sie wird zusammen mit der umliegenden Hirnmasse umschnitten und entfernt. Die letztere Methode ist besonders einfach und bei Stirnlappen- und Hinterhauptslappentumoren anwendbar. Bei diesen kann der ganze Lappen mit dem Tumor reseziert werden (**Lobektomie**). Sehr saftreiche Tumoren lassen sich durch Absaugen entfernen. Große, tiefliegende Geschwülste kann man so operieren, daß der Tumor zuerst freigelegt wird. Unter der intrakraniellen Druckerhöhung entwickelt er sich und kann dann entfernt werden. Bei inoperablen Tumoren kann durch teilweise Entfernung des Tumors eine „*innere Entlastung*" erzielt werden.

Zum Schluß der Operation muß die Dura sorgfältig mit Katgutnähten verschlossen werden. Mußte sie wegen eines infiltrierend wachsenden Tumors entfernt werden, so kann sie durch

Oberschenkelfaszie ersetzt werden, oder die umgebende Dura wird gespalten und in den Defekt eingesetzt. Einige Hirnchirurgen decken den Defekt überhaupt nicht. Bei der osteoplastischen Trepanation wird sodann der Knochenlappen in die Lücke eingefügt. Er wird nicht genäht. Nur bei den sehr dünnen Schädelknochen des Kindes muß er manchmal durch Stahlklammern fixiert werden.

Nach einer Gehirnoperation besteht die Gefahr eines Hirnödems (s. gesteigerter Hirndruck). Es wird durch wiederholte Lumbalpunktionen, hochprozentige Traubenzuckerlösungen sowie Euphyllin und salzarme Kost bekämpft. Aus diesem Grunde ist eine genaue Blutstillung bei jeder Hirnoperation notwendig. Ebenso müssen deswegen Puls, Atmung, Blutdruck, Pupillen und Temperatur sorgfältig überwacht werden.

Nach einer gelungenen Radikaloperation und der Überstehung des postoperativen Gehirnödems bilden sich die intrakraniellen Drucksymptome zurück. Stauungspapille, Kopfschmerzen und Erbrechen verschwinden. Neben der Gefahr des Hirnödems sind Komplikationen durch Infektion, und von seiten des Herzens, Kreislaufs und der Lunge zu erwarten. Zysten, Neurinome, Meningeome und Fibrome haben eine günstige Operationsprognose. Bei Gliomen und metastatischen Tumoren ist die Prognose im allgemeinen schlecht. Die Tumoren der Konvexität sind der Operation am zugänglichsten. Geschwülste in der Brücke, im verlängerten Mark, der inneren Kapsel, den Stammganglien und an der Hirnbasis sind häufig überhaupt nicht operativ angreifbar.

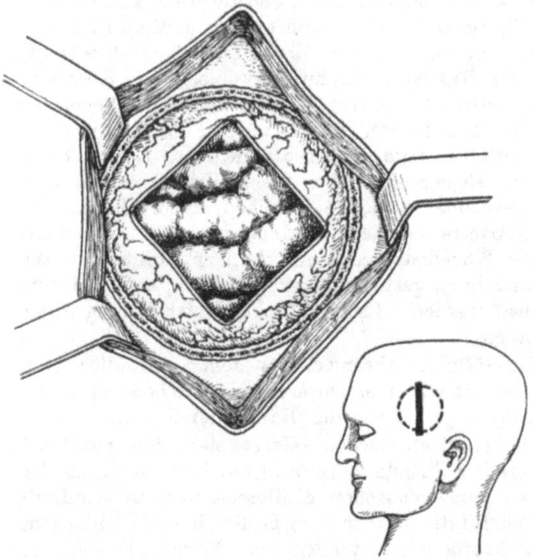

Abb. 51. Subtemporale Entlastungstrepanation. Die Skizze zeigt den Hautschnitt

Ist eine kausale Therapie durch Radikaloperation des Tumors nicht möglich, so ist die *symptomatische Behandlung* anzuwenden. Dabei darf kein Morphium gegeben werden, wenigstens, nicht solange Aussicht auf eine Rettung des Patienten besteht. Morphium kann, bei der an sich schon bestehenden Schädigung wichtiger zerebraler Zentren infolge der Druckerhöhung, durch seine lähmenden Eigenschaften einen plötzlichen Tod herbeiführen. Lumbal- oder Zisternenpunktionen, die beim gesteigerten Hirndruck, z. B. infolge Meningitis, therapeutisch von großer Bedeutung sind, sind beim Hirntumor kontraindiziert. Insbesondere bei Tumoren der hinteren Schädelgrube. aber auch bei Geschwülsten anderer Lokalisation besteht die Gefahr der Einklemmung der Medulla oblongata in das Hinterhauptsloch, wodurch ein sofortiger Tod heraufbeschworen wird. Die konservative Therapie beim Hirntumor beschränkt sich auf die Dehydrierung (s. Contusio cerebri).

Die **Entlastungstrepanation** (Abb. 51) bei intrakranieller Druckerhöhung infolge Hirntumors (z. B. diffusem Gliom) wird angewendet, wenn durch längeres Abwarten irreparable Störungen auftreten. Stauungspapillen mit der Gefahr der Erblindung und unerträgliche Kopfschmerzen zwingen zu diesem Eingriff. Die

Entlastungstrepanation wird bei inoperablen Tumoren vorgenommen als sog. *dekompressive subtemporale Trepanation nach* CUSHING. Nach Entfernung eines Knochenfensters von 5 bis 6 cm Durchmesser und Ausschneidung der Dura muß der Schläfenmuskel sorgfältig genäht werden, um einen Vorfall des Gehirns zu verhindern. Die subtemporale Trepanation wird beim Rechtshänder auf der rechten Seite bevorzugt, da sich auf der linken Seite das Sprachzentrum befindet (s. Anatomie und Physiologie des Gehirns). Wird durch das rechtsseitige Knochenfenster keine genügende Entlastung erzielt, so kann auf der linken Seite zusätzlich die Entlastungstrepanation durchgeführt werden. Auf diese Weise wird eine ausgiebige Druckentlastung erzielt, die längere Zeit vorhält. Besonders bei Tumoren in der Mitte der Hirnbasis ist die beiderseitige Entlastungstrepanation erfolgreich. Bei fortgeschrittenen Tumoren des Kleinhirns (z. B. Medulloblastom, s. da) wird die Entlastungstrepanation im Bereich des Hinterhaupts ausgeführt (Abb. 50B).

Bei Tumoren, deren Lokaldiagnose nicht gestellt werden kann, schwinden manchmal nach einer Entlastungstrepanation die im Vordergrund der Erkrankung stehenden Allgemeinsymptome, wie Kopfschmerzen, Erbrechen, Stauungspapille usw. und die Lokalsymptome treten deutlich hervor. Oft ist dann doch noch eine genaue Lokalisation der Geschwulst und damit ihre operative Entfernung möglich. Langsam wachsende Geschwülste, bei denen eine operative Entfernung aus technischen Gründen nicht mehr durchgeführt werden kann, machen oft nach der Entlastungstrepanation jahrelang kaum Beschwerden.

R. Tumoren der Hirnhäute

Die **Meningeome** sind die häufigsten Geschwülste der Hirnhäute. Sie machen 13% aller intrakraniellen Tumoren aus. Tumormetastasen von **Karzinomen, Melanomen** und **Sarkomen** (s. da), die in den Meningen isoliert auftreten, sind selten. Meist finden sie sich bei generalisierter Aussaat über den Schädel und das Gehirn.

Der *Ursprung der Meningeome* ist noch nicht völlig geklärt. Sie stammen wahrscheinlich von Zellnestern der Arachnoidea ab. Sie können überall im Gebiet der Dura, Falx cerebri oder des Tentoriums sitzen. Am häufigsten finden sie sich an der Konvexität des Gehirns (Abb. 52). Etwas weniger häufig sind sie an der Hirnbasis im Gebiet des Nervus olfactorius, der suprasellären Region und der hinteren Schädelgrube vorhanden. Selten findet man sie im Seitenventrikel, wo sie gewöhnlich mit Ausnahme ihrer Ursprungsstelle am Plexus chorioideus völlig frei liegen.

Charakteristisch für die Meningeome ist, daß sie meistens eine Kapsel haben. Sie sind gutartig, entarten aber auch sarkomatös und neigen zu Rezidiven. Sie können kleine Knötchen sein und große Geschwülste bilden, die sich in den Hirnhemisphären expansiv ausbreiten. Hirndruckerscheinungen treten auf. Selten wird das Gehirn infiltrativ durchwachsen. Die Pia mater bleibt intakt und wird bei dem meist langsamen Wachstum der Geschwulst vorgeschoben. Die Dura und der Knochen werden von Meningeomen durchdrungen (Abb. 52). Sie müssen dann bei Operationen mitentfernt werden. Oft finden sich im Gebiet von Meningeomen Hyperostosen (s. da) infolge reaktiver Wucherung des Knochens (Abb. 16). Sie können geringgradige Verdickungen der Tabula interna, aber auch große Auswüchse des knöchernen Schädels bilden. Andererseits werden durch Meningeome Druckerosionen des Schädels hervorgerufen.

Die Meningeome sind meist sehr stark durchblutet. Die Arterien stammen aus der Dura und Pia. Die Venen verlaufen in die Dura oder direkt in die großen venösen Blutleiter. Die Vaskularisierung beschränkt sich nicht allein auf den Tumor, sondern ergreift auch die weichen und harten Hirnhäute. Große Venen sind manchmal sichtbar.

Manche Meningeome sind kugelig, andere, besonders solche im Gebiet der Falx cerebri, bilden flache Geschwülste. Die Oberfläche kann gelappt sein. Meistens sieht die Geschwulst rötlich aus, weil sie in der Kapsel große Gefäße enthält. Die Schnittfläche ist gewöhnlich granuliert. Schnell wachsende Meningeome sind weich, manchmal gelatinös. Sie können Zysten mit gelber, eiweißhaltiger Flüssigkeit enthalten.

Die Meningeome bestehen histologisch aus langen, platten Geschwulstzellen mit länglichem Kern. Die Zellen sind teils in Zügen, teils in zwiebelschalenartigen Nestern angeordnet und durch Stroma voneinander getrennt. Je nach ihrem Aufbau werden harte, weiche und zystische Formen unterschieden.

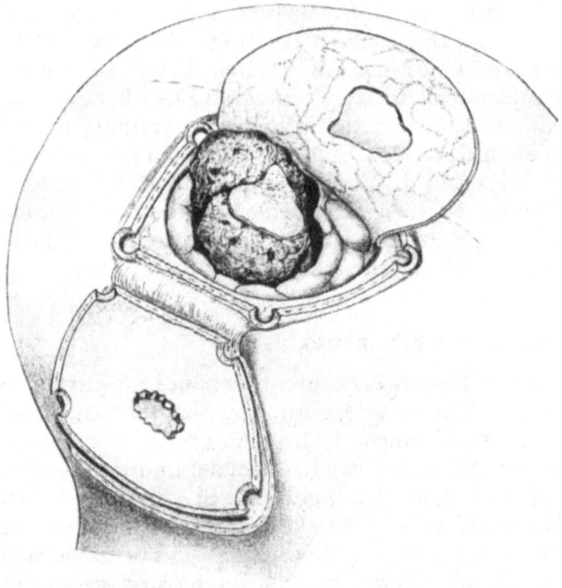

Abb. 52. Trepanation bei einem parietalen Meningeom mit Einbruch in die Dura

Die *harten Meningeome* sitzen meist an der Schädelbasis und sind mit den Meningen nur durch eine schmale Brücke verbunden, was ihre Aufsuchung bei der Operation manchmal sehr erschweren kann. Sie können sehr groß werden. Ihre Oberfläche ist höckrig. Bei diesen harten Tumoren handelt es sich immer um gutartige Geschwülste im pathologischen Sinne, d.h. sie infiltrieren nicht das umgebende Gewebe, sondern verdrängen es nur. Sie wachsen langsam. Allerdings läßt sich zwischen der Dauer des Bestehens eines Tumors und dessen Größe keine Relation aufstellen. Wegen ihres langsamen Wachstums und der so möglich gewordenen Anpassungsfähigkeit des Gehirns an die Raumbeengung ist es erklärlich, daß meistens erst verhältnismäßig große Geschwülste subjektive und klinisch erfaßbare Erscheinungen machen. Dieses gilt besonders für Tumoren über den sog. stummen Regionen des Gehirns.

Die *weichen Meningeome* sitzen meist breitbasig den Meningen auf und haben eine unregelmäßige Form. Nicht selten sind die Neubildungen so weich, daß die Tumormassen ohne Schwierigkeit mit dem Sauger aufgesogen werden können, was ihre Entfernung erleichtert, indem sie auf diese Weise ohne erheblichen Blutverlust verkleinert werden. Sie wachsen bedeutend schneller und neigen zu Implantationsrezidiven, wenn sie nicht mit unverletzter Kapsel entfernt werden können, was bei ihrer unregelmäßigen Form manchmal schwierig ist.

Die *zystischen Meningeome* sind als Folge von Gefäßwandveränderungen und so bedingter ischämischer Nekrose mit Blutaustritt aufzufassen. Sie gehören nicht zu den unbedingt gutartigen Formen, stellen aber nur einen geringen Prozentsatz der Meningeome dar. Meist sind sie nicht scharf begrenzt und oft schwer ausschälbar. Die Zysten enthalten eine gelbe, eiweißhaltige Flüssigkeit.

Meningeome, die durch Zellreichtum und Ausbleiben von Verkalkung gekennzeichnet sind, heißen **Endotheliome.** Die Zellen sind einförmig, rund oder polyedrisch. Die **Psammome** (Sandgeschwülste) sind gekennzeichnet durch hyaline Umwandlung der zentral gelegenen Zellen und Verkalkung. Es bilden sich dadurch konzentrisch geschichtete Sandkörner. Die **fibroblastischen Meningeome** bilden eine große Gruppe von teils langsam wachsenden, relativ gutartigen Tumoren. Andererseits finden sich unter ihnen bösartige Geschwülste, die schnell wachsen und aus gleichartigen Zellen aufgebaut sind. Diese Zellen sind elliptisch und Sarkomzellen ähnlich. Außer den genannten, häufig vorkommenden Meningeomen, gibt es noch eine Gruppe von selteneren **angioblastischen, chondroblastischen, osteoblastischen** und **lipoblastischen Meningeomen.**

Die *Diagnose der Meningeome* stützt sich auf die Zeichen der intrakraniellen Tumoren (s. Symptomatologie der Gehirntumoren). Sie sind Geschwülste des mittleren Lebensalters. Da die Mehrzahl der Meningeome langsam wächst, treten die klinischen Zeichen allmählich in Erscheinung. Manchmal sind schon jahrelang Symptome vorhanden, bevor die Patienten in ärztliche Behandlung kommen. Besonders häufig treten epileptiforme Krämpfe auf. Die Krämpfe beginnen meist im Bein, da diese Rindenzentren dem Gebiet des häufigsten Tumorsitzes, der Konvexität des Gehirns, am nächsten liegen (Abb. 22). Bitemporale Hemianopsie und Sehnervenatrophie (Abb. 59) ohne Zeichen von Störungen der Hypophyse sprechen für ein Meningeom im Gebiet der suprasellären Region. Meningeome im Gebiet des Nervus olfactorius erzeugen durch Druck Anosmie. Häufig findet sich eine Exostose der Lamina cribriformis. Einseitiger Exophthalmus ohne Pulsation wird durch eine Hyperostose der Augenhöhle hervorgerufen. Diese kann ihrerseits wieder verursacht sein durch ein Meningeom im Gebiet des Temporallappens. Stirnhirnmeningeome werden häufig sehr groß bevor, sie Symptome hervorrufen, da sie im Gebiet „stummer Regionen" (s. Anatomie und Physiologie des Gehirns) liegen. Im Gegensatz dazu rufen schon kleinere Tumoren im Gebiet der motorischen Rindenzentren Reizerscheinungen hervor.

Für die *Differentialdiagnose* ist die Röntgenuntersuchung wichtig. Hyperostosen, Vaskularisierung, Kalkherde, die nicht mit der Rinde in Verbindung stehen, sowie Erosionen des Schädels sind für ein Meningeom verdächtig. Aus einer vorhandenen Kalkablagerung kann nicht auf die Gutartigkeit des Tumors geschlossen werden. Die Kalkimprägnierung findet sich in Form der Psammonkörper. Die röntgenologische Sichtbarkeit hängt natürlich von der Menge der eingelagerten Sandkörner ab. Charakteristisch ist eine gewisse Scharfrandigkeit bei körniger Struktur des Kalkschattens. Mit Hilfe der Ventrikulographie ist eine Lokalisation des Tumors möglich.

Die *Operationsprognose* ist günstig, da die Meningeome meist gut abgegrenzt sind. Schwierigkeiten machen die starke Durchblutung der Tumoren und die häufige Nachbarschaft der großen Sinus, die von den Meningeomen durchwachsen werden können. Die Resektion des Knochens und der Dura ist bei Einbruch der Tumormassen notwendig. Die entstandene Schädellücke wird plastisch gedeckt (s. Seite 109).

Manchmal ist die Amputation eines frontalen oder temporalen Lappens nötig, um große subfrontale oder subtemporale Meningeome zu entfernen. Bei basalen Meningeomen besteht die Gefahr von Blutung des Sinus cavernosus und der Schädigung der Arteria carotis interna sowie des Chiasma opticum. Meningeome der hinteren Schädelgrube sind wegen der Nachbarschaft der Gehirnnerven oft schwierig zu entfernen. Intraventrikuläre Meningeome müssen transkortikal angegangen werden.

S. Gehirngeschwülste

1. Gliome

Das Gliom ist eine Geschwulst des Zentralnervensystems, die aus der Neuroglia hervorgeht. Vorwiegend finden sich die Gliome im Gehirn. Sie lassen sich makroskopisch oft nur schwer von der eigentlichen Hirnsubstanz unterscheiden, da sie diffus infiltrierend wachsen und eine ähnliche Farbe und Konsistenz wie das Gehirn haben. Es gibt harte, weiche und zystische Gliome. Die harten Gliome bestehen aus einer faserreichen Gliawucherung mit langsamer Wachstumstendenz. Die weichen Gliome sind zellreich und wachsen rasch. Mitosen und mehrkernige Zellen sind oft nachweisbar. In der umgebenden Hirnsubstanz rufen die Gliome Ödem und Erweichung hervor. Sie neigen zu Degenerationen. Blutungen, Nekrosen, Verfettung und schleimiger Zerfall können auftreten. Es bilden sich dadurch Zysten, die mit hellgelber oder sanguinolenter Flüssigkeit gefüllt sind. Durch Hämorrhagien kann das Tumorgewebe rot gesprenkelt werden. Bei Massenblutungen entstehen apoplektische Erscheinungen (*apoplektisches Gliom*).

Die Gliome neigen im allgemeinen nicht zur Metastasierung. Einige, die Medulloblastome und Spongioblastome metastasieren in den Liquor und können sich dadurch über das gesamte Zentralnervensystem ausbreiten. Die Größe der Gliome schwankt zwischen Haselnuß- und Faustgröße. Manchmal ist ein ganzer Hirnlappen von einem Gliom eingenommen. Die Ganglienzellen und Nervenfasern bleiben bei dem infiltrierenden Wachstum der Geschwulst häufig noch lange innerhalb des Tumorbereiches erhalten. Es entsprechen daher die neurologischen Ausfallserscheinungen nicht immer der Ausdehnung und dem Sitz der Geschwulst. Infolge ihrer schlechten Begrenzung lassen sich die Gliome nicht ausschälen.

Die günstigste *Operationsprognose* haben die Astrozytome und Oligodendrogliome. Die Prognose der Glioblastome und Medulloblastome ist infaust. Neben der Art des Tumors ist sein Sitz von ausschlaggebender Bedeutung. So sind z. B. Tumoren der Brücke und Medulla sowohl ihres Sitzes wegen, als auch infolge ihres raschen Wachstums und der Neigung zur Metastasierung in die Liquorräume, besonders bösartig.

Im einzelnen werden die Gliome nach ihrer vorherrschenden Zellart unterschieden. Es besteht eine Gesetzmäßigkeit im Formbild und Sitz der Gliome. Sie ist für die Prognose und Behandlung ausschlaggebend. Die häufigsten Gliome sind:

a) **Glioblastoma multiforme.** Es ist das bösartigste Gliom und wächst sehr schnell. Etwa 25% aller im Schädelinneren befindlichen Gliome sind multiforme Glioblastome. Sie treten im mittleren und späteren Lebensalter auf. Ihr Lieblingssitz ist in den Hemisphären (Abb. 53). Besonders die Temperofrontalgegend wird befallen. Daher sind Sprachstörungen und psychische Veränderungen häufig vorhanden. Daneben finden sich allgemeine Hirndrucksymptome, wie Kopfschmerzen und Erbrechen. Stauungspapillen können fehlen. Verschiedene Pupillenweite ist ein Frühsymptom. Sie zeigt einen Einbruch des Tumors in den Balken an. Nekrosen und kleine Blutungen in und um den Tumor können Hemiplegien hervorrufen und dadurch die Differentialdiagnose erschweren.

Die Dura wird nicht von dem Tumor durchwachsen. Er liegt subkortikal. Im Subarachnoidealraum ist über dem Tumor meist kein Liquor vorhanden. Die Rinde zeigt bei der Palpation eine abnorme Konsistenz und sieht anämisch aus. Oft kann der Tumor nur durch Hirnpunktion festgestellt werden. Beim Eintritt in den Tumor läßt sich die Kanüle leichter vorschieben als in normaler Hirnsubstanz.

Nach Inzision über dem Tumor findet sich eine vaskularisierte Masse von wechselnder Konsistenz. Sie kann gelatinös sein und Nekrosen von gelber oder graugrüner Farbe enthalten. Blutungen in den Tumor sind häufig vorhanden (*apoplektiformes Glioblastom*) und führen zu einer braunroten Verfärbung. In der Geschwulstperipherie treten sinusartige Gefäßerweiterungen auf, die sich auch arteriographisch darstellen lassen. Wächst der Tumor in die Tiefe, so bricht er in die Ventrikel ein. Dadurch stellen sich oft erst klinische Erscheinungen ein.

Mikroskopisch besteht der Tumor aus kleinen spindelförmigen Zellen mit ovalen Kernen. Vielkernige Riesenzellen sind oft nachweisbar. Mitosen sind zahlreich vorhanden. Außerdem finden sich alle embryonalen Formen der Gliazellen.

Die *Behandlung* ist symptomatisch. Eine Radikaloperation des Tumors ist unmöglich. Durch Entfernung möglichst großer Tumorteile kann eine „innere Entlastung" angestrebt werden. Auch die subtemporale Entlastungstrepanation (Abb. 51) wird ausgeführt. Der Zugang zum Tumor muß durch stumme Zonen gewählt werden. Vom Stirnhirn, Scheitel- und Hinterhirn darf nur soviel entfernt werden, daß kein neuer Schaden entsteht. Manchmal läßt sich der Tumor durch Lobektomie entfernen.

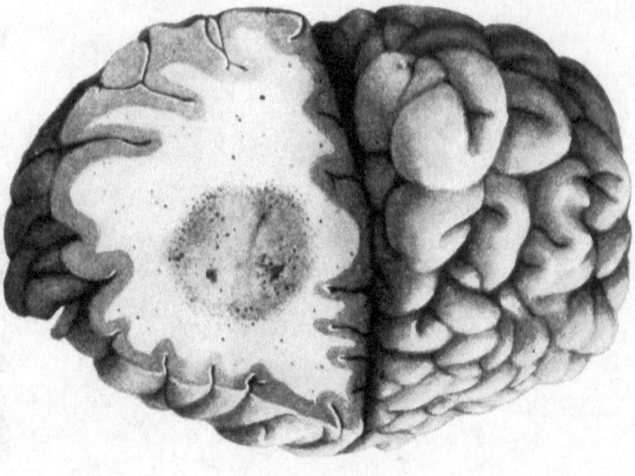

Abb. 53. Glioblastoma multiforme im Stirnlappen

b) **Astrozytome.** Es ist die größte Gruppe der Gliome, etwa 30%. Häufig treten sie im *Kleinhirn* auf. Es sind relativ gutartige Geschwülste. Eine Ausnahme davon machen die *infiltrativ und schnell wachsenden Astrozytome beider Hemisphären*, die bei Kindern und Erwachsenen auftreten können. Sie haben eine hoffnungslose Prognose, da sie in die großen Kerne, häufig auch der anderen Seite, eindringen. Eine Radikaloperation ist bei ihnen daher nicht möglich. Auch durch Röntgenbestrahlung sind sie nicht zu beeinflussen.

Die Astrozytome bestehen aus einem Netzwerk von Astrozyten. Mitosen sind selten vorhanden. Die Astrozytome wachsen langsam und sind wenig durchblutet. Sie sind je nach Unterart relativ scharf abgegrenzt. Ihre Farbe ist weißlich-speckig. Sie sind von fester, selten weicher Konsistenz. Manchmal finden sich im Tumor kleine Kalkherde. Häufig sind die Astrozytome zystisch (Abb. 54). Die Zysten enthalten eine gelbe xanthochromatische, manchmal schleimige Flüssigkeit. Die Zysten können oberflächlich oder tief liegen.

Die *Astrozytome der Großhirnhemisphären* (Abb. 54) finden sich besonders im Temporallappen im Gebiet des Gyrus prae- und postcentralis (Abb. 22a). Rindenepilepsie wird daher häufig durch Astrozytome verursacht. Selten breiten sich die Astrozytome weit in das Gehirn aus. Liegt der Tumor unter der Oberfläche, so sind dünne Gefäße bei einem vergrößerten Hirnlappen auf ein Astrozytom verdächtig. Die Grenze zwischen Tumor und normalem Gewebe ist bei den Astrozytomen des Großhirns oft schwer festzustellen.

Die *Astrozytome des Kleinhirns* können von der Wand des 4. Ventrikels ausgehen und sich in ihm ausbreiten, oder sie liegen im Wurm oder am häufigsten in einer Kleinhirnhemisphäre. Sie sind scharf begrenzt, haben aber keine Kapsel. Selten greift der Tumor auf die andere Seite über. Der Wurm kann jedoch verdrängt werden. Im Röntgenbild können sie Verkalkungen aufweisen.

Kleinhirnastrozytome verursachen Ataxie mit zerebellarem Gang, Fallen nach der Seite der Erkrankung usw. (s. Gehirnanatomie und Physiologie und Abb. 74). Bei Kleinhirnastrozytomen (Vorzugsalter 5.—15. Lebensjahr) sind die Nähte des Schädels breit, die Windungen atrophisch. Hydrocephalus obstructivus (s. da) ist häufig vorhanden.

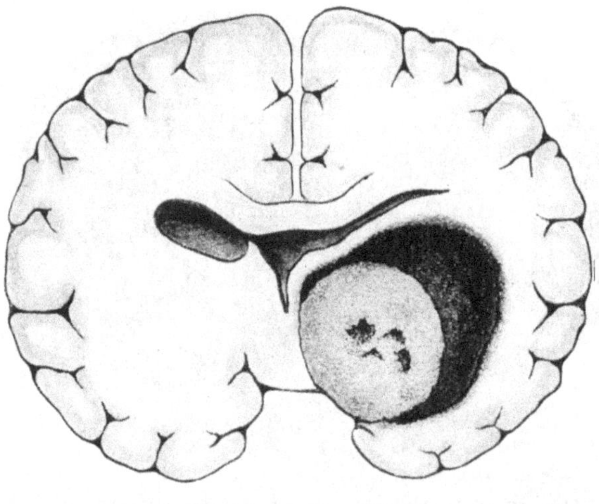

Abb. 54. Zystisches Astrozytom mit Kompression des Seitenventrikels

Infolge des langsamen Wachstums der Astrozytome treten die klinischen Erscheinungen allmählich auf. Hirndrucksymptome, wie Stauungspapille und Optikusatrophie stellen sich erst mit der Zeit ein. Manchmal ist der Hirndruck überhaupt nicht erhöht, wodurch die Diagnose erschwert werden kann. Meist findet sich eine Anamnese von vielen Jahren, bevor der Tumor entdeckt wird. Aus diesem Grunde ist er häufig schon sehr groß und darum schwierig zu entfernen.

Die *Therapie* besteht in der Operation, die die Patienten meist gut vertragen. Die Prognose ist gut, wenn der Tumor nicht zu spät entdeckt wird. Allerdings können Astrozytome rezidivieren. Die Entfernung des Tumors ruft wegen der geringen Vaskularisierung kaum Blutungen hervor. Große Zysten, die oft geringe Symptome machen, werden punktiert und eröffnet. Da die oberflächlichen Gefäße über tiefliegenden Astrozytomen verengt sind, sieht die Rinde blaß aus. Außerdem ist häufig infolge der darunterliegenden Zyste eine Fluktuation palpabel. Gelatinöse Tumorteile können abgesaugt werden. Die soliden Tumorteile müssen im ganzen herausgeschält oder stückweise entfernt werden. Eine ausgedehnte Entfernung der Geschwulst ist nötig. In der Sprach- und motorischen Region muß man jedoch konservativer vorgehen. Astrozytome des Kleinhirns werden doppelseitig von der hinteren Schädelgrube aus angegangen (Abb. 50 B), da oft die Seitendiagnose nicht sicher ist. Befindet sich der Tumor am Boden des 3. Ventrikels, und ist eine Liquorblockade vorhanden, so kann der Zugang zur Geschwulst durch Entfernung des Stirnhirns gewählt werden.

c) **Medulloblastome.** Sie treten in der Kindheit auf und finden sich bei Knaben häufiger als bei Mädchen. Selten leiden Erwachsenen an einem Medulloblastom. Der charakteristische Sitz der Geschwulst ist das Dach des 4. Ventrikels (etwa

5% der Gliome). Das Metulloblastom im Dach des 4. Ventrikels breitet sich in den Wurm aus. Es wächst sehr schnell und verlegt frühzeitig den Ventrikelabfluß. Der Tumor sieht grau aus, ist weich, nicht gut durchblutet. Er ist zellreich und enthält zahlreiche Mitosen. Die Zellen ähneln denen eines Lymphosarkoms. Die Kerne sind dunkel, wenig Protoplasma ist vorhanden. Der Tumor neigt zur Metastasierung in den subarachnoidealen Raum und breitet sich dadurch über das ganze Zentralnervensystem aus.

Klinisch treten infolge des raschen Tumorwachstums schnell Erscheinungen auf. Schwierigkeiten beim Gehen, Stolpern, Fallen und schließlich Taumeln sind vorhanden. Die Ataxie tritt hauptsächlich in den Beinen, weniger in den Armen auf. Drucksymptome, wie Kopfschmerz, Übelkeit, Erbrechen, Stauungspapille und Hämorrhagien in die Netzhaut sind frühzeitig vorhanden. Im Endstadium findet sich Erblindung. Herdsymptome gibt es selten. Bei Metastasierung werden spinale Zeichen (Wurzelschmerzen der Cauda equina usw.) beobachtet.

Die *Therapie* beschränkt sich auf die Entlastungstrepanation (Abb. 51). Bei den Medulloblastomen des Wurmes wird sie beiderseitig im Bereich der hinteren Schädelgrube ausgeführt (Abb. 50B). Eventuell kann soviel von dem Tumor entfernt werden, daß die Liquorwege wieder durchgängig werden. Der Tumor ist sehr strahlenempfindlich. Die Röntgentiefenbestrahlung muß wegen der ausgedehnten Metastasierung über das ganze Zentralnervensystem ausgedehnt werden. Trotzdem ist die Prognose schlecht. Meist tritt spätestens nach zwei Jahren der Tod ein.

d) **Spongioblastoma polare.** Diese Geschwülste machen 2—4% aller Gehirntumoren der Kindheit aus und finden sich in der Brücke, dem Nervus opticus, dem Chiasma und Kleinhirn. Sie sehen grau aus, wachsen langsam und sind wenig durchblutet. Mikroskopisch besteht der Tumor aus uni- oder bipolaren Spongioblasten. Spongioblastome der Brücke breiten sich häufig in die Medulla oblongata und das Mittelhirn aus. Sie wachsen in die Bahnen des Gehirnstammes, zerstören oder drücken sie. Meist brechen sie an der Unterseite der Brücke nach außen durch. Verschleimung und Zystenbildung ist häufig. Manchmal verkalkt das anliegende Hirngewebe. Komprimieren sie den 4. Ventrikel, so verursachen sie einen Hydrocephalus obstructivus. Im Großhirn wachsen sie von der seitlichen Wand des 3. Ventrikels gegen die mittlere Wand des Unterhorns. Eine hohe intrakranielle Druckerhöhung ist oft vorhanden.

Die *Diagnose* der am häufigsten im Hirnstamm vorkommenden Spongioblastome ergibt sich aus ihrem Sitz. Meist findet sich als frühestes Sympton die Lähmung eines Hirnnerven. Infolge des gesteigerten Hirndrucks tritt besonders Erbrechen auf. Später findet sich eine Stauungspapille und röntgenologisch ist ein Klaffen der Nähte am kindlichen Schädel nachweisbar. Schließlich zeigen sich Störungen von seiten der Pyramidenbahnen infolge des auf sie ausgeübten Druckes.

Die *Prognose* der Spongioblastome ist hoffnungslos, obwohl der Tumor relativ gutartig ist. Jedoch ist er meist operativ nicht angreifbar. Befindet er sich im Sehnerven, so ist eine radikale Operation möglich, allerdings unter Inkaufnahme einer Erblindung. Manchmal ist durch eine Entlastungstrepanation eine vorübergehende Besserung der Beschwerden möglich.

e) **Oligodendrogliom.** Es ist eine kleine Gruppe von etwa 5% der Gliome, die vor allen Dingen im Großhirn wächst. Sie sind oft sehr groß und befinden sich im Stirnlappen und im Schläfenlappen im Gebiet der motorischen Region. Sie wachsen langsam. Die Hirnrinde zeigt über dem Tumor eine rötlichbraune Verfärbung. Die Geschwülste sitzen nahe der Oberfläche. Häufig enthalten sie Zysten und Kalkherde. Daneben finden sich auch manchmal verschleimende Abschnitte. Mikroskopisch bestehen die Oligodendrogliome aus runden Zellen mit rundem Kern und mässigem Protoplasma.

Die Oligodendrogliome treten im mittleren Lebensalter auf, selten in der Kindheit. Hirndrucksymptome sind oft die ersten Anzeichen. Sie finden sich spät, wenn der Tumor manchmal schon sehr groß ist. Die Kalkeinlagerungen sind röntgenologisch nachweisbar. Patienten mittleren Alters mit Krämpfen und ohne intrakranielle Druckerhöhung sind auf ein Oligodendrogliom verdächtig.

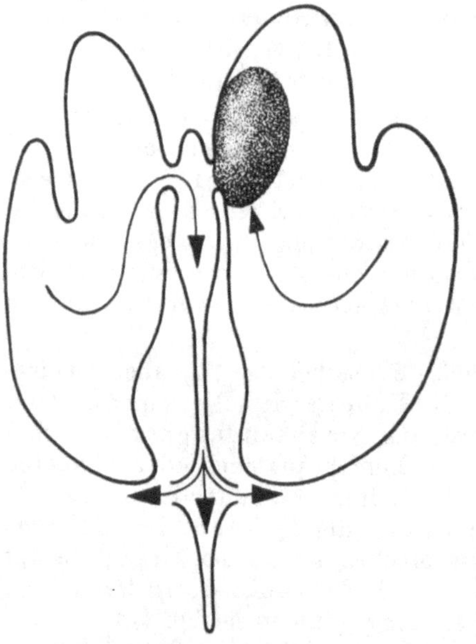

Abb. 55. Blockade der Liquorwege mit Erweiterung eines Seitenventrikels durch einen intraventrikulären Tumor

f) **Ependymome.** Sie bilden eine kleine Gruppe von etwa 5% der Gliome. Am häufigsten kommen sie in den Ventrikeln vor. Aber sie können auch in den Großhirnhemisphären auftreten. Dann befinden sie sich in der Gegend der Ventrikelwände. Manchmal liegen sie im Gebiet des Balkens, zwischen den Hemisphären. Sie sind scharf abgegrenzt und gehen von den Ependymzellen aus. Ihre Oberfläche ist knötchenförmig. Sie sind hart, sehen im Schnitt scheckig aus, da um die Gefäße tumorzellfreie Zonen erhalten bleiben. Zysten sind häufig. Die Ependymome der Seitenventrikel dehnen diese durch ihr Wachstum und durch Blockade der Liquorabflußwege aus (Abb. 55). Das Septum interventriculare wird nach der gegenüberliegenden Seite verdrängt. Ein Hydrozephalus (s. da) ist daher eines der frühesten Zeichen dieses Tumors. Befindet er sich im 3. Ventrikel, so treten frühzeitig Hirndrucksymptome auf. Diese sind sonst nicht besonders ausgeprägt. Sitzt der Tumor in den Hemisphären, so finden sich epileptische Anfälle oder Ausfälle im Gesichtsfeld. Ependymome im 4. Ventrikel gehen häufig von dessen Boden aus und komprimieren den Hirnstamm.

Ependymome finden sich bei Jugendlichen, seltener bei Erwachsenen Sie sind relativ gutartig und lassen sich meist völlig entfernen. Die Operation gestaltet sich so, daß die Hirnsubstanz inzidiert wird. Liegt der Tumor im 4. Ventrikel, so ist die Nachbarschaft des Gehirnstammes wegen der lebenswichtigen Zentren gefürchtet. Bei Tumoren im Gebiet des 3. Ventrikels dürfen dessen Wände nicht verletzt werden, da sonst die Gefahr einer *postoperativen Hyperthermie* besteht (s. Abb. 23). Die Großhirnependymome, die oft Riesenzysten bilden, haben eine schlechtere postoperative Prognose wegen ihrer Rezidivneigung und der Gefahr der Verschleppung von Geschwulstteilen in die Liquorräume.

g) **Pinealome.** Sie gehen von der Zirbeldrüse aus, sind selten und treten in der Vierhügelgegend, im Wurm und Vorderteil des 4. Ventrikels auf. Manchmal befinden sie sich neben dem Balken im hinteren Teil des 3. Ventrikels. Sie sind derb, selten weich und wachsen infiltrierend.

Sie finden sich bei jungen Menschen. Ausgeprägter Hirndruck und häufig frühzeitiger Hydrozephalus sind vorhanden. Infolge ihres Sitzes in der Vierhügelgegend, dem Ursprungsgebiet des Nervus oculomotorius (s. Abb. 24), wird ein Verlust der Augenbewegung nach aufwärts hervorgerufen. Oft ist beiderseitige Taubheit vorhanden. Bei Knaben verursachen sie häufig die Symptome der *Pubertas praecox*. Wenn der Tumor auf Röntgentiefenbestrahlung nicht anspricht, muß er chirurgisch angegangen werden. Er ist schwer entfernbar.

h) **Plexuspapillome** gehen vom Plexus chorioideus aus und finden sich daher intraventrikulär. Am häufigsten treten sie im 4. Ventrikel auf oder sie liegen im Kleinhirnbrückenwinkel, in den sie von dem lateralen Rezessus des 4. Ventrikels aus gelangen. Sie sind zottig, äußerst blutreich, rötlich. Im Großhirn können sie sich von den Seitenventrikeln in den dritten Ventrikel ausbreiten.

2. Dysembryome

a) **Teratome** finden sich selten. Sie haben einen extrazerebralen Sitz, können aber auch intraventrikulär, in der Zirbeldrüse und Hypophyse vorkommen. An dem Aufbau des Tumors sind mehrere Keimblätter beteiligt.

b) **Dermoide** und **Epidermoide** (Perlgeschwülste, Cholesteatome) stammen von versprengten und abgeschnürten Keimen des Ektoderms ab. Die Unterscheidung zwischen einem Epidermoid und Dermoid ist von der Art des epithelialen Einschlusses abhängig (s. Geschwülste der weichen Schädeldecken).

Die Geschwülste entwickeln sich an der Schädelbasis und entstehen extrazerebral. Sie gehen von der Dura oder vereinzelt vom Plexus chorioideus aus. Von den Cholesteatomen des Ohres müssen sie anatomisch und klinisch unterschieden werden. Sie finden sich in der Gegend des Bulbus olfactorius, Kleinhirnbrückenwinkels und seltener am Balken. Treten sie in der suprasellären Region auf, so kann durch sie eine bitemporale Hemianopsie und eine langsam zunehmende Optikusatrophie verursacht werden. Die Sella turcica ist im Röntgenbild normal. Verkalkungen der Geschwulst in Form massiver, unregelmäßiger Ablagerungen sind röntgenologisch häufig nachweisbar.

Die Oberfläche der Dermoide und Epidermoide ist knötchenförmig. Sie haben eine dünne bindegewebige Kapsel mit Plattenepithel und sind gekammert. Im Inneren enthalten sie Cholesterintafeln und Fettnadeln sowie abgestoßene verhornte Schuppen, die geschichtet übereinanderliegen. Aus diesem Grunde haben sie einen perlmutterartigen Glanz. Blutgefäße sind nicht vorhanden.

Die Patienten befinden sich in gutem Allgemeinzustand und werden daher häufig erst operiert, wenn die Optikusatrophie schon weit fortgeschritten ist. Die Geschwülste lassen sich relativ leicht entfernen. Nur bei totaler Entfernung der Kapsel ist eine Dauerheilung ohne Rezidivgefahr zu erwarten.

3. Kolloidzysten

Sie entspringen vom Plexus chorioideus und finden sich in dem vorderen Teil des 3. Ventrikels. Gewöhnlich blockieren sie das Foramen interventriculare (Abb. 55). Sie sind meist klein, rufen aber frühzeitig Drucksymptome infolge Blockade der Liquorwege hervor. Eine frühe chirurgische Behandlung wird deswegen im allgemeinen eingeleitet.

4. Fibrome und Sarkome

sind primär in der Schädelhöhle nicht häufig im Vergleich zu anderen Geschwülsten des Gehirns und der Hirnhäute. Meist brechen Sarkome sekundär von den Nasennebenhöhlen in die Schädelhöhle ein (s. Kiefersarkome). Es gibt aber auch Sarkome, die primär von der Adventitia der Hirngefäße ausgehen und diffus auf dem Liquorwege metastasieren. Die dadurch entstehende Sarkomatose der Meningen muß von der Metastasierung der Medulloblastome (s. da) differentialdiagnostisch unterschieden werden. Selten treten Sarkome im Kleinhirn auf.

5. Metastasen

treten meist multipel auf. Am häufigsten gehen sie von Bronchialkarzinomen aus. Eine sorgfältige Röntgenuntersuchung der Lunge ist daher bei Verdacht auf Hirnmetastasen erforderlich. Auch Mamma-, seltener Magen-, Prostata- und Hypernephrome können Metastasen im Gehirn absiedeln.

Karzinommetastasen sind fest. Ihr Zentrum ist oft nekrotisch oder zystisch. Durch Zerfall und Blutung können die Erscheinungen einer Apoplexie hervorgerufen werden. Auch epileptische Anfälle werden ausgelöst, wenn sich die Metastase im Bereich der motorischen Region befindet. Die Metastasen sehen grau aus und sind gut abgegrenzt. Sie lassen sich leicht enukleieren. Melanommetastasen treten multipel im Gehirn auf. Sie rufen eine starke intrakranielle Druckerhöhung hervor. Sie sind scharf abgegrenzt, stark vaskularisiert und bluten leicht. Sie sind charakteristisch gefärbt. Melanome werden im Gehirn oft früher entdeckt als ihr Primärherd. Die neurologischen Herderscheinungen sind unbestimmt. Hirndrucksymptome sind immer vorhanden.

Einzelabsiedlungen sind bei allen Metastasen eine Seltenheit. Außer in der Hirnsubstanz breiten sie sich oft in den Meningen flächenhaft aus. Infolgedessen wird ein operativer Eingriff nur selten zum Erfolg führen.

6. Parasiten

Gelangen die Eier des Bandwurms in den Darm des Menschen, so wandert der Embryo nach Auflösung seiner Kapsel unter Einwirkung des Magensaftes durch die Darmwand auf den Blut- oder Lymphwegen in die verschiedensten Organe. In etwa 9 Wochen entwickelt sich dort der Embryo zur Jugendform der Taenia solium, dem **Cysticercus cellulosae.** Der Cysticercus cellulosae siedelt sich außer in der Muskulatur besonders gern im Gehirn an. Vom umgebenden Gewebe wird unter Entzündungserscheinungen um ihn eine Kapsel gebildet, die aber im Gehirn oft wenig ausgeprägt ist.

Je nach dem Ort der Ansiedlung des Parasiten im Gehirn treten die *Krankheitssymptome* auf. Rindenepilepsie, Verlegung des Aquaeductus cerebri im vierten Ventrikel mit Blockbildung und Hydrozephalus, Basalmeningitis und häufig Erscheinungen wie beim Hirntumor können durch Zystizerken verursacht werden.

Die gleichen Erscheinungen, jedoch viel seltener, werden durch die Embryonen des *Hundebandwurms (Taenia echinococcus)* hervorgerufen. Auch sie werden auf dem Blutwege in das Gehirn verschleppt und entwickeln sich dort zu den charakteristischen Echinokokkuszysten.

Die *Therapie der Hirnparasiten* besteht nach Möglichkeit in der Extirpation der Blasen. Meist sind jedoch multiple Parasiten vorhanden, die eine erfolgreiche operative Behandlung unmöglich machen.

7. Granulome

a) **Konglomerat-** oder **Solitärtuberkel** machen einen Teil aller zerebralen „Geschwülste", besonders im Kindesalter aus. Kleine Tuberkel sind häufig multipel und befinden sich an der Oberfläche des Gehirns. Größere Tuberkel liegen meist intrazerebral. Die Tuberkel haben eine kugelige oder ovaläre Gestalt und sind gut gegen die umgebende Hirnsubstanz abgegrenzt. Sie gehen meist von den Gefäßscheiden aus. Auf dem Durchschnitt findet sich ein Zentrum verkäster Massen, seltener eine Erweichung. Tuberkelbazillen sind oft nachweisbar. Ruhende Knoten können verkalken.

Als *Komplikation* tritt häufig eine meist tödlich endende tuberkulöse Meningitis auf. Sie wird durch Fortschreiten der Tuberkel in die Pia hervorgerufen, wodurch eine Kontaktinfektion erfolgen kann. Am häufigsten werden die Tuberkel im Kleinhirn, der Brücke, den Stammkernen, seltener in der Hirnrinde gefunden. Da der großknotige Hirntuberkel die Metastase einer anderweitigen, oft geringfügigen Tuberkulose darstellt, ist meist gleichzeitig ein weiterer tuberkulöser Herd im Körper nachweisbar.

Die *Diagnose* ergibt sich daher aus dem Befallensein des Körpers an anderen Stellen, besonders den zervikalen Drüsen, Lungen, Pleura, Knochen und Gelenken. Tuberkel wirken wie Hirntumoren durch Verdrängung und Raumbeengung. Sitzen sie in der hinteren Schädelgrube, so findet sich häufig ein Hydrozephalus.

Tuberkel lassen sich leicht ausschälen, da die angrenzende Hirnsubstanz erweicht oder ödematös ist. Die Operation einzelner Tuberkel unter Streptomycinschutz ist daher aussichtsvoll.

b) **Gummata.** Sie waren früher häufige Tumoren und machen jetzt weniger als 2% der Hirngeschwülste aus. Sie sind ein Zeichen tertiärer Syphilis und gehen von den weichen Hirnhäuten in der Tiefe der Hirnfurchen aus. Ihr Lieblingssitz ist an der Basis der Stirn- und Schläfenlappen und an der Brücke. Sie zeigen unregelmäßige Buckel und eine zentrale gummiartige Nekrose. Hirndrucksymptome sind vorhanden. Die serologischen Untersuchungen des Blutes können negativ sein.

Die *Diagnose* ergibt sich aus der Anamnese oder bei serologischer Untersuchung nach Provokation. Spezifische Behandlung ist nicht immer aussichtsvoll. Dann ist die chirurgische Entfernung des Gummas angezeigt. Rezidive treten nicht auf.

T. Geschwülste, Anomalien und Entzündungen der Gehirngefäße

1. Hämangioblastome (**LINDAUsche Tumoren**)

Sie gehen aus von den Blutgefäßen der Leptomeninx des Kleinhirns und befinden sich besonders häufig im Gebiet der Hemisphären. Auch auf der Hinterseite der Medulla oblongata können sie auftreten. Sie bestehen aus kleinen Knötchen an der Oberfläche des Kleinhirns. Es sind echte Neubildungen, die aus endothelialen Elementen zusammengesetzt sind. Der eigentlichen Geschwulst ist eine große Zyste, die mit gelber Flüssigkeit gefüllt ist, angelagert. An den Randzonen wächst die Geschwulst kapillär in das Gehirn vor.

Die Hämangioblastome wachsen verdrängend. Zeichen von Kleinhirnschädigung sind nur geringgradig vorhanden. Häufig sind Hämangioblastome mit Hämangiomen der Retina, Zysten der Leber und Nieren sowie vaskulären Neoplasmen irgendwo in Zentralnervensystem verbunden. In vielen Fällen spielt die Vererbung eine Rolle. Für die Diagnose sind die Veränderungen der Retina sowie zerebellare Störungen von ausschlaggebender Bedeutung.

2. Hämangiome

müssen von den Hämangioblastomen des Kleinhirns unterschieden werden. Sie sind Gefäßveränderungen in Geschwulstform. Zusammengesetzt sind sie aus normalen Gefäßen, bei denen manchmal nur eine mikroskopisch sichtbare Irregularität des Aufbaues der Intima oder Adventitia vorhanden ist. Das Verhältnis von venösen und arteriellen Anteil ist bei jedem Hämangiom verschieden. Es finden sich Hämangiome, die fast völlig aus erweiterten Venen zusammengesetzt sind (**Hämangioma cavernosum**); oder die Hämangiome bestehen aus Gefäßen, die sich wurmartig und pulsierend ineinander verschlingen (**Angioma racemosum**). Zwischen diesen beiden Extremen finden sich zahlreiche Übergänge (Einzelheiten s. Angiome des Gesichts).

Hämangiome haben die Tendenz zu verkalken. Die Verkalkung tritt sowohl in den Arterien als auch in den Venen auf und ist röntgenologisch nachweisbar. Die Hämangiome wachsen langsam. Spontanrupturen kommen daher nicht vor. Im Liquor findet sich deshalb im Gegensatz zu den Aneurysmen (s. da) kein Blut. Sehr häufig sitzen die Hämangiome im Bereich der Hirnrinde und rufen als Fernsymptome Krämpfe, seltener andere Herdsymptome hervor. Die Krämpfe können lokalisiert oder generalisiert sein. Bei angeborenen Hämangiomen finden sich die Krämpfe schon sehr frühzeitig. Häufig wird dann die Fehldiagnose einer ideopathischen Epilepsie gestellt. Eine intrakranielle Druckerhöhung ist selten vorhanden, da das Wachstum der Geschwulst langsam ist und kompensiert wird. Befindet sich ein Hämangiom retrobulbär, so ist ein einseitiger, häufig „pulsierender Exophthalmus" (s. Aneurysmen) vorhanden. Geräusche sind nur dann hörbar, wenn große arterio-venöse Verbindungen bestehen. Es ist das charakteristische Gurgeln mit systolischer Betonung. Aber selbst große arterio-venöse Verbindungen brauchen keine Geräusche hervorzurufen.

Für die *Diagnose* wichtig sind Hämangiome an anderen Stellen des Körpers, besonders der Kopf- und Gesichtshaut. Diese angeborenen Gefäßanomalien müssen bei Patienten mit Krämpfen den Verdacht auf ein intrakranielles Hämangiom hervorrufen. Die Ventrikulographie und Arteriographie können die Diagnose weiterhin klären.

Die chirurgische *Behandlung* der Hämangiome ist schwierig. Verursachen sie häufig Krämpfe oder andere neurologische Herderscheinungen, so sollten sie radikal entfernt werden, obwohl die Operation riskant ist. Liegen sie im Bereich der Brücke oder der Dorsalseite der Medulla oblongata, besonders im Gebiet des Bodens des 4. Ventrikels, so ist ihre Entfernung äußerst gefahrvoll und kaum durchführbar. Manchmal ist eine Entfernung der Geschwulst durch Lobektomie möglich. Die Entlastungstrepanation ist nicht erfolgreich, mit Ausnahme sehr ausgedehnter Hämangiome, bei denen eine Erhöhung des Hirndruckes auftreten kann. Vor der Operation kann die Arteria carotis interna präliminar unterbunden werden. Dann muß vorher geprüft werden, ob die Hirndurchblutung durch einen ausreichenden Kollateralkreislauf gesichert ist. Treten bei Kompression der Arteria carotis interna während 10 Minuten keine sensorischen oder motorischen Phänomene auf, so kann die Ligatur gewagt werden. Andernfalls muß der Patient durch zeitweiligen Druck auf die Arterie vor der Operation einen ausreichenden Kollateralkreislauf herstellen.

3. Aneurysmen

Sie treten im Gebiet des Circulus arteriosus cerebri (Abb. 25), besonders der Arteria carotis interna, cerebri media und basialis auf. Ferner finden sie sich an der Arteria ophthalmica interna. Häufig liegt das Aneurysma an der Teilungsstelle der Arterien. Vielfach sind die Aneurysmen multipel.

Die *Ursache* der Gehirnaneurysmen ist nicht völlig geklärt. Bei jungen Menschen können sie durch Syphilis verursacht sein. Am häufigsten findet sich ein kongenitaler Defekt im Bereich der Muskularis. Bei älteren Patienten spielt die Atherosklerose eine wichtige Rolle. Ferner können Aneurysmen hervorgerufen werden durch Embolien und Frakturen der Schädelbasis.

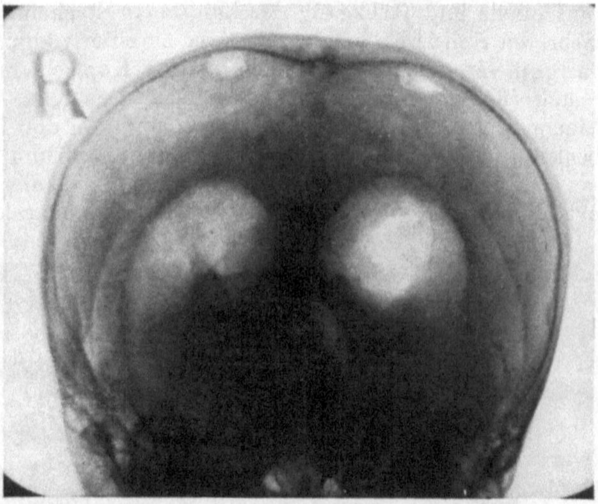

a

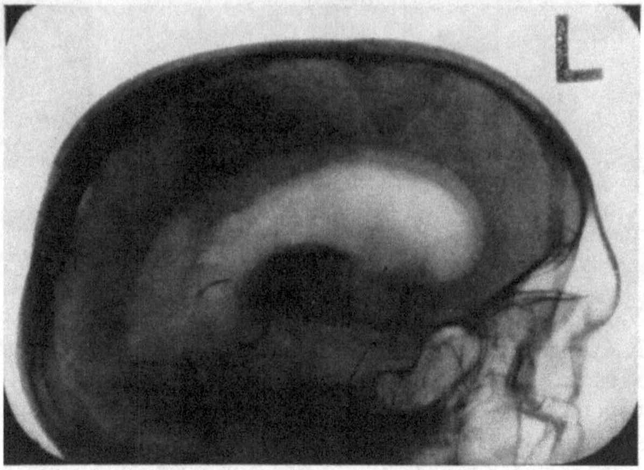

b

Abb. 56 *a* und *b*. Ventrikulogramm bei einem kongenitalen arteriovenösen Aneurysma. Auf der seitlichen Aufnahme (*b*) charakteristische ringförmige Verkalkung

Die *klinischen Erscheinungen* bestehen in allgemeinen und lokalen Hirnsymptomen. Die meisten intrakraniellen Aneurysmen verursachen migräneartige Zustände mit Kopfschmerzen, Schwindel und Erbrechen. Die Anfälle treten periodisch mit mehrwöchigen oder monatlichen Unterbrechungen auf. Man unterscheidet einen **apoplektiformen** und einen **paralytischen** Typ der Erkrankung. Der apoplektiforme Typ ruft seine Erscheinungen durch die auftretende Subarachnoidealblutung (Einzelheiten s. da), der paralytische durch die Lähmung einzelner dem Aneurysma benachbarte Hirnnerven hervor.

Die Symptome der Aneurysmen bei dem paralytischen Typ der Erkrankung variieren je nach dem Sitz. Aneurysmen der Arteria carotis interna bei ihrem Eintritt in den Schädel verursachen Läsionen der Nervi trochlearis, trigeminus und abducens und rufen daher in deren Ausbreitungsgebieten Lähmungen, bzw. Parästhesien hervor. Aneurysmen der Arteria carotis interna an der Abgangsstelle der Arteria ophthalmica interna zeigen dieselben Symptome wie Tumoren im Gebiet der Hypophysenregion (s. da). Ausfälle im Gesichtsfeld können auftreten. Jedoch kommen bei Patienten mit Tumor keine Zeichen einer Blutung in den Liquor vor. Aneurysmen der Arteria carotis interna im Gebiet der hinteren Kommunikation verursachen Lähmungen des Nervus oculomotorius.

Gehirnaneurysmen, die den apoplektiformen Typ der klinischen Erscheinungen verursachen, bluten infolge Ruptur oder Diapedese in den Subarachnoidealraum. Die Blutung braucht nicht tödlich zu sein. Spontaner Verschluß der Blutungsquelle und Rückgang der klinischen Erscheinungen können eintreten. Nach mehreren Schüben kommt es meist zu einer tödlichen Blutung. Kleinere Blutungen verursachen plötzliche, heftige Kopfschmerzen sowie Schmerzen in den Schultern, Armen, Rücken und Beinen. Das KERNIGsche Zeichen ist positiv, der Liquor blutig. Massive Blutungen sind von den Erscheinungen einer Apoplexie begleitet, mit Koma, Halbseitenlähmung, Delirium und Bewußtlosigkeit.

Die Diagnose der Gehirnaneurysmen ergibt sich aus den Lokalsymptomen, dem evtl. Nachweis von Blut im Liquor und dem charakteristischen remittierenden

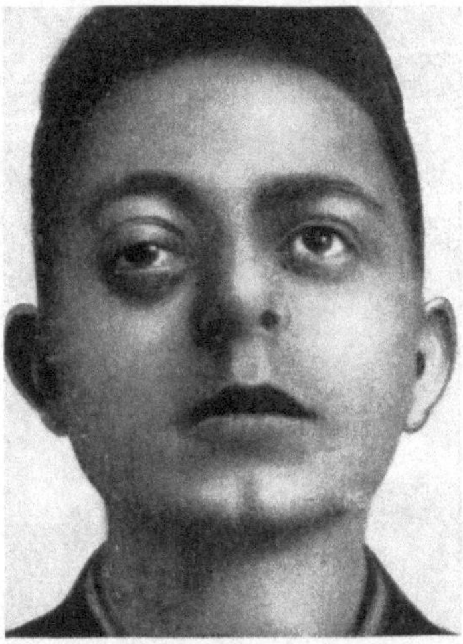

a

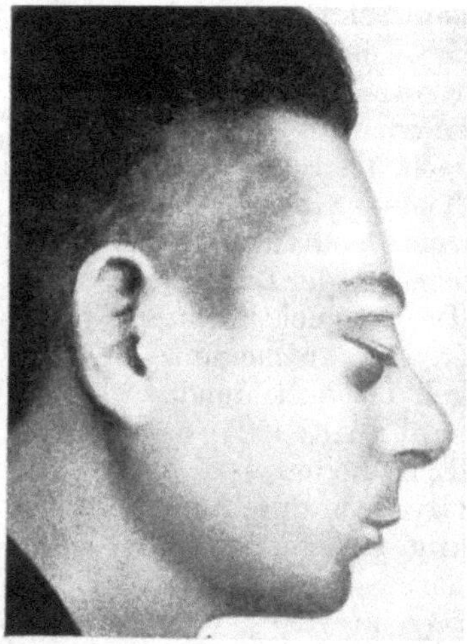

b

Abb. 57 *a* und *b*. Pulsierender Exophthalmus (Chirurgische Universitätsklinik Danzig)

Verlauf der Erkrankung. Daneben kann die Arteriographie wesentlich zur Klärung der Diagnose beitragen. Im Röntgenbild sind manchmal einseitge Erosionen der Sella turcica oder des Processus clinoideus und meist ring- oder bogenförmige Verkalkungen im Gebiet der Hirnbasis (Abb. 56) sichtbar.

Ein arteriovenöses Aneurysma der Arteria carotis interna im Sinus cavernosus erzeugt das Krankheitsbild des **pulsierenden Exophthalmus** (Abb. 57). Es ist traumatisch bedingt, wenn splitternde Knochenteile in den Sinus cavernosus eindringen und gleichzeitig die Wand der Arteria carotis durchbrechen. Es handelt sich um umschriebene Läsionen, die nicht durch Verblutung zum sofortigen Tode führen. Manchmal sind sie doppelseitig und infolgedessen ist der pulsierende Exophthalmus an beiden Augen vorhanden. Außer durch Traumen kann der pulsierende Exophthalmus aber auch durch Aneurysmen anderer Genese und durch gefäßreiche retroorbitale Tumoren (s. Hämangiome) hervorgerufen werden (s. S. 190).

Die *Diagnose des pulsierenden Exophthalmus* stützt sich auf die Protrusio bulbi (Abb. 57) mit deutlich sichtbarer expansiver Pulsation. Schwirren ist fühlbar.

Infolge der venösen Stauung sind die Lider ödematös geschwollen, die Venen in der Umgebung des Auges erweitert. Es besteht eine Chemosis. Auch am Augenhintergrund ist eine Stauung der Venen sichtbar mit Ödem der Papille, die zur späteren Atrophie des Sehnerven führt. Die Sehkraft ist infolgedessen meist herabgesetzt, in späteren Stadien tritt Erblindung ein. Als Folge des gesteigerten Augeninnendrucks kann außerdem ein Glaukom auftreten. Der Augapfel ist meist nach außen und unten durch arterialisierte Varixknoten, die sich an der inneren und oberen Seite des Bulbus befinden, verdrängt. Häufig sind die motorischen Augennerven durch Druck des Aneurysma gelähmt. Ist auch der 1. Trigeminusast an der Lähmung beteiligt, so findet sich eine Keratitis neuroparalytica. Das aneurysmatische Geräusch wird als Brausen und Rauschen deutlich von den Patienten wahrgenommen und als außerordentlich lästig und schlafstörend empfunden. Auf Kompression der Arteria carotis communis verschwindet es, ebenso die sichtbaren Pulsationen. Dieses Geräusch stellt das früheste Symptom des pulsierenden Exophthalmus dar.

Die *Behandlung* der intrakraniellen Aneurysmen besteht in der operativen Freilegung, wenn eine genaue Lokaldiagnose gestellt werden kann. Die zuführenden Gefäße des Aneurysmas werden unterbunden oder das Aneurysma kann in Faszie oder Muskulatur eingehüllt werden. Diese äußere Muskeltamponade führt durch Reizung der Gefäßwand zu einer Obliteration des Gefäßlumens. Bei großen Aneurysmen genügt dieser Reiz nicht. Es muß bei ihnen eine innere Tamponade mit Eröffnung des Aneurysmasackes oder durch embolische Einschleppung von Muskelstückchen von der A. carotis int. aus durchgeführt werden.

Läßt sich die Lokaldiagnose nicht stellen oder handelt es sich um einen pulsierenden Exophthalmus, so wird die Unterbindung der Arteria carotis interna durchgeführt. Sie kann gewagt werden, wenn vorher geprüft worden ist, ob ein ausreichender Kollateralkreislauf im Circulus arteriosus cerebri vorhanden ist (s. Hämangiome). Bei Patienten über 50 Jahren ist die Unterbindung der Arteria carotis interna riskant wegen einer etwa schon vorhandenen Atherosklerose. Die primäre Mortalität der Operation liegt bei 25%.

4. Thrombangitis obliterans (Endarteriitis obliterans, v. Winniwarter-Bürgersche Krankheit).

Sie ist eine proliferativ-entzündliche Erkrankung der Intima der Gefäße, besonders der Arterien. Fortschreitende Obliteration der Gefäße und Thrombenbildung zeichnen die Erkrankung aus. An den Hirngefäßen wird sie nicht allzu selten gefunden. In Abhängigkeit von den Gefäßveränderungen tritt eine diskontinuierliche Erweichung des Hirngewebes auf, bei der zwischen kleinen Erweichungsherdchen und gliösen Narben nichtgeschädigte Teile bestehen bleiben. Durch die Narbenbildung werden an der Hirnoberfläche Einziehungen hervorgerufen, die das Bild der „granulären Atrophie der Großhirnrinde" ergeben. Größere Herde setzen sich aus kleineren zusammen und haben ganz verschiedenes Alter — entsprechend dem chronisch-progredienten, schubweisen Verlauf, der für das klinische Bild charakteristisch ist.

Klinisch zeichnet sich die Thrombangitis obliterans aus durch eine sich langsam entwickelnde Halbseitenlähmung mit Hemianopsie und Herdstörungen. In seltenen Fällen kann das Gehirn beiderseitig befallen werden. Epileptiforme Krämpfe können sich einstellen. Meist befällt die Erkrankung das mittlere bis höhere Alter, Männer häufiger als Frauen. Die Anfälle sind charakterisiert durch langsame progressive Erscheinungen, Fehlen einer Ohnmacht, Vergänglichkeit der

Symptome, Wiederholung der Anfälle, die schließlich zu einem endgültigen Zustand führen und durch Abwechslung der Paresen mit lokalisierten epileptischen Krämpfen. Psychische Veränderungen mit Demenz stehen manchmal im Vordergrund. Häufig sind Veränderungen der Gefäße des Augenhintergrundes. Augenflimmern und Sehstörungen werden dabei beobachtet. Die Veränderungen des Augenhintergrundes sind diagnostisch von besonderer Bedeutung, ebenso eine gleichzeitige Erkrankung peripherer Gefäße mit den charakteristischen Durchblutungsbeschwerden (intermittierendes Hinken usw.).

Im *Enzephalogramm* stellt sich in fortgeschrittenen Stadien die Hirnatrophie durch eine Erweiterung des Ventrikels und eine vermehrte periphere Luftfüllung über den befallenen Hirnabschnitten dar (Hydrocephalus ex vacuo, s. da). Das *Arteriogramm* zeigt an den Gefäßen der Hirnkonvexität Gefäßverschlüsse, Füllungsdefekte und Kaliberschwankungen. Bei fortgeschrittenen Erkrankungen kann die A. carotis interna teilweise oder völlig verschlossen sein. Bei völligem Verschluß ist der Puls am Hals nicht fühlbar.

Differentialdiagnostisch müssen der Hirntumor und die multiple Sklerose ausgeschlossen werden. Eine genaue augenärztliche und internistische Untersuchung ist von großem Wert.

Die Therapie versucht die Hirndurchblutung durch Eingriffe am sympathischen nervösen System zu verbessern. Zur Verfügung steht die Ganglion-stellatum-Blockade mittels Novocain, die periarterielle Sympathektomie, bei der die Adventitia der A. carotis communis und interna entfernt wird, sowie die Grenzstrangresektion im Halsabschnitt. Bei Thrombosierung der A. carotis interna empfiehlt sich die Resektion, manchmal unter Wegnahme der ganzen Karotisgabel, da von den erkrankten Gefäßen vasokonstriktorische Reflexe an den übrigen Arterien ausgelöst werden, so daß ein Circulus entsteht: Gefäßprozeß-Spasmus, Fortschreiten des Gefäßprozesses — weitere Ausdehnung der Spasmen usw. Aus diesem Grunde wird auch die Entfernung der erkrankten Gefäße im Bereich der Hirnkonvexität empfohlen.

Auch durch Einpflanzung des M. temporalis beiderseits auf das Gehirn, nach Entfernung der Schläfenschuppen, läßt sich die Hirndurchblutung steigern, da sich Kollateralen zwischen dem stark durchbluteten Muskel und der A. cerebri media bilden.

U. Chirurgie der Hypophyse

1. Pathologie

Die Anatomie der Hypophyse wurde bereits geschildert (s. Anatomie und Physiologie Seite 28). Nachzutragen ist hier, daß die Hirnanhangdrüse aus der **Neural-** und **Adenohypophyse** besteht. Zwischen beiden Teilen befinden sich Überreste des **Ductus craniopharyngicus** (s. Entwicklungsgeschichte des Schädels), aus dem der vordere adenomatöse Teil der Hypophyse hervorgeht. Mikroskopisch werden im Vorderlappen der Hypophyse drei verschiedene Zellformen unterschieden. Die **chromophoben** Zellen kommen am zahlreichsten vor und machen etwa 50% aus. Die **eosinophilen** Zellen machen etwa 40% und die **basophilen** Zellen etwa 10% aus.

Tumoren der Hypophyse zeichnen sich dadurch aus, daß sie den Sehnerv und das Chiasma opticum komprimieren können (Abb. 58). Das Chiasma opticum und ein kurzer Teil der Sehnerven liegen oberhalb der Hypophyse. Ferner befindet sich das Chiasma opticum vor dem Hypophysenstiel und zwischen den beiden Arteriae carotis interna. Der Circulus arteriosus cerebri und der Sinus cavernosus umgeben den Hypophysenstiel kreisförmig. Aus ihnen stammt die Blutversorgung der Drüse. Da die vorderen Kommunikationen der Arteriae cerebri anteriores sich über den Sehnerven befinden, werden diese bei Vergrößerung der Hypophyse gegen die Arterien gedrückt und dadurch geschädigt. Blindheit auf einem Auge kann eintreten, wenn durch Aufwärtsdrücken des Sehnerven durch den Tumor der Sehnerv am Eingang in den Canalis opticus abgedrückt wird. Bei großen Tumoren werden beide Sehnerven und das Chiasma opticum völlig platt gedrückt (Abb. 58). Infolgedessen wird bei Hypophysentumoren eine *Optikusatrophie* oder eine *Einschränkung im Gesichtsfeld* (Abb. 59) oder beides hervorgerufen. Das Sehfeld muß daher frühzeitig bestimmt werden, um eine rechtzeitige Diagnose, bevor der Patient erblindet, zu stellen.

Des weiteren verursachen die Hypophysentumoren *Störungen im endokrinen System* (s. Hirnanatomie und Physiologie). Hypophysenstörungen mit Ausfall des gesamten Vorderlappens in der Kindheit bedingen **Zwergwuchs** und **Infantilismus.** Nekrosen und Atrophien des gesamten Vorderlappens beim Erwachsenen rufen das Krankheitsbild der **hypophysären (Simondschen) Kachexie** hervor. Es zeichnet sich durch schweren Marasmus mit Abmagerung, vorzeitiges Altern, Apathie, Verlust von Haaren und Zähnen und Atrophie der Keimdrüsen mit Verlust der Potenz aus.

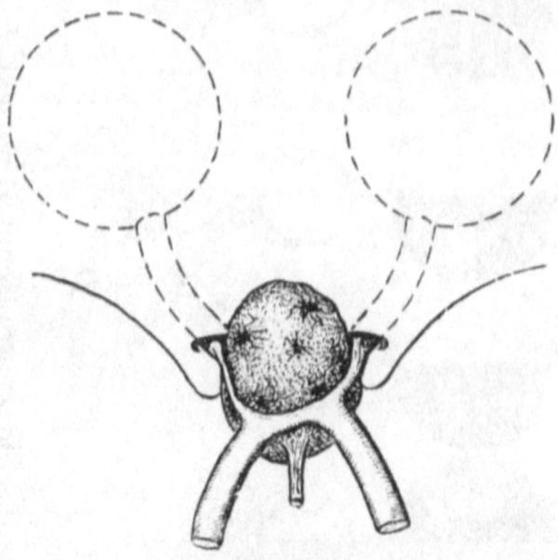

Abb. 58. Knickung und Abflachung beider Sehnerven und des Chiasma opticum durch einen Hypophysentumor

Erkrankungen des Hinterlappens (Neurohypophyse) haben das Krankheitsbild des **Diabetes insipidus** zur Folge, das durch vermehrte Wasserausscheidung charakterisiert ist. Die Erkrankungen des Vorderlappens werden später unter den Hypophysenadenomen abgehandelt.

Störungen der Hypophyse können durch Embolie, Thromben, Aneurysmen, Tumoren, Zysten, Tuberkulose und Syphilis hervorgerufen werden. Am häufigsten finden sich Adenome der Hypophyse und Tumoren, die von den Überresten des Ductus craniopharyngicus ausgehen. Supraselläre Meningeome, Gliome des N. opticus, Dermoide und Chordome (s. unter den einschlägigen Kapiteln) können gleichfalls Hypophysenstörungen verursachen.

2. Röntgenuntersuchung

Die Röntgenuntersuchung ist bei Störungen der Hypophyse äußerst wichtig. Die normale Sella variiert in ihrer Größe. Der transversale Durchmesser beträgt etwa 13 mm, der sagittale etwa 10 mm. Bei der Frau ist die Hypophyse größer als beim Manne. Bei Erkrankungen der Hypophyse finden sich häufig Erosionen des vorderen oder hinteren Processus clinoideus. Die Sella kann im ganzen erweitert sein. Ihr Boden wölbt sich dann in die Keilbeinhöhle vor (Abb. 60). Verkalkungen zeigen besonders ein Kraniopharyngeom an. Bösartige Tumoren der Hypophyse rufen eine Zerstörung der Sella hervor. Erhöhung des intrakraniellen Drucks, besonders bei Erkrankungen des Kleinhirns und bei Turmschädel (s. Abb. 12), können gleichfalls eine Erweiterung der Sella verursachen. Bei Aneurysmen finden sich im allgemeinen keine Erosionen des Knochens. Außerdem sind Aneurysmen an ihrem charakteristischen Kalkschatten zu erkennen (s. Abb. 56). Supraselläre Meningeome (s. da) rufen häufig eine Verdickung des Knochens im Bereich des Processus clinoideus anterior hervor.

3. Hypophysenadenome

Geschwulstmäßige Wucherung der Hypophyse findet sich vor allem im Vorderlappen in Form der Hypophysenadenome. Drei Typen werden unterschieden, das chromophobe, eosinophile und basophile Adenom, je nachdem, welche Zellform vorwiegend betroffen ist. Nur die chromophoben und eosinophilen Adenome haben chirurgisches Interesse. Die basophilen Adenome werden am besten mit Röntgenstrahlen behandelt.

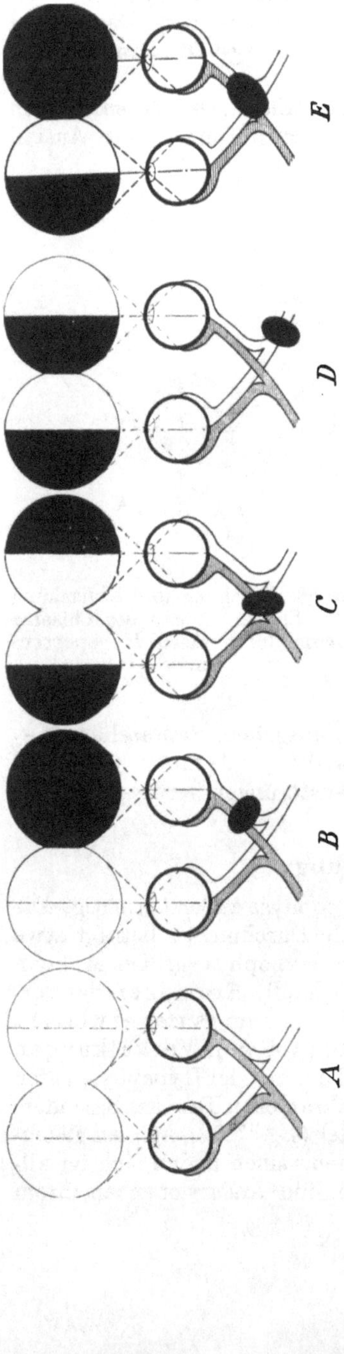

Abb. 59 *A—E*. Ausfall des Gesichtsfeldes bei Läsionen im Bereich des Chiasma opticum. *A* normal. *B* Läsion im Bereich des Fasciculus opticus — Erblindung. *C* Läsion im Chiasma opticum — Bitemporale Hemianopsie. *D* Läsion des Tractus opticus — Homonyme Hemianopsie. *E* Läsion des Chiasma opticum und Fasciculus opticus — Hemianopsie mit Erblindung

a) **Chromophobes Adenom.** Die normale Funktion der chromophoben Zellen ist nicht bekannt. Die chromophoben Adenome zeichnen sich durch ihre Größe aus. Sie verursachen einen Druck auf die übrige Hypophyse sowie auf die benachbarten Teile des Schädels, besonders auf das Chiasma opticum. Im Gegensatz zu den basophilen und eosinophilen Adenomen sind ausgesprochene Hirndrucksymptome vorhanden. Infolge des langsamen Wachstums des Adenoms in der Sella turcica drückt es auf das übrige Hypophysengewebe und erzeugt eine langsam zunehmende Hypophysenunterfunktion.

Bei Tumoren, die vor der Pubertät auftreten, findet sich eine **Dystrophia adiposogenitalis** mit charakteristischer Fettverteilung besonders am Gesäß, den Oberschenkeln und der Brust, mit Entwicklungshemmung der Genitalien und sekundären Geschlechtsmerkmale und mit Wachstumshemmung. Tritt der Tumor nach der Pubertät auf, so finden sich bei Frauen Unregelmäßigkeiten der Menstruation oder Amenorrhöe. Sie sind das häufigste Anfangssymptom. Beim Manne ist sehr früh ein Verlust der Potenz und Libido vorhanden. Die Körperbehaarung ist kärglich, Rasieren daher selten oder gar nicht notwendig.

Kopfschmerzen stellen sich meist später ein. Sie werden in die Stirn und Schläfenregion ein- oder beidseitig lokalisiert. Bricht der Tumor durch seine Kapsel durch, so treten die Kopfschmerzen generalisiert und sehr heftig auf.

Störungen im Gesichtsfeld finden sich bei chromophoben Adenomen am häufigsten als bitemporale Hemianopsie (Abb. 59 C). Die Temporalfelder des Gesichtsfeldes sind am frühesten eingeengt. Ein Tumor vor dem Chiasma opticum zeichnet sich durch frühen Verlust des zentralen Gesichtsfeldes aus. Wächst der Tumor gegen das Chiasma opticum zu, so entsteht eine bitemporale Hemianopsie, die mit dem änfänglich vorhandenen zentralen Skotom gepaart ist. Im Endstadium tritt meist Amaurose in einem Auge auf und ein temporales Skotom im anderen (Abb. 59 E). Ein chromophobes Adenom, das sich mehr hinter dem Chiasma opticum befindet, erzeugt bitemporale Hemianopsie, wenn es in der Mittellinie liegt. Bei unregelmäßiger Ausbreitung tritt homonyme Hemianopsie auf (Abb. 59 D).

Die *Behandlung* der chromophoben Adenome ist chirurgisch. Wenn eine beginnende Optikusatrophie vorhanden ist, bessert sich nach der Operation die Sehkraft schnell. Eine fortgeschrittene Optikusatrophie hat eine schlechte Prognose.

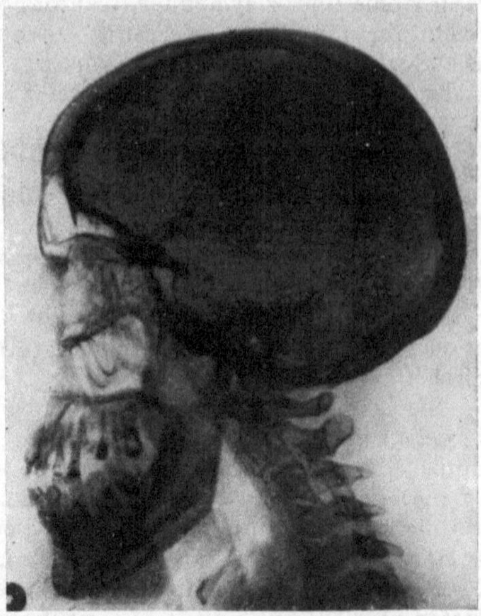

Abb. 60. Eosinophiles Adenom der Hypophyse mit Akromegalie, Stirnhöhle und Unterkiefer vergrößert, Sella allseitig erweitert, Sellaboden in die Keilbeinhöhle vorgewölbt, Dorsum sellae zerstört

Die Trepanation wird im allgemeinen transfrontal ausgeführt (Abb. 50 D und E). Die Optikusnerven sind gewöhnlich durch den Tumor nach aufwärts gedrückt. Einige Tumoren wachsen unregelmäßig und mehr seitlich der Mittellinie. Das Adenom ist gewöhnlich weich und gelblich. Es enthält häufig Zysten, die vor der Entfernung der Kapsel punktiert werden. Eine vollständige Entfernung des Tumors ist meist nicht möglich. Wichtig ist vor allem, daß der obere Teil der Kapsel, welcher gegen die Sehnerven und das Chiasma opticum drückt, und nach Möglichkeit die seitlichen und der hintere Teil entfernt werden. Um besseren Zugang zu haben, können bei Beginn der Operation die Seitenventrikel punktiert werden, wodurch das Anheben des Gehirns erleichtert wird. Außerdem ist eine Durchtrennung der vorderen Kommissur des Circulus arteriosus cerebri manchmal notwendig. Bei der Entfernung der seitlichen Kapselteile ist wegen der Nachbarschaft der Arteria carotis int. Vorsicht geboten.

b) **Eosinophiles Adenom.** Die eosinophilen Adenome, die vor der Pubertät auftreten, führen zum **Riesenwuchs.** Nach der Pubertät rufen sie eine **Akromegalie** hervor. Sie zeichnet sich aus durch gesteigertes Wachstum der gipfelnden Körperteile (Akren), besonders der Hände, Füße, Nase, Lippen und des Unterkiefers, sowie durch Vergrößerung der Stirnhöhle (Abb. 60). Kopfschmerzen treten bitemporal auf. Sehstörungen finden sich erst spät oder fehlen völlig.

Die *Behandlung* besteht in Röntgentiefenbestrahlung. Jedoch geht das gesteigerte Längenwachstum nicht zurück. Wenn die Röntgenbehandlung nicht anschlägt, muß chirurgisch eingegriffen werden, besonders dann, wenn die Kopfschmerzen bestehen bleiben und Sehstörungen auftreten.

Operativ-technisch ist der Zugang von der Stirn (Abb. 50D und E) am gebräuchlichsten. Der intranasale Zugang durch die Sella hat eine etwas höhere Motalität infolge erhöhter Meningitisgefahr. Nach Anheben des Stirnlappens wölbt sich der Tumor vor dem Chiasma opticum zwischen den Sehnerven nach aufwärts. Die dicke Kapsel wird eröffnet, das weiche kleine Adenom durch Kürettage entfernt. Wichtig ist die Resektion der oberen Kapselanteile, die auf die Sehnerven und das Chiasma drücken.

c) **Basophiles Adenom.** Es ist klein und beträgt häufig nur 1—2 mm im Durchmesser. Manchmal ist es nur bei der Sektion aufzufinden. Das basophile Adenom verursacht ein pluriglanduläres Syndrom, die **Cushingsche Krankheit.** Sie zeichnet sich aus durch Gewichtszunahme mit Adipositas, besonders am Stamm, Hypertonie und Polyglobulie, blaurote Striae distensae an der Bauchwand, Armen, Schultern und Hals sowie durch Osteoporose, Glykosurie und sexuelle Störungen. Die Sella ist normal, Sehstörungen treten nicht auf. Die Behandlung besteht in Röntgentiefenbestrahlungen.

4. Hypophysengangsgeschwülste (Kraniopharyngeome (Erdheim)

Sie entstehen aus Überresten des **Ductus craniopharyngeus** und gehen von dem Epithel dieses Ganges aus. Zwischen der vorderen Adeno- und hinteren Neurohypophyse befinden sich solche Überreste des Ductus craniopharyngeus, der aus der **Rathkeschen Tasche** der Mundbucht entsteht (s. Entwicklungsgeschichte des Schädels). Aus diesen Überresten bilden sich Tumoren, die Hypophysengangsgeschwülste. Sie sind verschieden groß und zeigen Variationen in ihrem histologischen Aufbau.

Sie können klein, fest und gut begrenzt sein oder aus multilokulären Zysten bestehen, die auf die Umgebung einen Druck ausüben. Die Kapsel ist dünn und dunkel, da sie eine dunkelbraune Flüssigkeit enthält. Die Zyste kann infiltrierend in die Umgebung wachsen, so daß eine chirurgische Entfernung unmöglich ist. Häufig, besonders am Anfang, sind die Hypophysengangsgeschwülste solid. Erst später finden sich zystische Degenerationen. Diese Zysten werden oft sehr groß. Manchmal reichen sie durch das ganze Gehirn bis zur Rinde. Verkalkungen treten gern auf und sind in 85% nachweisbar. Es gibt Tumoren, die völlig verkalkt sind.

Die Tumoren gehen von der Mittellinie aus, trotzdem liegen sie häufig einseitig. Röntgenologisch zeichnet sich die Geschwulst durch zwei wichtige Symptome aus: Zerstörung des Türkensattels in allen Graden und durch Kalkablagerungen, meist in Form eines Kalkmantels. Ihre Ausbreitung ist daher an den Kalkschatten erkennbar, die in der Zystenwand liegen. Außerdem kann die Zyste mit Gas gefüllt werden wie bei der Ventrikulographie.

Es werden drei Formen der Hypophysengangsgeschwülste unterschieden. Erstens die **epithelialen Schleimzysten,** die aus einem Flimmerepithel bestehen, das ein schleimartiges Sekret absondert.

Zweitens die **Epitheliome,** die aus Plattenepithel, vielfach in regelmäßiger Schichtung, zusammengesetzt sind. Die Epithelzapfen liegen im lockeren Stroma. Es kommen auch unreife Epitheliome nach Art der Basalzellenkarzinome vor. Es finden sich Kalkherde und Hämosiderinablagerungen.

Drittens treten die Hypophysengangsgeschwülste in Form der **Adamantinome** (Schmelzgeschwülste) auf. Diese wachsen schnell und kommen hauptsächlich in der Kindheit vor. Sie enthalten Epithelmassen, die ein Netzwerk bilden. Im Stroma finden sich schleimig gallertige Ablagerungen. Die Adamantinome der Hypophyse entsprechen in ihrem Bau denen, die von den Zähnen ausgehen (Einzelheiten s. Geschwülste der Kiefer). Diese Geschwülste infiltrieren die Sella und zerstören die Hypophyse. Die Folge ist eine Hypophysenunterfunktion. Die Diagnose ist nur röntgenologisch möglich. Die Sella ist verbreitert. Kalkherde sind in ihr und in dem darüberliegendem Gehirn sichtbar.

Schließlich können in seltenen Fällen epitheliale Überreste des Hypophysenganges an dem Aufbau von **Teratomen** beteiligt sein.

Die *klinischen Symptome* der Hypophysengangsgeschwülste richten sich nach dem Sitz und der Größe des Tumors sowie nach der Richtung, in die er in das benachbarte Gewebe einwächst. Die Symptome sind daher verschiedenartig. Manche Patienten sind dünn, leiden an einer hypophysären Kachexie, andere sind normal, wieder andere zeigen starken Fettansatz mit Fehlen der Genitalentwicklung und der sekundären Geschlechtsmerkmale im Sinne einer Dystrophia adiposogenitalis. Hirndruckerhöhung und Hydrozephalus können auftreten. Fortschreitender Verlust der Sehkraft ist das früheste Zeichen der Erkrankung und entsteht infolge primärer Atrophie des Sehnerven. Störungen im Gesichtsfeld können als bitemporale und homonyme Hemianopsie (Abb. 59) auftreten.

Eine Hypophysengangsgeschwulst, die sich unterhalb des Diaphragma sellae befindet, drückt zuerst auf den Hypophysenkörper und später auf das Diaphragma. Sie macht sich daher anfangs durch Zeichen einer Hypophysenunterfunktion bemerkbar. Sie können verschieden stark ausgeprägt sein. Sind sie klassisch vorhanden, so tritt eine Dystrophia adiposogenitalis (FRÖHLICH) auf. Erst später, wenn der Tumor aufwärts wächst, stellen sich Kopfschmerzen ein.

Ein Tumor, der oberhalb des Diaphragma entsteht und von den Zellüberresten des Hypophysenganges entlang dem Infundibulum ausgeht, breitet sich im subarachnoidealen Raum in die Cisterna basalis aus. Es kommt daher zu Störungen der Liquorzirkulation mit Hydrozephalus und intrakranieller Druckerhöhung. Die Impressiones digitatae sind im Röntgenbild deutlich sichtbar und vermehrt. Die Schädelnähte klaffen. Verkalkungen, die in der Zystenwand liegen, projizieren sich in das Gebiet der vorderen Region des 3. Ventrikels. Sie sind jedoch nicht immer vorhanden. Die Sella und der Processus clinoideus posterior sind normal. Frühzeitig entwickelt sich eine Stauungspapille. Eine Hypophysendysfunktion wird nicht verursacht, weil der Tumor von der Hypophyse durch das Diaphragma abgetrennt ist.

Schließlich kann eine Hypophysengangsgeschwulst im Bereich des Hypophysenstiels entstehen, wo dieser durch das Diaphragma hindurchgeht. Dann breitet sie sich oberhalb und unterhalb des Diaphragma aus. Es treten frühzeitig hormonale Störungen und Störungen im Gesichtsfeld auf. Diese Tumoren der unteren Partie des Infundibulums drücken direkt auf den Tractus opticus und das Chiasma opticum und verursachen dadurch eine bitemporale oder homonyme Hemianopsie (Abb. 59). Es kommt darauf an, ob der Tumor über oder neben dem Chiasma ausgeht, ob eine bitemporale Hemianopsie im oberen oder unteren Quadranten verursacht wird. Breitet sich der Tumor nach proximal aus, so drückt er gegen den 3. Ventrikel. Die Sella ist erweitert, der hintere Processus clinoideus frühzeitig zerstört.

Die *Behandlung* der Hypophysengangsgeschwülste ist chirurgisch, vorausgesetzt, daß der Patient noch nicht erblindet ist. Eine frühe Diagnose ist daher wichtig, um irreparable Störungen des Sehnerven und Chiasma zu vermeiden. Die Zystenwand muß restlos entfernt werden, um Rezidive zu verhüten. Häufig ist das jedoch unmöglich und man muß sich mit einem Absaugen des Zysteninhaltes begnügen.

Die *Prognose* für Leben und Sehen ist gut, wenn die Optikusatrophie noch nicht zu ausgeprägt und der Boden des 3. Ventrikels bei der Operation nicht verletzt wurde. Sonst tritt eine postoperative Hyperthermie auf, die sehr gefürchtet ist.

V. Chirurgie der Epilepsie

Die Epilepsie stellt ein Symptom dar und ist eine spezifische Reaktionsform des Gehirns, die erworben oder konstitutionell bedingt sein kann. Ihr eigentliches Wesen ist unbekannt. Ätiologisch werden zwei Formen unterschieden. Es sind die Erkrankungen, bei denen eine nachweisbare Läsion des Gehirns vorhanden ist, die **symptomatische** Epilepsie, und die, bei denen kein organisch grob sichtbares Substrat erkennbar ist, die **genuine** Epilepsie. Beiden Erkrankungsformen ist die epileptische Reaktionsfähigkeit des Gehirns gemeinsam. Die Disposition dazu ist bei der genuinen Epilepsie vererbt. Der Erbgang ist wahrscheinlich rezessiv.

Die genuine Epilepsie ist nicht Gegenstand einer chirurgischen Behandlung. Eine große Anzahl von chirurgischen Eingriffen wurde erfolglos angewendet. Ebenso ist bei diffusen Schädigungen des Gehirns infolge Enzephalitis, infektiöser oder toxischer Natur mit nachfolgender Degeneration und Sklerosierung der Rinde ein operativer Eingriff nicht angezeigt. Die Operation der organisch bedingten Epilepsie kann dagegen gute Erfolge haben, wenn ein einzelner Krankheitsherd nachweisbar ist, der die Fallsucht bedingt.

Es wird angenommen, daß die symptomatische Epilepsie stets durch eine Läsion der Rinde verursacht wird. Das kindliche Gehirn reagiert besonders stark auf Schädigungen. Die motorische Rindenregion ist am empfindlichsten. Finden sich lokale Schädigungen der Hirnrinde, so werden von diesem Herd aus Störungen ausgelöst, die über ihn hinaus gehen und eine erhöhte Erregbarkeit in entfernteren Gehirnabschnitten bewirken. Nach und nach tritt die lokale Rindenveränderung gegenüber den allgemeinen Symptomen in den Hintergrund.

Die *auslösenden Ursachen der symtomatischen Epilepsie* sind mannigfaltig. Bei Hirntumoren ist die Epilepsie oft das einzige Symptom. Besonders Tumoren im Gebiet der motorischen Region und der Schläfenkeilbeingegend lösen Krampfanfälle aus. Aber auch andere, das Gehirn verdrängende Prozesse wie Varixknoten, Hämatome, Abszesse, Tuberkel und Zystizerken können eine Epilepsie herbeiführen. Ebenso wird sie als Begleiterscheinung eines Hydrozephalus und Turmschädels gefunden. Ferner kann eine Epilepsie ausgelöst werden bei pyogenen Infektionen, wie Meningitis und Enzephalitis oder spezifischen Infektionen, wie Aktinomykose, Syphilis, Tuberkulose, durch Masern und zerebrale Kinderlähmung, durch Intoxikationen infolge gewerblicher Vergiftungen, Alkohol- und Schlafmittelabusus und durch Degeneration des Gehirns besonders bei der Atherosklerose. Das Trauma spielt als Ursache einer Epilepsie eine wichtige Rolle. Zangengeburten mit Asphyxie, Frakturen, Kontusionen und penetrierende Schädel- und Gehirnverletzungen können eine Epilepsie bedingen. Es finden sich dann häufig Schädeldefekte, subdurale Hämatome, Impressionsfrakturen, Fremdkörper und Knochensplitter im Gehirn. Noch viele Jahre nach dem Trauma können Narben mit Verdickungen und Verwachsungen der Dura und des Gehirns zu einer symptomatischen Spätepilepsie führen.

Je ausgedehnter die Schädigung des Gehirns durch das Trauma ist, besonders bei Verletzung der motorischen Region, um so größer ist die Gefahr einer nachfolgenden Epilepsie vorhanden. Die Größe des Schädelknochendefektes hat keinen Einfluß auf die Entwicklung der Krankheit. Infizierte Wunden lösen leichter eine Epilepsie aus als aseptische.

Die organisch bedingte Epilepsie tritt in 2 Formen auf, zwischen denen Übergänge vorhanden sind, die Rindenepilepsie und die diffusen Krämpfe.

Die **Rindenepilepsie (Jacksonsche Epilepsie)** zeichnet sich dadurch aus, daß die Krämpfe einseitig in einem bestimmten Muskel oder in einer umschriebenen Muskelgruppe beginnen und auf diese Region (krampfende Hand oder krampfendes Bein) beschränkt bleiben. Es handelt sich dabei um Rindenreizungen umschriebener Hirnherde. Die Krampfanfälle sind klonisch. Das Bewußtsein ist im Beginn des Anfalls erhalten. Schreitet der Anfall fort, so werden die Patienten bewußtlos. Die Pupillen sind weit und reagieren nicht auf Licht. Kopf, Hals und Augen werden nach der krampfenden Seite verdreht. Der Kranke „blickt seinen Herd an" (s. Anatomie und Physiologie des Nervus oculomotorius). Die Krämpfe wiederholen sich in Intervallen. Je länger die Krankheit dauert, um so diffuser werden bei der Mehrzahl der Kranken die Krämpfe. In der anfallsfreien Zeit finden sich Reflexdifferenzen, Paresen, Parästhesien und Hirnnervenstörungen, die für die Lokalisierung des Gehirnherdes von Bedeutung sind.

Die **diffusen Krämpfe** der organisch bedingten Epilepsie unterscheiden sich nicht von den Erscheinungen der genuinen Spätepilepsie. Zwei verschiedene Formen können auftreten. Die rudimentäre Form des Anfalls, das sog. *Petit mal*, äußert sich in vorübergehenden Schwindelanfällen und Absenzen mit nur Sekunden dauernden Abwesenheitszuständen. Petit-mal- und Dämmerzustände sind bei exogener, symptomatischer Epilepsie jedoch sehr selten und eher der Ausdruck einer genuinen Fallsucht.

Bei dem sog. „*großen Anfall*" treten tonisch-klonische Krämpfe, rascher Bewußtseinsverlust, weite und starre Pupillen, Zungenbiß und Abgang von Stuhl und Urin auf. Ein geistiger Verfall der Erkrankten ist bei der symptomatischen Epilepsie im allgemeinen nicht vorhanden. Es ist nicht bekannt, welche Faktoren dafür verantwortlich sind, daß bei manchen Kranken die epileptischen Phänomene streng lokalisiert bleiben, während bei anderen ein Anfall, der mit herdförmig begrenzten Symptomen beginnt, schnell generalisiert wird und sich zu dem typischen großen Krampfanfall mit Bewußtseinsverlust steigert.

Nach dem zeitlichen Auftreten der traumatisch bedingten Epilepsie wird eine Frühepilepsie und eine Spätepilepsie unterschieden. Die **Frühepilepsie** schließt sich unmittelbar an das Trauma an. Sie stellt sich nach Stunden oder Tagen nach der Verletzung ein. Sie zeigt eine schwere Verletzung an. Tritt sie in Form einer Jacksonschen Epilepsie auf, so wird sie durch direkte Schädigung der motorischen Region hervorgerufen. Fremdkörper, Hämatome usw. können die Ursache sein. Treten die Frühkrämpfe diffus auf, so ist eine besonders ausgedehnte Rindenschädigung infolge der Verletzung vorhanden.

Die **Spätepilepsie** bricht erst aus, wenn die Wunde bereits ausgeheilt ist. Die Spätkrämpfe werden durch Vernarbungsvorgänge an der Hirnrinde verursacht. Sie können nach Monaten, Jahren, oft nach Jahrzehnten auftreten. In der Anamnese ist daher die Feststellung eines Geburtstraumas, überhaupt eine verlängerte Geburt, ein Hirnabszeß, Meningitis, Enzephalitis, eine Thrombose der Gehirnvenen usw. besonders wichtig.

Bei der klinischen Untersuchung der Epileptiker muß der Schädel genauestens besichtigt werden. Druck- oder klopfempfindliche Stellen sind zu beachten. Defekte des Knochens, Narben, eine Asymmetrie des Schädels müssen erkannt werden. Asymmetrien am übrigen Körper sind häufig durch Schädigung von Teilen des Parietallappens verursacht. Aus diesem Grunde muß die Symmetrie beider Körperhälften genauestens beachtet werden. Die neurologische Untersuchung ist von ausschlaggebender Bedeutung für die Lokalisation eines Herdes. Manchmal aber läßt sie völlig im Stich. Reflexdifferenzen, Lähmungen, die oft nur für Minuten oder Stunden vorhanden zu sein brauchen, müssen beobachtet werden. Die Untersuchung des Nervensystems muß durch einen Fachneurologen vorgenommen werden. Die Funktion des Ohres, des Gleichgewichtsapparates und des Auges sind gleichfalls fachärztlich zu prüfen.

Wenn durch eine genaue Anamnese, eine körperliche Untersuchung und durch neurologische Ausfälle die Stellung der Diagnose nicht möglich ist, läßt sich der Ausgangspunkt der Krämpfe häufig durch Beobachtung eines Anfalls feststellen. Auf ungefährliche Weise können Krämpfe durch den **Hyperventilationsversuch** provoziert werden. Verstärkte Atembewegungen erzeugen einen tetanieartigen Zustand, der epileptische Anfälle auslöst.

Schließlich ist die *Röntgenuntersuchung* des Patienten äußerst wichtig. Knochendefekte, Fissuren, Impressionen, Verdickung des Schädelknochens, Fremdkörper, Hydrozephalus, Asymmetrien, verkalkte Herde der Hirnhäute und des Gehirns selbst werden durch das Röntgenbild aufgedeckt. Impressionen und Frakturlinien sind auf eine Hirnnarbe verdächtig. Asymmetrien zeigen eine Atrophie des Gehirns auf der kleineren Seite an, die oft von der frühesten Kindheit herrührt. Bei Verkalkungen im Gehirn oder in den Meningen müssen Neoplasmen berücksichtigt werden. Die *Enzephalographie* ist von besonders großem diagnostischen Wert. Erweiterungen und Asymmetrien der Ventrikel mit Verdrängung des Septum pellucidum gegen die Seite der Erkrankung, Unebenheiten der Füllung des Subarachnoidealraumes infolge Verwachsungen und Schrumpfungsvorgängen an der Hirnoberfläche müssen beachtet werden.

Die *Elektroenzephalographie* schließlich als modernste Methode kann zur Diagnosestellung mit herangezogen werden. Jedoch läßt sich durch sie allein ein Epilepsieherd nicht feststellen. Stimmt jedoch der durch die Elektroenzephalographie bestimmte Fokus mit den klinischen und röntgenologischen Untersuchungen überein, so wird dadurch die Diagnose erhärtet.

Die *Indikation für die Operation* ist gegeben, wenn mit Hilfe der oben geschilderten diagnostischen Methoden der Ausgangspunkt der Krämpfe lokalisiert werden kann. Ist ein Herd nicht feststellbar oder ist die Schädigung des Gehirns diffus oder sind die Krämpfe durch vielfache Herde verursacht, so soll auf einen Eingriff verzichtet werden.

Frühkrämpfe nach Schädeltraumen zeigen eine Verschlimmerung des Zustandes des Patienten an. Die Wunde ist zu revidieren. Hämatome, drückende Tampons und Fremdkörper müssen evtl. entfernt werden. Eine Erweiterung der Knochenlücke kann notwendig sein.

Die operative Behandlung der Spätepilepsie kann auf zwei verschiedene Arten durchgeführt werden. Einmal durch die Korrektur der Narbe am Schädel, an den Hirnhäuten und der Hirnoberfläche, zum anderen durch die Exzision des primär krampfenden Zentrums.

Die **Korrektur der Narbe** (s. Deckung der Schädel-, Hirn- und Duradefekte) erstreckt sich auf die Entfernung von Fremdkörpern, der Hebung von imprimierten Knochenteilen, der Abtragung von Exostosen, der Lösung von Verwachsungen zwischen Knochen und Dura und der evtl. Schließung der Knochenlücke. Die Narben der Dura, weichen Hirnhäute und des Gehirns müssen exzidiert werden (Abb. 62). Die Bildung einer einfachen und glatten Narbe ohne Verwachsungen wird angestrebt.

Bei der **Rindenexzision** (Abb. 61) wird das primär krampfende Zentrum operativ entfernt oder unterschnitten, da es den anatomischen Ausgangspunkt der epileptischen Anfälle darstellt. Vorübergehende Lähmungen können dabei auftreten. Die Narben- und Rindenexzision gehen meist fließend ineinander über. Eine Entlastungstrepanation ist bei der Epilepsie wertlos mit Ausnahme der Kranken, bei denen eine Erhöhung des intrakraniellen Druckes die Krämpfe verursacht.

Die *Prognose der Operation* richtet sich nach der Größe der Hirnveränderung. Etwa 70% der Patienten werden von ihren epileptischen Anfällen geheilt. Je umschriebener der Herd ist, mit um so größerer Sicherheit darf ein Erfolg erwartet werden. Die Krankheitsdauer, ebenso wie das Intervall zwischen Verletzung und Krampfausbruch, sind für den Erfolg der Operation ausschlaggebend. Die Operation bietet keinen Erfolg mehr, wenn es — etwa 2—6 Monate nach einer Verletzung — zu einer Generalisierung der epileptischen Bereitschaft in beiden Hemisphären gekommen ist. Diese läßt sich häufig noch vor dem ersten großen Anfall mit Bewußtseinsverlust im veränderten Elektroenzephalogramm nachweisen.

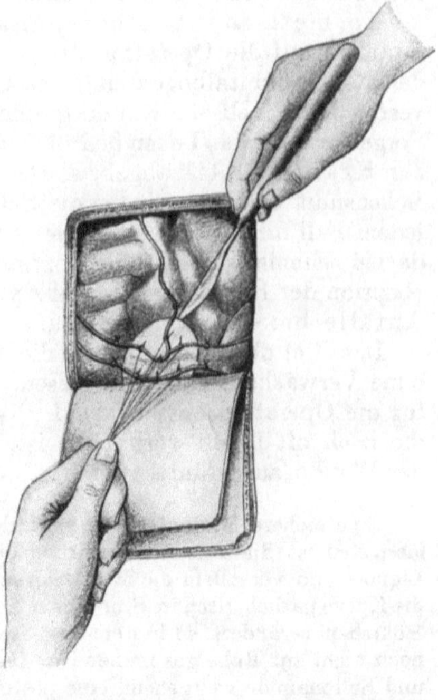

Abb. 61. Exzision des primär krampfenden Zentrums bei JACKSONscher Epilepsie (nach THOREK). Mittels elektrischer Reizung wird der Herd lokalisiert und in 8—10 mm Tiefe unterschnitten. Die Gefäße sind ligiert. Die Ligaturen im Bereich des unterschnittenen Herdes dienen als Haltefäden

W. Die Deckung der Schädel-, Dura- und Hirndefekte

Der plastische Verschluß der Schädel-, Dura- und Hirndefekte ergibt sich aus der Tatsache, daß sich die konvexen Schädelknochen des Erwachsenen bei Substanzverlust nicht regenerieren. Aus diesem Grunde wird die Trepanation (s. da) im allgemeinen osteoplastisch ausgeführt. Schädeldefekte, deren Deckung nicht primär möglich war, besonders solche mit Infektion, können nach erfolgter Vernarbung die sekundäre Deckung der Lücke notwendig machen. Allerdings hat die Praxis erwiesen, daß Schädelknochenlücken durchaus nicht immer krankhafte Folgen nach sich ziehen. Überhaupt spielt die Größe des Knochendefektes bei der Verursachung von Beschwerden weniger eine Rolle als die Schädigung des Gehirns. Eine schematische Deckung der Knochenlücken ist daher nicht angebracht.

Viel schwerer sind die Störungen, die infolge ausgedehnter Hirnnarben auftreten können. Sie sind durch Verwachsung des Gehirns mit dem Knochen und der Haut bedingt. Eine freie Pulsation des Gehirns, das narbig verzogen ist, kann infolgedessen nicht erfolgen. Die Korrektur der Hirnnarbe ist für die Behebung der Hirnbeschwerden daher oft wichtiger als die Deckung des Knochendefektes.

Die *Indikation zur Deckung der Schädellücke*, sei sie nun angeboren oder die Folge eines Traumas (Fraktur, Verbrennung), einer Operation (Entfernung von

Tumoren) und Entzündung (Tuberkulose, Osteomyelitis usw.) kann gegeben sein, wenn Hirnbeschwerden allgemeiner Art auftreten. Sie bestehen in Kopfschmerzen, Schwindel, Empfindlichkeit gegen Erschütterung, Unlust und Schlaflosigkeit. Besteht die Gefahr eines erneuten Traumas des Gehirns, besonders bei zarten Narben, tritt ein Hirnprolaps auf oder stellt sich eine traumatische Epilepsie ein, so muß die Schädelnarbe korrigert werden. Kleinere Schädeldefekte unter 3 cm Durchmesser brauchen im allgemeinen nicht gedeckt zu werden, da sich eine genügend feste Bindegewebsnarbe bildet. Bei Kindern ist oft sogar eine Knochenregeneration vorhanden.

Kosmetische Gesichtspunkte lassen auch bei Beschwerdefreiheit den Kranken auf die Operation dringen. Besonders Knochenlücken im Stirnbein, bei denen der Orbitalbogen und das Orbitadach fehlen, sind mit starker Entstellung verbunden. Seelische Konflikte und die andauernde, allerdings meist unbegründete Sorge vor einer das Leben bedrohenden Verletzung, können weiterhin eine Indikation zur Kranioplastik abgeben. Der Kranke findet nach gelungener Operation neuen Lebensmut und überwindet die Schwierigkeiten des täglichen Lebens leichter. In jedem Fall muß die Auswahl des zu Operierenden aber sorgfältig getroffen werden, da bei schematischer Indikationsstellung und bei Unterlassung einer sachgemäßen Exzision der Hirnnarbe vorher epilepsiefreie Patienten nach der Operation Anfälle bekommen können.

Das Ziel der Operation ist die Bildung einer einfachen und glatten Narbe ohne Verwachsungen. Aus diesem Grunde ist die Wahl des richtigen Zeitpunktes für die Operation entscheidend. Sie darf erst nach Abklingen der Infektion, die noch oft latent vorhanden ist, nicht vor ½—1½ Jahren nach der Abheilung der Wunde ausgeführt werden.

Eine sichere Methode, eine ruhende Infektion zu erkennen, gibt es nicht. Am zuverlässigsten ist die Ausdifferenzierung der Liquorzellen, die Relation des Eiweißgehalts des Liquors und vor allem die Mastixkurve (s. Diagnostische und therapeutische Eingriffe). Ist die Kurve pathologisch im Sinne einer Lues cerebri oder Paralyse mit Ausflockung in den ersten Röhrchen verändert, so besteht der Verdacht, daß der Ab- und Umbau im Verletzungsgebiet noch nicht zur Ruhe gekommen ist. Die Operation ist dann nicht indiziert, obwohl Penicillin und Sulfonamide weitgehend eine postoperative Meningitis verhindern können.

Osteoplastische Operationen frontaler Knochendefekte nehmen wegen der anatomischen Beziehungen zwischen dem Gehirn, der Schädelhöhle und den Nebenhöhlen sowie der Orbita eine Sonderstellung ein. Die Mitverletzung der Nebenhöhlen und Augenhöhle stellt eine schwere Komplikation dar, die zu riesigen Defekten führt, da bei der primären Versorgung dieser Verletzten kaum Rücksicht auf kosmetische Bedenken genommen werden können. Die radikale Ausräumung des Nasennebenhöhlensystems (s. Seite 221) ist infolge Infektion der Schleimhaut meist erforderlich. Im Röntgenbild ist die Größe und Ausdehnung des Defektes gut sichtbar. Jedoch läßt sich röntgenologisch nicht beurteilen, ob noch zurückgebliebene Buchten der Nebenhöhlen mit infizierten Schleimhautresten latente Infektionen unterhalten. Bei diesen Kranken müssen vor der Kranioplastik erst übersichtliche Wundverhältnisse operativ geschaffen werden.

Die *Technik* der Operation erstreckt sich auf die **Verbesserung der äußeren Weichteilnarbe.** Sie wird als Voroperation durch Exzision der Narbe und evtl. Lappenverschiebung aus der Nachbarschaft ausgeführt. Manchmal sind Narbenkorrekturen am Oberlid erforderlich, wenn der Defekt sich im Bereich der Stirn befindet.

War bei der Verletzung die Dura nicht eröffnet, so sind vorbereitende Operationen nur dann notwendig, wenn unter der Knochenlücke ein größerer Kontusionsherd lag. Fehlt im Enzephalogramm im Bereich des Knochendefektes jede Luftansammlung an der Hirnoberfläche, so besteht der dringende Verdacht einer Verwachsung und Verklebung der Hirnrinde mit den Hirnhäuten. Die Lösung dieser Adhäsionen ist dann erforderlich.

Viel schwieriger sind die Verhältnisse nach offener Hirnverletzung, ganz gleich ob mit oder ohne traumatische Epilepsie. Hier muß stets eine Klärung der narbigen Veränderungen im Gehirn und deren Beziehungen zum Knochendefekt, zur Dura und zum Ventrikelsystem vorausgehen. Die beste Übersicht verschafft das Enzephalogramm, das die intrakraniellen Verlagerungen und Ausweitungen der Liquorräume, bei gleichzeitiger Darstellung der Oberflächenzeichnung des Gehirns, gestattet. Außerdem bewahrt es vor der unangenehmen Überraschung latenter Abzesse. Nach diesen schweren Verletzungen wird vor der Defektdeckung immer eine Narbenexzision (Abb. 62), wenn nötig bis in den Ventrikel hinein, vorgenommen werden müssen. Eine breite Verbindung zwischen Ventrikel und Subduralraum trägt wesentlich zur „Entfesselung“ des Gehirns bei. Durch Aufsteppen eines Faszia-lata-Lappen oder Tibiaperiosts auf die Dura wird die Lücke wasserdicht geschlossen und damit eine Liquorfistel verhindert.

Manche Operateure stehen auf dem Standpunkt, daß der Verschluß der Lücke in der harten Hirnhaut, die **Duraplastik,** deswegen keine besondere Rolle spielt, da es keine Methode gibt, die nicht erneut feste Verwachsungen mit dem Gehirn hervorruft. Bei kleinen Lücken wird die Dura in zwei Blätter gespalten und in den Defekt verschoben. Größere Lücken können durch freie Faszienplastik geschlossen werden. Auch Amnionhaut und Filme aus Fibrin werden verwendet.

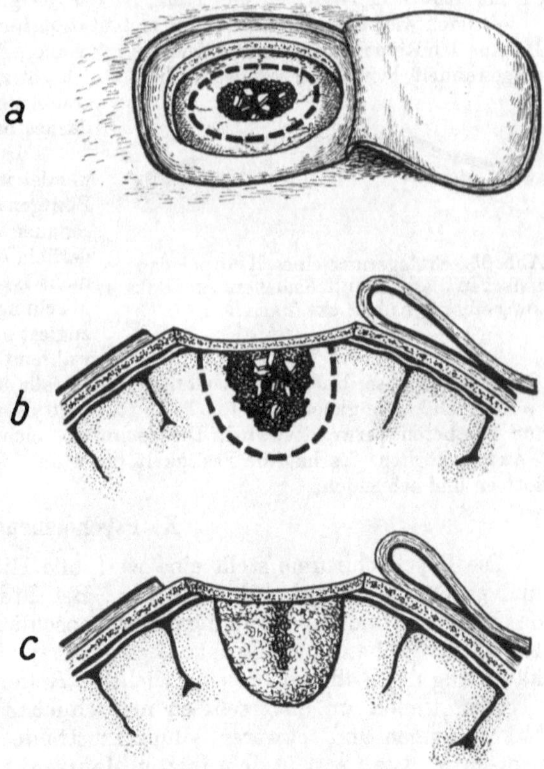

Abb. 62 *a—c*. Exzision (*a* und *b*) und plastischer Ersatz einer Hirnnarbe durch einen Fettgewebslappen (*c*)

Die **Beseitigung der Hirnnarbe** und die Ausfüllung der danach im Gehirn zurückbleibenden Höhle ist für den Erfolg der Deckung eines Hirndefektes von ausschlaggebender Bedeutung. Die freie Pulsation des Gehirns nach Lösung der Narbe muß angestrebt werden. Die Füllung der entstandenen Lücke macht dabei die größte Schwierigkeit. Das Füllmaterial soll nach Möglichkeit das Hirngewebe nicht reizen, seine Bewegungsfreiheit nicht hemmen, dauerhaft sein und keine erneuten Verwachsungen hervorrufen. Gut hat sich für die Füllung des Defektes körpereigenes Fettgewebe erwiesen. Dieses wird nach Ausschneidung der Narbe, wobei Fremdkörper gleichzeitig mitentfernt werden, in die entstandene Wundhöhle hineintamponiert (Abb. 62).

Zur **Deckung der Knochenlücke** können ein gestielter Periostknochenlappen oder Hautperiostknochenlappen aus der Nachbarschaft herangezogen werden. Diese Methode ist nur bei kleinen Defekten anwendbar. Bei der Behandlung frischer Schädelverletzungen können auch nach Versorgung der Hirn-Dura-Weichteilverletzung einzelne Fragmente sofort reimplantiert werden, sofern die Verletzung nicht zu groß ist und keine schwere Infektion vorliegt. Besonders nach Hebung der Knochenfragmente bei Impressionsfrakturen ist diese Art der Schädeldefektdeckung angebracht. Größere Defekte werden entweder autoplastisch, d. h. durch körpereigenes Material, oder alloplastisch, d. h. durch körperfremdes Material gedeckt.

Für die *autoplastische Deckung* wird ein Periostknochenlappen aus der Tabula externa des Schädels oder Knochen aus den Rippen, des Beckens oder der Tibia herangezogen. Körpereigener Knochen, besonders der Tibia, ist das geeignetste Material für die freie Plastik.

Vielfach wird auch die Knorpeltransplantation für die Kranioplastik verwendet (Abb. 63). Der aus den Rippen entnommene Knorpel mit seinem Perichondrium wird zwar nicht knöchern umgewandelt, bleibt aber erhalten. Er läßt sich gut zurechtschneiden und hat sich besonders zum Aufbau des Orbitalbogens und des Orbitadaches bewährt.

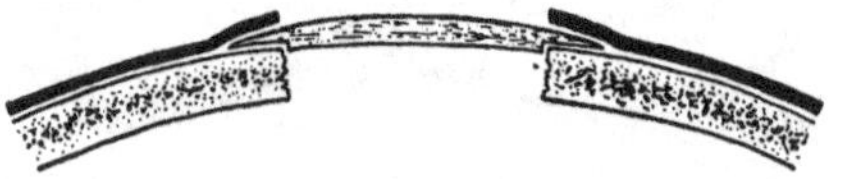

Abb. 63. Einlagerung eines Knorpelspans zwischen Periost und Knochen zur Dekkung einer Schädellücke (nach DRESSLER)

Für die *Alloplastik* kann Plexiglas verwendet werden. Es ist gewebsfreundlich und für Röntgenstrahlen durchsichtig. Ein vorheriger genauer Abdruck des Defektes ist jedoch erforderlich, da das Material mit einfachen Methoden nicht bearbeitet werden kann. Vitallium, eine Mischung aus Kobalt, Chrom und Molibdän, ist zugfest und gewebsfreundlich. Eine Bearbeitung während der Operation ist jedoch nur in geringem Grade möglich, so daß das Transplantant gleichfalls für die Operation angemessen verwendet werden muß. Das gleiche gilt für Paladon (Akrylsäurepräparat), das in der Zahnheilkunde für Prothesen verwendet wird. Die technisch leichteste Form der Schädelplastik ist mit Tantal möglich. Es hat die Festigkeit des Stahls, ist gewebsfreundlich und läßt sich leicht formen und schneiden.

X. Psychochirurgie

Die Psychochirurgie stellt eine wertvolle Hilfe in der Behandlung neurotischer und psychotischer Erkrankungen dar. Bei ihrer Anwendung ist das Wohlergehen des Patienten und seine Stellung in der menschlichen Gesellschaft zu berücksichtigen. Neben der Behandlung Geisteskranker spielt die Psychochirurgie bei der Bekämpfung des Schmerzes eine wichtige Rolle.

Operationen am unversehrten menschlichen Gehirn zur Behebung psychischer Erkrankungen und schwerer Schmerzzustände werden mit guten Erfolgen und in großem Maßstab erst in dem letzten Jahrzehnt ausgeführt. Es handelt sich dabei um eine symptomatische Behandlung, gerade so, wie es die Insulin- oder Elektroschockmethoden sind.

Der Thalamus opticus ist die Hauptschaltstelle der sensiblen Bahnen, die vom Rückenmark zur Hirnrinde verlaufen (s. Anatomie). Der zentrale Teil dieses Kerns projiziert sich zum Stirnhirnpol, der mittlere Teil zur Basis und der laterale Teil zur Konvexität. Diese Stirnhirn-Thalamus-Verbindungen werden bei der **präfrontalen Leukotomie (Lobotomie)** durchtrennt. Als präfrontal wird dabei das Gebiet des Stirnhirns betrachtet, das vor dem motorischen Gebiet liegt (Abb. 22). Es wird nicht der ganze Frontallappen, sondern nur die subkortikale weiße Hirnmasse durchschnitten.

Indikation. Für die Lobotomie kommen alle psychotischen Prozesse in Frage, die mit starken affektiven Spannungen einhergehen, wie Reizbarkeit, Wutanfälle, Angst und Schlaflosigkeit, motorische Unruhe, Agressivität, Neigung zu Zerstörungen und Impulshandlungen. Die Lobotomie vermindert die emotionelle Komponente bei Zwangsgedanken, ohne die intellektuellen Fähigkeiten zu beeinträchtigen. Sie ist bei allen den Kranken angebracht, bei denen die Gefahr völliger Hilfslosigkeit oder Selbstmord besteht und bei denen eine Hilfe mit anderen Behandlungsmethoden unwahrscheinlich ist. Ist mit einem spontanen Abklingen der emotionellen Komponente zu rechnen oder ist mit nichtoperativen Maßnahmen eine Besserung zu erzielen, so ist die Lobotomie kontraindiziert. Die emotionelle Komponente kann auf Grund von drei Kriterien beurteilt werden:

a) Zügelloses oder gewalttätiges Benehmen. b) Qualvolle physische oder psychische Leiden. c) Vasomotorische oder andere viszerale Krankheiten.

Klinische Erfolge. Von Patienten mit *Involutionsdepressionen* werden 60% geheilt, weitere 25% zeigen Besserungen. Kranke mit *Zwangszuständen* werden geheilt, vorausgesetzt, daß die Operation sachgemäß durchgeführt wurde. Bei Alkoholikern, Psychopathen, Kriminellen und Süchtigen ist die Lobotomie kontraindiziert. Sie werden durch die Lobotomie von ihrem Sinn für Verantwortung befreit und verfallen daher um so leichter einem asozialen Verhalten. Kinder mit unleidlichem Benehmen bei Epilepsie können gebessert werden. Die Epilepsie selbst wird nicht beeinflußt. Die Behandlung der *Schizophrenie* durch Lobotomie verspricht nur dann einen Erfolg, wenn starke affektive Veränderungen vorhanden sind. Dann allerdings kann der ganze Charakter einer Irrenanstalt durch Ausführung von Lobotomien bei den unruhigsten Patienten verändert werden. Es bessert sich dann nicht nur das Benehmen dieser Patienten, sondern es kommt auch ihre präpsychotische Persönlichkeit und Begabung wieder zum Vorschein, wodurch die Arbeitsfähigkeit anwächst. Voraussetzung dafür ist allerdings, daß kein stärkerer Persönlichkeitszerfall eingetreten ist, d. h. die Lobotomie möglichst im ersten Krankheitsjahr ausgeführt wird. Künstliche Ernährung, Entblößen, Einkoten, Kleiderzerreißen, Agressivität können durch die Leukotomie beseitigt werden.

Neben der psychochirurgischen Anwendung der Leukotomie spielt die *Beseitigung von Schmerzzuständen* eine große Rolle. Sie kann ohne wesentliche Störung des psychischen Zustandes ausgeführt werden. Die Arbeitsfähigkeit ist aber nach dem Eingriff verringert. Da die Arbeitskraft jedoch bei Kranken mit heftigen Schmerzen sowieso aufgehoben ist, ist diese Frage von untergeordneter Bedeutung. Eine Indikation zur Lobotomie wegen heftiger Schmerzen ist gegeben bei Tabes dorsales, Thalamussyndromen, Phantomgliedern, schwerer Kausalgie, bei Radikulitis usw. Die Patienten empfinden nach der Operation den Schmerz zwar weiter, achten aber nicht mehr auf ihn und leiden deshalb nicht mehr.

Folgen des Eingriffs. Durch die Lobotomie wird die Persönlichkeit des Kranken verändert. Der psychochirurgische Eingriff setzt eine irreparable anatomische Schädigung. Es muß daher vor der Anwendung der Operation feststehen, daß eine spontane Heilung des Kranken unwahrscheinlich ist. Intellekt und Gedächtnis werden durch den Eingriff nicht beeinträchtigt. Hochwertige schöpferische Leistungen sind jedoch nicht mehr möglich, ebenso wie ein gewisser Verlust des feineren Gefühlslebens in Kauf genommen werden muß. Nach einer ausgedehnten Lobotomie verlieren die Patienten etwas von ihrem künstlerischen, literarischen, musikalischen und geistigen Leben. Nur wenige Patienten nehmen Interesse an sozialer Wohlfahrt und treten Vereinigungen zur Besserung des menschlichen Daseins bei. Ihre inneren Möglichkeiten zu Sympathie, Altruismus, Selbstaufopferung und hilfreichen Rat werden geringer, jedoch nicht mehr als bei den meisten soliden Mitbürgern. Vergleicht man diese Patienten mit ihrem präpsychotischen Ich, so findet man, daß sie etwas an Tiefe der Persönlichkeit verloren haben. Dabei läßt sich nicht feststellen, wieviel der langen Dauer der Erkrankung und wieviel etwa der Lobotomie zuzuschreiben ist. Wurde eine ausgedehnte Lobotomie gemacht, so sinkt das Interesse an Vergnügungen und einer aktiven Teilnahme an Erholungen. Radiosendungen, Kinovorstellungen und leichte Lektüre werden jedoch gern genossen. Die intellektuelle Wißbegier wird nach der Lobotomie geringer, Studien werden vernachlässigt. Es kann aber erstaunlich viel vom Stirnhirn entfernt werden, ohne daß die Lösung der täglichen Lebensaufgaben darunter leidet. Die Vielheit der Einzelheiten bei der Hausarbeit wird weniger gemeistert als die Gleichförmigkeit mancher mechanischen Arbeit. Nur in schwersten Fällen wird die handwerkliche Geschicklichkeit verändert.

Es wird angenommen, daß die Persönlichkeit nach einer Lobotomie noch nicht gesundet ist. Sie ist „unreif". Bleiben die Patienten sich selbst überlassen, so werden sie indolent. Sie vermeiden Verantwortungen, zaudern, vernachlässigen leicht ihre äußere Erscheinung, neigen zu vielem Essen und zum Dickwerden. Die Lobotomierten sind mit geringen Erfolgen zufrieden. Wohlgemeinte Kritik nehmen sie leicht übel. Andererseits sind sie freundlich, verträglich, gute Mitarbeiter und fröhlich. Ihre Gemütsreaktionen sind lebhaft, es mangelt ihnen aber an Ausdauer und Tiefe. Ein normales Maß an Moral bleibt erhalten. Das Traumleben ist erheblich geringer oder fehlt völlig.

Allmählich bessert sich der Zustand der Patienten. Sie werden „reifer" und etwa die Hälfte der Operierten kann eine nutzbringende Tätigkeit zu Hause oder im Beruf ausüben. Die meisten der Operierten finden jedoch nur untergeordnete Stellungen im Büro, als Arbeiter oder in der Landwirtschaft. 20—30% der Lobotomierten bleiben in den Anstalten. Erfreulicherweise können unruhige Patienten im allgemeinen nach der Opreation auf ruhigere Stationen verlegt werden.

Prognose. Die Prognose ist in den Fällen am besten, bei denen die affektiven Erscheinungen außergewöhnlich stark sind. Die Erfahrungen, besonders in Amerika zeigen, daß 30—50% von sonst unheilbaren geisteskranken Patienten aus den Anstalten entlassen werden können und weitere 20—30% von ihrem gewalttätigen Wesen befreit werden. Ein sozial und gesellschaftlich unauffälliger Heilungszustand wird jedoch kaum in 5% erreicht.

Technik. Bei der sog. „Standardmethode" der Lobotomie wird der Frontallappen offen durchtrennt. Zu diesem Zweck werden nach Anlegung von Bohrlöchern in der Kranznaht 6 cm oberhalb des Jochbeins die weißen Massen des Stirnhirns in der Ebene der Kranznaht bis zum Keilbeinrand durchschnitten. In schweren Fällen wird die Schnittführung weiter nach hinten verlegt, um die Verbindungen im Stirnhirn hinter dem Keilbeinrand zu erfassen.

Einfacher, wegen nicht zu kontrollierender Blutungen aber gefahrvoller, ist die sog. „blinde Methode" der *transorbitalen Lobotomie.*

Der Patient wird mit dem Rücken auf den Operationstisch gelegt, dann werden ihm drei oder mehrere Elektroschocks gegeben. Dadurch erreicht man eine gewisse Unterbrechung des anormalen psychotischen Benehmens, wahrscheinlich infolge einer gewaltsamen Störung der krankhaften Anordnung der Synapsen. Damit wird für die Genesung der Grund gelegt. Die Lobotomie beugt demgemäß einer erneuten Bildung der krankhaften Anordnung vor, die durch die übermäßigen im Thalamus entspringenden Affekte ausgelöst wird. Eine Narkose ist nicht notwendig. Sobald der Patient bewußtlos ist, wird die Spitze eines dünnen Instrumentes in den oberen Bindehautsack eingestochen. Das Orbitalgewölbe wird abgetastet, der Schaft des Instrumentes parallel zum knöchernen Nasenrücken gehalten. Die Orbitalplatte wird nun durch einen Hammerschlag durchbohrt. Wenn das Instrument (Parazenthesenadel oder Troikar) eine Tiefe von 5 cm, vom Rand des oberen Augenlids gerechnet, erreicht hat, so befindet es sich etwa 3 cm im Stirnhirn. Dabei wird der Augapfel gewöhnlich etwas zusammengedrückt und verschoben, was jedoch nichts ausmacht. Nun wird der Handgriff des Instrumentes soweit seitwärts bewegt, wie es der Orbitalrand gestattet. Dadurch wird die thalamo-frontale Strahlung im unteren Teil des medialen Abschnittes durchtrennt. Der Operateur bringt dann das Instrument wieder in seine Ausgangsstellung und stößt es 2 cm weiter vor, immer parallel zum knöchernen Nasenrücken. Jetzt wird der Griff um 15—20 Grad nach medial und um ebensoviel nach lateral, immer in der Frontalebene bleibend, bewegt, um die thalamo-frontale Strahlung in ihren mittleren und oberen Teilen zu durchtrennen.

Neuerdings ist man mit der massiven Durchschneidung der zum Stirnhirn ziehenden Bahnen zurückhaltender, da sich gezeigt hat, daß bei Ausführung der „Standardmethode" der Lobotomie eine Verminderung der assoziativen Leistungen und des abstrakten Denkens auftritt. Aus diesem Grunde wird die Lobotomie nur noch im Bereich der unteren Partien des Stirnhirns ausgeführt *(Lobotomia inferior)*. Noch differenzierter und schonender gestaltet sich der Eingriff, wenn man die Schnittebene in die Schicht zwischen Stirnhirnrinde und Mark legt. Es können dann bestimmte Felder der Stirnhirnrinde entfernt *(Topektomie)* oder nur unterschnitten werden, sog. under-cutting. Die *Unterschneidung* wird im Bereich der orbitalen, oberen oder medianen Ebene des Stirnhirnpols ausgeführt. Die Rinde bleibt dabei in ihrem Zusammenhang erhalten, ähnlich wie bei der Unterscheidung des primär krampfenden Zentrums bei der JACKSONschen Epilepsie (Abb. 61). Genauere Indikationen für diese, im Vergleich zur „Standardmethode", sehr schonende Art der Operation müssen für die einzelnen Geisteskrankheiten aber noch ausgebaut werden.

V. Gehirnnerven

A. Anatomie und Physiologie

Es gibt 12 Hirnnervenpaare (Abb. 64). Drei von ihnen (I, II und VIII) sind spezifische Sinnesnerven für das Riechen, Sehen und Hören. Auch der IX. Hirnnerv dient mit einem Teil seiner Fasern einer spezifischen Sinnesfunktion, dem Geschmack. Ferner gesellt sich dem VII, rein motorischen Hirnnerven, der parasympathische N. intermedius hinzu, der Fasern für die Tränen- und Speichelsekretion sowie den Geschmack enthält (Einzelheiten s. Chirurgie der Gehirnnerven, N. facialis). Sechs Hirnnerven (III, IV, VI, VII, IX und XII) sind motorische und drei (IV, IX und X) gemischte Hirnnerven.

I. **Fila olfactoria** (Abb. 64). Sie entspringen in den bipolaren Riechzellen der Regio olfactoria der Nasenschleimhaut, deren Fasern zur Bildung von etwa 20 verschieden starken Faserbündeln, den Fila olfactoria, zusammentreten. Durch die Löcher der Lamina cribriformis des Siebbeins gelangen sie in die Schädelhöhle, wo sie in den Riechknäueln des Bulbus olfactorius enden. Von hier entspringt die sekundäre Bahn, deren Fasern den Tractus olfactorius bilden und in der Rinde (s. Geruchs- und Geschmackszentren) enden. Zu Schädigungen des Olfactorius kommt es besonders bei Brüchen der vorderen Schädelgrube und bei dort sitzenden Geschwülsten. Der Geruchssinn wird durch Vorhalten riechender, aber nicht reizender Substanzen, die gesondert vor jedes Nasenloch gehalten werden, geprüft.

II. **Fasciculus opticus.** Er ist kein eigentlicher Gehirnnerv, sondern eine teilweise gekreuzte interzentrale Leitungsbahn. Sein Ursprung liegt in der Netzhaut, die ein an die Peripherie verlagerter Teil der Hirnwand ist. Hier entspringt er aus den großen Ganglienzellen der Retina, die durch die bipolaren Nervenzellen der inneren Körnerschicht mit den Sinneszellen der Netzhaut verbunden sind. Die Fasciculi beider Seiten kreuzen partiell im Chiasma opticum (Abb. 64). Die Fasern der temporalen Netzhautseiten bleiben dabei ungekreuzt. Die Verbindung zwischen Chiasma und Gehirn heißt Tractus opticus. Der rechte Tractus opticus vermittelt somit die Wahrnehmung der linken Gesichtsfeldhälfte (Abb. 65). Störungen im Bereich des Fasciculus, Chiasma und Tractus opticum ergeben sich aus der Abb. 59.

Die Fasern des Traktus verlaufen an der Hirnbasis nach hinten zu den primären Sehzentren im Pulvinar des Thalamus, Corpus geniculatum lat. und im rostralen Vierhügel. Von den Ganglienzellen der primären optischen Zentren verläuft die Sehbahn als Gratioletsche Sehstrahlung (Abb. 65) intrazerebral und bogenförmig um das Hinterhorn des Seitenventrikels herum zum kortikalen Sehzentrum (s. d.). Das kortikale Sehzentrum dient also der Wahrnehmung der entgegen-

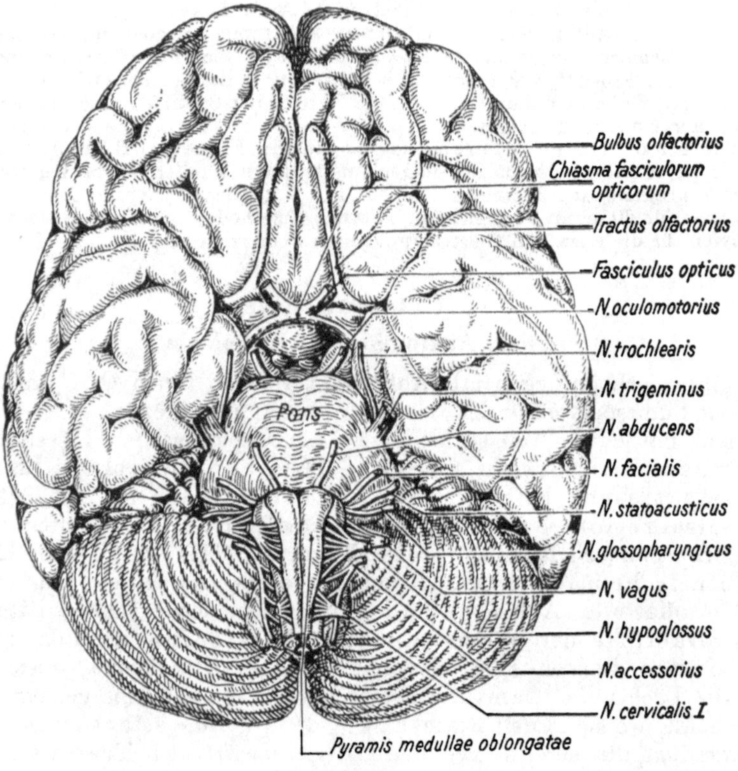

Abb. 64. Basis des Gehirns

gesetzten Gesichtsfeldhälften. Bei Zerstörung tritt eine homonyme Hemianopsie beider Augen auf (s. Sehzentrum). Die gleiche Veränderung kommt auch bei Läsionen des Tractus opticus (Abb. 59), der primären Sehzentrale und Gratioletschen Sehstrahlung zustande, z. B. bei Tumoren, Zysten oder Traumen.

Bei Traktusläsion fehlt jedoch der **Pupillenreflex** (Abb. 65) im hemianopischen Gesichtsfeld (*hemianopische Pupillenstarre*). Bei Läsionen hinter dem Corpus geniculatum lat. in der Gratioletschen Sehstrahlung ist er dagegen erhalten (*hemianopische Pupillenreaktion*). Diese Reaktionsweise kommt dadurch zustande, daß die Pupillenreflexbahn anfänglich zusammen mit der optischen Bahn des Fasciculus und Tractus opticus verläuft. Im Bereich der primären Sehzentren erfolgt die Abzweigung der Pupillenbahn (Abb. 65), wo sie zu dem Okulomotoriuskern weiterlaufen. Wenn das Licht auf ein Auge fällt, so erfolgt Pupillenverengerung nicht nur in dem gereizten Auge (direkte Reaktion), sondern auch in dem anderen Auge (indirekte, konsensuelle Reaktion). Es bestehen also Faserverbindungen zu

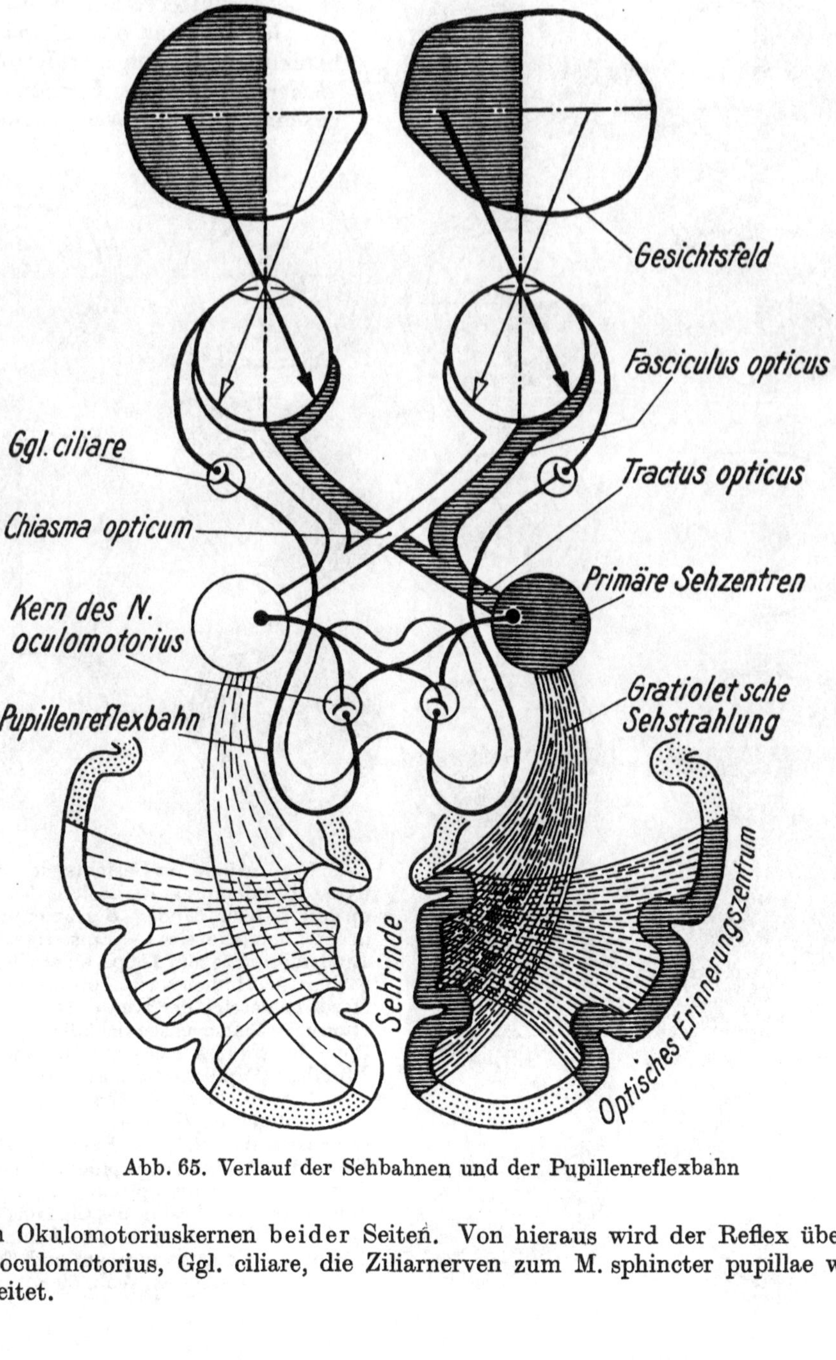

Abb. 65. Verlauf der Sehbahnen und der Pupillenreflexbahn

den Okulomotoriuskernen beider Seiten. Von hieraus wird der Reflex über den N. oculomotorius, Ggl. ciliare, die Ziliarnerven zum M. sphincter pupillae weitergeleitet.

Homonyme Quadrantenhemianopsie (Abb. 66 B) weist auf einseitige partielle Rindenläsion hin, ebenso homonyme umschriebene Ausfälle, sogenannte Skotome (Abb. 66 C). *Homonyme Skotome* kommen bei kleinen Granat- oder Knochensplitterverletzungen, kleineren Geschwülsten oder Erweichungsherden im Bereich der Rinde vor. *Beiderseitige untere Hemianopsie* ist gekennzeichnet durch Ausfall der

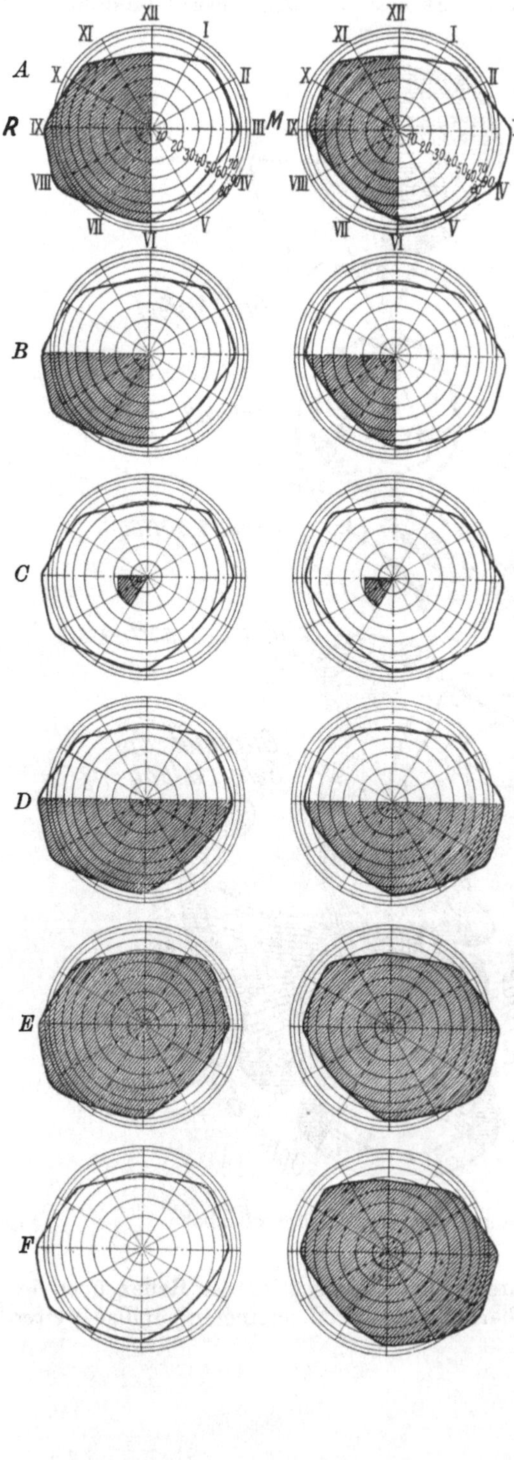

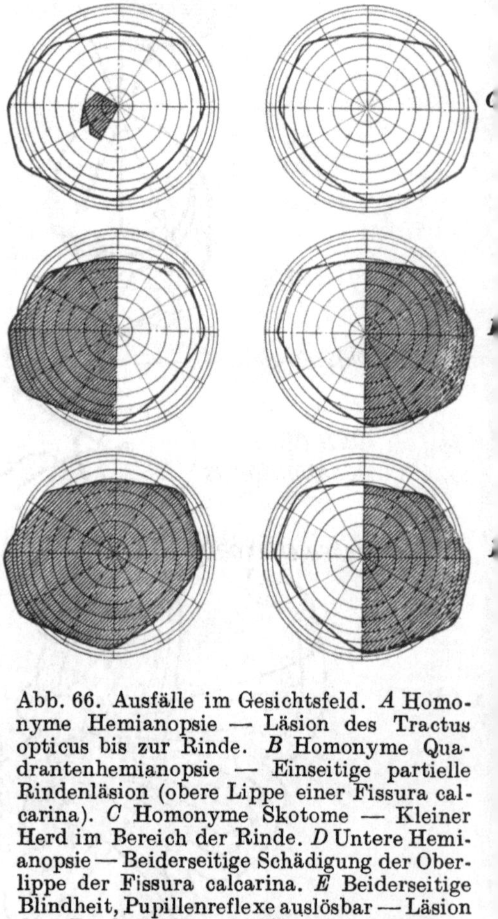

Abb. 66. Ausfälle im Gesichtsfeld. *A* Homonyme Hemianopsie — Läsion des Tractus opticus bis zur Rinde. *B* Homonyme Quadrantenhemianopsie — Einseitige partielle Rindenläsion (obere Lippe einer Fissura calcarina). *C* Homonyme Skotome — Kleiner Herd im Bereich der Rinde. *D* Untere Hemianopsie — Beiderseitige Schädigung der Oberlippe der Fissura calcarina. *E* Beiderseitige Blindheit, Pupillenreflexe auslösbar — Läsion der Rindenfelder. *F* Einseitige Blindheit, gleichseitiger Pupillenreflex fehlt — Läsion des Fasciculus opticus. *G* Einseitiges zentrales Skotom — Ausfall des papillomakulären Bündels des Fasciculus opticus. *H* Bitemporale Hemianopsie — Läsion des Chiasma opticum (s. Abb. 59 C). *I* Anopsie mit Hemianopsie — Läsion des Chiasma opticum und Fasciculus opticus (s. Abb. 59 E)

unteren Gesichtsfeldhälften (Abb. 66 D). Beiderseitige Schädigung der Oberlippe der Fissura calcarina, z. B. durch Schußverletzung, kann dieses Krankheitsbild verursachen.

III. **Nervus oculomotorius.** Er entspringt in dem Kern in der Höhe des vorderen Vierhügels am Boden des zentralen Höhlengraus (Abb. 24). Er verläßt das Gehirn am oberen Rande der Brücke (Abb. 64) und tritt durch die Fissura orbitalis sup. in die Augenhöhle ein. Seine Fasern versorgen die Mm. levator palpebrae sup. rectus sup., med und inf. Über das Ganglion ciliare werden die Mm. ciliaris und Sphincter pupillae innerviert (s. Fasciculus opticus). Durch seine Einwirkung auf die Linse bewirkt der N. oculomotorius die *Akkomodation.* Bei totaler Lähmung **(Ophthalmoplegie)** entsteht Ptosis, d. h. ein Herabhängen des oberen Augenlides. Das gelähmte Auge weicht nach außen ab. Bei Erheben des Lides kommt es zu gekreuzten, nebeneinanderstehenden Doppelbildern. Die Pupille ist erweitert, starr und reagiert nicht auf Akkomodation (*komplette Ophthalmoplegie*).

Sind die inneren Augenmuskeln (M. sphincter pupillae und M. ciliaris) gelähmt, so entsteht eine *Ophthalmoplegia interna.* Umgekehrt spricht man bei dem alleinigen Erhaltensein der inneren Augenmuskeln von einer *Ophthalmoplegia externa.* Schließlich können außer dem N. oculomotorius auch die Nn. trochlearis und abducens beteiligt sein (*Ophthalmoplegia totalis*). Das Auge steht dann bewegungslos geradeaus und blickt in die Ferne. Da der N. oculomotorius sich erst spät in seine einzelnen Muskeläste aufteilt, spricht die Lähmung einzelner Augenmuskeln für eine periphere Schädigung. Diese entsteht häufig durch mechanischen Druck, kann aber auch traumatisch bedingt sein.

Auch beim Nahesehen, **Konvergieren** der Augen, tritt eine Pupillenverengerung, die **Miosis,** ein. Je stärker die Konvergenz ist, um so größer die Miosis. Lichtstarre Pupillen können bei gewissen Krankheiten wie der Paralyse und Tabes noch eine Konvergenzbewegung zeigen. Diese Erscheinung nennt man das **Argyll-Robertsonsche Phänomen.** Gewöhnlich ist eine Verengerung und Entrundung der Pupillen vorhanden. Die Läsion befindet sich wahrscheinlich zwischen den Vierhügeln und dem Okulomotoriuskern (Abb. 65). Die **absolute,** d. h. totale **Pupillenstarre** zeichnet sich durch die Aufhebung der direkten und indirekten Lichtreaktion und der Konvergenz aus. Sie kommt bei Kernlähmungen und bei Schädigung der Okulomotoriusbahn, des Ganglion ciliare und des M. spincter pupillae vor. Bei der Amaurose ist eine absolute Starre der Pupillen deshalb vorhanden, weil der pupillomotorische Reiz überhaupt nicht angenommen werden kann.

Die Kerne der Augenmuskeln stehen eng miteinander in Verbindung. Infolgedessen ist es möglich, daß die von den verschiedenen Augennerven (Nn. oculomotorius, trochlearis und abducens) innervierten Augenmuskeln beim Blicken gleichzeitig in Tätigkeit gesetzt werden. Ein übergeordnetes Zentrum befindet sich gleichseitig in der Brücke. Ist dieses Zentrum gestört, so ist es dem Kranken nicht möglich, nach der erkrankten Seite zu blicken **(Blicklähmung).** Häufig besteht sogar ein Überwiegen des Blickzentrums nach der gesunden Seite, so daß die Augen von der Mittellinie weggezogen werden, der Kranke „von seinem Herd wegblickt".

Dem pontinen Blickzentrum sind weiterhin kortikale Blickzentren übergeordnet, deren Lokalisation nicht eindeutig bekannt ist. Die Fasern verlaufen dorthin gekreuzt, so daß der Kranke bei kortikaler Blicklähmung „seinen Herd anblickt". Dieses Symptom tritt besonders als Reizsymptom bei der Jacksonschen Rindenepilepsie (s. da) auf.

IV. **Nervus trochlearis.** Er entspringt unmittelbar kaudal vom Okulomotorius aus einem kleinen Kern (Abb. 24) und zieht am Rande des zentralen Höhlengraus dorsalwärts, um sogleich im Velum medullare ant. total auf die andere Seite hinüberzukreuzen. Das Gehirn verläßt er als einziger Nerv auf der Dorsalseite neben dem Frenulum, zieht am oberen Brückenrand um den Pedunculus cerebri herum nach vorn (Abb. 64) und tritt durch die Fissura orbitalis sup. in die Augenhöhle ein. Er versorgt den M. obliquus sup., der den Bulbus nach unten und außen dreht. Bei Lähmung entstehen schiefstehende Doppelbilder beim Blick nach unten.

V. **Nervus trigeminus** (Abb. 67). Er tritt etwas vor dem Kleinhirnbrückenwinkel seitlich aus der Brücke aus (Abb. 64) und hat eine kleinere motorische Wurzel, Portio minor und eine sehr starke sensible Wurzel, Portio major. Die sensible Wurzel schwillt zu dem mächtigen Ganglion semilunare an und hat die motorische Wurzel isoliert an ihrer Medialseite. Das Ganglion semilunare entspricht den Spinalganglien der Hinterwurzeln des Rückenmarks. Von hier gehen drei große Äste ab, der **N. ophthalmicus, N. maxillaris** und **N. mandibularis.** Der letztere Ast ist der stärkste, in ihn geht die ganze motorische Wurzel über.

Die *sensiblen Fasern versorgen* den größten Teil der Haut des Gesichts und des Vorderkopfes (Abb. 68), ferner die Kornea, Konjunktiva, Nase-, Mund- und Rachenschleimhaut. Bei sensibler Lähmung fühlt der Kranke die Speisen auf der entsprechenden Mundseite nicht mehr, der Kornealreflex fehlt. Der Niesreflex fällt aus. Für die vorderen zwei Drittel der Zunge ist der N. trigeminus der Geschmacksnerv. Die Geschmacksfasern stammen jedoch aus der parasympathischen Chorda tympani, einem Zweig des N. intermedius (s. N. facialis).

Die *motorischen Trigeminusfasern* versorgen die Kaumuskeln (Masseter, Temporalis, Pterygoidei, Mylohyoideus und vorderer Bauch des Biventer). Bei Lähmung der motorischen Fasern einer Seite kann der Funktionsausfall durch die Muskeln der anderen Seite ausgeglichen werden. Doppelseitige Lähmung macht das Kauen unmöglich.

VI. **Nervus abducens.** Er hat seinen Kern am Boden der Rautengrube unmittelbar ventral vom inneren Fazialisknie (Abb. 24). Er verläßt das Gehirn am distalen Brückenrand (Abb. 64), tritt durch die Fissura orbitalis sup. in die Augenhöhle und versorgt den M. rectus temporalis. Bei Lähmung kann der Bulbus nicht nach außen bewegt werden. Das gelähmte Auge weicht nach innen ab. Es entstehen Doppelbilder und Schielen, wenn der Blick nach der Seite der Lähmung gerichtet wird. Nukleäre Abduzenslähmungen führen häufig gleichzeitig zu peripheren Fazialislähmungen derselben Seite, da der Fazialis sich um den Abduzenskern als sog. inneres Knie (s. Nervus facialis) innerhalb des Hirnstammes herumschlingt und somit in die Störung des Abduzenskernes mit einbezogen wird.

VII. **Nervus facialis** (Abb. 64). Er hat seinen Ursprungskern in der Tiefe der Haube in der mittleren Höhe der Medulla oblongata (Abb. 24). Seine Fasern steigen zuerst an, schlingen sich als sog. inneres Knie um den Abduzenskern herum, ziehen dann rückläufig zur Hirnbasis und treten neben dem Nervus statoacusticus, den parasympathischen **N. intermedius** zwischen sich fassend, im Kleinhirnbrückenwinkel aus (Einzelheiten s. Chirurgie der Gehirnnerven, N. facialis).

VIII. Der **Nervus statoacusticus** besteht aus dem **N. staticus,** der von den Bogengängen des Labyrinths ausgeht und dem aus der Schnecke stammenden **N. acusticus.** Beide Anteile verlaufen gemeinsam, legen sich am Ggl. geniculi den Nn. facialis und intermedius an und verlassen das Felsenbein am Porus acusticus internus. Nachdem der N. statoacusticus den *Kleinhirnbrückenwinkel* durchlaufen hat, tritt er in das Gehirn am hinteren und seitlichen Brückenrand ein (Abb. 64). Der N. acusticus endet in dem dorsalen und ventralen *Kochleariskern* im Bereich des Kleinhirnbrückenwinkels (Abb. 24). Von hier aus geht die zentrale Hörbahn über die laterale Schleife zum hinteren Vierhügel und Corpus geniculatum med. Schließlich ziehen die Endneurone weiter zu den kortikalen Gehörzentren (s. d.).

Der N. staticus sendet seine Fasern zu den Vestibulariskernen am Boden der Rautengrube (Abb. 24). Von hier aus bestehen wichtige Verbindungen zum Kleinhirn, dem großen statischen Organ des Körpers (s. Hinterhirn). Der N. staticus vermittelt somit den Lage- und Stellungssinn (s. auch Rautenhirn, Reflexe zur Aufrechterhaltung normaler Körperhaltung).

Störungen im Bereich des N. statoacusticus entstehen besonders bei Akustikusneurinomen (s. Tumoren der Hirnnerven, Abb. 73 und 74) und beim MÉNIÈREschen Symptomenkomplex (s. Chirurgie der Gehirnnerven).

IX. **Nervus glossopharyngicus.** Er besteht aus einem sensiblen, parasympathischen und motorischen Anteil (Abb. 24). Seine Nervenfasern treten zusammen mit denen des Vagus aus dem Hirnstamm heraus und verlassen die Schädelhöhle durch das Foramen jugulare (Abb. 1 und 64). Die motorischen Fasern versorgen den Musculus stylopharyngicus, einem Heber des Schlundkopfes. Ist er gelähmt, so treten Schwierigkeiten beim Schlucken fester Speisen auf. Die sensiblen Fasern nehmen die Eindrücke vom obersten Teil des Pharynx und dem Mittelohr auf. Sehr schmerzhafte Neuralgien des Schlundes kommen vor (s. Chirurgie der Gehirnnerven.) Der Geschmack im Bereich des hintersten Drittels der Zunge wird durch den vegetativen Anteil des Nerven vermittelt.

X. **Nervus vagus** (Abb. 64). Er ist ein gemischter Nerv und entspringt von seinen motorischen, sensiblen und parasympathischen Kernen im Bereich der Medulla oblongata. Seinen Namen „der Umherschweifende“ hat er wegen seines ausgedehnten Versorgungsgebietes, das sich vom Kopf bis zu den Eingeweiden erstreckt.

Aus dem motorischen Kern entspringen die Fasern für den weichen Gaumen, Pharynx, Ösophagus und den Kehlkopf. Eine totale einseitige Lähmung dieser motorischen Fasern hat ein schlaffes Herabhängen einer Hälfte des Gaumensegels zur Folge, wodurch die Sprache näselnd wird. Ferner bleibt ein Stimmband unbeweglich in Kadaverstellung stehen, weil alle seine Muskeln gelähmt sind. Die Stimme wird heiser. Praktisch am bedeutsamsten ist die Lähmung eines motorischen Astes des N. vagus, des **N. recurrens,** der sich um den Aortenbogen, bzw. die A. subclavia dext. herumschlingt. Schädigungen treten besonders durch mechanische Insulte wie bei Aortenaneurysmen und Durchschneidung bei Strumektomie auf. Der Kranke wird heiser. Bei beiderseitiger Lähmung ist eine völlige Stimmlosigkeit vorhanden. Die Glottis ist dauernd geöffnet. Infolgedessen besteht eine Unfähigkeit zu Pressen und zu Husten.

Als Gegenspieler des N. sympathicus verläuft der *parasympathische Anteil des Nerven.* Er liegt räumlich zwischen den parasympathischen Zentren des Kopfes und der Kreuzbeingegend. Die vegetativen Fasern versorgen außer großen Gefäßabschnitten, den Pharynx, Kehlkopf, die Trachea, Bronchien, das Herz sowie die Speiseröhre und den gesamten Magendarm.

Sensibel versorgt der N. vagus den Respirationstrakt, das Herz und die Verdauungsorgane.

Bei Hirndruck (s. gesteigerter Hirndruck) infolge raumbeschränkender Prozesse wie Tumoren, Blutungen, Commotio und Schädelbrüchen tritt der langsame **Vagusdruckpuls** auf. Er wird verursacht durch die Reizung der parasympatischen Vaguszentren. Ein Umschlagen des Vagusdruckpulses in eine hohe Pulsfrequenz ist ein bedrohliches Symptom. Es tritt dann auf, wenn der Vagus völlig gelähmt wird und infolgedessen die sympathischen Nervi accelerantes das Übergewicht bekommen.

XI. **Nervus accessorius.** Er verläßt das Zentralorgan mit zwei Arten von Wurzelfäden (Abb. 64). Die oberen oder bulbären Wurzelbündel führen vegetative Fasern, sie treten in die Vagusbahn ein. Die unteren oder spinalen Bündel bilden den eigentlichen Halsmuskelnerv, der den Sternokleidomastoideus und den größten Teil des Trapezius versorgt.

Ist der N. accessorius gelähmt, so kann der Arm nicht über die Horizontale gehoben werden. Ist nur der Ast für den Sternokleidosmastoideus geschädigt, so kommt es zu einer dauernden Schiefhalsstellung.

XII. **Nervus hypoglossus.** Er entspringt in der Rautengrube (Abb. 24) am oberen Ende des Zentralkanals und verläßt die Schädelhöhle durch den Canalis N. hypoglossi (Abb. 1 und 64). Der motorische Nerv innerviert die Zungenmuskulatur. Bei peripherer Lähmung wird die betreffende Zungenhälfte atrophisch, die Zunge weicht nach der gelähmten Seite ab. Die Ursachen dieser Lähmungsform sind meist Schädelbasisbrüche, seltener Stichverletzungen. Bei zentraler Lähmung, z. B. traumatischer kortikaler Hemiplegie entsteht keine Zungenatrophie, da nur das übergeordnete Neuron gestört ist. Die Zunge weicht beim Hervorstrecken nach der Seite der gelähmten Glieder ab, die in diesem Falle dem Herd gegenüberliegt.

B. Degenerative und entzündliche Erkrankungen

1. Nervus opticus

Tumoren in der Nachbarschaft des Chiasma opticum (s. Hypophyse) und Aneurysmen (s. da), die den Nerven schädigen, wurden bereits abgehandelt. Eine seltenere Indikation für einen chirurgischen Eingriff im Gebiet des Sehnerven stellt die **Arachnoiditis adhaesiva** dar. Sie wird hervorgerufen durch Traumen und oft nur geringgradige Meningitiden, die hyperplastische Verdickungen, Verklebungen und Narbenstränge im Gebiet des Chiasma und Sehnerven hervorrufen. Die Cysterna chiasmatis kann zystenartig erweitert sein. Durch Abkapselungen kann es zu Hirndruckerscheinungen, Hirnnervenschädigungen und Lähmungen kommen. Ein langsam zunehmender Verlust der Sekhraft kann auftreten. Ist ein Hypophysentumor nicht vorhanden, sind die Einschränkungen im Gesichtsfeld unregelmäßig, so muß an eine Arachnoiditis adhaesiva, die unter den Erscheinungen eines sog. „Pseudotumor cerebri" auftritt, gedacht werden.

Die *Therapie* besteht in der Lösung der Adhaesionen im Gebiet der Sehnerven und des Chiasma opticum. Der operative Zugang wird wie bei den Hypophysentumoren (Abb. 50D und E) gewählt.

Schädelbasisfrakturen können gleichfalls den Sehnerven verletzen und Erblindung des Auges auf der Seite der Verletzung verursachen. Manchmal wird der Nerv erst eine gewisse Zeit nach der Verletzung infolge Kallusbildung geschädigt. Die Therapie besteht in der Neurolyse des Sehnerven.

2. Nervus trigeminus

Die häufigste Krankheit im Gebiet der Gehirnnerven ist die **Trigeminusneuralgie (Tic douloureux).** Ist die Ursache der Trigeminusneuralgie nicht bekannt, so spricht man von einer idiopathischen Form.

Von ihr muß die symptomatische Trigeminusneuralgie unterschieden werden. Sie kann *zentral verursacht* sein durch Tumoren (s. da), die sich im Gebiet der sensiblen Wurzeln des Nervus trigeminus befinden, durch multiple Sklerose, Migräne, Syphilis, Hirnabszeß, Tuberkulose, besonders im Gebiet der Hirnbasis und des Kleinhirnbrückenwinkels, eitrige Meningitis und Veränderungen an den Schädelknochen, die häufig nach Trauma mit Verlegung der Nervenaustrittsstellen auftreten. Unter den *peripheren Ursachen* der Trigeminusneuralgie finden sich Narben, Fremdkörper und Veränderungen der Knochen, vor allem nach Gesichtstraumen, ferner Entzündungen und Tumoren sowie Erkrankungen an den Kiefern, Zähnen, der Nase mit ihren Nebenhöhlen, der Ohren und Augen.

Neben diesen umschriebenen zentralen und peripheren Ursachen können aber auch *allgemeine Ursachen* das Krankheitsbild der Trigeminusneuralgie hervorrufen.

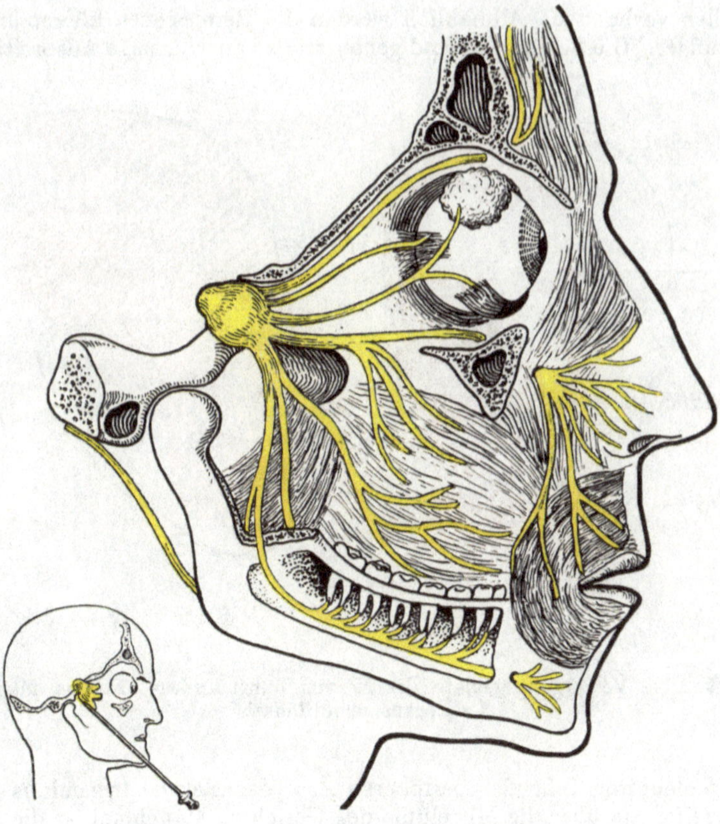

Abb. 67. Nervus trigeminus und seine Äste

Infektionskrankheiten, besonders Typhus und Malaria, Toxikosen, Anämie, Kachexie, Atherosklerose, Stoffwechselkrankheiten und Verdauungsstörungen werden für eine Trigeminusneuralgie verantwortlich gemacht.

Die Trigeminusneuralgie tritt am häufigsten zwischen 40 und 60 Jahren auf. Die linke Seite wird seltener befallen als die rechte. Beiderseitige Trigeminusneuralgie kann gelegentlich vorkommen. Die Krankheit hält sich streng an das Ausbreitungsgebiet der Äste des Nervus trigeminus. Dabei kann sie die Zweige des Nervus supraorbitalis, infraorbitalis und mandibularis allein befallen oder im Ausbreitungsgebiet aller Trigeminusäste vorkommen (Abb. 67). Gewöhnlich ist nur ein Ast erkrankt.

Die *Symptome der Krankheit* bestehen in anfallsweise heftigsten Schmerzen in einem Teil des Gesichts. Die Schmerzen treten ohne warnende Symptome plötzlich auf und dauern wenige Sekunden bis Minuten. Sie verschwinden genau so plötzlich, wie sie sich eingestellt haben. Sie haben bohrenden und brennenden Charakter. Nur bei wenigen Patienten sind anhaltende Schmerzen zwischen mehr oder minder starken Anfällen vorhanden. Der Kranke preßt vor Schmerz die Hand gegen sein Gesicht und verzieht es heftig. Störungen der Sensibilität treten nicht auf. Der motorische Teil des Nervus trigeminus zeigt keine Mitbeteiligung. Völlig beschwerdefreie Perioden für Wochen oder Monate sind zwischen den Anfällen vorhanden. Allmählich werden die Remissionen kürzer und die Attacken häufiger. Die Schmerzen sind genau an das anatomische Ausbreitungsgebiet

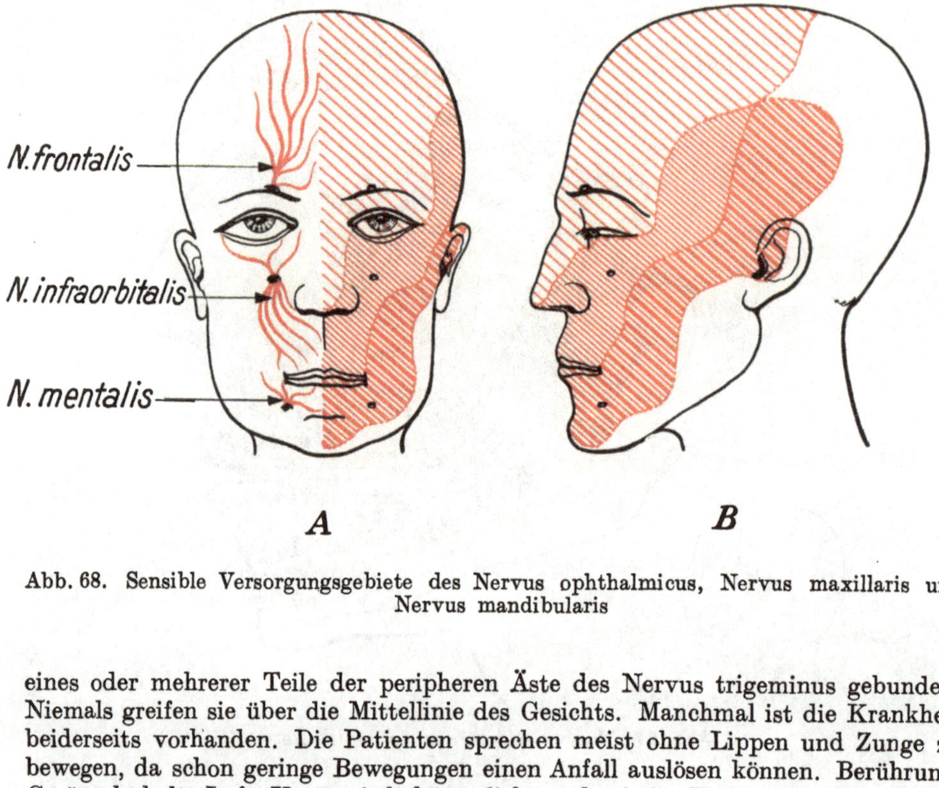

Abb. 68. Sensible Versorgungsgebiete des Nervus ophthalmicus, Nervus maxillaris und Nervus mandibularis

eines oder mehrerer Teile der peripheren Äste des Nervus trigeminus gebunden. Niemals greifen sie über die Mittellinie des Gesichts. Manchmal ist die Krankheit beiderseits vorhanden. Die Patienten sprechen meist ohne Lippen und Zunge zu bewegen, da schon geringe Bewegungen einen Anfall auslösen können. Berührung, Geräusch, kalte Luft, Kauen, jede körperliche und geistige Erregung, Alkohol- oder Tabakabusus können den Anfall verursachen.

Die *Diagnose* stützt sich vor allem auf die Beschreibung der charakteristischen Schmerzen durch den Patienten. Trigeminusneuralgien gehören zu den heftigsten Schmerzen, die es überhaupt gibt. Nach den Anfällen findet sich manchmal eine Hyperästhesie. Während des Anfalls können Gesichtsrötung, Tränen-, Nasen- und Speichelfluß auftreten. Manchmal sind schmerzhafte Druckpunkte, besonders an den Austrittsstellen der Äste des Nervus trigeminus (Abb. 68), vorhanden. Bei leisem Berühren der von den Nerven versorgten Hautgebiete kann ein Schmerzanfall ausgelöst werden.

Die *Differentialdiagnose* muß andere Formen von Gesichtsschmerzen berücksichtigen. Erkrankungen der Zähne und der Nasennebenhöhlen sind von der echten Trigeminusneuralgie abzugrenzen. Die Schmerzen sind langanhaltender und stetiger. Eine Migräne läßt sich durch andere nicht im Gebiet des Nervus trigeminus vorhandene Krankheitszeichen unterscheiden. Die Schmerzen bei Herpes zoster können einer Trigeminusneuralgie sehr ähnlich sein. Die charakteristischen Blasen sind jedoch für den Herpes zoster kennzeichnend. Tumoren (s. da) im Gebiet des Kleinhirnbrückenwinkels oder des Ganglion semilunare verursachen Schmerzen, die gleichfalls einer Trigeminusneuralgie völlig gleichen. Es finden sich aber bei den Tumoren gleichzeitig Ausfallserscheinungen im Bereich des Nervus trigeminus, wie Anästhesie, Verlust der Kornealreflexe und Schwäche der Kaumuskulatur infolge Beteiligung des motorischen Astes. Die Neuralgie im Bereich des Nervus glossopharyngicus (s. da) läßt sich von der Trigeminusneuralgie durch das verschiedene Ausbreitungsgebiet der schmerzhaften Zone abgrenzen.

Die *Prognose* der Krankheit ist bei chronischen Fällen ungünstig. Rückfälle sind häufig. Störungen im Allgemeinbefinden, besonders im Schlaf, sind vorhanden. Häufig werden die Patienten durch die heftigen Schmerzen zu Morphinisten, manchmal sogar zu Selbstmördern.

Die *Therapie* erstreckt sich auf die Entfernung der Krankheitsursachen, nach denen bei jedem Kranken gefahndet werden muß. Häufig ist eine Ursache jedoch nicht auffindbar. Dann ist die medikamentöse Behandlung mit Antineuralgika und Akonit einzuleiten. Der Stuhl ist zu regulieren. Alkohol soll gemieden werden. Wärme ist in jeder Form angezeigt, Röntgenbestrahlung zu versuchen.

Gelingt es mit Hilfe der konservativen Behandlung nicht, die Schmerzen zu beseitigen, so muß chirurgisch eingegriffen werden. Insbesondere Tumoren (s. da), Aneurysmen und entzündliche Erscheinungen, die direkt den Nerven schädigen, müssen angegangen werden.

Die chirurgischen Engriffe bei idiopathischer Trigeminusneuralgie und bei inoperablen Geschwülsten bestehen in der Injektionsbehandlung und der Operationsbehandlung. Die Injektion von Alkohol- und Novocainlösung in die peripheren Nervenäste im Gebiet der Nervenaustrittsstellen des Gesichts (Foramen supraorbitale, infraorbitale und mentale (Abb. 68) oder im Gebiet der Schädelbasis (Foramen rotundum und ovale) oder in das Ganglion semilunare (Abb. 67) zeitigen meist nur vorübergehenden Erfolg. Der Nerv regeneriert sich häufig, und die Schmerzen kehren wieder. Bei der Injektion von Alkohol in das Ganglion semilunare besteht außerdem die Gefahr der Hirnschädigung und der Verletzung der benachbarten Hirnnerven, besonders des Nervus oculomotorius (Abb. 1). Außerdem können der Sinus cavernosus und die Arteria carotis interna angestochen werden. Eine Kieferklemme tritt auf. Die *Ceratitis neuroparalytica*, die mit großer Wahrscheinlichkeit auf einer Lähmung der sympathischen Fasern beruht, ist bei der Alkoholinjektion eine besonders häufige und gefährliche Komplikation. Meist tritt sie erst nach einem mehrwöchigen Intervall auf und führt nicht selten zu einer Erblindung des betroffenen Auges. Die ganze Prozedur ist für den Patienten schmerzhaft. Rezidive finden sich in 33%. Bei Patienten mit Trigeminusneuralgien infolge schmerzhafter Tumoren, die ante exitum stehen, und bei Kranken in fortgeschrittenem Alter ist jedoch die Injektionsbehandlung die Methode der Wahl.

Die *Operationsbehandlung* besteht in folgenden Methoden:

Die **Nervenausreißung (Neurexhairesis)**. Dabei wird der periphere Nervenstamm herausgedreht mitsamt seinen Verzweigungen. Sie ist meist ohne anhaltenden Erfolg, da die Ursache der Erkrankung zentraler liegt. Auch bei der **peripheren Durchtrennung** des Nerven im Gebiet seiner Austrittstellen aus dem Schädelknochen sind aus dem gleichen Grunde Rezidive häufig.

Mittels des **Hochfrequenzstromes** und eines **Zielapparates** nach KIRSCHNER kann das Ganglion semilunare elektrokoaguliert werden. Mit dieser Methode ist eine umschriebene Wirkung unter Schonung des motorischen Astes und der übrigen Hirnnerven möglich. Rückfälle und eine Ceratitis neuroparalytica treten vereinzelt auf.

Bei den **intrakraniellen Eingriffen** (Abb. 69) am Nervus trigeminus wird das Ganglion semilunare von temporal oder okzipital freigelegt. Im allgemeinen wird die Trigeminuswurzel retroganglionär, d. h. hirnwärts vom Ganglion semilunare, unter Ausschaltung der äußeren zwei Drittel der sensiblen Fasern und unter S c h o n u n g der m o t o r i s c h e n W u r z e l durchtrennt (Abb. 69c). Die Sensibilität des Nervus ophthalmicus bleibt dadurch erhalten. Die Gefahr einer Ceratitis neuroparalytica ist somit gering. Rezidive sind nur selten vorhanden.

Schließlich kann der Nerv auf okzipitalem Wege durch **Durchschneidung des Tractus spinalis Nervus trigemini** im Bereich der Medulla oblongata operativ angegangen werden (Abb. 69a). Bei diesem Eingriff wird nur die Schmerzempfindung ausgeschaltet, während die sensible und motorische Leitung des Nerven nicht beeinträchtigt wird.

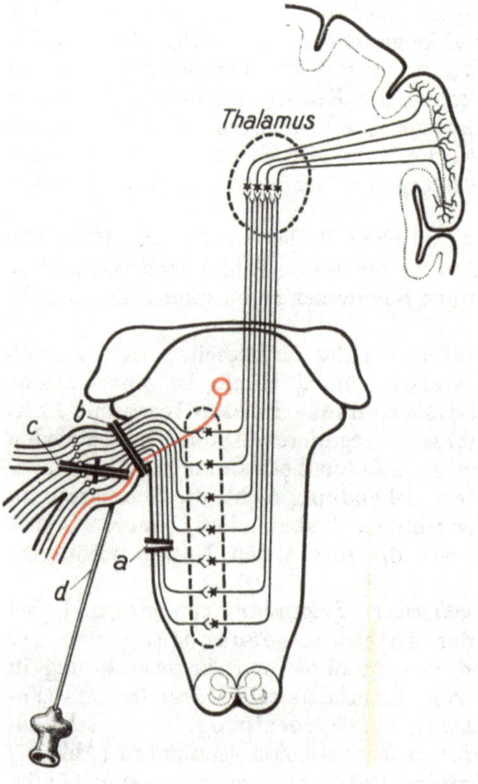

Abb. 69. Die intrakraniellen Eingriffe bei Trigeminusneuralgie. *a* Durchtrennung des Tractus spinalis Nervus trigemini. *b* Retroganglionäre Durchschneidung der Trigeminuswurzel. *c* Retroganglionäre Durchschneidung des 2. und 3. Astes unter Schonung der motorischen Wurzel (rot). *d* Injektion in das Ganglion semilunare

3. Nervus facialis

Er ist der motorische Nerv für die gesamte mimische Gesichtsmuskulatur. Im Bereich der Brücke entspringt er aus dem Gehirn zusammen mit seinem parasympathischen Anteil, dem Nervus intermedius. Beide durchlaufen den Kleinhirnbrückenwinkel in enger Zusammenlagerung mit dem Nervus statoacusticus. Sie treten gemeinsam in den Porus acusticus internus des Felsenbeins ein. Der Fazialiskanal verläuft nach vorn seitwärts zwischen der Schnecke und dem Vestibulum und erreicht die mediale Wand der Paukenhöhle. Plötzlich wendet er sich nach hinten und bildet ein Knie, an welchem Punkt das gleichnamige Ganglion liegt. Bis zum Ganglion geniculi verläuft der Nervus facialis mit dem Nervus statoacusticus gemeinsam. Am Foramen stylomastoideum verläßt der Fazialis schließlich den Schädel.

Er hat drei Hauptäste, von denen der erste in der Hauptsache die S t i r n m u s k u l a t u r, der zweite die m i t t l e r e und der dritte die u n t e r e G e s i c h t s p a r t i e versorgt. Von größter Bedeutung ist es, daß der erste Ast des Nervus facialis, der die Stirn innerviert, von beiden vorderen Zentralwindungen Impulse erhält. Dadurch ist bei Läsion einer Hirnhemisphäre, d. h. bei **zentraler Fazialisschädigung** keine Lähmung des Stirnastes vorhanden. Bei **peripherer** und bei **nukleärer Fazialis-**

schädigung sind dagegen alle drei Äste befallen, so daß die Patienten nicht die Stirn runzeln können, nicht zu pfeifen vermögen und nicht imstande sind, die Zähne zu zeigen (Abb. 70).

Auf seinem Weg durch das Felsenbein gibt der Nervus facialis einen kleinen Ast für den Musculus stapedius ab, bei dessen Lähmung es zu einer *Hyperacusis* für die tiefen Töne kommt, die dann dem Kranken lauter und höher als normal erscheinen. Außerdem gibt der Nervus intermedius am Ganglion geniculi sekretorische Fasern für die Tränen- und Nasendrüsen über den Nervus petrosus superficialis majoris ab. Der Rest des Nervus intermedius erreicht über die Chorda tympani den Nervus lingualis und versorgt die submandibulären und sublingualen Speicheldrüsen. Umgekehrt verlaufen die Geschmacksfasern der vorderen zwei Drittel der Zunge vom Nervus lingualis über die Chorda tympani zentralwärts.

a) **Fazialisschädigungen.** Aus den geschilderten anatomischen Zusammenhängen läßt sich eine Schädigung des Nervus facialis recht genau lokalisieren. *Läsionen im Bereich des Kernes* sind selten. Bei ihnen ist meist gleichzeitig eine Lähmung des Nervus statoacusticus vorhanden. Hören und Geschmack sind nicht betroffen.

Läsionen des Nervus facialis zwischen der Brücke und dem Ganglion geniculi zeigen den Typ der peripheren Lähmung aller drei Äste. Geschmack, Speichel und Tränenfluß sind gestört, da gleichzeitig der parasympathische Anteil, der durch die Chorda tympani verläuft, geschädigt ist. Hyperakusis ist vorhanden.

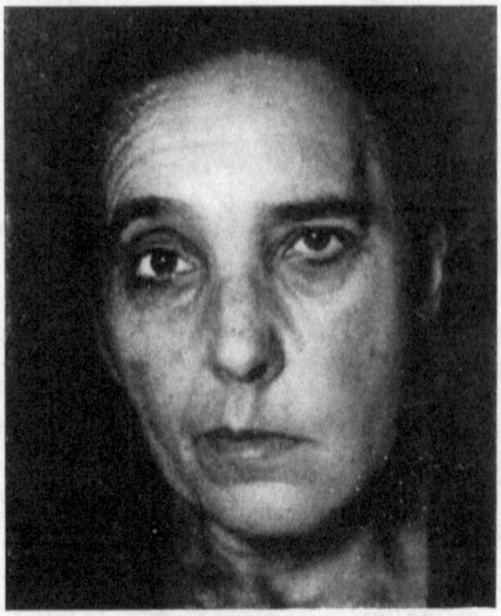

Abb. 70. Linksseitige periphere Fazialislähmung, alle 3 Äste sind betroffen

Störungen zwischen dem Ganglion geniculi und dem Abgang des Astes zum Musculus stapedius verursachen einen Verlust des Geschmacks der vorderen zwei Drittel der Zunge. Die Tränensekretion, die über den Nervus petrosus superficialis majoris verläuft, ist nicht gestört.

Schädigungen des Nervus facialis zwischen dem Abgang des Steigbügelastes und der Chorda tympani verursachen Geschmacksstörungen und Verminderung der Speichelsekretion. Das Hören ist normal.

Als *Ursachen der Fazialislähmung* finden sich Schädelfrakturen, Hieb-, Stich- und Schußwunden. Kleinhirnbrückenwinkeltumoren, Ohreiterungen, Parotistumoren und rheumatische Erkrankungen bedingen gleichfalls Fazialislähmungen. Zentrale Lähmungen werden besonders bei Hirnblutungen infolge Apoplexie, durch Aneurysmen oder durch Geburtstraumen verursacht.

Die *Behandlung* besteht bei den relativ häufigen und prognostisch günstigen rheumatischen Lähmungen des Nervus facialis in Wärme, Salizyl und Vitamin B. Ist der Nerv infolge Verletzung nicht völlig durchtrennt, so kommt eine Neurolyse in Frage. Bei kompletter Durchtrennung muß die Naht beider Fazialisenden ausgeführt werden. Gelingt diese wegen der Größe des Defektes nicht oder ist sie aus anatomischen Gründen wegen der Verästelung des Nerven nach seinem Austritt aus dem Schädel nicht möglich, so kann das periphere Ende mit dem zentralen des Nervus accessorius oder hypoglossus anastomosiert werden. Schließlich kann eine neurotisierende Muskelplastik ausgeführt werden, bei der ein gestielter

Muskellappen aus dem Musculus masseter oder temporalis mit der gelähmten Mund- bzw. Augenmuskulatur vernäht wird (Abb. 71).

Mit Hilfe der Einpflanzung eines Faszienzügels vom Mundwinkel zum Jochbein ist eine Hebung des Mundwinkels unter Verzicht auf eine aktive Innervation möglich (Einzelheiten s. Gesichtsplastik).

b) **Fazialiskrampf.** Im Gebiet des Nervus facialis können klonische Kontraktionen der Muskeln einer Seite auftreten **(Tic convulsif)** oder es finden sich tonische Spasmen der Gesichtsmuskulatur (Fazialiskrampf). Der Tic im Gebiet des Nervus facialis äußert sich durch plötzliche Kontraktion einzelner Gesichtsmuskeln, z. B. in Augenzwinkern oder Zuckungen des Mundwinkels.

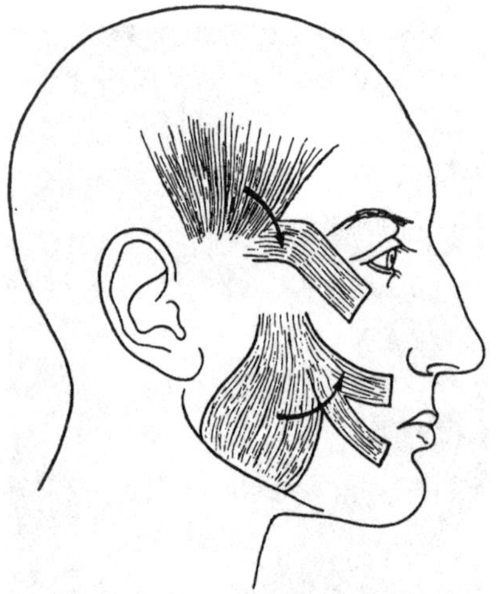

Abb. 71. Neurotisierende Muskelplastik bei Lähmung des Nervus facialis. Aus dem M. temporalis wird ein Muskelbündel auf den M. orbicularis oculi und aus dem M. masseter werden zwei Bündel auf den M. orbicularis oris aufgenäht. Die erhaltenen Nerven der Muskelbündel übernehmen die Nervenversorgung des gelähmten Augen- und Mundmuskels

Bei Spasmen im Gebiet des Nervus facialis kann das Augenlid nicht geöffnet werden oder der Mundwinkel ist nach einer Seite verzogen. Diese Anfälle dauern Tage oder Monate. Sie werden durch Gemütserregung oder durch Muskeltätigkeit beim Kauen und Sprechen ausgelöst. Der Mitmensch sieht das heftige, mitunter fast grauenvolle Grimassieren des Gesichts, bemerkt auch eine Reihe zusätzlicher Bewegungen, wie Mundspitzen, Schnüffeln, Räuspern, Schulterheben, Kopfdrehen u. a. m. Der unregelmäßige, in der Stärke wechselnde Krampfzustand verdichtet sich zum Lidkrampf (Blepharospasmus) und zum Schnauzkrampf, Erscheinungen, die stundenlang anhalten können und den damit Belasteten unfähig machen, geselliges Zusammensein aufzusuchen, einer normalen Beschäftigung nachzugehen oder gar als Vorgesetzter im Beruf aufzutreten. Bei schwerstem Zustand kann der Kranke nachts stundenlang nicht einschlafen, ist auch in solchem Anfall nicht in der Lage, Nahrung zu sich zu nehmen. Ist es so weit, dann sind die Beschwerden und Erscheinungen unerträglich, da auch die Arbeitsfähigkeit in Frage gestellt wird.

Die *Ursache dieser Erkrankung* ist traumatisch oder die Folge von Entzündungserscheinungen im Gebiet der Ganglien des Nerven. Besonders bei Chorea, Paralysis agitans, Athetosis und bei epidemischer Enzephalitis kann die Erkrankung auftreten. Auch periphere Reizquellen, wie Entzündungen der Schleimhäute der Mund- und Rachenhöhle, der Tonsillen sowie eine Periostitis alveolaris können die Krämpfe verursachen. Auch aus einer rheumatischen Fazialislähmung kann sich einmal ein Fazialistic entwickeln. Bei einseitigen Zuständen muß stets an eine organische Ursache gedacht werden, wenn auch die eingehenden Fahndungen danach sehr oft ergebnislos bleiben.

Der *Sitz der Störung* ist nach neurologischer Ansicht in das extrapyramidale System (s. da) zu verlegen. Dafür sprechen die Beobachtungen symptomatischer Formen im Anschluß an Enzephalitis epidemica, Stammganglienschädigung anderer Art oder choreaähnliche Zustände. Familiäre Häufungen sind zu beobachten, doch ist der Erbgang noch nicht zu übersehen. Geordnete Durchführung einer Bewegung hängt nicht nur von der Intaktheit des peripheren Nervensystems einschließlich seiner zerebralen und spinalen Zentren ab, sondern auch von der Unversehrtheit des extrapyramidalen Systems. Seine Funktion ist der Willkür weitgehend entzogen, jedoch vom Affektleben stark abhängig. Innerhalb der motorischen Funktion hat das Corpus striatum normalerweise die Funktion einer hemmenden Wirkung. Kommt es durch Erkrankung des Striatums zu einem Ausfall der Bremswirkung, so zeigen sich die Wirkungen des Globus pallidus ungehemmt, und zwar in Form von Hyperkinesen mit gleichzeitiger Tonusverminderung des Ausfallgebietes. Beide Zentren sind nach Körperregionen aufgeteilt. Sie wirken im wesentlichen kontralateral, sind jedoch auch für homolaterale Funktionen offenbar nicht ohne Bedeutung.

Die *Behandlung der Erkrankung* besteht in Alkoholinjektion in die peripheren Nervenäste im Gebiet der Nervenaustrittsstellen in der Parotisgegend oder im Gebiet des Foramen stylomastoideum. Rezidive treten häufig auf.

Sicherer als Alkoholinjektionen ist die vollständige Durchtrennung einzelner Äste des Nervus facialis, die den Krampf verursachen und die durch elektrische Reizung während der Operation festgestellt werden können. Im Erfolg unsicherer ist die völlige Durchtrennung des Nerven und seine Anastomosierung mit dem Nervus accessorius oder hypoglossus.

4. Nervus intermedius

Er stellt den parasympathischen Anteil des Nervus facialis (s. da) dar und enthält die Geschmacksfasern der vorderen Zweidrittel der Zunge und die Fasern der Tränen- und Speicheldrüsen. Außerdem gibt er einige Äste an das Ohr ab. Das Ganglion geniculi im Fazialiskanal ist die Umschaltstelle für Reize, die über den Nervus intermedius verlaufen.

Neuralgien im Gebiet des Nervus intermedius, sog. **Neuralgien des Ganglion geniculi,** sind selten. Sie äußern sich besonders in Schmerzen in der Region des Ohres, die bis in den Nacken und die Schulter ausstrahlen. Im Gegensatz zur Trigeminusneuralgie sind die Schmerzen mehr anhaltend.

Die *Behandlung* besteht in der Durchtrennung des Nervus intermedius an der Stelle seines Austritts aus dem Gehirn. Bei Exstirpation des Ganglion geniculi besteht die Gefahr der Schädigung des Nervus facialis mit nachfolgender Lähmung der Gesichtsmuskulatur.

5. Nervus glossopharyngicus

Im Gebiet des Nervus glossopharyngicus können gleichfalls heftigste **Neuralgien** auftreten. Sie unterscheiden sich in nichts von denen des Nervus trigeminus (s. da). Nur ihr Ausbreitungsgebiet ist entsprechend dem des Nervus glossopharyngicus verändert. Heftigste Schmerzen im Gebiet der Mandeln, des Pharynx, Zungenrückens und des Mittelohrs sind vorhanden.

Die *Krankheit beginnt* meistens mit schmerzhaften Anfällen im Gebiet der Mandeln oder des Ohrs. Sie werden durch Nahrungsaufnahme und beim Schluckakt ausgelöst. Daher halten die Patienten den Kopf meist nach einer Seite, damit die Nahrung nicht die empfindlichen Zonen der anderen Seite berührt. In der Angst vor den Anfällen meiden die Patienten die Nahrungsaufnahme und sind meist kachektisch. Genau wie bei der Trigeminusneuralgie sind Spontanremissionen der Krankheit vorhanden.

Die Neuralgie des Nervus glossopharyngicus ist selten. Männer erkranken häufiger als Frauen. Meist tritt sie zwischen 30 und 50 Jahren auf.

Die *Ursache* ist unbekannt. Manchmal lösen Tumoren oder entzündliche Prozesse die Erkrankung aus. Auch infolge Atherosklerose und perniziöser Anämie kann ein äußerst schmerzhaftes Zungenbrennen ausgelöst werden. Gewöhnlich befällt die Neuralgie eine Seite, manchmal findet sie sich beidseitig. In seltenen Fällen ist sie mit einer Trigeminusneuralgie kombiniert. Läßt sich die Diagnose nicht stellen, so kann ein Anfall durch Berührung der Mandeln und des Pharynx provoziert werden. Bei Applikation von Lokalanästhetikum läßt sich der Anfall andererseits nicht auslösen.

Die *Behandlung* besteht in der Nervenausreißung am Unterkieferwinkel. Die operative Unterbrechung in der hinteren Schädelgrube (Abb. 72) wird ausgeführt, wenn die Neurexhairese nicht zum Ziele geführt hat.

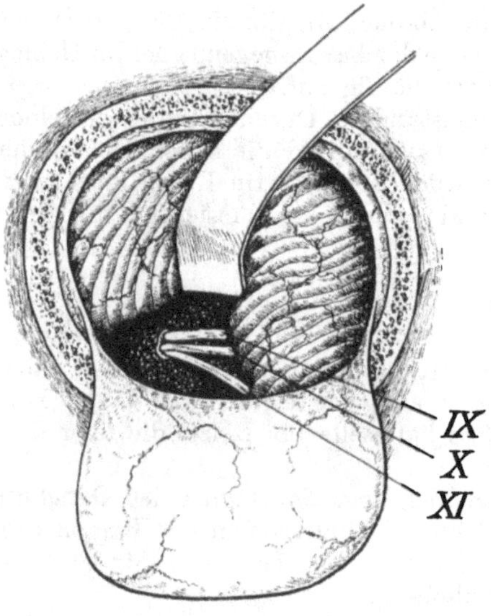

Abb. 72. Einseitige Trepanation der hinteren Schädelgrube zur operativen Unterbrechung des Nervus glossopharyngicus

6. Ménièrescher Symptomenkomplex

Er ist charakterisiert durch plötzliche Schwindelanfälle mit Übelkeit und Erbrechen. Eine allmählich zunehmende Taubheit und Ohrgeräusche stellen sich ein. Der Schwindel beginnt ohne vorherige warnende Symptome. Viele Kranke stürzen zu Boden und fühlen sich erst sicher, wenn sie liegen. Die Anfälle dauern einige Minuten, Stunden oder auch Tage. Zugleich tritt Erbrechen, Erblassen des Gesichts, häufig auch eine Pulsverlangsamung und Nystagmus auf. Zwischen den Anfällen finden sich Remissionen von Jahren, manchmal aber auch nur Tagen und Stunden. Im Laufe der Zeit nehmen die Anfälle an Heftigkeit ab. Völlige Heilung tritt jedoch nicht ein. Die Geräusche können auch beiderseits auftreten, sind aber meist auf einer Seite stärker vorhanden. Allmählich nimmt die Ertaubung zu.

Die *Diagnose* ergibt sich aus der charakteristischen Anamnese. Ein sicheres Symptom für den Ausfall der Labyrinthfunktion ist das Fehlen des kalorischen Nystagmus (s. Anatomie und Physiologie des Gehirns). Differential-diagnostisch muß ein Kleinhirnbrückenwinkeltumor (s. da) ausgeschlossen werden.

Die *Ätiologie* der Erkrankung ist unbekannt. Sie befällt Menschen im mittleren Lebensalter und ist relativ selten. Degenerationen des Nervus statoacusticus und Hydrops des endolymphatischen Systems können vorhanden sein. In der Regel treten die Erscheinungen im Verlaufe eines chronischen Ohrenleidens auf.

Die *Therapie* richtet sich nach Möglichkeit nach der Ätiologie der Erkrankung. Ein Ohrenleiden, ebenso eine etwa vorhandene Syphilis muß fachärztlich behandelt werden. Bei Erkrankungen, bei denen konservativ keine Besserung erzielt werden kann, muß operativ eingegriffen werden. Die völlige oder teilweise Durchschneidung des Nervus statoacusticus wird ausgeführt. Die Beschwerden verschwinden nach der Operation, jedoch tritt völlige Ertaubung ein (s. auch S. 121).

7. Anhang: Okzipitalneuralgie

Die Okzipitalneuralgie kann sich an drei Nerven halten: den **Occipitalis major**, **minor** und **Auricularis magnus**. *Druckpunkte* finden sich da, wo die Nerven der

Oberfläche naheliegen: Für den N. occipitalis major 2—3 cm nach außen von der Protuberantia occipitalis externa, für den Minor hinter der Spitze des Processus mastoideus, für den Auricularis am hinteren Kopfwenderrande.

Die Okzipitalneuralgie kommt bei den verschiedensten Erkrankungen des oberen Halsmarks, der obersten Halswirbelsäule sowie bei den verschiedensten toxisch-infektiösen Neuritiden der obersten Halsnerven zustande. Häufig handelt es sich nur um neuralgieforme Irradiationen, die reflektorisch von Erkrankungen an anderen Körperstellen ausgehen. Echte genuine Okzipitalneuralgien sind selten.

Für die *Diagnose* müssen örtliche Veränderungen, wie Periostitis, Erkrankungen des Warzenfortsatzes, rheumatische Myositis ausgeschlossen werden. Auch tuberkulöse Karies der oberen Halswirbel, Arthritis oder traumatische Folgezustände, wie Frakturen, Schädelbasistumoren und Neurosen müssen differentialdiagnostisch berücksichtigt werden. Die Okzipitalneuralgie darf nur bei negativen anderen Befunden diagnostiziert werden.

Die *Therapie* ist nach Möglichkeit eine kausale. Bei genuiner Neuralgie zuerst konservative Behandlung, dann Injektionsbehandlung und operative Therapie. Bei letzterer kommen in Betracht die Neurexhairese des Occipitalis major, minor und tertius sowie die intradurale Durchschneidung der Wurzeln des 2. und 3. Halsnerven.

C. Tumoren der Gehirnnerven

Neurinome können an allen Hirnnerven einzeln oder auch generalisiert mit Neurofibromen der peripheren Nervenstämme vorkommen **(Recklinghausensche Krankheit).** Primäre Tumoren des Nervus olfactorius sind nicht bekannt. Ebenso sind Tumoren der Nervi occulomotorius, trochlearis, abducens und facialis sehr selten. Chirurgische Bedeutung haben die Geschwülste folgender Hirnnerven (s. auch Symptomatologie der Gehirntumoren):

1. Nervus opticus

Der allmähliche Verlust der Sehkraft eines oder beider Augen ohne krankhafte Veränderung des Bulbus ist verdächtig auf einen Tumor des Sehnerven oder des Chiasma opticum. Stauungspapille und Optikusatrophie können durch eine primäre Geschwulst des Sehnerven, seiner Scheiden oder auch durch Tumoren der Nachbarschaft verursacht werden. Besonders durch Hypophysengeschwülste, die auf den Nerven drücken, ferner aber auch bei einer allgemeinen Druckerhöhung (s. Symptomatologie der Gehirntumoren) werden diese Symptome hervorgerufen. Ein sehr charakteristisches Zeichen für eine Geschwulst des Sehnerven ist der Exophthalmus (s. Seite 190).

Die *primären Tumoren des Sehnerven* sind **Gliome** oder **Endotheliome.** Die Gliome gehen von den Neurogliazellen des Nerven aus. Endotheliome (Meningeome der Nervenscheiden) wachsen expansiv gegen den Nerven vor und schädigen ihn nur durch Druck. Sie enthalten manchmal Psammomkörper (s. Meningeome) und treten in der zweiten Lebenshälfte auf. Die Geschwülste des Seh erven können ihm anliegen oder sind ein Teil von ihm selbst.

Je schneller der Verlust der Sehkraft eintritt, um so eher kann ein primärer Tumor angenommen werden. Charakteristisch ist bei Beginn der Krankheit eine **bitemporale Hemianopsie** (Abb. 59C u. 66H). Vergrößert sich der Tumordruck, so werden allmählich die temporalen Sehnervenabschnitte geschädigt und Blindheit tritt ein. Manchmal, wenn der Tumor weit vor dem Chiasma sitzt, ist ein zentrales **Skotom** vorhanden. Druck auf den Tractus opticus hinter dem Chiasma erzeugt **homonyme Heminanopsie** (Abb. 59 D).

Im *Röntgenbild* finden sich Erosionen der Sella turcica und des Processus clinoideus. Die Sella kann erweitert sein. Ist gleichzeitig das Foramen opticum vergrößert, so besteht der dringende Verdacht auf einen primären Tumor des Sehnerven. Häufig jedoch kann die Differentialdiagnose erst während der Operation gestellt werden.

Die *Behandlung* besteht in der operativen Entfernung des Tumors. Endotheliome, die meist knötchenförmig angelagert sind, lassen sich relativ leicht entfernen. Befindet sich die Geschwulst im Innern des Nerven, so muß dieser aufgesplittert werden. Ist der Nerv im ganzen geschwollen, so liegt ein Gliom vor. Dieses kann nur in toto unter Verlust der Sehkraft entfernt werden. Ist es zystisch umgewandelt, so kann die Zyste abgesaugt werden.

2. Nervus trigeminus (Abb. 67)

Tumoren des Ganglion trigemini und des Nerven sind von untergeordneter Bedeutung. *Primäre Tumoren* entstehen als **Gliome** im Nerven oder als **Endotheliome** der Nervenscheiden. Selten treten **Neurofibrome** bei RECKLINGHAUSENscher Erkrankung auf. *Sekundäre Tumoren* finden sich metastatisch, besonders bei Lungenkarzinomen. Geschwülste des Nasopharynx (Nasen-Rachenfibrome), die in die mittlere Schädelgrube einbrechen, können infiltrierend in den Nerven einwachsen.

Die *Diagnose* stützt sich auf lanzinierende Schmerzen, die häufig einen brennenden Charakter haben. Vielfach werden sie mit einer Trigeminusneuralgie verwechselt. Sie nehmen jedoch stetig zu. Endotheliome rufen einen allmählich zunehmenden Druck auf das Ganglion, Metastasen und infiltrierend wachsende Tumoren einen schnell zunehmenden Druck hervor. Gesichtsschmerz, Nachlassen der Kaukraft, Verlust des Kornealreflexes und Anästhesie im Bereich der Ausbreitung des Nerven sprechen für einen Trigeminustumor.

Die *Behandlung* besteht in der operativen Entfernung. Sie unterscheidet sich nicht von den Eingriffen bei Trigeminusneuralgie (s. da).

3. Nervus statoacusticus

Unter den von den intrakraniellen Nerven ausgehenden Geschwülsten sind die Neurinome des Nervus statoacusticus am häufigsten. Sie machen über 10% aller intrakraniellen Geschwülste aus. Sie sind relativ gutartig und gut abgegrenzt. Nur durch Druck auf lebenswichtige Teile und Nerven sind sie klinisch bösartig. Die **Akustikusneurinome** haben eine Kapsel und gehen von den Scheiden des Nerven aus. Sie wachsen langsam und verdrängend in den Winkel zwischen Kleinhirn und Brücke und befinden sich medial der Felsenbeinpyramide und unter dem Tentorium cerebelli. Sie werden daher auch **Kleinhirnbrückenwinkeltumoren** genannt (Abb. 73 und 74). Der Tumor ist meist walnußgroß und größer. Er sieht grau aus und ist reich arteriell von der Arteria basialis versorgt. Mikroskopisch besteht der Tumor aus Spindelzellen mit länglichen Kernen. Die Kerne sind in parallelen Reihen palisadenartig angeordnet. Bindegewebsfasern sind reichlich vorhanden und bilden stellenweise ein Netzwerk, das runde oder ovale Zellen enthält. Zysten sind häufig.

Die charakteristischen *Krankheitszeichen* werden durch den Ursprung und die Ausbreitung der Kleinhirnbrückenwinkeltumoren hervorgerufen. Der Tumor entspringt von dem vestibulären Anteil des Nervus statoacusticus im Gebiet des Porus acusticus internus. Dabei schädigt er durch sein expansives Wachstum die in dieser Gegend hindurchziehenden Gehirnnerven V, VI, VII und VIII, das Kleinhirn und die Medulla oblongata. Der Nervus facialis befindet sich hinter dem Tumor. Der Nervus trigeminus wird durch den oberen Rand der Geschwulst gedrückt. Der IX., X. und XI. Nerv befindet sich an der Unterseite des Tumor (Abb. 73).

Die *klinischen Erscheinungen* (Abb. 74) werden anfänglich durch Druck des Tumors auf den Nervus acusticus verursacht. Allmählicher Verlust des Gehörs ist daher gewöhnlich das früheste Symptom. Ohrgeräusche treten auf. Hohe Töne oder ein Rauschen werden gehört. Bei weiterer Schädigung des Nervus acusticus stellt sich ein Verlust des Gehörs für die hohen Töne ein. Die Knochenleitung ist verkürzt. Der RINNEsche Versuch ist positiv. Bei kalorischer Reizung ist infolge Schädigung des vestibulären Anteils des Nervus statoacusticus keine Reaktion des Bogengangsapparates auf der erkrankten Seite auslösbar. In den späteren Stadien tritt ein Verlust der vertikalen Bogengangsreaktion auf der gegenüberliegenden Seite auf.

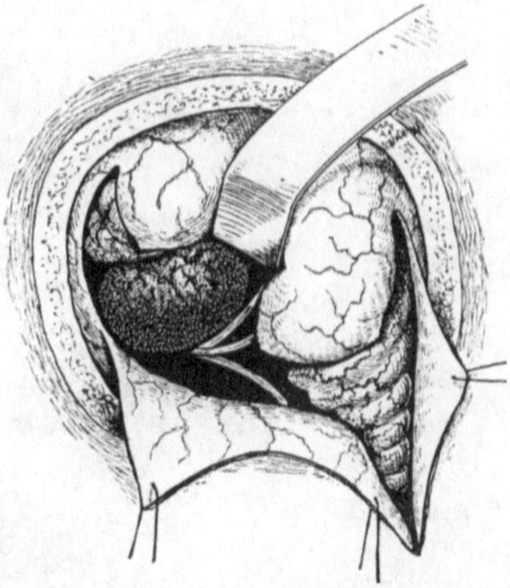

Abb. 73. Trepanation bei Kleinhirnbrükkenwinkeltumor. Nervi glossopharyngicus, vagus und accessorius nach unten verdrängt

Infolge Schädigung des Nervus abducens findet sich häufig eine Blicklähmung auf der kranken Seite (Abb. 74).

In der zweiten Phase der Erkrankung treten Paraesthesien des Gesichts auf. Sie werden hervorgerufen durch Druck des Tumors auf den Nervus trigeminus. Der Kornealreflex ist auf der erkrankten Seite nicht auslösbar.

Eine Schädigung des Nervus facialis bewirkt eine Asymmetrie des Gesichts. Hängender Mundwinkel und Verstrichensein der Nasolabialfalte sind charakteristisch. Obwohl der Nervus facialis im Felsenbein geschützt verläuft, wird häufig schon frühzeitig eine Schwäche der Gesichtsmuskulatur bemerkt.

Symptome der Kleinhirnschädigung (Abb. 74) folgen meist denen der Gehirnnerven. Ataxie auf der Seite der Erkrankung, horizontaler Nystagmus beider Augen und Adiadochokinese werden beobachtet. Die homolaterale Koordination der Extremitäten ist gestört. Im Positionsversuch bei Vorstrecken der Arme unter Augenschluß findet sich ein Absinken des gleichseitigen Armes mit Pronationstendenz der Hand. Es besteht die Tendenz auf die Seite der Erkrankung beim Gehen zu fallen. Beim Umwenden kann das Gleichgewicht schlecht gehalten werden. Diese Zeichen treten immer stärker hervor, je größer der Tumor wird.

Gegen Ende der Erkrankung drückt die Geschwulst auf die Brücke und Medulla oblongata. Die Liquorpassage wird durch Druck auf den Aquaeductus cerebri gehindert. Kopfschmerzen, Erbrechen und Nachlassen der Sehkraft treten infolge intrakranieller Druckerhöhung auf.

Die *Diagnose* gründet sich auf die fortschreitende Verstärkung der geschilderten Kardinalsymptome. Die Zunahme der Beschwerden ist für den neoplastischen Charakter der Erkrankung bezeichnend. Bei der Röntgenuntersuchung findet sich manchmal eine einseitige Erweiterung des Meatus acusticus internus.

Die Kleinhirnbrückenwinkeltumoren treten gewöhnlich einseitig auf. Manchmal finden sie sich auch beiderseitig. Leidet ein Patient an einer generalisierten Neurofibromatose (RECKLINGHAUSENsche Krankheit) und finden sich Zeichen von Schädigung der Gehirnnerven, so muß an einen Kleinhirnbrückenwinkeltumor gedacht werden. Die genaue Aufnahme der Anamnese ist wichtig.

Die *Differentialdiagnose* ist in den frühen Stadien der Erkrankung schwierig. Es besteht die Gefahr, daß ein Kleinhirnbrückenwinkeltumor mit einer Erkrankung des Innenohres verwechselt wird. Otosklerose, atherosklerotische Schwerhörigkeit und Labyrinthitis müssen abgegrenzt werden. Die Otosklerose ist geschlechtsgebunden, tritt vorwiegend bei Frauen auf und macht an beiden Innen-

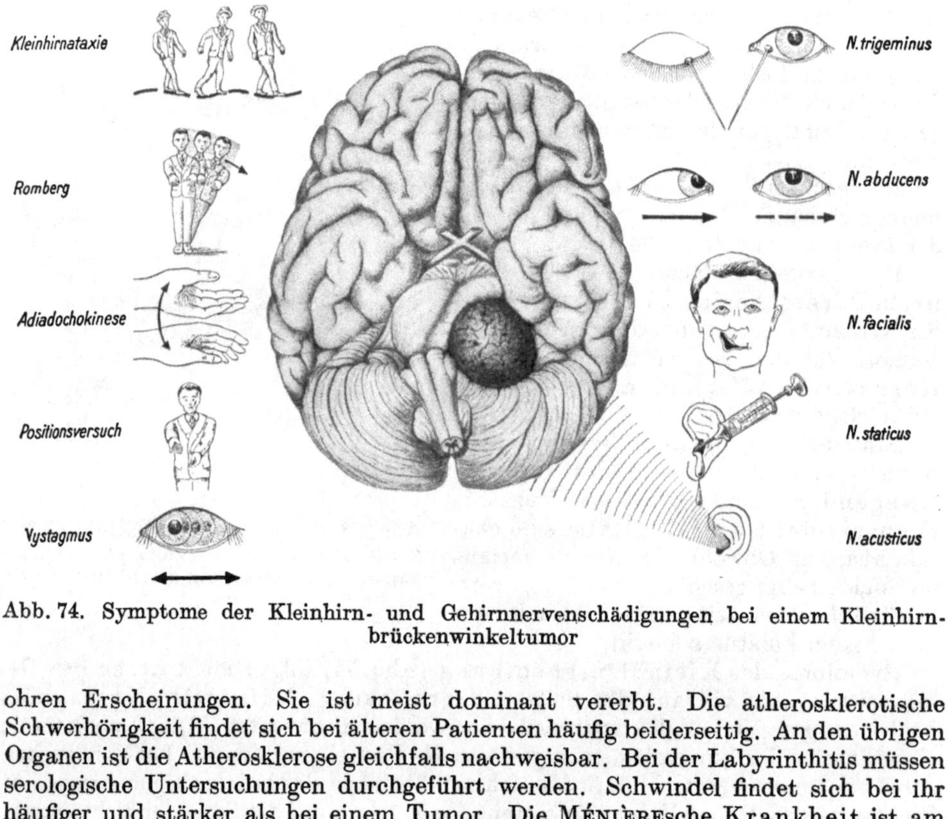

Abb. 74. Symptome der Kleinhirn- und Gehirnnervenschädigungen bei einem Kleinhirnbrückenwinkeltumor

ohren Erscheinungen. Sie ist meist dominant vererbt. Die atherosklerotische Schwerhörigkeit findet sich bei älteren Patienten häufig beiderseitig. An den übrigen Organen ist die Atherosklerose gleichfalls nachweisbar. Bei der Labyrinthitis müssen serologische Untersuchungen durchgeführt werden. Schwindel findet sich bei ihr häufiger und stärker als bei einem Tumor. Die MÉNIÈREsche Krankheit ist am schwierigsten von einem Kleinhirnbrückenwinkeltumor abgrenzbar. Sie beginnt mit ähnlichen Symptomen. Die allmähliche Verschlimmerung der Krankheitszeichen spricht für einen Tumor. Beiderseitige Akustikusneurinome sind meist sehr schwierig zu diagnostizieren.

Zysten, Meningeome, Kleinhirntumoren und Geschwülste der Brücke können einen Kleinhirnbrückenwinkeltumor vortäuschen. Bei den Meningeomen tritt der Verlust des Gehörs meist spät auf. Bei den Kleinhirntumoren ist das Mitergriffensein der Gehirnnerven selten. Geschwülste der Brücke zeichnen sich im Gegensatz dazu durch besonders deutliche Symptome von Seiten der Hirnnerven aus. Außerdem finden sich Pyramidenbahnstörungen.

Die *Behandlung* der Kleinhirnbrückenwinkeltumoren ist chirurgisch. Wird die Geschwulst vollständig entfernt, so ist die Prognose günstig. Die Trepanation wird einseitig am Hinterhaupt ausgeführt (Abb. 50C und 73). Die Tumoren können aber auch vom Ohr aus trans- oder paralabyrinthär angegangen werden. Querspaltung oder teilweise Resektion des Kleinhirns kann zur Entfernung des Tumors notwendig sein.

Schrifttum

BANCROFT and PILCHER, Surgical Treatment of the nervous System. J. B. Lippincott Comp. Philadelphia, London, Montreal, 1946.

BECKER, Zur Osteomyelitis der flachen Schädelknochen. HNO. Beih. **1948**, H. 1, 69.

BOYD, Surgical Pathology, W. B. Sanders Comp., Philadelphia and London 1947.

BROCK, SAMUEL, Injuries of the skull, brain and spinal cord, Williams and Wilkins Comp., Baltimore 1943.

BURKHART, Die zerebrale Form der WINNIWARTER-BÜRGERschen Krankheit. Chirurg **1950**, H. 7, 409.

BÜTTNER, Zur Therapie des traumatischen pulsierenden Exophthalmus. Bruns' Beitr. **183**, H. 3, 517.

CALLANDER, Surgical Anatomy, W. B. Sanders Comp., Philadelphia and London 1947.

CHRISTOPHER, Textbook of Surgery, Sanders Comp., Philadelphia and London 1947.

CORNING, Lehrbuch der topographischen Anatomie, Springer, Berlin 1946.

DANDY, Arteriovenöse Aneurysmen der Kopfhaut und des Gesichts. Arch. Surg. **1946**, H. 52, January.

DANDY, Hirnchirurgie. J. A. Barth, Leipzig 1938.

DIETRICH, Pathologische Anatomie. Hirzel, Leipzig 1938.

DRESSLER, Zur Operation des intrakraniellen Aneurysmas der Carotis interna. Zbl. Chir. **1948**, H. 4, 347.

DRESSLER, Knochendefektplastik nach frontoorbitalen Verletzungen. Bruns' Beitr. **1948**, 177, H. 3, 335.

DRESSLER u. ALBRECHT, Über endokrane Kalkablagerungen und ihre Darstellung im Röntgenbild. Bruns' Beitr. **1949**, 178, H. 1, 103.

EPPLE, Das Chordom im Bereich der Halswirbelsäule. Zbl. Chir. **1947**, 11.

EWALD, Lehrbuch der Neurologie. J. F. Lehmann, Berlin-München 1944.

FREEMAN, Psychochirurgie in Amerika. Dtsch. med. Wschr. **1949**, H. 25, 785.

GARÉ, KÜTTNER, LEXER, Handbuch der praktischen Chirurgie. Enke 1926.

GROSSER, Grundriß der Entwicklungsgeschichte des Menschen. Springer, Berlin 1945.

GULECKE, Die Chirurgie der Hirngeschwülste. Enke, Stuttgart 1936.

JACKSON and JACKSON, Deseases of the Nose, Throat and Ear, W. B. Sanders, Comp., Philadelphia and London 1945.

JONES and SHEPARD, Manual of Surgical Anatomy, W. B. Sanders Comp., Philadelphia and London 1945.

KOLMER, Kontrastdarstellung von Hirnabszessen. Chirurg **1948**, H. 6.

KRAYENBÜHL, Das traumatische subdurale Hämatom. Dtsch. med. Wschr. **1950**, H. 16, 558.

LEMBKE, Von den stumpfen Hirnverletzungen. Chirurg **1949**, H. 7, 327.

LÖHR und JACOBI, Die kombinierte Enzephalarteriographie. Thieme, Leipzig 1933.

OTTO, Über den plastischen Verschluß von Schädeldefekten unter besonderer Berücksichtigung der Paladonprothese. Chirurg **1950**, H. 8, 488.

PENNYBACKER, Cerebellar abscess. J. Neur. **1948**, H. 11, 1.

PRIESSNITZ, Erfahrungen in der Nachbehandlung infizierter Hirnverletzungen. Chirurg **1949**, H. 7, 350.

V. RAB-ARND V. OEYNHAUSEN, Penicillinbehandlung der septischen Sinuscavernosus-Thrombose. Zbl. Chir. **1947**, 11.

RAMB, Alkoholinjektion ins Ganglion Gasseri bei der Trigeminusneuralgie. Dtsch. med. Wschr. **1949**, H. 26, 826.

RAUBER-KOPSCH, Anatomie des Menschen. Thieme, Leipzig 1943.
REIN, Physiologie des Menschen. Springer, Berlin 1936.
SCHLANDEP, Der otogene Hirnabszeß. Wien. klin. Wschr. **1949**, 61, 47, 816.
SUNDER-PLASSMANN, Die operative Behandlung der traumatischen Spätabszesse des Gehirns. Med. Klinik **1949**, H. 44, 1.
TÖNNIS, Operative Behandlung der Chondrome der Schädelbasis. Zbl. Chir. **1949**, H. 8, 882.
TÖNNIS, Die Behandlung der frischen gedeckten Hirnverletzung. Zbl. Chir. **1947**, H. 8, 803.
URECHIA et PAULIAN, Maladie de WINNIWARTER BÜRGER avec symptomes cérébraux. Presse med. **1948**, H. 66, 760.
WANKE, Zur Behandlung des mimischen Gesichtskrampfes. Chirurg **1947**, H. 14, 640.
WANKE, Zur Chirurgie des Turmschädels. Zbl. Chir. **1949**, H. 10, 1080.
WANKE, Störungen des Wasserhaushaltes nach traumatischer Hirnschädigung. Chirurg **1947**, H. 13, 577.
WILLIAMS, Neue Ansichten über Epilepsie. Brit. med. J. **1950/1**, 4655: 685.
ZEH, Die Objektivierung der Folgen von gedeckten traumatischen Hirnschädigungen. Fschr. Neurol. **1950**, 18, 1.

VI. Chirurgie des Gesichtes

A. Entwicklungsgeschichte

1. Knöcherner Gesichtsschädel

Das viszerale Kranium (s. Schädel) umfaßt den Kiefer und die Kiemenbögen. Diese Knochen sind knorpelig vorgebildet. Aus dem Bindegewebe in der Gegend des Oberkieferfortsatzes entstehen als nicht knorpelig vorgebildete Knochen die Beleg- oder Deckknochen: Maxilla, Zygomatikum, Palatinum und Vomer. Im Unterkiefer tritt eine schlanke Knorpelspange im Verlauf der Gesichtsentwicklung auf, der MECKELsche Knorpel. Sein dorsales Ende wird zum Amboß. Auf seinem ventralen Teil bildet sich als zahntragender Deckknochen der Unterkiefer aus. Bei der Entwicklung des Unterkiefers wird der MECKELsche Knochen teils resorbiert, teils ossifiziert.

2. Weichteile des Gesichts

Zu beiden Seiten des Vorderkopfes stülpen sich schon beim jungen Embryo Riechgrübchen ein. Zwischen den Riechgrübchen, die säckchenförmig in die Tiefe wachsen, und aus deren äußeren Öffnungen die Nasenlöcher entstehen, bleibt der *Stirnfortsatz* (*mittlerer Nasenfortsatz*) bestehen (Abb. 75). Zwischen der Öffnung des Riechsäckchens und dem Mund verläuft eine Rinne, die Nasen-Gaumenrinne (Abb. 75). Die Riechsäckchen brechen im Verlauf der weiteren Entwicklung in die primitive Mundhöhle durch, so daß eine Verbindung zwischen der primitiven Riech- und Mundhöhle entsteht.

Der seitlich der Nasen-Gaumenrinne gelegene Teil des Gesichts wird durch eine weitere Rinne, die von den Augenanlagen medialwärts verläuft, der Augen-Nasenrinne, in den *seitlichen Nasenfortsatz* und den *Oberkieferfortsatz* unterteilt (Abb. 75).

Normalerweise verwachsen die Gesichtsfortsätze unsichtbar untereinander. Aus dem Stirnfortsatz gehen Nasenrücken, Nasenscheidewand und der Mittelteil der Oberlippe mit dem Philtrum hervor (Abb. 75). Aus dem seitlichen Nasenfortsatz entsteht der Nasenflügel und aus dem Oberkieferfortsatz der seitliche Anteil der Oberlippe. Die Unterkieferfortsätze vereinigen sich in der Mitte und bilden die Unterlippe. Die Augen-Nasenrinne verschwindet später vollständig.

Unterbleibt die Verwachsung zwischen dem mittleren Nasenfortsatz einerseits und seitlichem Nasenfortsatz sowie Oberkieferfortsatz andererseits, so entsteht bei bloß oberflächlicher Störung der Verwachsung die **Lippenspalte** (*Hasenscharte*, Abb. 82). Bie tiefergreifender Störung entsteht die **Kieferspalte.** Diese liegt ungefähr zwischen Ober- und Zwischenkieferknochen, aber nicht ganz genau, weil die Knochengrenzen mit denen der Gesichtsfortsätze nicht völlig übereinstimmen. Der Zwischenkiefer, dessen Entdeckung wir GOETHE verdanken, reicht etwas weiter seitlich. Auch die Zahnleiste und die Zahnanlagen sind nicht genau nach den Gesichtsfortsätzen orientiert, so daß sich die Spalten zwar meist zwischen dem 1. und 2. Schneidezahn befinden, aber auch weiter lateral liegen können.

Vom Mundeingang wird die primitive Nasenhöhle durch den primitiven Gaumen, der die mundwärts gelegene Fläche des Stirnfortsatzes darstellt, abgetrennt. Hinter

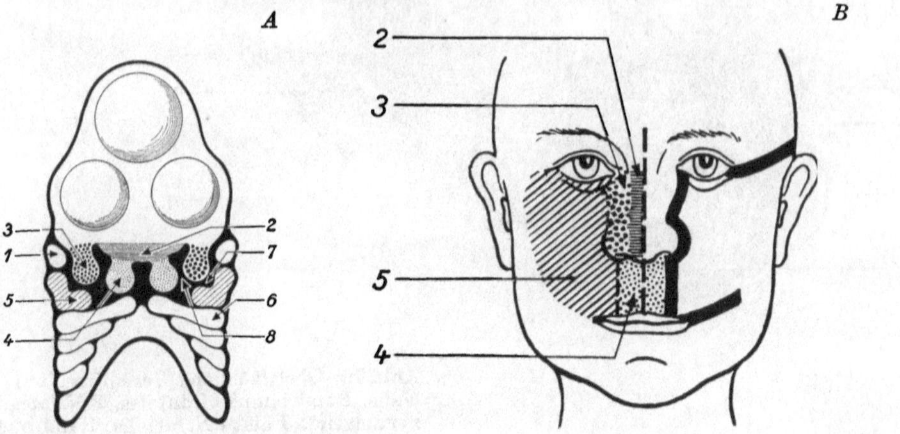

Abb. 75 *A* und *B*. Entwicklung des Gesichts. *A* Gesichtsfortsätze beim Keimling. *B* Abgeschlossene Gesichtsbildung mit typischen Spaltbildungen. *1* Auge, *2* Nasenfeld, *3* seitlicher Nasenfortsatz, *4* mittlerer Nasenfortsatz, *5* Oberkieferfortsatz, *6* Unterkieferfortsatz, *7* Augennasenrinne, *8* Nasengaumenrinne

diesem primitiven Gaumen wird die endgültige Mund- und Nasenhöhle durch das Vorwachsen des Nasenseptums abgeteilt. Das Nasenseptum, das von der Schädelbasis entspringt, vereinigt sich mit den beiderseitig angelegten Gaumenleisten. Unterbleibt die Verwachsung, so kommt es zur **Gaumenspalte** (Abb. 81, 86, 87).

B. Anatomie und Topographie

Am *knöchernen Aufbau des Gesichts* lassen sich zwei Abschnitte unterscheiden. Der obere besteht aus Knochen, welche die Orbita, Nase und ihre Nebenhöhlen umschließen. Der untere Abschnitt des Gesichts wird im Gegensatz dazu aus dem massigen Unterkieferknochen gebildet. Zwischen beiden Abschnitten, die miteinander im Kiefergelenk artikulieren, befindet sich die Mundhöhle.

Die *Weichteile des Gesichts* bedecken die Knochen nur mit einer dünnen Schicht, so daß die Nerven und Gefäße teilweise subkutan verlaufen. Infolgedessen können sie leicht verletzt werden. Die mimische Gesichtsmuskulatur ist mit der Haut und dem subkutanen Fettgewebe fest verbunden. Dadurch ist es möglich, durch Kontraktion der Gesichtsmuskulatur, die Gesichtshaut zu bewegen. An den Öffnungen

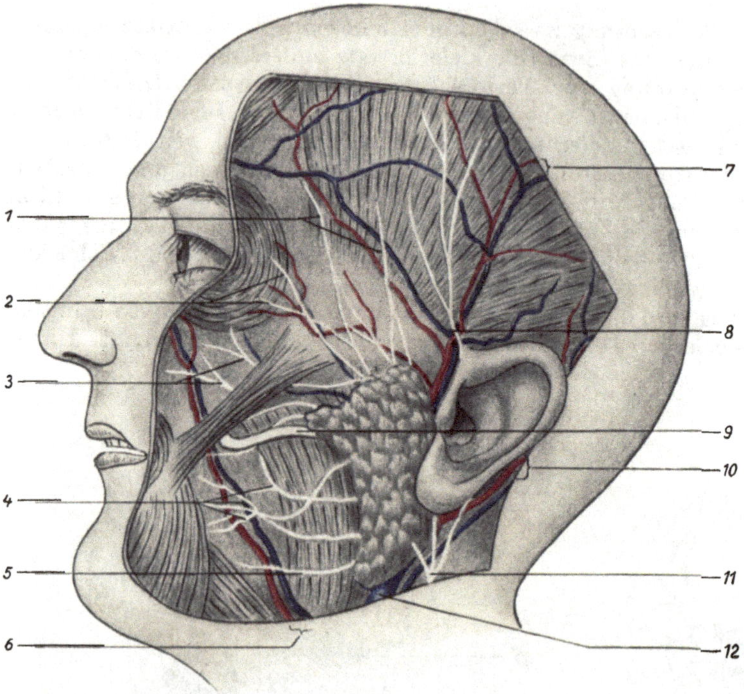

Abb. 76. Oberflächliche Gesichtsregion. *1* N. facialis, Rami temperofrontales, *2* N. facialis, Rami zygomatici, *3* und *4* N. facialis, Rami bucinatorii, *5* N. facialis, Ramus marginalis mandibulae, *6* A. und V. facialis, *7* A. und V. temporalis, *8* N. auricotemporalis, *9* Ductus parotideus, *10* A. und V. retroauricularis, *11* N. auricularis magnus, *12* V. jugularis int.

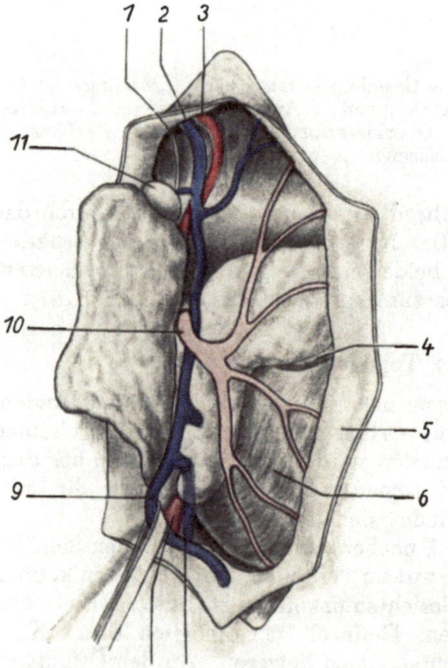

Abb. 77. Parotisregion. *1* N. auriculotemporalis, *2* V. temporalis superf., *3* A. temporalis superf., *4* Ductus parotideus, *5* Parotiskapsel, *6* M. masseter, *7* V. retromandibularis, *8* A. carotis ext., *9* V. jugularis superf. dorsalis, *10* N. facialis, *11* Lymphonodus parotidicus

des Gesichtsschädels ist die Muskulatur ringförmig in Form von Sphinkteren angeordnet.

In der *Regio faciei lateralis superficialis* liegt unmittelbar vor und unter dem äußeren Gehörgang die *Glandula parotis* (Abb. 76). Die Drüse wird allseitig von einer ziemlich derben Kapsel umhüllt. Diese schließt die Parotisloge ab. Mit den Faszien der benachbarten Muskeln steht die Kapsel der Parotis in engem Zusammenhang. Bei entzündlichen Prozessen der Parotis hat daher das Exsudat keine Möglichkeit zum Ausweichen. Die Drüsensubstanz schmilzt infolgedessen bei nicht rechtzeitiger Inzision völlig ein. Fluktuation ist besonders wegen der prallgespannten Fascia parotido-masseterica nicht fühlbar.

Nach seinem Austritt aus dem Foramen stylomastoideum gelangt der N. facialis in die Parotisloge (Abb. 77). Hier teilt er sich fächerförmig auf und verläuft durch die Drüsensubstanz. Eine Totalexstirpation der Parotis ohne Verletzung des Nerven ist kaum möglich. Jedoch muß versucht werden, besonders die oberen Äste, die den M. orbicularis oculi innervieren, zu schonen. Bei Schnitten im Gesicht muß der Verlauf der Fazialisäste (Abb. 78) ebenso wie der des Ductus parotideus (Abb. 78) berücksichtigt werden. Als weitere wichtige Gebilde laufen durch die Parotisloge die A. carotis externa mit ihren Ästen und die V. jugularis superficialis dorsalis. Schließlich befinden sich in ihr Lymphdrüsen, welche die Lymphgefäße der äußeren Nase und der seitlichen Gesichtsregion aufnehmen (Abb. 80).

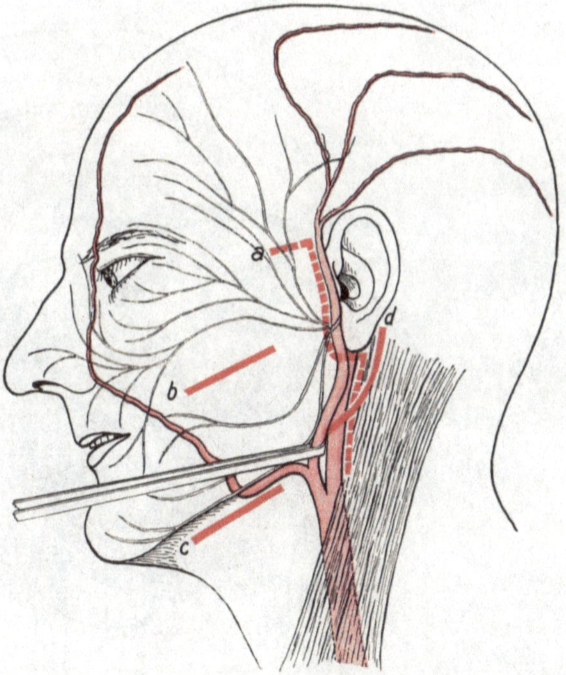

Abb. 78. Schnittführung im Gesicht. *a* Parotisschnitt, *b* Wangenschnitt, *c* Kieferrandschnitt, *d* Kieferwinkelschnitt

Die *Regio faciei lateralis profunda* wird begrenzt von dem Jochbogen und Ramus mandibulae einerseits und dem Pharynx andererseits. Durch die Fissura orbitalis sphenomaxillaris steht sie mit der Augenhöhle, mit dem Foramen pterygopalatinum mit der Nasenhöhle und mit den Foramina ovale und spinae mit der Schädelhöhle in Verbindung. Als wichtiges Gefäß befindet sich in ihr die A. maxillaris mit ihren Ästen. Ferner verlaufen durch sie die Nn. lingualis und alveolaris mandibularis. Schließlich liegt in diesem Gebiet das Venengeflecht des Plexus pterygoideus, einer venösen Verbindung zwischen den Venen des Gesichts und dem Sinus cavernosus (Abb. 79).

Die weiteren Gefäße des Gesichts stammen aus der A. und V. facialis und A. ophthalmica. Venen und Arterien bilden im Gesicht ein dichtes Gefäßnetz. Wichtig ist, daß die Venen des Gesichtes klappenlos sind und mit den Venen der Orbita sowie dem Plexus pterygoideus Verbindungen eingehen (s. Anatomie und Topographie des Gehirnschädels, Abb. 3). Diese Verbindungen schaffen die Möglichkeit zur Fortleitung einer Infektion vom Bereich des Gesichts in den Sinus cavernosus und das Gehirn.

Der *Verlauf der Lymphgefäße des Gesichts* ergibt sich aus den Abb. 4 und 80. Die oberflächlichen Lymphbahnen folgen dem schrägen Verlauf der V. facialis und strömen in Richtung auf die Kieferwinkel. Sie sind sehr zahlreich und stammen von der Stirn, Nase, Augenlidern, Wangen, Lippen und Kinn.

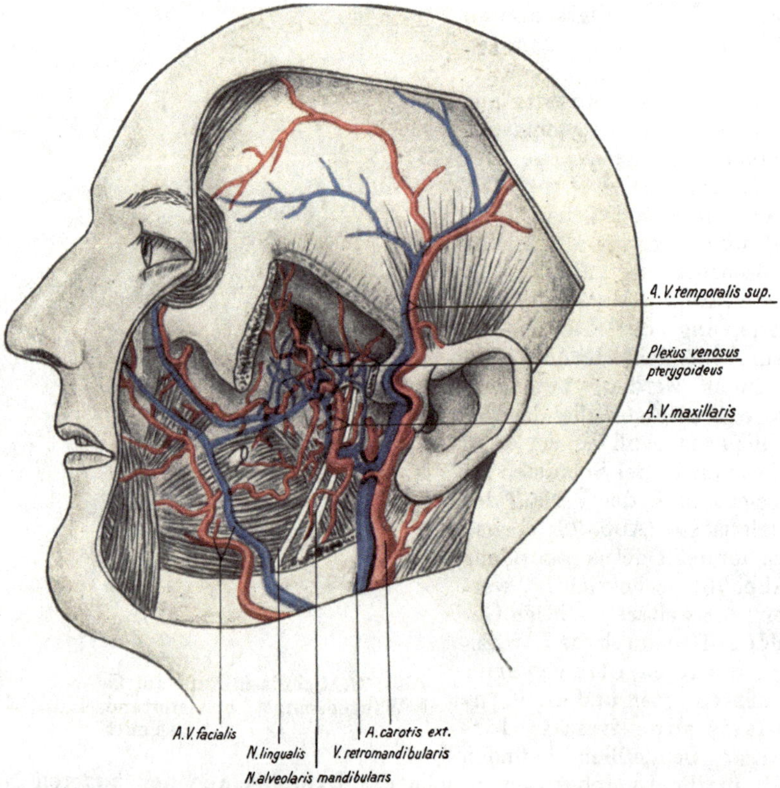

Abb. 79. Tiefe Gesichtsregion

Die tiefen Lymphbahnen des Gesichts sammeln die Lymphe der Augen- und Nasenhöhle, der Fossa pterygopalatina, der Unterschläfengrube und des Schlundes und Gaumens.

Oberflächliche und tiefe Lymphbahnen stehen miteinander in Verbindung und münden in die oberflächlichen und tiefen Halslymphknoten. Die Kenntnis der regionären Lymphgruppen ist wegen des Rückschlusses auf den Sitz einer Erkrankung wichtig, da diese oft versteckt im Innern der Nase, des Gaumens oder des Rachens liegen kann.

Die Lymphgefäße der Konjunktiva, der Lider, äußeren Nase und der vorderen und seitlichen Gesichtsregion ziehen zu den Lymphonodi parotidici und submandibulares. Die hinteren Abflußbahnen der Nase, des harten und weichen Gaumens, der Gaumenmandeln und Gaumenbögen münden in die Lymphonodi cervicales prof. und retropharyngici lat. Die Lymphgefäße der Oberlippe verlaufen zu den Lymphonodi submandibulares. Sie kreuzen nicht nach der anderen Seite, im Gegensatz zu den Lymphbahnen der Unterlippe, die zu den Lymphonodi submandibulares und submentales *beider Seiten* ziehen. Bei Unterlippenkarzinomen müssen daher wegen der beiderseitigen Verbindungen die regionären Lymphknoten der rechten und linken Seite ausgeräumt werden. Die Lymphgefäße der Ohrmuschel und des äußeren Gehörganges münden in die Lymphonodi auri-

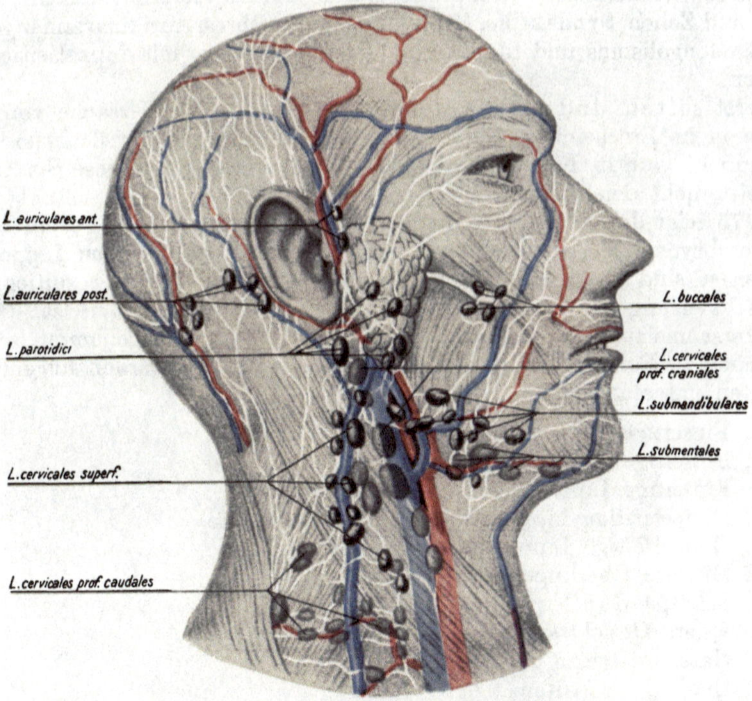

Abb. 80. Lymphbahnen des Gesichts mit regionären Lymphknoten

culares und parotidici. Beide Lymphgruppen stehen in Verbindung mit den Lymphonodi cervicales prof.

Die *motorischen Zweige für die mimische Gesichtsmuskulatur* stammen aus dem N. facialis. Die Haut des Gesichts wird durch Äste des N. trigeminus und N. auricularis magnus *sensibel* versorgt.

C. Mißbildungen

1. Angeborene Gesichtsspalten

sind Hemmungsmißbildungen, die durch fehlenden Verschluß der während der Embryonalzeit in der 11. Woche normalerweise miteinander verschmelzenden Gesichtsfortsätze entstehen (s. Entwicklungsgeschichte). Die eigentliche Ursache des ungenügenden Verschlusses bei den Gesichtsspalten ist nicht bekannt. Häufig tritt die Mißbildung in degenerierten Familien auf. Wahrscheinlich liegt ein Defekt der Keimzellen vor. Auch Infektionskrankheiten, die die Mutter während der Schwangerschaft durchmacht und Ernährungsschäden (Vitaminmangel) werden als Ursache angeschuldigt.

Es wird angenommen, daß bei der Manifestierung der Mißbildung ein unregelmäßig dominanter Erbgang eine Rolle spielt. Charakteristisch ist daher die Entwicklungslabilität der Anlage, die oft mehrere Generationen überspringt. Geneue Zahlen lassen sich jedoch nicht angeben. Häufig bestehen zugleich noch andere Mißbildungen, besonders bei den schweren Formen der Spaltbildungen. Spina bifida, Schaltwirbel, Klumpfüße, Hand- und Fußdeformitäten mit fehlenden Fingern und Zehen, Syndaktilie, Mißbildungen des Ohres, Aurikularanhänge, Hydrozephalus, Mongolismus und Idiotie kombinieren sich gern mit doppelseitigen Spaltbildungen.

Äußerst selten sind mechanische Hindernisse die Ursache von Spalten. Sie können in Erscheinung treten als Amnionstränge, in der Interposition von Zunge und Fingern in die Spalten während des Verschlusses. Diese Spalten zeigen aber meist nicht den typischen Verlauf.

Abb. 75 zeigt die zahlreichen Möglichkeiten der Spaltbildungen in Beziehung zu den embryonalen Vorstufen. Am häufigsten sind die lateralen Lippenspalten. Sehr selten sind die medianen Spalten. *Kongenitale Fisteln* resultieren, wenn die Verschmelzung der Gesichtsfortsätze nur teilweise eingetreten ist. Manchmal ist die Verschmelzung der Fortsätze zwar durchgeführt aber gehemmt, so daß die Nähte noch in Form einer *Raphe* zu erkennen sind. Es werden folgende Typen der Spalten unterschieden:

I. Einseitige Lippenspalte.
II. Einseitige Lippenkieferspalte.
III. Einseitige Lippenkiefergaumenspalte.
IV. Doppelseitige Lippen- und Lippenkieferspalte.
V. Doppelseitige Lippenkiefergaumenspalte.
VI. Mittlere Oberlippenspalte.
VII. Schräge Gesichtsspalte.
VIII. Quere Gesichtsspalte.
IX. Nasenspalten.
X. Unterlippenspalte.
XI. Spaltbildungen des Gaumens.
 a) Spaltung des weichen Gaumens.
 b) Spaltung des harten und weichen Gaumens.

Einseitige Lippenspalte, einseitige Lippenkieferspalte und einseitige Lippenkiefergaumenspalte. Die einseitige Lippenspalte wird auch Hasenscharte (Cheiloschisis, Labium fissum) genannt (Abb. 82). Sie ist die häufigste angeborene Spaltbildung. Sie kann kombiniert sein mit gleichzeitiger Spaltung des Alveolarfortsatzes (Lippenkieferspalte) und recht häufig mit gleichzeitiger Spaltung des Alveolarfortsatzes und Gaumens (Lippenkiefergaumenspalte) (Abb. 81a und b). Die Spaltbildung entsteht durch Ausbleiben der Verschmelzung zwischen Oberkiefer- und Stirnfortsatz. Sie geht bei den Lippenkieferspalten zwischen dem Eck- und seitlichen Schneidezahn, seltener zwischen dem ersten und zweiten Schneidezahn hindurch (s. Entwicklungsgeschichte). Bei Knaben ist sie häufiger als bei Mädchen. Außerdem tritt sie mehr links- als rechtsseitig auf.

Die Spalten können von kleinen Einkerbungen bis zu solchen, welche die Nase und das Augenlid mit einbeziehen, auftreten (s. schräge Gesichtsspalte). Unvollständige Lippenspalten (Abb. 82b) sind Einkerbungen, die einen Teil der Oberlippe stehen lassen. Vollständige seitliche Oberlippenspalten (Abb. 82a) reichen bis in das Nasenloch. Meist sind die vollständigen Spalten der Lippe mit Kiefergaumenspalten verbunden.

Doppelseitige Lippenspalte, doppelseitige Lippenkieferspalte und doppelseitige Lippenkiefergaumenspalte. Die doppelseitige Lippenspalte ist weniger häufig als die einseitige. Manchmal ist eine Spalte vollständig, die andere unvollständig (Abb. 82b). Fast immer sind die doppelseitigen Lippenspalten mit einer einseitigen, häufiger doppelseitigen Kiefer- oder Kiefergaumenspalte (Abb. 83a und b) verbunden. Bei diesen doppelseitigen durchgehenden Spalten (s. auch Gaumenspalten) steht der Zwischenkiefer als Bürzel hervor (Abb. 84). Dabei sind zwei, drei oder selten vier Zähne unregelmäßig und verkümmert. Häufig finden sich sog. Zapfenzähne, die sich beiderseits schräg vorstoßend zwischen den Alveolarbogen und Zwischenkiefer vordrängen. Manchmal fehlt der Zwischenkiefer völlig.

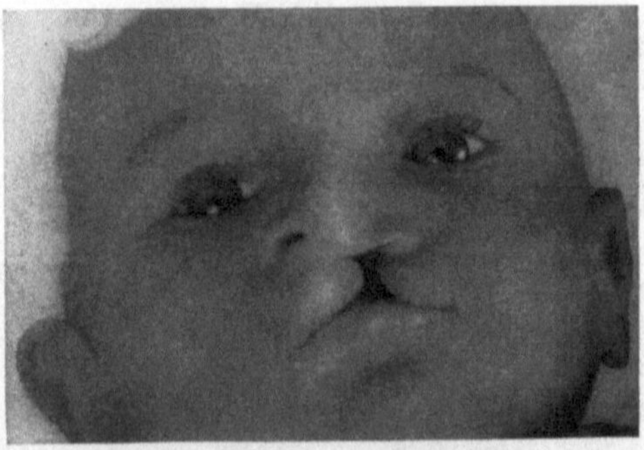

a

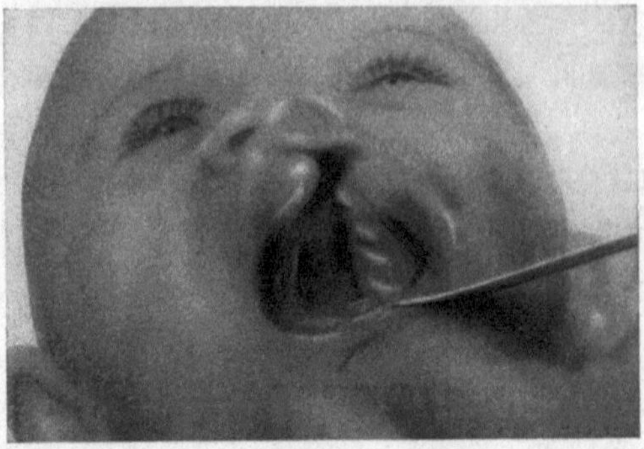

b

Abb. 81 *a* und *b*. Acht Wochen alter Säugling mit Lippen-, Kiefer- und Gaumenspalte (Cheilo-Gnato-Palatoschisis)

Mittlere Oberlippenspalte. Sie ist sehr selten und entsteht durch Ausbleiben der Verschmelzung der Medianseiten beider Processus globulares des Processus nasalis medialis des Stirnfortsatzes (Abb. 75). Meist sind die mittleren Oberlippenspalten mit Nasenspalten und medianen Spalten des Alveolarfortsatzes kombiniert.

Schräge Gesichtsspalte. Bleibt die Vereinigung zwischen dem lateralen Teil des Stirnfortsatzes und dem Oberkieferfortsatz aus, so entsteht die schräge Gesichtsspalte. Sie reicht von dem Oberkiefer zum Auge und evtl. darüber hinaus bis zur Haargrenze (Abb. 75). Ist sie nicht voll ausgeprägt, so kann sie in Form einer unvollständigen Hasen-

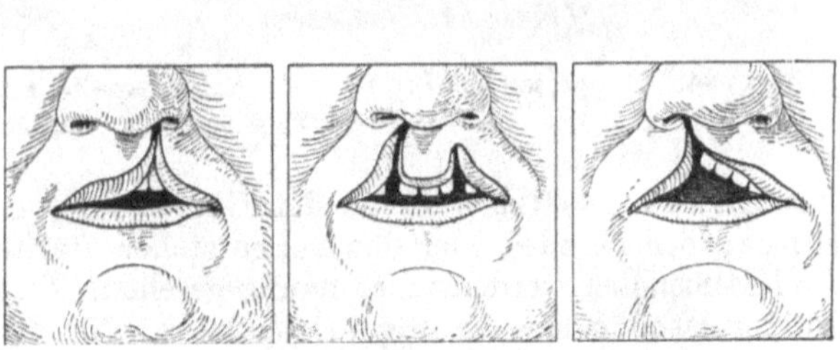

a b c

Abb. 82. Oberlippenspalten. *a* Einseitig, vollständig, *b* doppelseitig, vollständig und unvollständig, *c* kombiniert mit Kiefer- und Gaumenspalte

scharte mit keilförmigem Defekt des unteren Augenlides, einem Kolobom, oder mit klaffendem inneren Augenwinkel auftreten. Die Spalte kommt ein- oder doppelseitig vor.

Quere Gesichts- oder Wangenspalte. (*Riesenmund, Makrostoma*). Sie ist eine Rarität und entsteht durch Ausbleiben der horizontalen Vereinigung zwischen

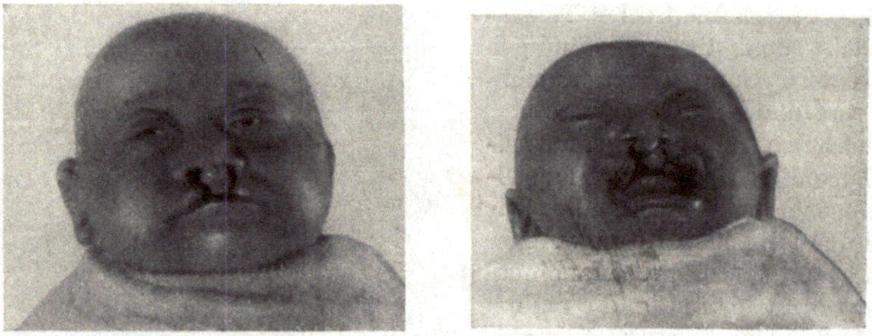

a *b*

Abb. 83 *a* und *b*. Neun Wochen alter Säugling mit doppelseitiger Lippen-, Kiefer- und Gaumenspalte

Oberkiefer- und Unterkieferfortsatz (Abb. 75). Die seitliche Verlängerung des Mundspaltes kann auch nur in Form einer Raphe sichtbar sein.

Verkleinerung (*Mikrostoma*) oder Verschluß (*Atresie*) der Mund- oder Lidspalte oder des Nasenlochs sind selten. Sie entstehen, wenn die entsprechen-

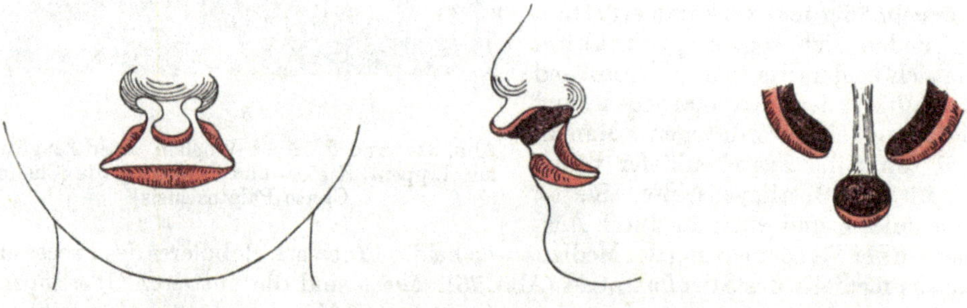

a b c

Abb. 84. Doppelseitige Lippenkiefergaumenspalte mit vorstehendem Zwischenkiefer. *a* vorn, *b* seitlich, *c* unten

den Gesichtsfortsätze während der Entwicklung zu weit verschmelzen. Doppelungen des Mundes oder der Zunge stellen Raritäten dar.

Nasenspalten werden nicht häufig gesehen. Treten sie in der Mittellinie auf, so verursachen sie die sog. *Doppelnase*. Nasenspalten können auch seitlich vorhanden sein. Die mittlere Nasenspalte geht manchmal in die mediane Oberlippen- und Alveolarfortsatzspalte über.

Spalten der Unterlippe und des **Unterkiefers** liegen immer in der Mitte und sind sehr selten. Sie können mit gleichzeitiger Spaltung des Mundbodens und der

Zunge kombiniert sein. Ihre Entstehung verdanken sie einem Ausbleiben der Vereinigung beider Seitenteile des Unterkiefers.

Die Therapie der Lippenspalten ist operativ. Das Ziel des Eingriffs ist die Schaffung einer normalen Gesichtsform. Zu diesem Zweck muß die plastische Bildung einer geschweiften Oberlippe, bei der das Tuberkulum in der Mitte vorspringt, angestrebt werden. Die Nasenflügel sollen eng, hoch und gewölbt sein. Bei einseitigen Spalten muß die operierte Seite ein Spiegelbild der gesunden werden. Die Nase darf nicht schief stehen. Ein vorstehender Zwischenkiefer muß durch geeignete Maßnahmen zur Zurückverlagerung gebracht werden. Nie darf er geopfert werden. Das sog. Hasenschartenprofil (Abb. 85) mit abgeplatteter Oberlippe und zurückfallender Nasenspitze soll behoben werden. Neben einem idealen kosmetischen Ergebnis muß bei der Operation eine ausreichende Lippen-, Nasen- und Gaumenfunktion angestrebt werden. Der Zeitpunkt der Operation hängt von der Art der Spaltbildung ab.

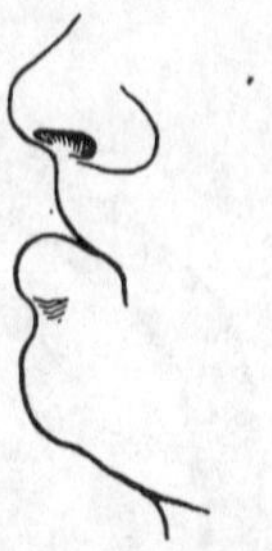

Abb. 85. Hasenschartenprofil. Oberlippe abgeplattet, Nasenspitze zurückgefallen

Für den *Verschluß der Lippenspalten* spielt der Operationstermin in bezug auf den Erfolg keine große Rolle. Das Saugen ist meist nicht wesentlich beeinträchtigt. Man kann also abwarten, bis sich der Säugling genügend gekräftigt hat. Außerdem ist die Operation zu einem späteren Termin technisch einfacher auszuführen als in den ersten Lebenstagen, wo die Zartheit der Gewebsschichten eine kosmetisch befriedigende Vereinigung verhindert. Im allgemeinen wird vor Abschluß des ersten Lebensvierteljahres operiert, möglichst in der 8. bis 9. Lebenswoche. Dieser Termin ergibt sich daraus, daß mit dem ersten Lachen des Kindes die Verunstaltung besonders deutlich wird. Der gespaltene M. orbicularis-Ring weicht auseinander und die unglücklichen Eltern drängen zur Operation.

Bei den *durchgehenden Spalten der Lippen und des Gaumens* verschlechtert sich das Zustandsbild der Spalte mit zunehmendem Alter. Es ist dies bedingt durch fehlerhaften Muskelzug und ungehemmtes Wachstum nicht geschlossener Knochenanteile. Die Versorgung aller das Skelett mitbeteiligenden Spaltbildungen muß daher erfolgen, bevor diese schädigenden Faktoren irreparable oder schwer zu beseitigende Schäden verurascht haben. Die Lippenkieferspalte und Lippenkiefergaumenspalte, wie auch die doppelseitigen Spalten gleicher Art werden daher möglichst vor Vollendung des ersten Lebensvierteljahrs geschlossen. Eine Ausnahme bilden nur die Säuglinge, bei denen noch eine „Brücke" die im übrigen gespaltenen Ränder verbindet. Durch diese kleine Hautverbindung im Bereich der Lippe wird dem Muskelzug in gewissem Maße Einhalt geboten. Die Operation kann daher später erfolgen.

Durch frühzeitigen Verschluß des M. orbicularis oris und des Nasenbodens legt sich der gespaltene Alveolarbogen bis zur Operation der Gaumenspalte oft fest aneinander und der Zwischenkiefer wird allein durch die Weichteilnaht in die Alveolarlücke geschoben. So wird der spätere Verschluß der Gaumenspalte erleichtert. Der baldige Verschluß der durchgehenden Spalten ist weiterhin schon deswegen erforderlich, weil die Kinder nicht Saugen können. Außerdem werden durch die Operation die Atemwege wiederhergestellt und damit Infektionen verhütet. Schließlich bedeutet die Beseitigung einer so schweren Mißbildung für die Eltern eine große seelische Erleichterung.

Technik der Operation. Bei allen Spaltbildungen ist das gesamte Gewebsmaterial vorhanden wie beim normal entwickelten Kinde. Allerdings ist infolge nicht vollzogener Verbindung der Spalten in frühester embryonaler Entwicklungsperiode die Weiterentwicklung der an der Spalte beteiligten Gesichtsfortsätze z. T. vermehrt, z. T. zurückgeblieben. Außerdem ist das Spaltrandmaterial an falscher Stelle fixiert. Es müssen daher die einzelnen Schichten an den Spalträndern soweit abgelöst werden, wie die fehlerhafte Fixierung erfolgte. Danach muß das gelöste Material in die einzelnen Schichten getrennt werden, daß ihre normale schichtweise Vereinigung ohne Spannung erfolgen kann. Durch den exakten schichtenweisen Verschluß der Schleimhaut, Muskulatur, der Haut und des Lippenrots wird eine möglichst normale weitere Entwicklung gewährleistet ohne fehlerhafte Einflüsse und Hemmungen.

Es wird in örtlicher Betäubung oder in Vollnarkose operiert. Das Kind wird auf ein gepolstertes Holzbrett gewickelt, das mit seitlichen Einkerbungen versehen ist. Der Kopf wird tief gelagert. Die Operation der Lippenkiefergaumenspalte verwandelt diese Spalte im ersten Akt durch Verschluß der vorderen Anteile in eine reine Gaumenspalte. Nach VEAU wird außer dem Nasenboden und der Lippe auch der vordere Gaumenanteil geschlossen. AXHAUSEN formt in der ersten Sitzung nur Nasenboden, Nase und Lippe, um Störungen beim späteren vollständigen Verschluß der Gaumenspalte zu vermeiden.

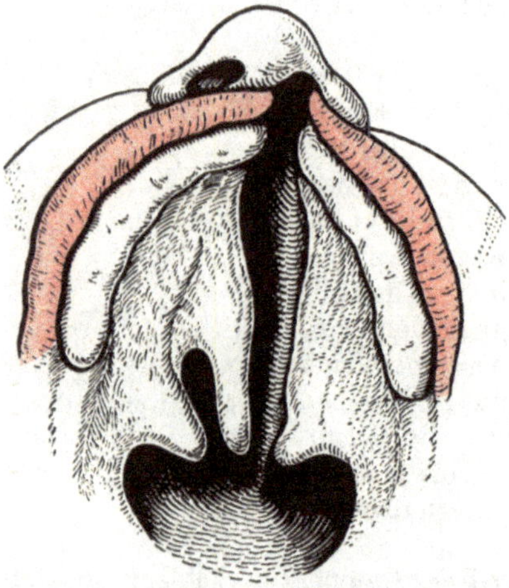

Abb. 86. Einseitige Lippen-Kiefer-Gaumenspalte

Die Operation der doppelseitigen Lippenkiefergaumenspalte entspricht in der Technik des Verschlusses der einer einseitigen Spalte. Da der Verschluß der doppelseitigen Lippenkiefergaumenspalte in zwei Sitzungen zu schwerer Verziehung in Richtung der erstoperierten Seite infolge einseitigen Muskelzugs führt, empfiehlt es sich, beide Spalten gleichzeitig zu operieren. Nur bei sehr elenden Säuglingen wird zuerst die eine Seite, 6—8 Wochen später dann die andere verschlossen. Bei unvollkommener doppelseitiger Lippenkiefergaumenspalte, d. h. bei einseitig vorhandener Brückenbildung, ist der schwere Eingriff in einer Sitzung nicht erforderlich. Die Brücke verhindert eine zu starke Einwirkung des einseitigen Muskelzuges nach der erstoperierten Seite.

Nachbehandlung. Infolge des operativen Verschlusses der Spalte wird die Atemluftzufuhr plötzlich gemindert. Es muß daher während der Nachbehandlung für eine bestmögliche Luftzufuhr gesorgt werden. Zu diesem Zweck erhält der Säugling eine kleine Rolle unter den Rücken, so daß der Kopf leicht nach hinten liegt und der Mund geöffnet wird. Das Kopfende wird hochgestellt. Die Fenster werden soviel als möglich geöffnet oder eine Freiluftliegekur durchgeführt. Die Nasenlöcher müssen von Sekret und Nahrung gesäubert werden. Die Arme des Kindes werden in Zelluloidhülsen gestreckt gehalten. Dadurch können sich die frischoperierten Säuglinge nicht verletzen, während die Arme eine größtmögliche Beweglichkeit erhalten und eine Behinderung der Atmung nicht eintritt.

Wichtig in der Nachbehandlungsperiode sind die Korrekturen der Zahnstellungsstörungen sowie die Kieferregulierung durch einen erfahrenen Zahnorthopäden. Während der Operation der Lippenkiefergaumenspalte ist auf einen Zapfenzahn zu achten. Dieser Zahnkeim befindet sich am medialen Spaltrand des Alveolarbogens unter der Schleimhaut. Da Zapfenzähne quer zur Zahnleiste liegen, sprengen sie bei ihrem Wachstum die Naht. Sie müssen daher während der Operation entfernt werden.

Gaumenspalte (Uranoschisis, Palatoschisis, Palatum fissum). Sie beruht auf einem Ausbleiben der normalen Verschmelzung des Stirn- und Oberkieferfortsatzes im Bereiche des Mundhöhlendaches.

Die Gaumenspalte ist einseitig, wenn das Nasenseptum, der Vomer, mit nur einer Seite der Gaumenplatte in Verbindung steht. Die Spalte stellt dann eine Verbindung zwischen der Mundhöhle und rechts- oder linksseitigen Nasenhöhle dar (Abb. 81 und 86). Seltener tritt die Gaumenspalte doppelseitig auf (Abb. 83, 87 und 88). Dann steht das Nasenseptum nicht in Verbindung mit der Gaumenplatte und ragt in die median befindliche Spaltbildung hinein. Die doppelseitige Gaumenspalte ist besonders häufig mit einer Lippenkieferspalte kombiniert.

Die Gaumenspalte kann sehr verschieden stark ausgeprägt sein. Sie kann sich über den harten und weichen Gaumen erstrecken oder nur über den weichen Gaumen. Schließlich kann sie nur in Form eines gespaltenen Zäpfchens (*Uvula bifida*) auftreten. Die doppelseitige durchgehende Lippenkiefergaumenspalte heißt *Wolfsrachen* (*Cheilo-Gnato-Palatoschisis*).

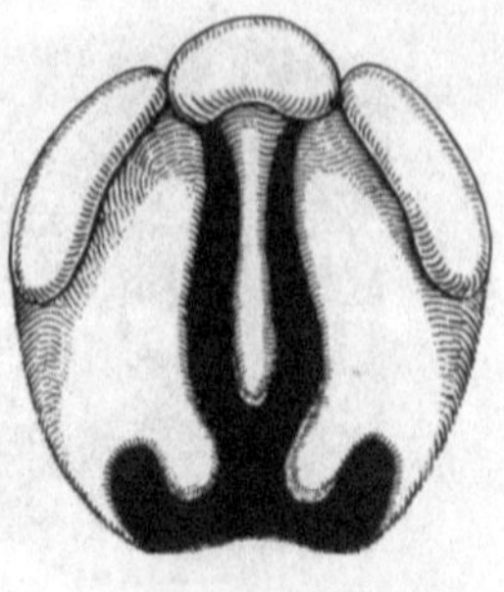

Abb. 87. Beiderseitige Kiefer-Gaumenspalte

Die Gaumenspalte tritt bei $\frac{1}{2}$—$1^0/_{00}$ aller Neugeborenen auf. Sie ist also relativ häufig. Mädchen werden von der Mißbildung seltener befallen als Knaben. Auf der linken Seite finden sich die Gaumenspalten doppelt so häufig wie rechts.

Infolge Fehlens des Abschlusses zwischen Mund- und Nasenhöhle ergibt sich für den Säugling eine starke Behinderung des Saug- und Schluckaktes. Die Kinder leiden an Ernährungsstörungen und Magenkatarrhen. Es besteht die Gefahr der Aspiration. Die Atmungsluft wird nicht erwärmt. Katarrhe der Atmungsorgane sowie des Mittelohres treten auf (s. Physiologie der Nase). Im späteren Leben ergeben sich erhebliche Schwierigkeiten bei der Sprachbildung. Besonders Verschluß- und Reibelaute können nicht gebildet werden.

Die Therapie der Gaumenspalte ist operativ. Der Gebrauch einer Prothese aus Kautschuk ist nicht ratsam, da sie die Mißbildung nicht beseitigt, bleibende Schäden der Zahn- und Kieferentwicklung setzt und oft den günstigsten Operationstermin verpaßt. Das Ziel der Operation ist die Bildung eines festen Gaumendaches mit möglichst weit nach hinten reichendem muskelkräftigem Gaumensegel und Zäpfchen. Nur so ist bei der Phonation eine gute Funktion gewährleistet. Im allgemeinen wird die Gaumenspalte im 2. bis 3. Lebensjahr verschlossen. Kinder, die kurz nach Abschluß des 2. Lebensjahres operiert werden, haben den Vorteil, daß der Abschluß vor vollständiger Erlernung der Sprache beendet ist. Die Operation in diesem frühen Alter bedeutet aber eine starke gesundheitliche Belastung. Ältere Kinder sind leichter nachzubehandeln und in der Lage, dem nachfolgendem Sprachunterricht besser zu folgen.

Technik der Operation. Als Standardmethode gilt die LANGENBECKsche Operation (*Uranoplastik*). Dabei wird ein *Muko-Periostaler-Brückenlappen* gebildet, der nach Anlegung seitlicher Entspannungsschnitte medial schichtenweise vereint wird (Abb. 88 A—C). Zur Vermeidung einer Wundfläche nasenwärts wird nach vorsichtiger Mobilisierung der Nasenschleimhaut diese primär vereinigt. Es folgt dann die Naht der Muskulatur im Bereich des weichen Gaumens und Zäpfchens und eine enge Adaption der Nasenschleimhaut an die Mundschleimhaut. Dadurch werden infektionsgefährdete Hohlräume und das Herabsinken der Mundschleimhaut verhindert. Am Ende der Operation wird die Mundschleimhaut vereinigt. Grundsätzlich darf keinerlei Material geopfert werden. Die verschiedenen Schichten müssen vor der Nahtvereinigung aufgespalten werden. Die A. palatina wird von den meisten Operateuren geschont, der Hamulus pterygoideus abgemeißelt.

Die Operation wird in Vollnarkose ausgeführt. Zur Einleitung empfiehlt sich eine Avertinbasisnarkose. Das Kopfende des Operationstisches wird tief gestellt, das Kind, wie bei den Gesichtsspaltenoperationen, auf einem Brett angebunden. Mit Hilfe eines Sperrers wird der Mund geöffnet gehalten. Durch einen Motorsauger muß der Assistent das Operationsgebiet andauernd blutleer halten, wodurch auch eine freie Atmung garantiert ist.

Gelingt der vollständige Verschluß der Spalte nicht, so kann mit Hilfe von Kanthariden-Tinktur versucht werden, kleine Lücken zu schließen. Diese Löcher treten besonders leicht am Übergang vom harten zum weichen Gaumen auf. Größere Lücken müssen durch eine Nachplastik operativ geschlossen werden. Ist kein genügendes Material mehr vorhanden, so kann in solchen Fällen durch Anpassung einer Gaumenplatte noch ein ausreichendes sprachliches Ergebnis erzielt werden.

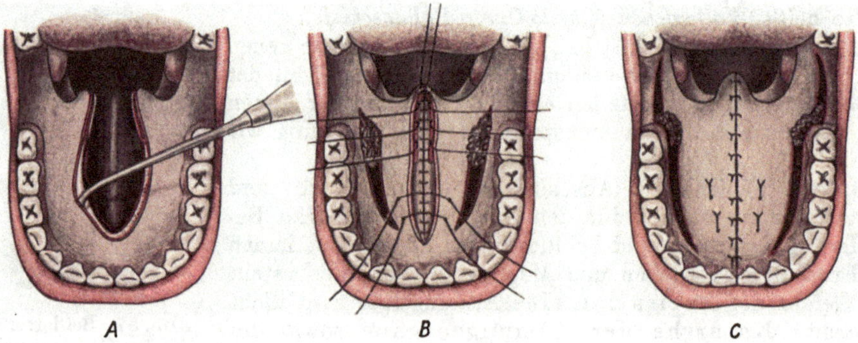

Abb. 88. Uranoplastik. *A* Abhebelung der Weichteile vom harten Gaumen. *B* Mehrschichtige Naht der Spalte nach Aufspaltung des Gaumens. An den Seiten werden zur Mobilisierung der Weichteile die Dieffenbachschen Entlastungsschnitte angelegt, in die ein Gazestreifen eingelegt worden ist, der die Weichteile nach medial drängt. *C* Zustand nach Verschluß der Spalte

Nachbehandlung. Nach der Operation erhalten die Kinder eine Eiskrawatte. Auf sorgfältige Mundpflege ist zu achten. Die Nahrung wird mit dem Löffel gereicht und ist in der ersten Woche flüssig. Inhalationen mit dem Spray sind meist nur bei Erwachsenen erforderlich. Der in den seitlichen Entlastungsschnitten befindliche Gazestreifen wird schrittweise gekürzt. Frühzeitig dürfen die Kinder aufstehen. Einen Monat nach der Operation setzt ein intensiver Sprachunterricht durch einen erfahrenen Sprachlehrer ein.

2. Wachstumsstörungen des Gesichts

treten in Form einer **Atrophie** oder **Hypertrophie** auf. Die Atrophie kann angeboren oder erworben sein. Meist ist sie einseitig (*Hemiatrophia faciei*). Es besteht bei der angeborenen Form eine Atrophie sämtlicher Weichteile und Knochen bei erhaltener Muskelfunktion. Die erworbene Form der Hemiatrophie entsteht meist durch eine schwere Verletzung.

Wir wissen, daß die Hemiatrophia faciei bei halbseitigen Störungen des Sympathikus vorkommt. Oft findet man gleichzeitig Schweißstörungen und manchmal auch den Hornerschen Symptomenkomplex (s. Chirurgie des Auges). Manche Hemiatrophien sind durch halbseitige Schädigung zentraler vegetativer Apparate bedingt, die wahrscheinlich im Stammhirn bzw. Hypothalamus (s. Chirurgie des Gehirns) zu lokalisieren sind. Hierfür spricht die gelegentliche Kombination von halbseitigen Störungen der Fetttrophik mit gleichzeitiger Athetose und auch das Auftreten von Hemiatrophien nach einem schweren Schädeltrauma (s. Seite 248).

Die Hypertrophie des Gesichts kommt nur angeboren vor. Die Gewebsvermehrung kann sich auf sämtliche Weichteile mit den darunter liegenden Knochen und Zähnen oder nur auf die Weichteile allein beschränken.

Die *Therapie* der Wachstumsstörungen ist chirurgisch. Durch Einpflanzung von Fettgewebe wird die Atrophie plastisch behoben. Bei der Hypertrophie ist die Operation einfacher. Unter Schonung von Nerven und Muskeln wird das überschüssige Gewebe entfernt.

D. Entzündungen

1. Gesichtsrose (Erysipel)

Sie ist eine Entzündung in den Lymphbahnen der Haut und des subkutanen Gewebes. Das Gesicht erkrankt am häufigsten an Erysipel. Man erkennt es an der akuten, scharf abgegrenzten Entzündung, die durch eine tiefrote Farbe, Schwellung der Haut, Hitze und Schmerzen ausgezeichnet ist. Auf der Höhe der Entzündung kann es zu einer Abhebung der Epidermis mit Blasenbildung in Form des **Erysipelas bullosum** kommen. Das **Erysipelas gangraenosum** zeichnet sich durch eine nekrotisierende Entzündung mit zehnpfennig- bis talergroßen Hautdefekten aus (Abb. 89). Die regionären Lymphdrüsen sind bei der Gesichtsrose gewöhnlich nicht geschwollen. Der Allgemeinzustand des Patienten ist schlecht, das Fieber hoch. Kopfschmerzen treten auf.

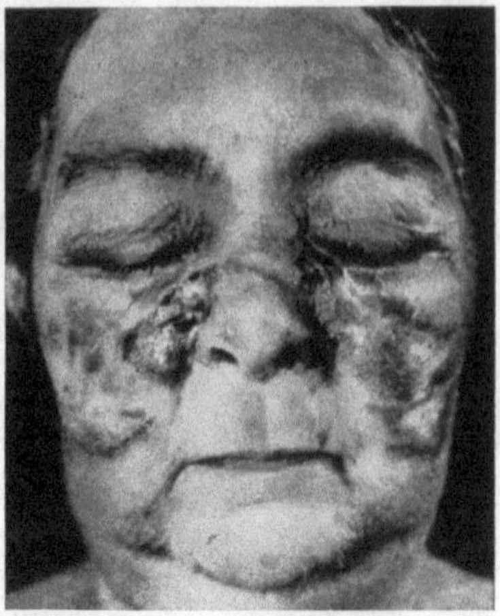

Abb. 89. Erysipelas gangraenosum

Verursacht wird das Erysipel durch Streptokokken, die durch Schrunden und Ekzeme, besonders an der Nase bei Schnupfen, in die Haut einbrechen. Anfangs ist das Erysipel lokalisiert, breitet sich aber meist schmetterlingsförmig über die Nase und Wangen aus. Die Ohren bleiben frei. Selten schreitet das Erysipel auf Kopf, Rumpf oder in die Mundhöhle weiter **(Erysipelas migrans)**.

Die *Prognose* ist im allgemeinen günstig. Gefährdet sind Kinder, alte Leute und Alkoholiker, letztere besonders durch Herzversagen. Rezidivierende Erysipele sind keine Seltenheit. Bei schweren Erkrankungen treten Phlegmonen, Abszesse oder Hautnekrosen auf. Manchmal greift die Infektion auf das Schädelinnere über und führt zu einer Meningitis.

Die *Behandlung* besteht in der Verabfolgung von Sulfonamiden und Antibiotika. Lokal wird die Haut mit Borsalbe wegen des Spannungsgefühls eingefettet. Röntgenbestrahlung mit einer Dosis von 100 r an drei nacheinanderfolgenden Tagen zeitigt oft einen günstigen Effekt.

2. Furunkel, Karbunkel und Furunkelabszeß

Der Furunkel ist eine akute umschriebene Entzündung eines Haarfollikels und seiner Talgdrüse (Staphylomykosis circumscripta cutis). Breitet sich der

Furunkel in die Umgebung aus in Form multipler dicht beieinander stehender Abszesse, so entsteht der Karbunkel. Der Erreger ist meist der Staphylokokkus pyogenes aureus. Die Erkrankung beginnt mit einer tiefreichenden infiltrativen Entzündung. Eine rote rundliche Erhebung mit einem zentralen Eiterpfropf ist sichtbar, der allmählich einschmilzt und ausgestoßen wird. Furunkelabszesse treten oft bei dystrophischen Säuglingen auf. Im Gesicht sieht man sie besonders an der Wange (Abb. 90). Der Furunkelabszeß neigt nicht zu akutem Fortschreiten. Immer muß bei Kranken mit Furunkel und Karbunkel der Urin auf Zucker untersucht werden, da Diabetiker prädisponiert sind (Furunkulosis diabetica).

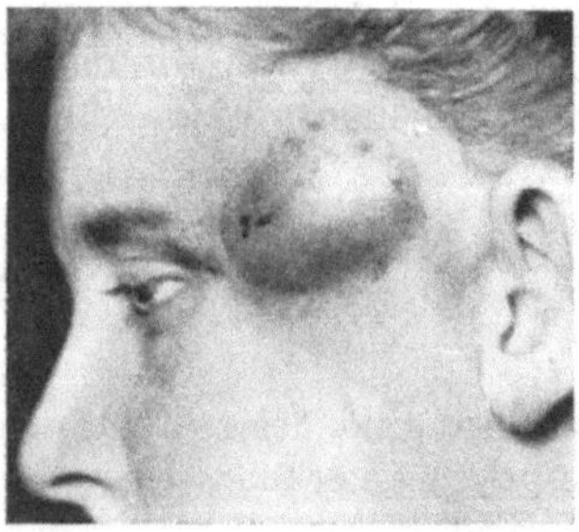

Abb. 90. Furunkelabszeß linke Schläfe

Die *Prognose* des Gesichtsfurunkels ist im allgemeinen günstig. Oberlippen-, Nasen- und Ohrfurunkel sind am gefährlichsten. Die Schmerzen sind während des akut entzündlichen Ödems sehr heftig.

Im Gegensatz zu den leichten und harmlosen Furunkeln sind die sog. **malignen Gesichtsfurunkel** von Anfang an nicht gut abgrenzbar, die entzündliche Infiltration ist mehr diffus über eine größere Fläche ausgedehnt und bietet häufig das Bild einer fortschreitenden Phlegmone. Oft erkennt man in dem befallenen Gebiet auch mehrere Nekrosepünktchen, es handelt sich also meist um Karbunkel. Manchmal findet man aber erst nach genauem Suchen in der Anschwellung und Rötung ein kleines Eiter- oder Nekrosepünktchen als Ausgangspunkt des phlegmonösen Vorganges. Das umgebende Ödem pflegt sehr ausgedehnt zu sein, das lockere Gewebe der Lippen und Augenlider schwillt unförmig an (Abb. 91). Die Temperatur ist in diesen Fällen fast immer hoch, in schwersten Fällen finden sich Schüttelfröste, Brechreiz und Benommenheit. Höchste Lebensgefahr ist bei solchen Befunden im Verzuge.

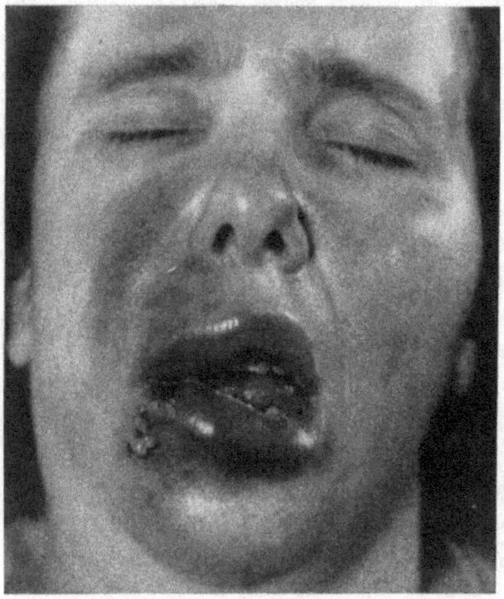

Abb. 91. Rechtsseitiger Unterlippenfurunkel mit starkem Wangenödem

Als Komplikation droht bei den Gesichtsfurunkeln und -karbunkeln die Thrombophlebitis der V. facialis, des Plexus pterygoideus und der V. angularis sowie ophthalmica (s. Anatomie und Topographie des Gehirnschädels, Abb. 3). Da das Gesicht reich an Venen ist, diese klappenlos sind und der Staphylokokkus eine besondere Neigung zum Einbruch in das Venensystem hat, greift die Infektion leicht auf den Sinus cavernosus (s. Sinusthrombose) und evtl. die V. jugularis interna über. Heftige Kopfschmerzen, Lidödem (Chemosis) und Exophthalmus sind die ersten Anzeichen dieser Komplikation.

Neben der Sinusthrombose, die meist durch Thrombophlebitis der zuführenden Venen gewissermaßen per continuitatem entsteht und durch eine eitrige Meningitis zum Tode führt, ist es die septische Streuung in die Blutbahn mit eitrigen Metastasen im Körper, die den Kranken mit Lebensgefahr bedroht. Vor allem in den Lungen findet man bei tödlichen Ausgängen dann ausgedehnte metastatische Abszesse. Diese septischen Lungenmetastasen sind in der Mehrzahl der tödlich geendeten malignen Gesichtsfurunkel die Todesursache.

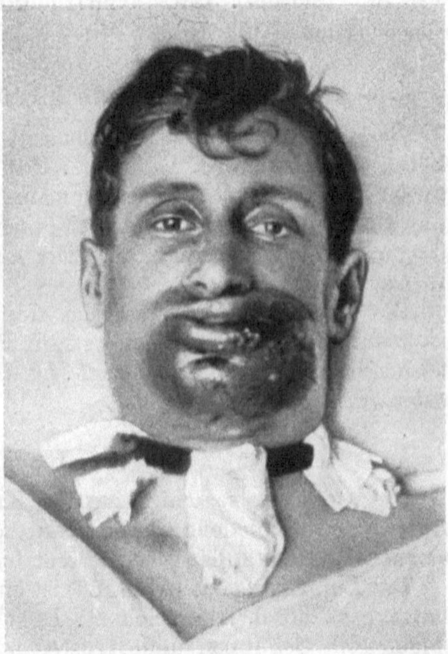

Abb. 92. Schwerer Unterlippenfurunkel bei sachgemäßer Anlegung der Bierschen Halsstaubinde mit Kompressionsunterpolsterung gegen die beiderseitigen Halsgefäße

Die *Therapie* der Gesichtsfurunkel und Karbunkel ist konservativ. Es darf nicht an dem Furunkel herumgedrückt werden, um die Gefahr des Ausbreitens der Infektion in die Orbita und den Sinus cavernosus zu vermeiden. Aus dem gleichen Grunde erhalten die Kranken ein Sprechverbot und müssen flüssig ernährt werden. Lokal wird ein Ichthyol- oder anderer Salbenverband sowie eine Eisblase appliziert. Das Ansetzen von Blutegeln wirkt günstig, ebenso die Biersche Stauung (Abb. 92). Eine Röntgenbestrahlung von 200 r kann gute Wirkung haben. Innerlich wird ein Sulfonamidstoß verabfolgt. Bei schweren Fällen mit beginnender Thrombose der Hirnblutleiter wirkt die gleichzeitige Behandlung mit Antibiotika lebensrettend. Sie muß genügend lange durchgeführt werden. Wegen der vorhandenen Thrombose sind Gaben von Heparin, Thrombocid und Cumid angezeigt. Ist der Nekroseherd eingeschmolzen, so läßt er sich schnell und schonend durch Absaugen entfernen (Abb. 93). Furunkelabszesse heilen am schnellsten nach Inzision.

3. Gesichtsphlegmone

Eine Phlegmone tritt im Gesicht selten auf. Sie kann ihren Ausgang nehmen von einer Verletzung, eitrigen Parotitis, Empyem der Nasennebenhöhlen, Periostitis, Lymphadenitis usw.

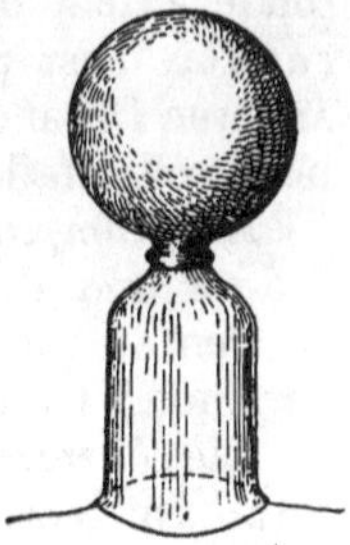

Abb. 93. Absaugen eines Furunkels

Bei Lymphdrüsenvereiterungen infolge entzündlicher Erkrankungen der Nase, Augenlider und der Wangen, entsteht die **Wangenphlegmone.** Die **Phlegmone der Fossa pterygopalatina,** die von einer Thrombophlebitis des Plexus pterygoideus oder einer Osteomyelitis, aber auch von Lymphdrüsenentzündungen entspringt, kann sich in die Fossa temporalis ausbreiten. Die **Subtemporalphlegmone** zeigt als Komplikation eine Kieferklemme. Sie kommt unter dem Jochbogen zur Oberfläche. Sie kann auch durch infektiöse Erkrankungen des Ohres verursacht werden. Als Ursprungsherd findet sich dann ein Furunkel des Gehörgangs, eine Mittelohrentzündung oder ein Erysipel. Auch Zahnabszesse (s. Parulis, Abb. 199) können der Ausgangspunkt einer Subtemporalphlegmone werden.

Bei der Gesichtsphlegmone ist die Gefahr des Übergreifens der Infektion auf das Schädelinnere, genau wie bei den Gesichtsfurunkeln vorhanden (s. da). Die *Therapie* besteht daher in frühzeitiger Verabfolgung von Antibiotika, evtl. der Inzision. Die Schnittrichtung hat den Verlauf des N. facialis zu berücksichtigen (Abb. 78).

4. Osteomyelitis (Einzelheiten s. Schädelknochen und Kiefer)

Sie kann exogen verursacht sein durch Verletzungen und offene Frakturen. Selten entsteht sie hämatogen. Häufiger findet sich eine Ostitis und Periostitis durch Fortleitung von Entzündungen, besonders im Bereich der Zähne, des Ohres und der Nebenhöhlen. Es treten langanhaltende osteomyelitische Herde mit Fistelung und Sequestrierung auf. Ein Übergreifen der Infektion auf das Schädelinnere ist möglich.

Die *Therapie* besteht bei den akuten Entzündungen in der Verabfolgung von Penicillin und der Punktion, evtl. Inzision des Abszesses. Chronische osteomyelitische Herde werden ausgeräumt. Ist die Osteomyelitis fortgeleitet, so muß der Primärherd angegangen werden.

5. Hauttuberkulose

Sie zeigt sehr verschiedenartige Krankheitsbilder, die je nach dem klinischen Aussehen verschiedene Bezeichnungen haben: **Lupus vulgaris, Tuberculosis cutis verrucosa, Tuberkulide** usw. Besonders der Lupus hat chirurgische Bedeutung.

Der Lupus vulgaris (Abb. 163) ist eine chronische Hauttuberkulose, die sich durch braunrote Knötchen auszeichnet. Er schreitet in bogiger Begrenzung fort. Bisweilen finden sich Schuppen und Krusten sowie oberflächliche, unregelmäßig begrenzte Geschwüre mit schlaffen zerfallenen Granulationen. Unter Narbenbildung heilt er ab, jedoch treten immer wieder meist zahlreiche Knötchen auf. Die Krankheit ist nicht schmerzhaft. Sie verläuft chronisch über Jahre. Ihr Lieblingssitz ist das Gesicht sowie die Schleimhäute des Mundes und der Nase. Meist befällt sie jugendliche Individuen.

Die *Diagnose* ergibt sich aus dem Nachweis der Lupusknötchen, die bei Glasspateldruck gelbbräunlich durchschimmern. Bei Berührung mit einer Knopfsonde bricht diese ohne Gewalt in das morsche Gewebe ein. Die Tuberkulinreaktion ist positiv. Manchmal sind Drüsen und tuberkulöse Erscheinungen an anderen Organen nachweisbar. Durch Probeexzision ist die Sicherung der Diagnose im Zweifelsfalle möglich.

Als *Komplikation* finden sich infolge Narbenzug Verzerrungen an den Lippen, Lidern und der Nase. Ein Ektropium (s. da) sowie Verschluß der Nasenlöcher können auftreten. Karzinomentwicklung in Lupusgeschwüren oder Narben **(Lupuskarzinom)** ist nicht selten.

Die *Therapie* richtet sich nach der Art des Leidens, der Ausdehnung und dem Sitz. Im Vordergrund der Behandlung steht die Verabfolgung von hohen Vitamin D_2-Dosen, 100000 i. E. täglich über mehrere Wochen in Form des Vigantol oder anderer Präparate. Diese Therapie muß vom Hautarzt überwacht werden. Die Patienten werden erscheinungsfrei. Übrigbleibende Herde und Narben sollen wegen der Gefahr einer miliaren Aussaat der Tuberkelbazillen erst nach der Vigantolbehandlung exzidiert werden. Ist eine primäre Naht der Herde nicht möglich, so kann eine Exzision unter nachfolgender Plastik ausgeführt werden. Neben der Vigantolbehandlung ist die Chemotherapie mit Streptomycin, Paraaminosalicylsäure (PAS, Pasalon) und Thiosemicarbazon (Conteben) bei den Hauttuberkulosen angezeigt.

Die Exkochleation, d. h. die Auskratzung der Herde mit dem scharfen Löffel, ist unzuverlässig. Rückfälle und Verschleppung der Krankheitskeime treten danach häufig auf.

Wenn irgend möglich sollen mehrere allgemein und örtlich wirkende Behandlungsarten neben oder nacheinander angewendet werden, da nur dadurch eine Ausheilung des Lupus möglich ist. Wird der Lupus frühzeitig erkannt, so ist er heilbar.

6. Tuberculosis cutis colliquativa (Skrofuloderm)

Es ist eine subkutane Tuberkulose, die chronisch verläuft in Form von knotigen kalten Unterhautabszessen, die allmählich einschmelzen und Geschwüre mit schlaffen Granulationen sowie bläulichen und unterminierten Rändern bilden. Das Skrofuloderm entsteht häufig im Anschluß an eine Tuberkulose der Lymphknoten und Knochen.

Die *Therapie* besteht in der Eröffnung der Abszesse und allgemeiner sowie örtlicher Behandlung mit Streptomycin und Paraaminosalicylsäure (PAS, Pasalon). Röntgenbestrahlung zeigt seltener eine gute Wirkung. Stets ist, wie bei allen Tuberkulosen, die Allgemeinbehandlung von Bedeutung.

7. Lymphdrüsentuberkulose und Knochentuberkulose

Die Tuberkulose der Lymphdrüsen findet sich im Gesicht im Bereich der Lymphonodi parotidici. Meist tritt sie in Kombination mit einer Tuberkulose der Halslymphdrüsen auf (s. da).

Die Tuberkulose der Gesichtsknochen befällt besonders Kinder. Häufig ist der gesamte Schädel ergriffen (s. Tuberkulose der Kieferknochen). Am unteren Rande der Augenhöhlen ist ihr Lieblingssitz. Die *Therapie* ist die gleiche wie bei der Tuberkulose der Gehirnschädelknochen (s. da).

8. Aktinomykose

Sie findet sich als zervikofaziale Form und sitzt dementsprechend meist am Unterkiefer, manchmal an der Schläfe. Die Krankheit wird durch den Strahlenpilz (Aktinomyces) verursacht. Der Pilz haftet an Getreidegrannen, auch Holzsplittern. Infolgedessen tritt die Krankheit besonders bei der Landbevölkerung auf.

Die zervikofaziale Form der Aktinomykose ist die häufigste und macht etwa 75—80% aus. Infolge Verletzung der Mundschleimhaut und von kariösen Zähnen sowie Tonsillen und Speicheldrüsen (Abb. 94) dringt der Erreger in die Tiefe. Selten tritt die Aktinomykose hämatogen auf.

Es entsteht im Gesicht, besonders der Wange und Unterkiefer, seltener am Oberkiefer eine harte entzündliche Neubildung mit charakteristischer Berg- und Talbildung. Die entstandene Granulationsgeschwulst hat gleichzeitig eine Neigung zum langsamen Gewebszerfall. Einschmelzungsherde mit blaurötlich verfärbter und verdünnter Haut treten auf und brechen durch. Es entleert sich dünnflüssiger Eiter aus oft verzweigten dachsbauartigen Fisteln. Im Eiter lassen sich Aktinomyzeskörner (Drusen) als kleine schwefelgelbe Körnchen nachweisen. Die Krankheit verläuft schmerz- und fieberlos.

Schreitet die Aktinomykose fort, so breitet sie sich bis in die Submandibular- oder Schläfengegend aus. Eine Kieferklemme ist häufig vorhanden. Schließlich kann die Aktinomykose auf die Schädelbasis und in das Schädelinnere übergreifen und als **zerebrale Form** zu Meningitis und Enzephalitis führen. Auch prävertebral ist eine Ausbreitung bis in das Mediastinum möglich. Die Aktinomykose der Mund- und Rachenhöhle breitet sich auf der Zunge, den Lippen, Mundboden, Speicheldrüsen, Rachen, Kehlkopf und Speiseröhre aus.

Die *Behandlung* besteht in der Inzision und Auskratzung, die gründlich zu erfolgen hat. Die Wunden werden mit Jodoformgaze tamponiert. Innerlich ist die Darreichung von Jod in Form von LUGOLscher Lösung angezeigt. Auch Ver-

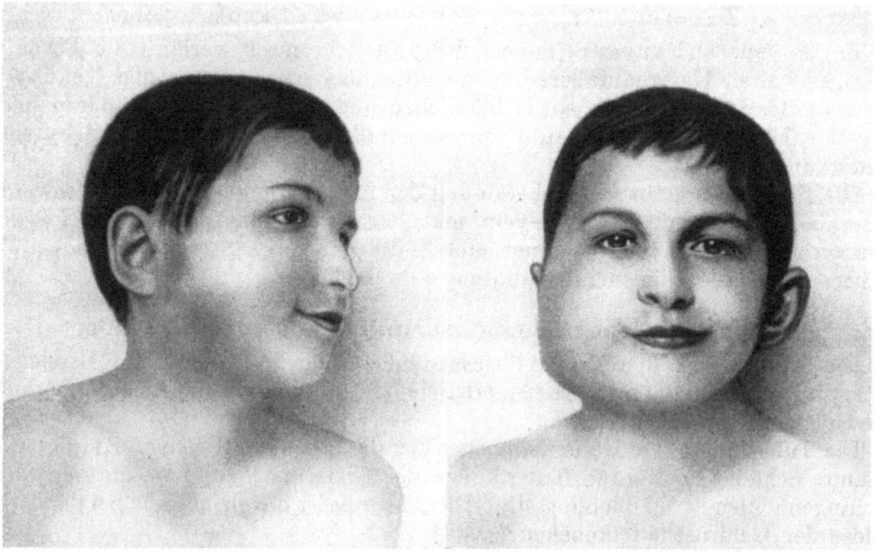

Abb. 94 *a* und *b*. Primäre Aktinomykose der rechten Glaudula submandibularis. Hochgradige Gesichtsschwellung ohne Beteiligung des rechten Ohrläppchens

abreichung von hohen Sulfonamid (Supronal)- und Penicillindosen, die gleichzeitig lokal angewendet werden, ist zu empfehlen. Röntgenbestrahlung über längere Zeit kann wirksam sein.

9. Syphilis

Die Syphilis ist eine chronische und ansteckende Krankheit, die durch die Spirochaeta pallida verursacht wird. Im Gesicht tritt sie in verschiedenen Formen auf.

Der **syphilitische extragenitale Primäraffekt** des Gesichts sitzt an den Lippen, seltener an der Wange, Nase und Kinn. Häufig wird die Infektion beim Küssen übertragen. Manchmal dringt der Erreger durch Gelegenheitswunden, z. B. beim Rasieren ein (s. Mundhöhle).

Das Ulcus durum entsteht nach einer Inkubationszeit von etwa 3 Wochen und hat eine runde oder ovale Form. Die Ränder sind nicht unterminiert, wallartig. Der Geschwürsgrund sieht schmutzig aus und ist von harter Konsistenz, etwas erhaben. Im Sekret lassen sich Spirochäten nachweisen. Die Geschwürsumgebung ist indurativ geschwollen. Die regionären Lymphdrüsen (s. Anatomie und Physiologie) sind frühzeitig als harte, im Gegensatz zum Primäraffekt des

Genitale, schmerzhafte Knoten fühlbar. Sie sind deutlich voneinander abgegrenzt, gegen die bedeckende Haut verschieblich, bohnen- bis pflaumengroß.

Im **Tertiärstadium** tritt die Syphilis im Gesicht an den Weichteilen und am Schädelknochen auf. Die Hautsyphilis zeigt in Form des tubero-serpigino-ulzerösen Syphilids charakteristische scharfrandige Geschwüre. Durch Zusammenfließen mehrerer Geschwüre entstehen girlandenförmige Bildungen. Die Geschwüre sind speckig belegt und schreiten am Rande fort, während sie in der Mitte verheilen. Die Narben sind strahlig, weißlich.

Bei der Knochensyphilis muß die *Periostitis syphilitica* von der *gummösen syphilitischen Osteomyelitis* unterschieden werden. Besonders das knöcherne Nasengerüst wird befallen. Es entsteht die syphilitische Sattelnase mit stinkendem Eiterausfluß (Ozaena syphilitica) als Folge der Zerstörung des knöchernen Nasengerüstes.

Das Muskelgumma tritt oft symmetrisch in der Kaumuskulatur, besonders in dem M. masseter auf. Zerfallen die Gummata, so bilden sich in der Haut häufig unterminierte runde oder nierenförmige Geschwüre. An den Weichteilen und am Knochen werden erhebliche Zerstörungen hervorgerufen.

Die *Diagnose* wird bei der primären Syphilis durch den Erregernachweis, im Tertiärstadium vor allem durch die serologische Untersuchung des Blutes gesichert. Die *Therapie* richtet sich spezifisch gegen die Spirochäten. Penicillin, Salvarsan und Wismut sind zu injizieren. Im Tertiärstadium kann die Jodbehandlung besonders angezeigt sein. Bei Knochensyphilis ist evtl. die Sequestrotomie notwendig. Sind größere Defekte nach der Abheilung vorhanden, so können sie plastisch gedeckt werden.

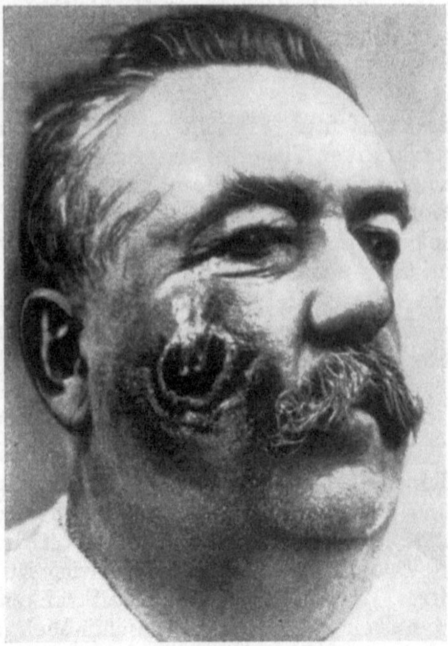

Abb. 95. Milzbrandpustel der rechten Wange mit typischer Dreiteilung: Zentrale nekrotische Zone, infiltrative Geschwürsrandzone, Ödem der weiteren Umgebung

10. Milzbrand (Anthrax)

Der **Milzbrandkarbunkel** (Abb. 95) entsteht häufig im Gesicht durch Infektion von oft kleinen Riß- oder Kratzwunden, in die der Milzbrandbazillus eindringt. Das große, dicke, grampositive Stäbchen wird vom Weidevieh ausgeschieden. Die Sporen halten sich oft jahrelang in Erde, Fell, Boden usw. Besonders gefährdet sind Menschen, die mit den Abfällen milzbrandkranker Tiere in Berührung kommen, wie Landwirte, Schäfer, Tierärzte, Lumpensammler usw.

Der Milzbrandkarbunkel entwickelt sich innerhalb von 2 bis 7 Tagen nach der Infektion. Vom gewöhnlichen Furunkel unterscheidet er sich durch die *Pustula maligna,* einem blauroten Bläschen mit blutig serösen Inhalt, in dem die Erreger nachweisbar sind. Die Blase wandelt sich in einen brandigen Schorf um, der nekrotisierend in die Tiefe und Peripherie fortschreiten kann. Charakteristisch ist die zentrale Nekrose mit einem umgebenden entzündlichen Infiltrat und schließlich ein ausgedehntes sog. Milzbrandödem. Schmerzen sind nicht vorhanden, im Gegensatz zum Furunkel und Karbunkel. Temperaturerhöhung tritt auf. Die regionären Lymphdrüsen sind geschwollen.

Der *Ausgang der Erkrankung* ist abhängig vom Auftreten einer Allgemeininfektion. Unter Fieber und Herzschwäche tritt der Tod ein. Karbunkel an den Lippen haben eine schlechte Prognose.

Die *Therapie* ist konservativ. Milzbrandserum ist zu injizieren. Es wird lokal, intramuskulär evtl. intravenös an mehreren Tagen verabfolgt, durchschnittlich bis zu 150 ccm. Der Karbunkel wird mit einem Salbenlappen bedeckt, evtl. röntgenbestrahlt. Außerdem ist Penicillin in Kombination mit Sulfonamiden zu empfehlen.

11. Rotz

des Gesichtes entsteht primär oder sekundär durch Übertragung des Sekretes rotzkranker Tiere, häufig von Pferden, Eseln und Mauleseln. Eingangspforte sind wunde Stellen der Haut und der Schleimhaut, besonders von Nase, Mund und Konjunktiva. Unter hohem Fieber, Schüttelfrösten und Allgemeinerscheinungen entwickeln sich diffuse Infiltrate und Knötchen, die im Innern einschmelzen, pustulös eitrig zerfallen — Rotzpustel — und kraterförmige Geschwüre bilden, die zu ausgedehnten unregelmäßigen Zerstörungen zusammenfließen.

Die *Therapie* ist konservativ. Nach Überstehen der Krankheit plastischer Ersatz etwaiger Defekte.

12. Schweinerotlauf (Erysipeloid)

Er ist gekennzeichnet durch scharfrandig begrenzte, erhabene rote Fleckung der Haut, die sich um einen Epidermisdefekt herum entwickelt. Er schreitet langsam und im Gegensatz zum Erysipel ohne Fieber und ohne schwere Beeinträchtigung des Allgemeinbefindens fort und verschwindet in 1—2 Wochen.

Das *Erysipeloid befällt* vorwiegend Schlächter, Köchinnen, Tierpfleger, Tierärzte, Gerber, die mit rotlaufkranken Tieren oder Fleisch zu tun haben. Bei Menschen kommt fast ausschließlich die örtliche Art des Schweinerotlaufs zur Beobachtung.

Die *Krankheit beginnt* mit Jucken und Brennen an der Verletzungsstelle. Dazu gesellt sich unter Zunahme des Juckens und Auftreten von Spannungsgefühl eine blaurötliche Verfärbung und Schwellung der Haut, oft mit Erhabenheit, selten mit Blasen, die langsam weiterwandert und stets gegen die Umgebung scharf, oft zackig abgesetzt ist.

Therapeutisch werden die befallenen Hautpartien mit Salbenläppchen bedeckt. Versuch mit intensiver Höhensonnenbestrahlung. Eitrige Komplikationen werden wie gewöhnliche Zellgewebsentzündungen mit Antibiotika behandelt. Bei hartnäckigem Erysipeloid Versuch mit Schweinerotlaufserum 10 ccm intramuskulär.

E. Geschwülste

1. Naevi (Muttermäler).

Die Naevi sind häufige, zirkumskripte Gewebsmißbildungen der Haut embryonalen Ursprungs. Als fissurale Tumoren bevorzugen sie die Stellen, wo fötale Spalten während der Entwicklung geschlossen werden (Abb. 75). Diese gutartigen Geschwülste treten kongenital oder nicht selten erst nach der

Geburt, besonders zur Zeit der Pubertät in Erscheinung. Familiäre Häufung kommt vor. Histologisch handelt es sich um fibroepitheliale Geschwülste.

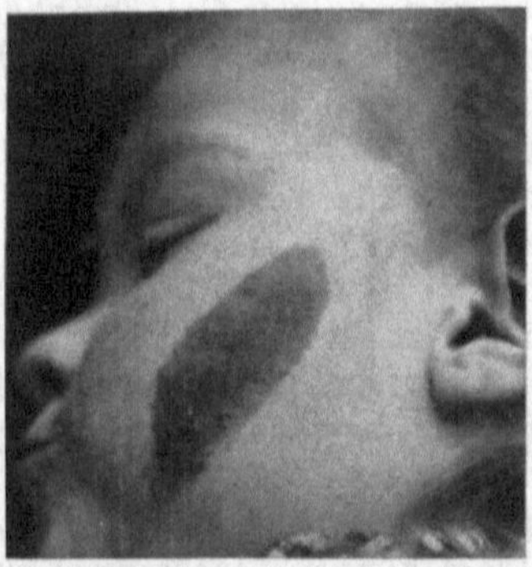

Abb. 96. Naevus pigmentosus linke Wange

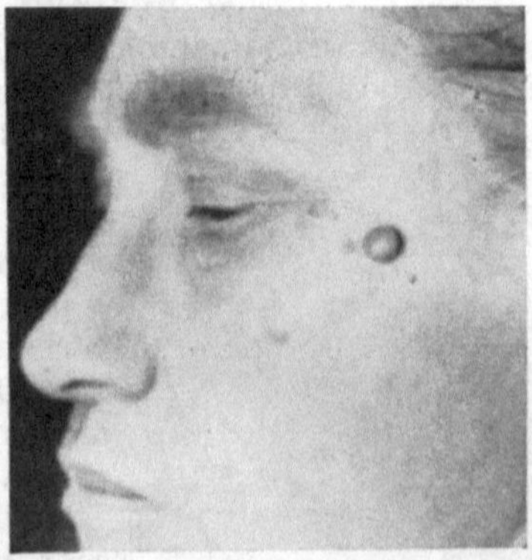

Abb, 97. Warziger weicher gestielter Naevus linke Wange, Histologisch: Gutartig, typische Naevuszellnester in der Kutis

Naevi pigmentosi sind tief dunkel gefärbt (Abb. 96). Sie bilden kleine oder große Flecken, ohne die Oberfläche zu überragen. Häufig sind die Muttermäler stark behaart **(Naevi pilosi)**. Springen sie glatt oder höckrig aus dem Niveau der Haut hervor, so werden sie **warzige Naevi** genannt. Diese sind meist wenig pigmentiert. Sie können von harter oder weicher (Abb. 97) Beschaffenheit sein. Den **Gefäßnaevi** liegt eine abnorme Entwicklung der Gefäße zugrunde (s. Angiome).

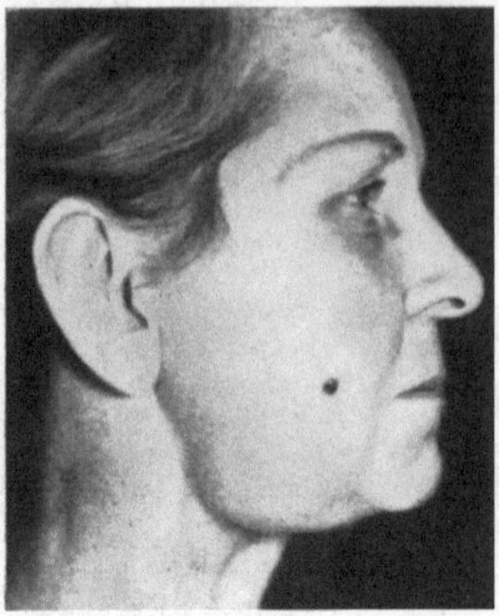

Abb. 98. Kleines Melanom der rechten Wange, mit starker Schwellung der regionären Lymphonodi submandibulares

Das embryonal verlagerte Naevusepithel hat die Fähigkeit zu geschwulstartiger Weiterentwicklung. Dann ist das Wachstum lebhaft und die Neigung zu Metastasenbildung sehr groß. Die bösartigen Pigmentgeschwülste des embryonalen Ektoderms heißen **Melanome** (Naevokarzinom). Häufig zeigen angeborene ruhende Naevi ohne äußere Veranlassung Wachstum und Metastasenbildung. Vielfach werden als auslösende Ursachen mechanische Reize wie wiederholtes Berühren, Kratzen und Kauterisation angeschuldigt. Ganz kleine Pigmentflecke metastasieren in Leber, Lunge, Myokard, Nieren, Knochen usw. Aber auch in der Umgebung des Primärtumors treten Metastasen auf. Das Melanom ist daher ungeheuer bösartig. Die zugehörigen Lymphknoten schwellen frühzeitig an (Abb. 98).

Die *Therapie* der Muttermäler ist verschieden. Ist ihr Sitz tief in der Haut, so werden sie im Gesunden exzidiert. Oberflächliche Naevi kann man durch Elektrolyse oder Kohlensäureschnee zerstören. Die Melanome werden mit Röntgenstrahlen behandelt. Nach Exzision tritt häufig eine schrankenlose Metastasierung auf.

2. Angiome (Gefäßgeschwülste)

Es sind Tumoren, die infolge Hyperplasie und Ektasie der Gefäße entstehen. Sie sind Naevi (s. da). Ihr Sitz stimmt vielfach mit der Ausbreitung der Naevi pigmentosi überein. Im Gesicht treten sie am häufigsten an der Stirn (Abb. 99), Nase, den Lippen, Ohren und Lidern auf. Sie bevorzugen die Verschlußstellen der fötalen Spalten (Abb. 75). Eine hereditäre Disposition für die Erkrankung ist vorhanden. Angiome sind echte Gefäßneubildungen. Die Angiome des Blutgefäßsystems heißen Hämangiome, die des Lymphgefäßsystems Lymphangiome. Mischformen kommen vor.

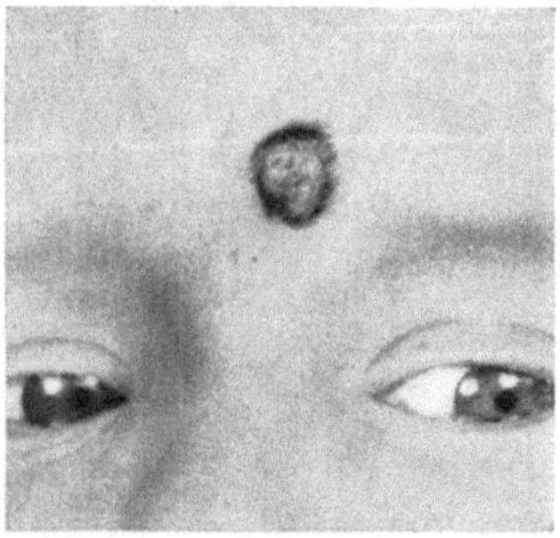

Abb. 99. Haemangioma cavernosum der Stirnmitte

a) **Das Hämangiom** bevorzugt das Gesicht. Es geht meist von einem kleinen Wachstumszentrum, das schon bei der Geburt vorhanden ist, aus. Besonders beim Kleinkind hat es Neigung zum expansiven Wachstum. Es wächst kutan wie subkutan. Die Gefäße können Kapillaren (**Haemangioma capillare**, Abb. 100) oder mehr erweiterten Venen (**Haemangioma cavernosum**, Abb. 99, 102 und 103) gleichen.

Das *flache Angiom* (*Feuermal, Naevus vasculosus*) sieht weinrot bis violett aus. Es ist meist unregelmäßig begrenzt und schwankt erheblich in seiner Größe (Abb. 100).

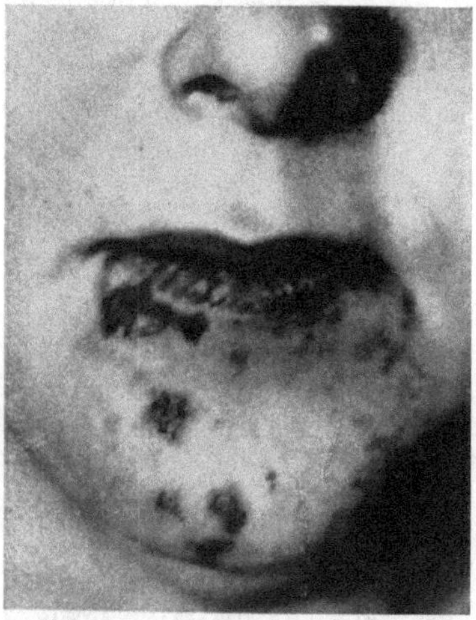

Abb. 100. Naevi vasculosi (Feuermäler) im Bereich des Kinns

Das *erhabene Gefäßmal* (*tuberöses Angiom*) entsteht entweder aus dem flachen Angiom oder ist primär angelegt. Vorwiegend betrifft es die größeren Gefäße, meist die Venen, seltener die Arterien. Die Venen zeigen Veränderungen, wie sie in den Schwellkörpern vorkommen. Dieses sog. Haemangioma cavernosum ist von schwammartiger Konstruktion, weicher Konsistenz und gut abgegrenzt. Es bietet das „Symptom der Kompressibilität", d. h. es läßt sich auf Druck zum Verschwinden bringen. Bei Erregungszuständen, Pressen, Niederbücken, bei Frauen zur Zeit der Menses, schwillt es an. Sein Lieblingssitz ist an der Stirn (Abb. 99, 102 und 103), Wange, Lippen, Nase (Abb. 179), Ohr und den Lidern. Die Haut kann lappig oder beerenförmig, hochrot oder bei tiefem Sitz mehr dunkelblau sein. Bei Verletzung treten heftige Blutungen auf.

Von den eigentlichen Gefäßneubildungen müssen die Erweiterungen der Gefäße, die Gefäßektasien unterschieden werden. Am Kopf tritt diese Form der Ektasie als **Rankenaneurysma (Aneurysma cirsoides)** auf. Es wird auch **Rankenangiom (Angioma racemosum)** genannt und als besondere Form mit echtem Geschwulstcharakter auf dem Boden einer kongenitalen Fehlbildung angesehen (Abb. 101).

Das Hauptmerkmal ist die Erweiterung der Gefäßquerschnitte der Kapillaren von den Arterien her, so daß die Kapillaren als Übergangsgebiet zwischen Venen und Arterien schließlich fortfallen.

Ein Trauma, fluxionäre und plethorische Wechsel können die Gefäßerweiterungen beschleunigen. Besonders infolge einer Entzündung zur Zeit der Pubertät und Schwangerschaft ist daher die Neigung zur Entstehung von Rankenangiomen, manchmal aus unscheinbaren Teleangiektasien, gegeben. Meist greift das Rankenangiom von der Schläfen-, Ohr- und Stirngegend auf das Gesicht über. Es kann sich aber auch an der Unterlippe, Zunge und Wange befinden. Eine Verbindung mit dem Gehirn ist möglich. Das Rankenangiom stellt ein schwirrendes Gefäßknäuel dar mit expansiver Pulsation. Besonders lästig werden die fortwährenden sausenden Ohrgeräusche empfunden. Auch ein pulsierender Exophthalmus (s. da) kann gleichzeitig auftreten.

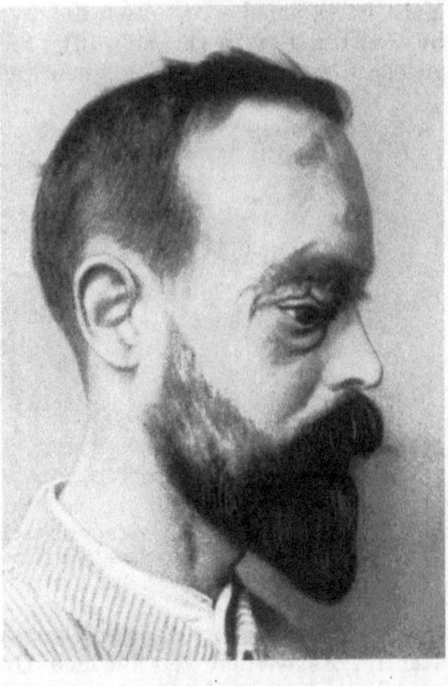

Abb. 101. Arterielles Angioma racemosum der rechten A. frontalis

Die *Prognose der Rankenangiome* ist schlecht. Ulzeration der Haut mit Sekundärinfektion und schwere Blutungen bewirken ein tödliches Ende.

Die *Prognose der Hämangiome* ist verschieden. Vereinzelt kann spontane Rückbildung mit Verödung der Gefäße oder Gerinnung des Blutes im Maschenwerk auftreten. Entzündliche Vorgänge sind nicht selten. Andere Hämangiome persistieren, wenn sie eine bestimmte Größe erreicht haben. Bei Neugeborenen besteht meist die Gefahr des fortschreitenden Wachstums. In exzessiven Fällen kann sich die Geschwulst über eine ganze Gesichtshälfte und in die Augen- oder Mundhöhle ausbreiten.

Bösartige Entartung eines Hämangioms ist möglich. Die Kapillarsprossung wird lebhafter, synzitiale Verbände von Endothelzellen treten auf. Das entstehende **Haemangioendothelioma malignum** wächst infiltrierend und bildet Metastasen.

Die *Therapie der Hämangiome* besteht in der frühzeitigen Exzision. Wird diese nicht rechtzeitig durchgeführt, so besteht die Gefahr, daß sich das Hämangiom in den ersten Lebensmonaten in die Haut- und Unterhautgewebe ausbreitet. Sehr gute Erfolge weist die Röntgennahbestrahlung und Radiumtherapie auf, wenn sie sachgemäß angewendet wird und das Hämangiom nicht zu tiefgreifend und umfangreich ist. Bei fraktionierter und vorsichtiger Dosierung kann das kosmetische Ergebnis, besonders an chirurgisch schwer zugänglichen Stellen, ideal sein (Abb. 102 und 103). Auch Vereisung durch Auflegen von Kohlensäureschnee für 30—40 Sekunden etwa alle 8 Tage einmal und Sticheln mit dem nadelförmigen Thermokauter können bei kleineren Hämangiomen mit Erfolg angewendet werden.

Die umfangreichen tuberösen Angiome müssen immer exzidiert werden unter evtl. Anschluß einer Lappenplastik. Ist eine Radikaloperation nicht möglich, so kann versucht werden, die Angiome durch Einspritzen von 66%iger Glukoselösung, Alkohol oder durch elektrochirurgische Stichelung zu veröden. Die Feuermäler werden entweder exzidiert oder bei ungünstigem Sitz und großer Ausdehnung mit Kohlensäureschnee vereist.

Das Rankenangiom muß frühzeitig radikal operiert werden, da es sonst rezidiviert. Als wirksame Operation kommt nur die Totalexstirpation in Frage. Der Eingriff ist groß und für die meist durch Blutungen geschwächten Patienten gefährlich.

b) Das **Lymphangiom** kommt im Gesicht als seltene Geschwulstbildung vor. Meist ist es angeboren. Auch die Lymphangiome bevorzugen die Stellen der embryonalen Fissuren (Abb. 75). Sie bestehen aus Lymphgefäßhyperplasien bei gleichzeitiger Ektasie und können kapillär, kavernös oder zystisch auftreten.

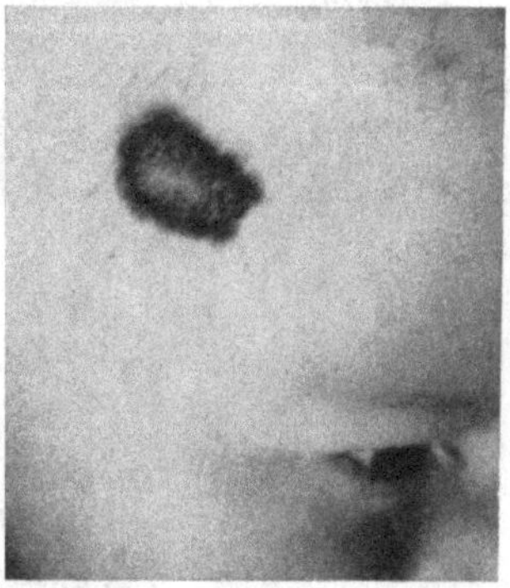

Abb. 102. Haemangioma cavernosum rechte Schläfe, bei einem 6 Monate alten Kinde

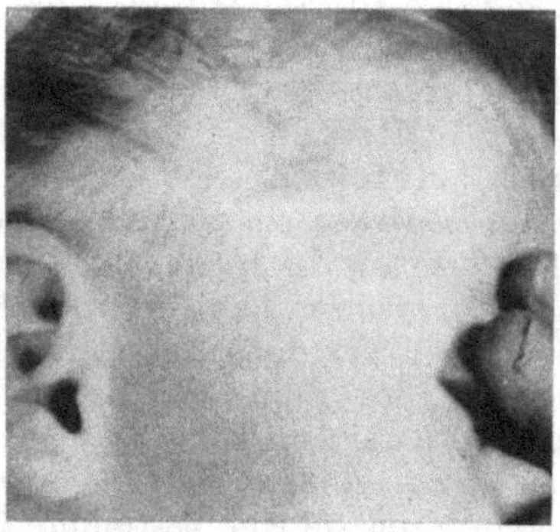

Abb. 103. Das gleiche Kind wie Abb. 102, 10 Monate nach Nahbestrahlung mit der Chaoulröhre (Röntgenabteilung Berlin, Ziegelstr.)

Die Lymphangiome neigen zu langsamen Wachstum, ohne Schmerzen zu verursachen. Es werden verschiedene Grade des Krankheitsbildes unterschieden, je nachdem ob sich die Geschwulst oberflächlich, kutan-subkutan oder umfangreich ohne klare Grenzen über eine größere Region ausbreitet.

Der Lieblingssitz der Lymphangiome ist im Gesicht an den Lippen (**Makrocheilie**) und den Wangen (**Makromelie**). Das zystische Lymphangiom tritt besonders häufig in der Wangengegend auf. Lymphangiome neigen infolge entzündlicher Vorgänge zum An- und Abschwellen. Dadurch wird wiederum das Wachstum der Geschwülste angeregt. Die Haut ist im allgemeinen über dem Lymphangiom von normaler Beschaffenheit. Sie kann aber auch rote oder bläuliche Veränderungen, die Blut enthalten, aufweisen. Diese Verfärbung der Haut tritt besonders bei den **Hämolymphangiomen** auf.

Von den eigentlichen Neubildungen der Lymphgefäße müssen die **Lymphangiektasien** unterschieden werden. Sie sind erworbene Erweiterungen der Lymphkanäle der Haut oder Schleimhaut. Nach Erysipel, Lues, Tuberkulose kann es zu einer Verlegung der abführenden Lymphgefäße oder Knoten mit sekundärer Erweiterung der zuführenden Lymphgefäße kommen. Im Munde, an der Schleimhaut der Lippe, der Zunge und der Wange werden Lymphangiektasien gesehen.

Die *Behandlung der Lymphangiome* besteht bei kleinen Geschwülsten in der Exzision. Bei ausgedehnten Formen von Makromelie oder Makrocheilie ist eine Totalexstirpation nicht möglich. Sie werden am besten röntgenbestrahlt evtl. durch Elektrokoagulation oder durch Injektion eines Verödungsmittels (Varicosan) zerstört.

3. Cornu cutaneum (Hauthorn)

Es gehört zu den epithelialen Tumoren. Als papilläres Epitheliom zeigt es gesteigerte Verhornung bei gleichzeitig gesteigertem Zusammenhalt der Hornmassen. Meist findet es sich bei alten Leuten, vorwiegend an der Stirn, Nase, den Lidern (Abb. 104), Wangen und Lippen. Es bildet schmale, oft 10 cm lange widderhornartig gekrümmte Zäpfchen mit geriefter Oberfläche. Das Hauthorn neigt zu karzinomatöser Entartung.

Die *Therapie* besteht in der gründlichen Ausschneidung an der Basis. Nach Abreißen oder Abbinden treten Rezidive auf.

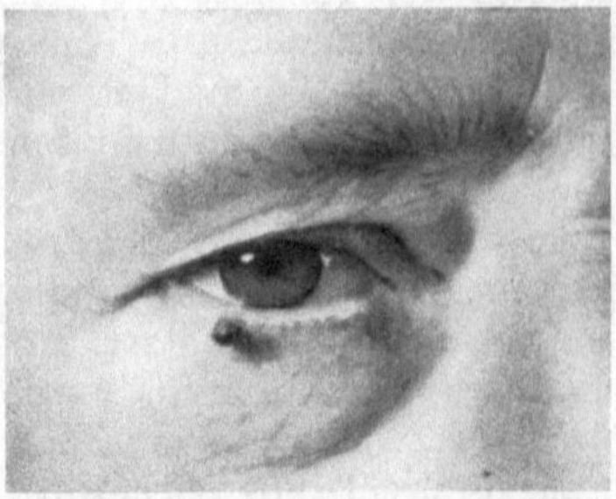

Abb. 104. Cornu cutaneum am Unterlid

4. Warzen

sind epitheliale Neubildungen. Sie treten im Gesicht, wie im übrigen Bereich des Körpers, in Form von Verrucae vulgares, Verrucae planae und selten als sog. spitze Kondylome auf.

Verrucae vulgares stellen eine umschriebene Wucherung des Epithels mit einer Verbreiterung der Hornschicht dar. Die Warzen sind gelb bis bräunlich, oft von normaler Hautfarbe. Gewöhnlich ist ihre Oberfläche stark zerklüftet. Ist die Warze ausgewachsen, so kann sie bis Bohnengröße erreichen. Sie erhebt sich meist 1 bis 3 cm über die Hautoberfläche. Die Verrucae vulgares kommen meist in der Mehrzahl vor. Nach mehreren Wochen oder Monaten des Wachstums bleiben sie entweder lange Zeit unverändert, oder sie zeigen spontane, rezidivlose Heilung. Verglichen mit den Hand- und Fingerwarzen sind die Warzen an der Gesichtshaut nicht gerade häufig. Doch stellen sie keineswegs eine Seltenheit dar. Da sie besonders bei Männern in der Bartgegend vorkommen, wird angenommen, daß sie durch Rasierinfektion entstanden sind. Neben der Bartgegend sind die Augenlider, Ohrmuscheln, das Lippenrot und die Schleimhäute der Caruncula lacrimalis und Mundhöhle der häufigste Sitz.

Warzen werden durch ein Virus übertragen. Neben Unsauberkeit, sowie Erde oder Schmutz, besonders bei Landarbeitern oder Gärtnern, sind es traumatische, mechanische oder chemische Reizungen, die zur Bildung der Warzen führen. Bei Teer- und Paraffineinwirkung, auch bei chronischer Arsenwirkung, entstehen Warzen häufig. Warzen mit starker Verhornung gehen oft dem Karzinom voran und werden daher zu den präkanzerösen Erkrankungen gerechnet. Außer der Möglichkeit der Übertragung der Warzen spielen aber noch angeborene und lokale Faktoren eine Rolle.

Verrucae planae juveniles unterscheiden sich von den vulgären Warzen nur wenig. Sie haben das Aussehen kleiner runder bis ovaler, flacher Papeln. Sie ragen nur wenig über die Hautoberfläche. Zumeist treten mehrere zu gleicher Zeit auf und bilden durch ihre Vereinigung größere Geschwülste. Ihre Oberfläche ist glatt. Im Gesicht sind sie bedeutend häufiger als die vulgären Warzen. Besonders Stirn, Wangen und Kinn werden befallen.

Spitze Kondylome (Feigwarzen) sind anfangs warzenartige Gebilde, die bald blumenkohlartig auswachsen. Sie sind meistens mehr hoch als breit, da sie an einem dünnen Stiel aus der Haut herauswachsen. Die Oberfläche teilt sich gewöhnlich in mehrere Spitzen, wodurch sie gezackt erscheint. Spitze Kondylome treten besonders da auf, wo Mazeration und Durchfeuchtung ihr Wachstum fördert. Meist bilden sie rasch größere Haufen. Die starke Furchenbildung an der Oberfläche bietet der Ansiedlung aller möglichen Bakterien die allerbeste Voraussetzung.

Die Spitzen Kondylome lokalisieren sich vorzugsweise an den Genitalien. Aber auch an der Haut und Schleimhaut des Gesichts sind sie nicht sehr selten. Im Bereich der Körperöffnungen bieten sich am Kopfe günstige Entstehungsbedingungen. So sind Spitze Kondylome bei chronischer und akuter Otitis infolge der Sekretion am Ohr vielfach vorhanden. Unter den gleichen Bedingungen entstehen sie auch bei Katarrhen in der Nasenhöhle und bei Konjunktivitis im Bereich der Lidränder, an der Caruncula lacrimalis, den Konjunktiven und Skleren. Befallen werden auch alle Teile der Mundschleimhaut (s. da). Ebenso finden sich am Nasenrücken, der Nasenspitze und an den Nasenflügeln derartige Bildungen.

Auch von den Spitzen Kondylomen wird angenommen, daß sie durch ein filtrierbares Virus erzeugt werden.

Bei der konservativen *Therapie* begnügt man sich damit, die Warzen mit 10%igen Salizylsäure-Triko- oder Guttaplast zu erweichen. Meist muß noch eine Ätzung mit Phenolum liquefactum oder Trichloressigsäure angeschlossen werden. Auch die Behandlung mit Kohlensäureschnee und vor allem die Röntgenbestrahlung zeigt gute Ergebnisse. Operativ werden die Warzen mit dem Kauter verschorft oder mit dem scharfen Löffel einschließlich ihrer sog. „Wurzel" herausgehoben. Die Eingriffe werden in Lokalanästhesie nach Unterspritzung der Warzen ausgeführt. Bei großen Feigwarzen ist deren operative Entfernung in Narkose mit nachfolgender Naht oder Plastik erforderlich. Röntgenbestrahlungen führen dabei nur selten zum Ziel.

5. Karzinome

Karzinome finden sich im Gesicht häufig. Sie bevorzugen die Lippen. An der Nase sitzen sie besonders gern an der Seite und am Rücken. In der Gegend des Auges werden sie am inneren Augenwinkel angetroffen (Abb. 108). Karzinome können im Gesicht, aber auch an Wange, Stirn und den übrigen Teilen auftreten. Gewöhnlich sieht man sie bei alten Leuten.

Für die *Entstehung* der Karzinome spielen äußere chronische Reize eine wichtige Rolle. Röntgen-, Radium- und Wärmestrahlen, Lupus und andere chronische Entzündungen können zur Krebsentstehung führen *(Synkarzinogenese)*. Hautkrebse bevorzugen Partien, die jahrzehntelang der Sonne, Wind und Wetter ausgesetzt waren, wie die Seemanns- oder Landmannshaut. Zu den Karzinomen rechnen verschieden schwere Erkrankungen, die sich klinisch und pathologisch-anatomisch trennen lassen. Nach dem Gewebsaufbau werden folgende Karzinome im Gesicht unterschieden:

a) **Carcinoma spinocellulare, Stachelzellenkrebs,** fälschlich Cancroid genannt. Dieses Karzinom nimmt seinen Ausgang von den Stachelzellen. Es ahmt den schichtweisen Aufbau des normalen Plattenepithels mehr oder weniger nach (Abb. 105 und 106). Eine der Basalschicht entsprechende Zellage sitzt dem Stroma direkt auf. Nach innen zu folgen die Stachelzellen, die außerordentlich polymorph auftreten, so daß alle Übergänge von der typischen Stachelzelle bis zu Gebilden, die jede Ähnlichkeit mit einer Stachelzelle vermissen lassen, vorhanden sein können. Die Hornschicht liegt zu innerst in dem Krebszellenhaufen und muß daher eine rundliche Form annehmen, da es sich nicht wie normal um eine epithelbedeckte Oberfläche handelt, sondern um ein in sich geschlossenes rundliches Gebilde, in dem die verhornenden Zellen von allen Seiten gegen die Mitte des Zellhaufens vorrücken. So entsteht die Hornperle, auch Hornzwiebel genannt (Abb. 106).

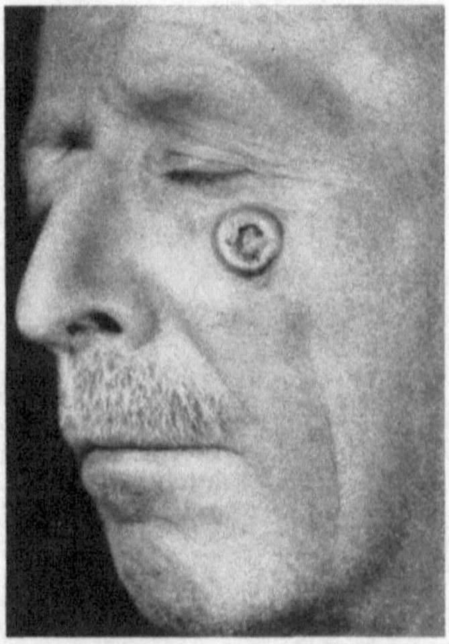

Abb. 105. Verhornendes Plattenepithelkarzinom linke Wange, typischer Krebswall (Aufnahme Dr. Winkler)

Der Stachelzellenkrebs ist der gefährlichste Hautkrebs. Er findet sich im Gesicht vorwiegend an den Ohren, Lippen und der Zunge. Sitzt er an den Lippen, so spricht man vom Pfeifenraucherkrebs (Abb. 107). Der Tumor ist meist haselnußgroß, ulzeriert, der Rand wallartig und derb (Krebswall, Abb. 105 und 110). Der Geschwürsgrund ist nässend, borkig belegt, leicht blutend. Durch Auspresssen lassen sich weiße Pfröpfe, sog. Krebszapfen herausbefördern. Die Geschwulst wächst schnell. Die regionären Lymphdrüsen (s. Anatomie und Physiologie) sind frühzeitig geschwollen, hart und nicht durckschmerzhaft.

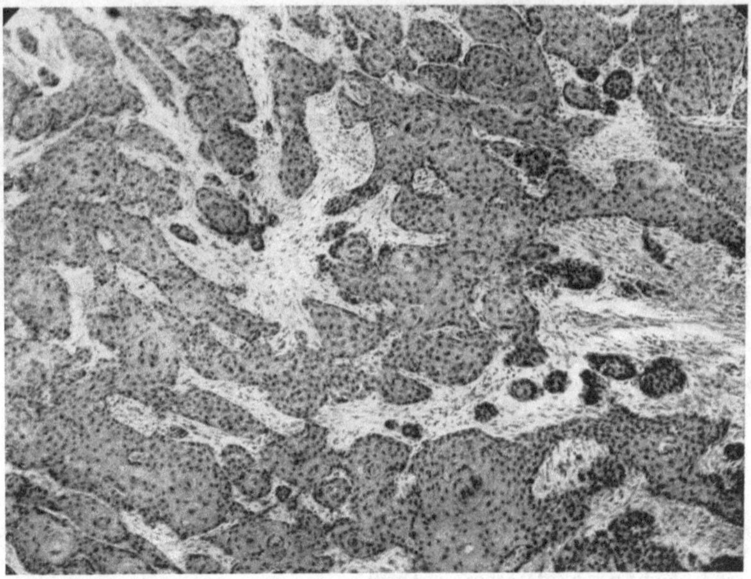

Abb. 106. Histologisches Bild des Tumors der Abb. 105 mit typischen Hornperlen, sogenannten Krebszwiebeln (Aufnahme Dr. Winkler)

b) **Carcinoma basocellulare, Basalzellenkrebs, Basaliom.** Es entspricht in seinem Aufbau den Zellen des Stratum germinativum. Es bildet größere Zellnester mit geringer Neigung zu infiltrierendem Wachstum. Histologisch fällt der Krebs durch die Einförmigkeit seiner Parenchymzellen auf. Die Kerne sind groß und dunkel. Er ist weniger gefährlich als das Plattenepithelkarzinom. Der Basalzellenkrebs wächst langsam, oberflächlich, ulzerierend. Metastasenbildung ist sehr selten. Lymphdrüsenschwellung wird daher nicht gefunden. Das flache, oft über Jahre wachsende, mit Krusten bedeckte Geschwür neigt zu Schrumpfung und Vernarbung, ohne daß es zu einer Ausheilung des Krebses kommt. Auf Gund dieser klinischen Eigenschaften wird das Karzinom auch Ulcus rodens genannt, ohne daß damit eine histologische Diagnose gestellt wird.

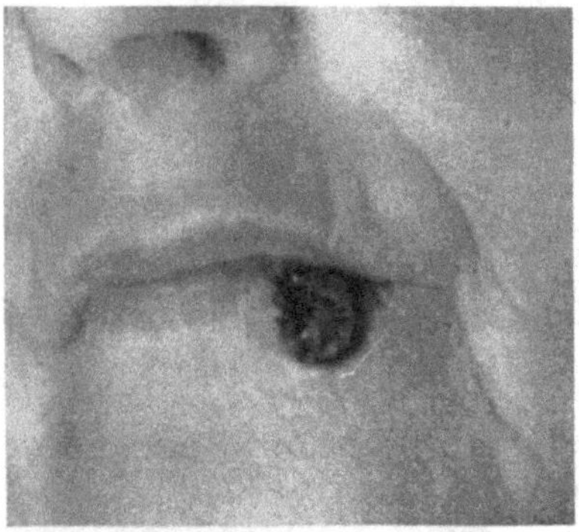

Abb. 107. Karzinom der Unterlippe, „Pfeifenraucherkrebs"

Lokal ist der Basalzellenkrebs durch sein verstümmelndes Wachstum bösartig. Die Zerstörung kann bis auf den Knochen gehen. Besonders im Anschluß an Irritationen kann ein gesteigertes Wachsen der Geschwulst einsetzen. Etwa 90% aller Basalzellenkrebse treten an der Gesichtshaut auf. Hier bevorzugt er die Schläfe, Stirn, Nase, den Augenwinkel (Abb. 108), die Lider, Wangen und Lippen.

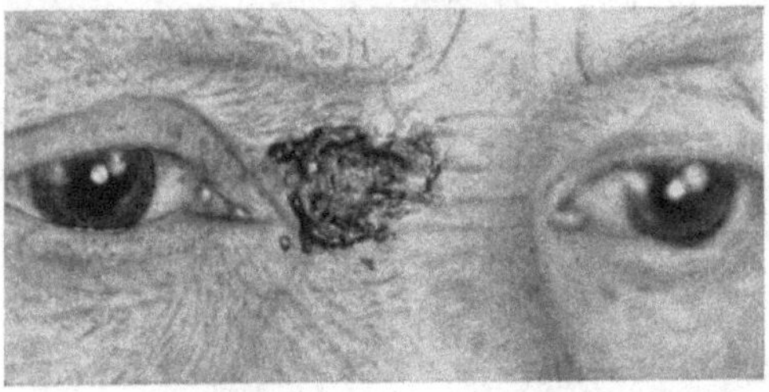

Abb. 108. Carcinoma basocellulare am rechten inneren Augenwinkel bei einer 68jährigen Frau

c) Auch die **Anhangsgebilde der Haut** können Ausgangspunkt primärer Hautkrebse sein (s. Adenome der Haut).

Die *Therapie* der Karzinome besteht in der Exzision (Abb. 109) weit im Gesunden. Erkrankte Drüsen müssen evtl. beiderseits (s. Anatomie und Physiologie) mit ausgeräumt werden. Bei Karzinomen, bei denen eine Totalexstirpation nur unter nachfolgendem plastischem Verschluß des Defektes möglich ist, empfiehlt sich die Röntgennah- oder Radiumbestrahlung, die gute Erfolge aufzuweisen hat (Abb. 110 und 111).

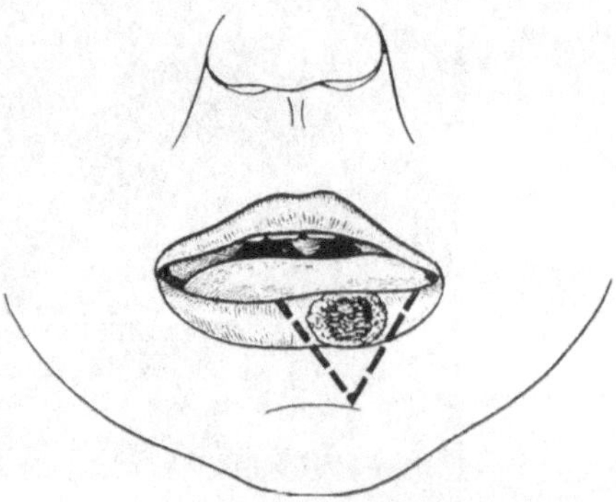

Abb. 109. Keilförmige Exzision eines Lippenkrebses

6. Fibrome

Die Fibrome bestehen aus Bindegewebszellen. Das Fibroma molle ist zellreicher, das Fibroma durum enthält mehr straffe, kollagenreiche Fasern. Die Fibrome sind gutartige Geschwülste. Durch

Einlagerung von schleimiger ungeformter Zwischensubstanz entsteht das Fibroma cysticum.

Die **weichen Fibrome** sind als Polypen der Haut häufig. Sie stellen gestielte schlaffe Geschwülste dar, die sackartig herabhängen und stecknadelkopf- bis erbsengroß werden. Im Gesicht werden sie hauptsächlich an den Augenlidern aber auch den Lippen, Wangen und der Nase gesehen.

Harte Fibrome finden sich in Form eines kleinen harten Knotens oder als **Keloid**. Letzteres ist eine bindegewebige Neubildung in Narben, besonders nach Verbrennung und Verletzung, die gehäuft bei Blonden, Brünetten und Negern auftritt. Es überragt wulstartig die Oberfläche und ist bisweilen äußerst schmerzhaft.

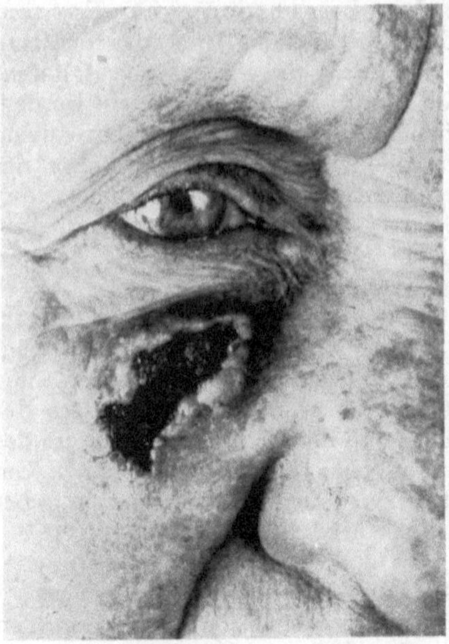

Abb. 110. Carcinoma spinocellulare rechte Wange bei einer 79 jährigen Frau

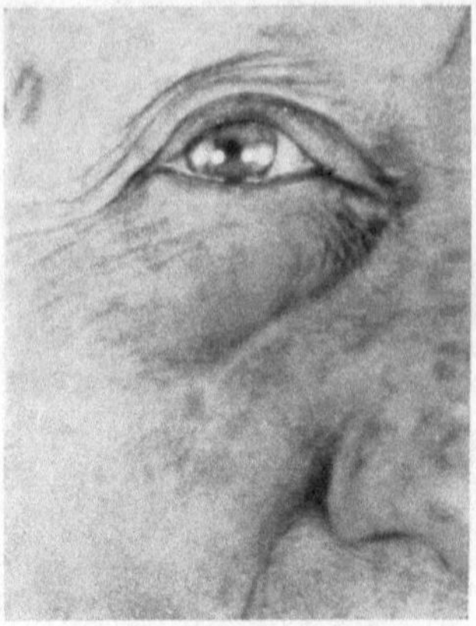

Abb. 111. Die gleiche Patientin wie Abb. 110, 99 Tage nach Nahbestrahlung mit der Chaoulröhre (Röntgenabteilung Berlin, Ziegelstraße)

Die **Neurofibrome** sind Geschwülste des bindegewebigen oder des gliomatösen Anteils der Nerven. Sie können lappenartig im Gesicht herabhängen. Häufig sitzen sie an der Schläfe und am oberen Augenlid. Sie sind meist Ausdruck einer generalisierten Neurofibromatosis (**Recklinghausensche Krankheit**).

Die *Therapie* der Fibrome besteht in der Exzision und Naht. Größere Defekte, z. B. nach Entfernung von lappigen Neurofibromen, müssen evtl. plastisch gedeckt werden. Die Keloide werden am besten mit Röntgenstrahlen behandelt, da nach der Exzision eine erneute Neigung zur Wulstbildung besteht.

7. Lipome

Die Lipome sind gutartige Geschwülste des subkutanen Fettgewebes. Sie sind im Gesicht nicht häufig. Das Wangenlipom geht vom Corpus adiposum buccae aus. Lipome des Gesichts können sehr groß werden (Abb. 112) und auch nach der Schleimhautseite zu wuchern. Da sie stark entstellend wirken, ist schon aus diesem Grunde ihre Ausschälung angebracht. Die Diagnose kann Schwierigkeiten bereiten. Nicht immer lassen Lipome die charakteristische traubenförmige Lappung erkennen. Dann ist eine Verwechslung mit einem Atherom möglich. Doch läßt sich über dem Atherom die äußere Haut nicht in Form einer Falte abheben, wie das beim Lipom der Fall ist (s. auch Lipom der weichen Schädeldecken).

8. Osteome

Osteome sind im Gesicht selten, treten jedoch am Stirnbein, den Nasennebenhöhlen und der Orbita auf. Drei Arten werden unterschieden: das eburnisierte Osteom, das spongiöse und das aus beiden Formen zusammengesetzte Osteom. Manche Osteome entstehen bei chronischen Entzündungen der Nebenhöhlen. Auch das Trauma spielt in der Ätiologie eine Rolle. Osteome müssen von Exostosen unterschieden werden. Diese haben keine Neigung zu progressivem Wachstum. Sie sind Knochenauswüchse des Skeletts, während die Osteome wirkliche Neubildungen darstellen. Ihr Wachstum ist allerdings langsam. Möglich, aber selten, ist ein Übergang in Osteosarkom.

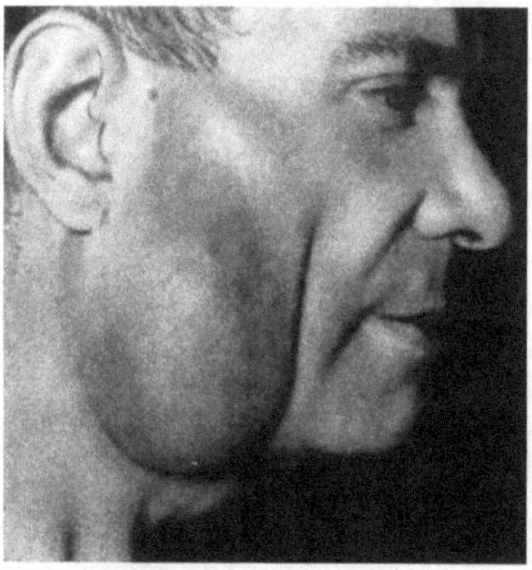

Abb. 112. Wangenlipom

Exophthalmus, Schiefstellung der Nase, Verschluß der Tuba pharyngotympanica können durch Osteome verursacht werden. Osteome im Gebiet des Os ethmoidale, besonders der Siebbeinplatte, können durch Arrosion des Schädelinneren eine Meningitis oder einen Gehirnabszeß hervorrufen. Die Behandlung besteht in der operativen Entfernung.

9. Sarkome

Im Gesicht gehen die Sarkome von den Knochen (Abb. 208), besonders den Kiefern (s. da), von der Parotis, der Haut und dem Corpus adiposum buccae aus (Sarkom der Orbita s. da). Sarkome des Oberkiefers nehmen ihren Ursprung vom Processus alveolaris oder der Wand der Oberkieferhöhle. Ist der Unterkiefer befallen, so sieht man eine Vorwölbung der äußeren Kortikalis oder eine Vergrößerung des gesamten Körpers. Sarkome der Haut treten als papilläre Geschwülste auf in Form weicher sarkomatöser Warzen. Sie neigen zum Zerfall. Sarkome des Corpus adiposum buccae sind meist Myxosarkome. Manchmal täuschen sie ein Lipom vor.

Die *Diagnose* der Sarkome ergibt sich aus der Anamnese, dem schnellen Wachstum, der Größe des Tumors und dem Röntgenbild. Selten ist eine Probeexzision zur Diagnosestellung notwendig.

Die *Behandlung* der Sarkome besteht in der radikalen Entfernung des Tumors, wenn nötig mit Resektion des Kiefers (Einzelheiten s. Kiefersarkome). Evtl. muß das entfernte Gewebe plastisch ersetzt werden. Die Röntgenbestrahlung allein kommt für inoperable Tumoren in Frage.

10. Dermoide

Sie sind Zysten, die aus einem abgeschnürten Hautkeim an den Stellen der embryonalen Fissuren (Abb. 75) entstehen. Dermoide sind daher stets angeboren, treten aber meist infolge langsamen Wachstums im jugendlichen Alter hervor. Sie bestehen außen aus einer bindegewebigen Kapsel, die mit der Umgebung locker verbunden ist. Innen enthalten die Zysten entsprechend dem Aufbau der Haut Epidermis sowie sämtliche Anhangsgebilde, wie Haare, Talg- und Schweißdrüsen. Der Inhalt ist breiig, manchmal ölig, serös oder blutigbraun. Er entsteht aus abgestoßenen Epithelzellen, dem Sekret der Drüsen, aus Haaren und Fetttröpfchen.

Dermoide sind gemäß ihrer Entstehung typisch lokalisiert. Im Gesicht finden sie sich am äußeren oberen Orbitalrand (Abb. 113), am inneren Augenwinkel, der Nasenwurzel, auf dem Nasenrücken, den Wangen usw. (s. embryonale Spalten, Abb. 75). Im Bereich des äußeren Orbitalrandes liegen die **Zwerchsackdermoide,** die sich in die Orbita fortsetzen. Der in der Mitte der Geschwulst befindliche Verbindungsstiel geht durch einen Defekt der äußeren Orbitalwand hindurch.

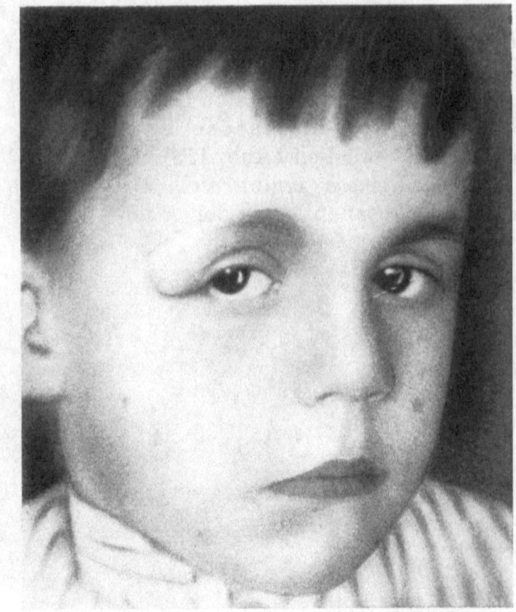

Abb. 113. Angeborene Dermoidzyste am rechten äußeren Augenwinkel

Dermoide sind scharf begrenzt, solitär und sitzen der Knochenunterlage fest auf. Die Haut ist über der Geschwulst unverändert und beweglich. Häufig findet sich eine Knochenusur unter der Geschwulst, die röntgenologisch nachweisbar ist.

Differentialdiagnostisch müssen verschiedene Geschwülste berücksichtigt werden. Das Atherom und Epidermoid liegt intrakutan und ist mit der Haut verschieblich. Atherome sind häufig multipel, sitzen nicht im Bereich der embryonalen Spalten und treten meist erst im späteren Lebensalter auf. Der Hirnbruch ist angeboren, aber anders lokalisiert (s. da). Auf Druck verkleinert er sich unter Hirndruckerscheinungen. Das Lipom unterscheidet sich dadurch, daß es nicht eine bestimmte Lokalisation aufweist. Es ist lappig, liegt subkutan, ist auf der Unterlage verschieblich, zeigt eine derb-weiche Konsistenz. Abszesse lassen sich durch ihre akut entzündliche Entstehung und ihren Sitz außerhalb der embryonalen Spalten leicht differentialdiagnostisch unterscheiden.

Die *Therapie der Dermoide* besteht in der radikalen Exstirpation mitsamt dem umgebenden Sack. Wird das Dermoid nicht in toto ausgeschält und bleiben nur kleinste Reste des Zystensackes zurück, so entstehen Rezidive.

11. Atherome (Grützbeutel) und Epidermoide

Atherome (Abb. 114) sind Retentionszysten der Talg- und Haarbalgdrüsen. Sie entstehen durch Verstopfung des Ausführungsganges, besonders bei übermäßiger Sekretion und Entzündung. Das Atherom liegt im Korium, dehnt sich aber in die Subkutis hinein aus.

Die Epidermoide sind angeborene, infolge epithelialer Keimversprengung entstandene Zysten des Papillärkörpers und Koriums. Sie treten aber meist erst nach der Pubertät in Erscheinung.

Die Wand der Atherome und Epidermoide besteht aus Bindegewebe und einem inneren Plattenepithel. Der Inhalt der Zysten setzt sich aus abgestoßenen Zellen, Horn und Fettmassen zusammen. Im Gegensatz zum Dermoid enthalten sie keine Haare.

Im Gesicht ist das Atherom seltener als am Kopf. Es findet sich hier meist an der Stirn, Ohr, Wangen, Lidern und Lippen. Multiples Auftreten ist häufig. Atherome des Gesichts wirken entstellend. Vereiterung mit fistulösem Durchbruch und karzinomatöse Entartung ist möglich (Abb. 115).

Die *Diagnose* ergibt sich aus dem intrakutanen Sitz, der rundlichen Form mit scharfer Begrenzung und der Verschieblichkeit auf der Unterlage. Die Geschwulst ist prall elastisch, wächst langsam und schmerzlos.

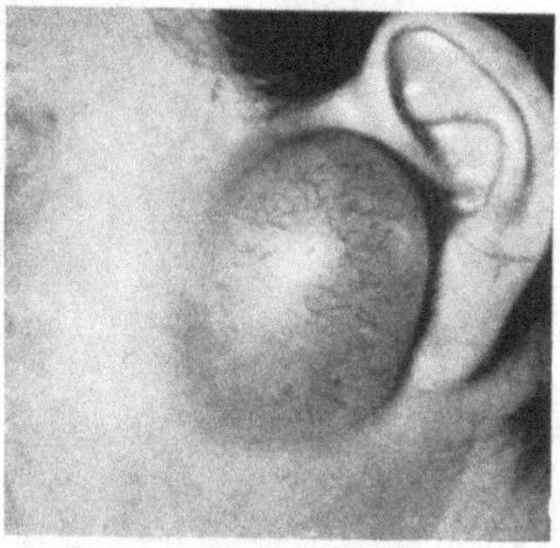

Abb. 114. Atherom linke Wange

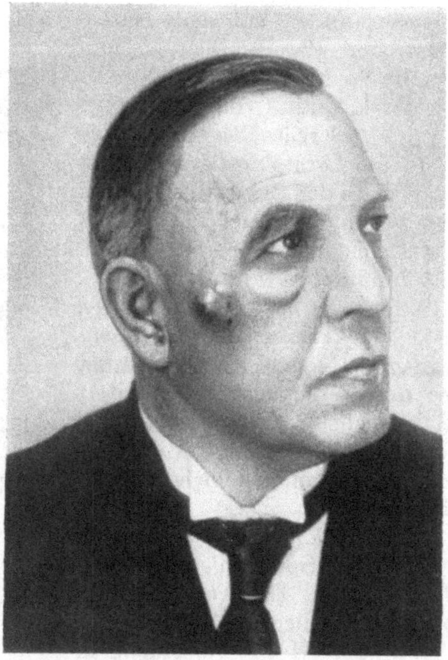

Abb. 115. Infiziertes Atherom der rechten Wange mit drohender Hautperforation; kein Furunkel

Die *Therapie* besteht in der Ausschälung, in Lokalanästhesie. Es dürfen keine Reste zurückgelassen werden, da sonst Rezidive auftreten.

12. Rhinophym (Knollen-, Kartoffel-, Schnapsnase) (Abb. 116)

Das Rhinophym ist meist das Endstadium einer langjährigen **Akne rosacea** der Nase. Besonders wird die Nasenspitze befallen. Beim Übergang der Akne rosacea in das Rhinophym durchläuft die Erkrankung drei Stadien. Anfänglich zeigt sich eine diffuse hyperämische Rötung der Nasenspitze, die durch Essen und Trinken, bei Alkohol-, Tee- oder Kaffeegenuß ausgelöst wird. Ebenso wirkt Kälte und Hitze oder Aufregung auf die Durchblutung. Nach einigen Monaten oder Jahren entstehen dann Papeln und Pusteln **(Rosacea pustulosa)**. Sie kennzeichnen das 2. Stadium der Erkrankung. Die Rötung ist jetzt andauernd vorhanden. Kleine Gefäße werden sichtbar. Das 3. Stadium stellt das eigentliche Rhinophym dar.

Es führt zu einer starken Entstellung. Die Kapillaren sind erweitert. Die Nase sieht infolgedessen blaurot aus. Eine Hypertrophie der Talgdrüsen sowie eine Bindegewebshyperplasie in Form knolliger Wucherungen tritt auf.

Pathologisch-anatomisch handelt es sich bei dem Rhinophym um eine Erweiterung der Blutgefäße, die eine Proliferation des Gewebes verursacht. Das Korium ist stark verdickt, die Talgdrüsen sind mächtig vergrößert. Als Folge der bindegewebigen Hyperplasie entsteht eine höckrige und knollige Neubildung der Nase.

Die Krankheit wird bei älteren Leuten, meist Männern, beobachtet. Als *Ursachen* finden sich chronische Magen- und Darmerkrankungen, reichlicher Alkoholgenuß und Störungen an den weiblichen Geschlechtsorganen. Weiterhin wird der Aufenthalt in kaltem Wind wie bei Kutschern, Dienstmännern und Landleuten dafür angeschuldigt. Bei Köchinnen spielt die strahlende Wärme eine ursächliche Rolle. Auch große Aufregungen sollen eine Akne rosacea hervorrufen.

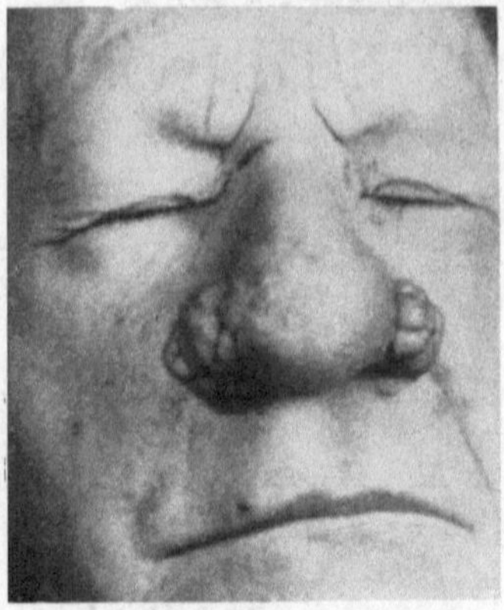

Abb. 116. Rhinophym (Aufnahme Dr. Winkler)

Differential-diagnostisch müssen ein Lupus vulgaris und eine tertiäre Syphilis berücksichtigt werden. Beide haben aber mehr die Tendenz zu ulzerieren. Das Rhinophym ist durch die Hyperämie, die trichterförmigen Poren der Haut, die unförmige Klumpenbildung der Nasenspitze mit breitbasigen Auswüchsen und dem chronischen Verlauf leicht zu diagnostizieren.

Die *Behandlung* ist in ausgesprochenen Fällen operativ. Zu Beginn der Erkrankung kann man einen Versuch machen mit konservativer Behandlung wie Diät und Vermeidung von Alkohol, heißen Getränken und gewürzten Speisen. Der Stuhl muß reguliert werden. Im Klimakterium sind Eierstockpräparate anzuwenden. Für die lokale Salbenbehandlung empfehlen sich Schälkuren mit 10%iger Ichthyol-, Schwefel- oder Salizylsalbe. Trockenpinselung mit Kummerfeldschem Waschwasser kann versucht werden: Sulfur. präcipitat. 3,0—5,0, Spirit. camphorat., Spirit. coloniens $\overline{aa}$ 8,0, Aqu. dest. ad 150,0. Kleine Röntgendosen 50—60 r in der Woche sind oft erfolgreich. Wenn die Kapillaren stark erweitert sind, können sie durch Stichelung mit dem Galvanokauter zerstört werden.

Bei schweren Fällen empfiehlt sich die Dekortikation der Nase. Man versteht darunter ein flaches Abschälen der Knoten mit dem Messer oder dem Elektrokauter. Es wird gewissermaßen aus der Geschwulstmasse die Nase neu geformt. Die Überhäutung erfolgt von den Resten der zurückgelassenen Talgdrüsen. Auch eine Deckung des entstandenen Defekts mit einem Stirnhautlappen ist möglich. Die subkutane Entfernung des Rhinophyms vom Naseninnern aus läßt sich nur bei leichten Fällen durchführen.

13. Adenome der Haut

Embryonale Verlagerungen der epidermalen Keimschicht mit Gewebsmißbildungen von drüsenartigem Bau sind häufig. Klinisch treten sie als gutartige Tumoren auf, die kutan oder subkutan liegen. Sie sind scharf abgegrenzt und auf der Unterlage verschieblich. Die Geschwülste können einzeln oder multipel vorkommen. Alte Frauen werden gehäuft befallen.

a) Das **Basalzellenepitheliom** entsteht aus Basalzellensprossen vor der Differenzierung in die Anhangsgebilde der Haut wie Talgdrüsen, Haarbälge oder Schweißdrüsen. Histologisch tritt die Geschwulst auf in soliden Haufen von Basalzellen, oder zeigt drüsenartige Wucherungen. Zystenbildung durch zentrale Erweichung und Verkalkung ist möglich.

Das Basalzellenepitheliom ist linsen- bis eigroß. Der Tumor ragt halbkugelig über die Oberfläche hervor. Erweiterte Kapillaren sind deutlich sichtbar. Die Geschwulst findet sich an der behaarten Kopfhaut, der Stirn-Haargrenze, Schläfe, Wange, Nase und dem inneren Augenwinkel. Übergang in Hautkrebs kommt vor.

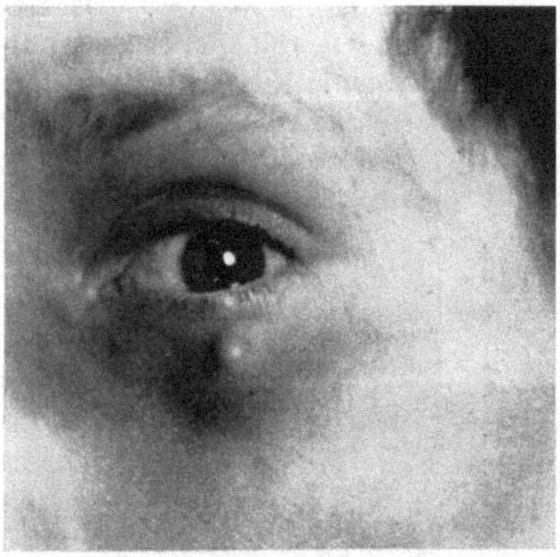

Abb. 117. Adenoma sebaceum am Unterlid

b) Das **Talgdrüsenadenom (Adenoma sebaceum)** ist eine bis walnußgroße solitär, häufiger multipel auftretende knotenförmige Geschwulst. Es muß von den einfachen Hyperplasien der Talgdrüsen unterschieden werden (s. Rhinophym). Das Talgdrüsenadenom entsteht besonders gern auf dem Boden einer Seborrhöe. Histologisch zeigt sich eine Epithelwucherung aus Talgzellen. Echte Sekretion ist sichtbar. Die Tumoren können hyalin degenerieren, verkalken und karzinomatös entarten. Im Gesicht treten Talgdrüsenadenome besonders an der Nase, den Lidern (Abb. 117) und der Oberlippe auf.

c) Das **Schweißdrüsenadenom (Adenoma sudoriparum, Hydrokystom)** ist eine halbkugelige Geschwulst von Erbsen- bis Hühnereigröße, die gut begrenzt ist und in der Kutis und Subkutis liegt. Es kann multipel auftreten und Zysten bilden. Platzen die zystischen Tumoren, so entstehen hartnäckige Geschwüre, die einen Hautkrebs vortäuschen.

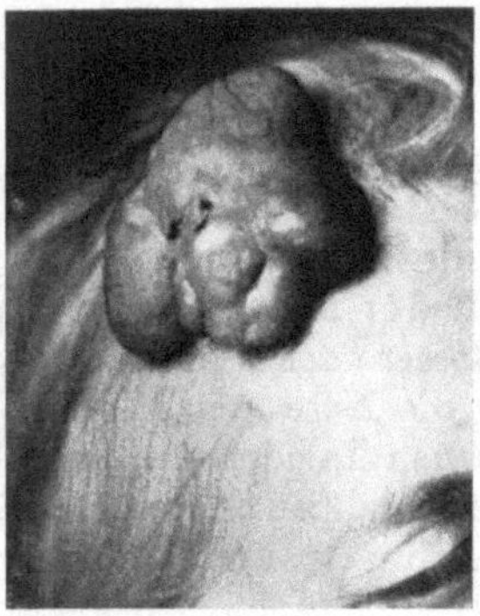

Abb. 118 Zylindrom (Spieglerscher Tumor) gutartige Geschwulst

Histologisch handelt es sich um abnorm gewucherte Zellschläuche aus mehrschichtigen zylindrischen und kubischen oder platten Zellen. Papilläres Wachstum und Zystenbildung ist häufig.

Die Geschwulst tritt bei älteren Leuten auf. Sie findet sich am Augen- und Kieferwinkel, den Lippen und der behaarten Kopfhaut. Übergang in Karzinom ist möglich.

Eine besondere Form des Schweißdrüsenadenoms stellt das **Zylindrom (Spieglerscher Tumor, Hydradenoma cylindromatosum)** dar. Sie stehen den Sialoblastomen (s. Speicheldrüsengeschwülste) nahe. Die Tumoren bestehen aus regelmäßigen hyalinen zylindrischen Bändern und Säulen, zwischen denen drüsenartig wachsende Epithelstränge oft netzartig verlaufen. Der Lieblingssitz der Geschwulst ist die Kopfschwarte, besonders die Stirnhaargrenze (Abb. 118). Der Tumor ist halbkugelig, kann auch multipel auftreten. Er entwickelt sich besonders bei alten Frauen in jahrelangem Wachstum. Die Oberfläche ist höckrig und sieht rötlichblau aus. Erweiterte Kapillaren können deutlich sichtbar sein.

Die *Behandlung der Adenome* der Haut besteht in der ovalären Umschneidung der Geschwülste an der Basis. Kleinere Geschwülste können durch Röntgenbestrahlung und Stichelung entfernt werden.

14. Xanthelasma

Es ist eine gutartige Geschwulst, die weiche, knötchenförmige oder gelbe Plaques in der Haut bildet (Abb. 119). Besonders in der Umgebung der Augenlider alter Leute tritt das Xanthelasma auf. Charakteristisch sind die histologisch nachweisbaren Xanthomzellen. Es sind wabig-schaumige Zellen mit doppelt lichtbrechenden Lipoiden und Cholesterinen. Als Ursache der Erkrankung finden sich Stoffwechselstörungen wie Diabetes, Nephritis, Atherosklerose und Fettleibigkeit. Häufig ist eine Hypercholesterinämie nachweisbar.

Behandlung ist aus kosmetischen Gründen angezeigt. Exzision ist wegen des multiplen Auftretens häufig nicht möglich. Elektrolyse und Kaltkaustik können erfolgreich angewendet werden, ebenso die Radiumtherapie. Auf entsprechende innere Behandlung und bei fettarmer Diät tritt häufig eine vollständige Rückbildung ein.

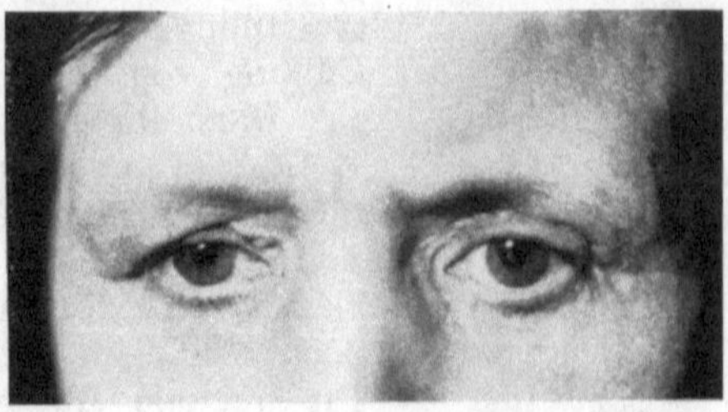

Abb. 119. Xanthelasma im Bereich beider Oberlider

VII. Chirurgie der Speicheldrüsen

(Anatomie und Topographie s. Gesicht und Mundhöhle)

A. Entwicklungs- und Abflußstörungen

1. Angeborene Mißbildungen

der Speicheldrüsen sind selten. Anomalien der Zahl und des Sitzes der Ausführungsgänge der Glandula submandibularis und sublingualis treten häufiger auf.

2. Speichelfisteln

Angeborene Speichelfisteln finden sich besonders bei querer Wangenspalte. Sie sind selten. Erworbene Speichelfisteln sind eine typische Komplikation gestörter Wundheilung. Verletzungen der Speicheldrüsen und ihrer Ausführungsgänge sind nicht häufig. Wunden der Glandula submandibularis und lingualis heilen gewöhnlich ohne Fistelbildung. Speichelfisteln treten hauptsächlich an der Parotis auf.

Bei Verletzung der Drüse, nach Inzision bei Parotisabszeß oder bei zu weit nach vorn gelegter Schnittführung bei Operationen am Ohr entsteht die **Speicheldrüsenfistel.** Seltener ist sie bei Zerstörung der Speicheldrüse infolge chronisch entzündlicher Prozesse wie Tuberkulose, Syphilis, Aktinomykose und Noma.

Gewalteinwirkungen im Bereich des M. masseter, operative Entfernung von Speichelsteinen oder Fremdkörpern können Fisteln der Ausführungsgänge, sog. **Speichelgangfisteln** bedingen. Bei der Parotis werden sie in **bukkale, massetere** und **glanduläre** je nach dem Abschnitt des Ausführungsganges, der betroffen worden ist, eingeteilt.

Die *Diagnose* der Erkrankung ergibt sich aus der Absonderung von Speichel aus einer feinen Öffnung inmitten eines Granulationsknopfes. Während der Mahlzeit ist die Sekretion vermehrt. Speichelgangfisteln sezernieren stärker als Drüsenfisteln, da sie das Sekret der gesamten Drüse absondern. Parotisgangfisteln sondern oft mehrere 100 ccm am Tag ab. Dagegen ist an der betreffenden Mundseite eine gewisse Trockenheit objektiv und subjektiv vorhanden, was bei Gabe von speicheltreibenden Mitteln besonders instruktiv ist. Beim Einspritzen einer Farblösung, z. B. Methylenblau, kommt diese nur dann im Mund zum Vorschein, wenn die Fistel von einem in seiner Kontinuität nicht völlig unterbrochenen Drüsengang oder Drüsengangsast ausgeht. Bei der Röntgendarstellung der Drüsenfistel (Sialographie, s. Anatomie und Physiologie) stellt sich bei Füllung von außen her das sezernierende Drüsenläppchen mit seinem Ductulus isoliert dar, während es bei Füllung von innen her ausgespart bleibt. Bei der Gangfistel wird bei Kontrastfüllung von außen die ganze Drüse dargestellt, während Füllung vom Mund her nur den erhaltenen distalen Gangteil zur Darstellung bringt. Für die Unterscheidung der beiden Fistelarten ist außerdem der Sitz der Öffnung von Bedeutung. Die Abgangsstelle des Parotisganges von der Drüse projiziert sich in die beiden mittleren Viertel der Verbindungslinie Jochbein-Kieferwinkel und zwar beim Breitgesichtigen mehr dem Jochbein, beim Schmalgesichtigen mehr dem Kieferwinkel zu. Die bukkale Mündungsstelle des Gangs liegt zwischen oberen Prämolar 2 und Molar 1—2. Fistelmündungen in diesem Gebiet werden, entsprechenden Fistelverlauf vorausgesetzt, einer Gangfistel entsprechen, während dahinter ohrwärts gelegene eher Drüsenfisteln sind.

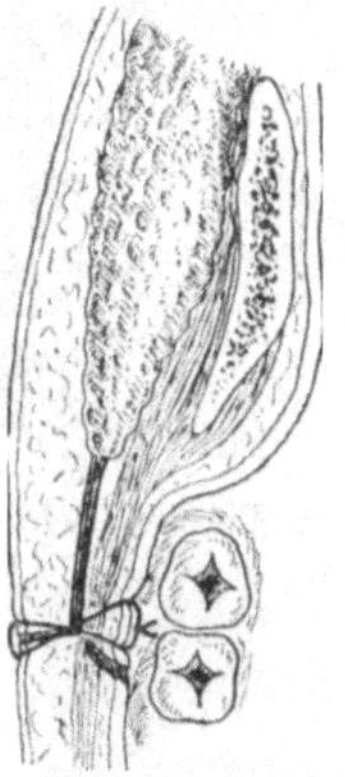

Abb. 120. Bildung eines Abflußkanals mit Hilfe d. Drahtschlingenmethode bei Speichelgangfistel des Parotis

Innere Fisteln, die in die Mundhöhle münden, bedürfen keiner *Behandlung*, da sie belanglos sind. Häufig schließen sich auch die äußeren Fisteln spontan oder nach Ätzung mit Höllenstein, besonders wenn eine Drüsenfistel vorliegt. Auch die Verödung mit Varicocid kann versucht werden. Gleichzeitig ist die Verabfolgung von Atropin und wenig gewürzter Kost erforderlich. Fisteln der Glandula submandibularis oder sublingualis werden durch vollständige Exstirpation der Drüse leicht geheilt. Die Totalexstirpation der Glandula parotis ist wegen der Gefahr der Lähmung des N. facialis nicht angezeigt. Gangfisteln der Glandula parotis müssen operativ angegangen werden, wenn eine Lippenfistel besteht, d. h. Haut und Schleimhaut miteinander verwachsen sind. Auch bei mundwärts verschlossenem Gangstück und bei einem großen Defekt des Ganges ist die Operation erforderlich. Lassen sich die Enden des durchschnittenen Ganges auffinden, so ist die End-zu-End-Naht angebracht. Bei frischen Verletzungen soll der Gang von vornherein genäht werden, um eine Fistel zu vermeiden. Die Bukkalfistel wird durch Verlegung des Ganges in das Vestibulum oris geheilt.

Ist das drüsenwärts gelegene Gangende für die Verlegung in die Mundhöhle zu kurz, so wird am einfachsten ein neuer Gang gebohrt. Zu diesem Zweck werden von der Mundhöhle her die Weichteile zur Fistelöffnung hin durchstoßen und ein Drain eingelegt, oder es werden wie bei der sog. „Drahtschlingenmethode" die Weichteile an zwei nebeneinanderliegenden Stellen durchstoßen. Die dazwischen liegende Weichteilbrücke wird durch einen im Munde fest geknüpften Draht oder Seidenfaden allmählich unter Bildung eines Abflußkanals durchschnitten (Abb. 120). Außer dieser einfachen Methode sind zahlreiche Eingriffe und Plastiken angegeben worden, ein Zeichen dafür, daß viele Schwierigkeiten dem gewünschten Therapieziel entgegenstehen. Durch Röntgenbestrahlung läßt sich die Sekretion der Speicheldrüse zeitweise zum Verschwinden bringen. Dadurch kann die Entstehung einer Fistel verhütet oder evtl. die Sekretion nach der Operation auf kurze Zeit ruhiggestellt werden. Die Entnervung der Drüse durch Resektion des N. auriculotemporalis führt zum völligen Versiegen der Sekretion der Glandula parotis und zur Verödung der Drüse.

3. Fremdkörper und Speichelsteine

Fremdkörper sitzen besonders in dem Ausführungsgang der Glandula submandibularis in Form von Getreidegrannen, Holzsplittern, Obstkernen, Fischgräten, Haaren usw. Die Speichelsteine verursachen die sog. **Sialolithiasis.** Speichelsteine treten solitär oder multipel in Form kleiner bis bohnengroßer, länglicher, gelbweißer, selten dunkel gefärbter Kalksteine (Abb. 121) auf. Sie haben chemisch die gleiche Zusammensetzung wie der Zahnstein. Meist enthalten sie einen organischen Kern aus Speichel und Bakterien. Auch der Strahlenpilz hat eine starke kalkabscheidende Wirkung.

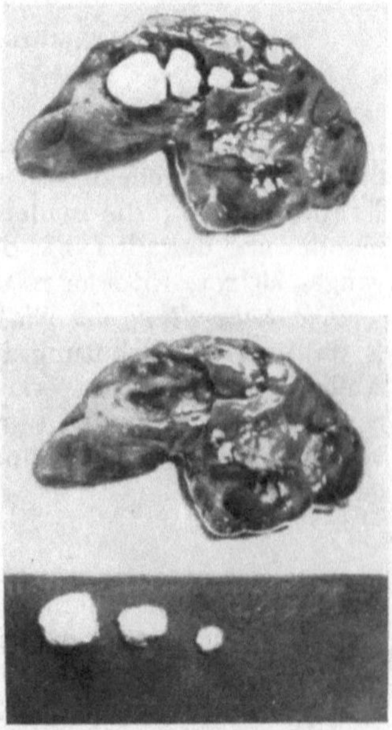

Abb. 121. Sialolithiasis der Glandula submandibularis; oben die Speichelsteine in der aufgeschnittenen Drüse

Die *Symptome* sind harmlos. Es können aber auch heftige Speichelkoliken, besonders bei der Nahrungsaufnahme verursacht werden. Diese sind kombiniert mit Anschwellen der Speicheldrüse in Form einer „Speichelgeschwulst" **(Tumor salivalis).** Tritt eine Infektion des Ganges vom Munde aus hinzu, so ist das Orificium gerötet. Es entleert sich eitriger Speichel. Häufig sieht man die Steine durch die dünne darüber liegende Schleimhaut am Boden des Mundes, oder sie können gefühlt werden, wenn man einen Finger in den Mund und den anderen unter das Kinn legt. Mit Hilfe des Sonde kann der Stein getastet werden. Auch durch eine Röntgenaufnahme lassen sich Steine nachweisen (Abb. 122).

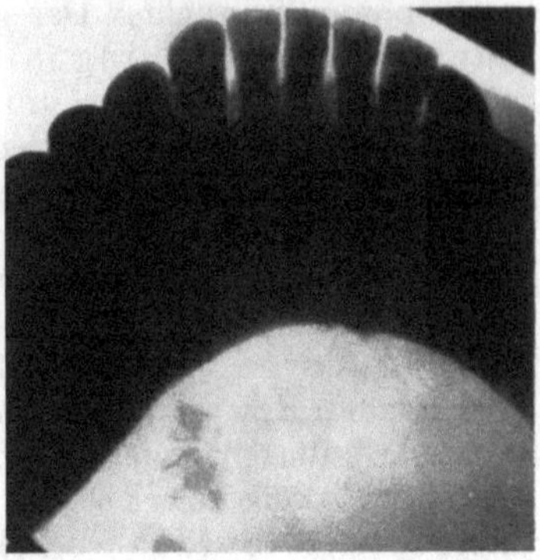

Abb. 122. Drei im Röntgenbild deutlich sichtbare Speichelgangsteine der linken Glandula submandibularis

Speichelsteine sind selten. Sie sind meist die Folge von Abflußstörungen. Häufig gehen die akuten Erscheinungen vorübergehend zurück. Allmählich wird jedoch der Schwellungszustand der Drüse chronisch. Die Drüse fühlt sich derb und fest an. Die Glandula sumandibularis wölbt sich als harter Tumor unter dem Unterkiefer hervor. Am häufigsten sitzen die Steine in der Glandula submandibularis, seltener in der Sublingualis und Parotis. Männer im mittleren Alter werden bevorzugt von der Krankheit befallen.

Die *Therapie* besteht in der Extraktion des Steines. Meist ist dazu die einfache Spaltung des Ganges ausreichend. Da bei längerer Dauer des Leidens die Speicheldrüse chronisch entzündlich verändert ist, empfiehlt sich bei Steinen der Glandula submandibularis die Entfernung der gesamten Drüse mitsamt den Steinen (Abb. 121).

B. Entzündungen der Speicheldrüsen und ihrer Gänge

1. Sialodochitis

Entzündungen des Speicheldrüsenganges sind gewöhnlich mit einer Entzündung der Speicheldrüse verbunden (Abb. 124). Sialodochitis entsteht durch Fremdkörper, die in den Gang gelangen (s. da) oder durch Infektionen des Mundes und des Pharynx, die den Gang infizieren. Die Mündung des Ausführungsganges ist rot, Eiter oder zäher Schleim läßt sich ausdrücken.

Die Behandlung der Sialodochitis besteht in der Entfernung des Fremdkörpers (s. da) und der Verhütung der Infektion des Mundes oder Pharynx. Um günstigere Abflußbedingungen zu erzielen, kann eine Weitung des Ausführungsganges oder Spaltung vorgenommen werden. Zur Bekämpfung der Infektion sind Injektionen von Penicillinlösung, Kaliumpermanganat 1 : 500 oder Silbernitratlösung 1 : 1000 angebracht.

2. Sialadenitis

Am häufigsten kommen akute Entzündungen, seltener chronische vor. Spezifische Entzündungen wie Tuberkulose, Aktinomykose (Abb. 94 a und b) und Syphilis spielen kaum eine Rolle. Die Parotis neigt vorwiegend zur akuten entzündlichen Erkrankung, während die beiden anderen großen Speicheldrüsen hauptsächlich zu chronischen Erkrankungen, Speichelsteinen u. a. disponieren. Akute entzündliche Prozesse treten an der Sublingualis- und Submandibularisdrüse meist nur im Gefolge von Mumps auf.

Die Häufigkeit der akuten Erkrankung der Parotis, im Gegensatz zu den anderen Speicheldrüsen, wird mit ihrem normalen physiologischem Verhalten in Zusammenhang gebracht. Der gelbliche Parotisspeichel entfaltet, anders als das mucinhaltige Sublingualis-Submandibularissekret, eine eiweißspaltende Wirkung. Dieser grundsätzliche Unterschied in der normalen Funktion findet seinen Ausdruck auch in dem verschiedenartigen anatomisch-histologischen Aufbau der Drüsen (weitere Einzelheiten s. Parotitis purulenta).

Klinisch werden bei der akuten Parotitis zwei Gruppen unterschieden: Die Fälle von selbständigen oder primären Erkrankungen der Ohrspeicheldrüse. Sie umfassen die epidemische Parotitis oder Mumps. Demgegenüber gehören zur Gruppe der sekundären Parotitis diejenigen Fälle, die sich im Gefolge anderer allgemeiner oder lokaler Erkrankungen entwickeln (s. Parotitis purulenta).

a) **Parotitis epidemica (Mumps oder Ziegenpeter).** Sie ist eine primär auftretende akute Infektionskrankheit, die durch ein Virus übertragen wird. Sie befällt ältere Kinder. Beide Speicheldrüsen werden betroffen. Auch die Glandula sublingualis oder submandibularis kann gleichzeitig oder allein erkranken. Die Inkubationszeit dauert 14—18 Tage. Die Drüsen sind akut geschwollen, bei anfänglich erheblichen Fieber. Die Ohrläppchen stehen ab (Abb. 123). Mundöffnen, Kauen und Schlucken sind erschwert.

Die *Prognose* der Erkrankung ist im allgemeinen günstig. Nach 1—2 Wochen klingen die akuten Erscheinungen ab. Vereiterung ist selten, jedoch findet sich häufig als Komplikation eine Orchitis, Oophoritis, Mastitis oder Vulvitis. Schwerhörigkeit und Sterilität können als Dauerschaden zurückbleiben.

Die *Therapie* ist konservativ. Mundpflege, besonders Spülungen mit Kaliumpermanganatlösung oder Kamille ist angezeigt. Die Haut über den entzündeten Drüsen wird eingefettet. Bei Orchitis sind Hochlagerung der Hoden und Anlegen eines Suspensoriums notwendig. Bei Vereiterung s. Parotitis purulenta.

b) **Parotitis purulenta.** Die eitrige Entzündung der Ohrspeicheldrüse tritt sekundär auf. Die Drüse wird auf drei verschiedenen Wegen infiziert. Die *stomatogene Infektion*, d. h. von der Mundhöhle aus durch den Ausführungsgang, ist die häufigste (Abb. 124). Staphylokokken und Streptokokken sind die Erreger der Entzündung. Sie stellte sich früher nach einfachen Tropfnarkosen infolge

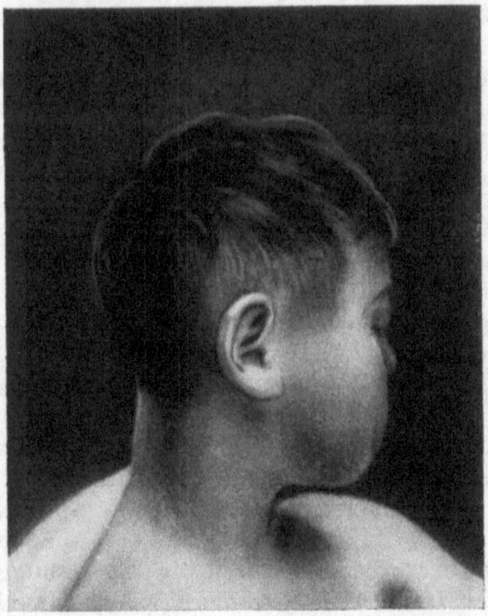

Abb. 123. Schwere epidemische Parotitis mit Ödem der rechten Gesichtshälfte und Hochdrängung des abgehobenen rechten Ohrläppchens

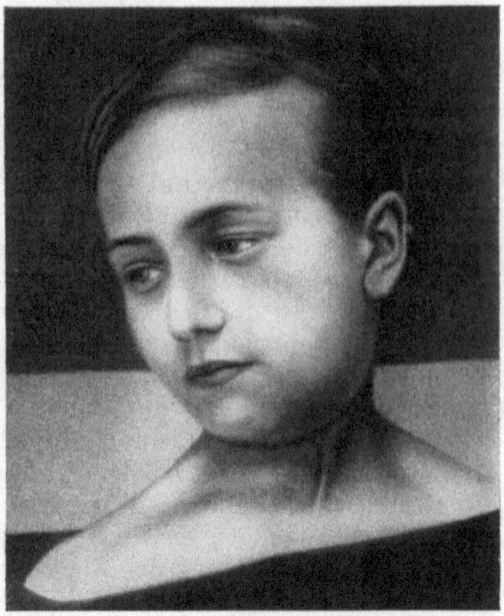

Abb. 124. Duktogene purulente Infektion der Glandula submandibularis, fluktuierender Wangenabszeß

des gebräuchlichen Handgriffs beim Vorhalten des Kiefers, der die Drüsensubstanz mechanisch verletzt, gewöhnlich am 3. bis 4. Tage nach der Operation ein. Ein früherer Beginn hat keinen Einfluß auf die Schwere des Verlaufs. Mangelhafte Mundpflege, vernachlässigte Zahnsanierung und ungenügende Speichelsekretion sowie Fremdkörper (s. da) erleichtern das Eindringen der Keime.

Die *hämatogen-metastatische Infektion* der Parotis ist postoperativ gleichfalls möglich. Häufiger ist sie eine Folge von Infektionskrankheiten wie Typhus, Scharlach, Pneumonie, Grippe usw. Histologisch findet sich dabei zunächst der Krankheitsprozeß von den Blutgefäßen ausgehend in der Zwischensubstanz als sog. interstitielle Phlegmone.

Die *fortgeleitete Entzündung* aus der Nachbarschaft, die lymphogen oder infolge eitrigen Durchbruchs auf die Ohrspeicheldrüse übergreift, nimmt ihren Ursprung von vereiterten Lymphknoten, einer Otitis media, einem Erysipel oder von phlegmonösen Vorgängen in der Umgebung der Drüse sowie von Kieferosteomyelitiden.

Schließlich kann auch ein *autodigestiver Prozeß* mit primärer Nekrose und nachfolgender Entzündung bei der Entstehung einer Parotitis eine Rolle spielen. Die Ohrspeicheldrüse enthält wie das Pankreas diastatisches, fettspaltendes und eiweißspaltendes Ferment. Es liegt im Bereich der Möglichkeit, daß besonders das trypsinähnliche Ferment unter der Einwirkung bestimmter Faktoren eine Verdauungswirkung in der Drüse selbst ausüben kann. Evtl. kommen als auslösende Reize reflektorische Beeinflussungen in Frage, wie sie bei Laparotomien ausgelöst werden, nach denen eine Parotitis besonders gerne auftritt. Sekundär stellt sich dann eine Infektion der Drüse vom Munde aus ein. Histologisch handelt es sich also primär um einen Krankheitsprozeß der Drüsensubstanz, im Gegensatz zu der primären Entzündung der Gänge bei stomatogener Entstehung oder der des Interstitiums bei hämatogener Entstehung der Parotitis.

Das Auftreten einer akuten eitrigen Parotitis deutet auf eine Schwächung der Widerstandskraft des Körpers. Besonders marantische und in ihrem Allgemeinzustand schon an sich geschädigte Individuen neigen zum Entstehen einer Parotitis. Elende Patienten haben sehr oft infolge mangelhaften Speichelflusses bei ungenügender Nahrungsaufnahme und schlechter Mundpflege bereits eine Stomatitis. Auch nach Sondenfütterung beobachtet man häufig eine Ohrspeicheldrüsenentzündung. Die postoperative Parotitis ist daher eine gefürchtete Komplikation mit einer relativ hohen Mortalitätsziffer.

Gewöhnlich ist die Erkrankung einseitig. Stellt sie sich doppelseitig ein, so verläuft sie auf der zuerst befallenen Seite schwerer. Frauen werden häufiger betroffen als Männer. Die akute eitrige Entzündung der Glandula submandibularis ist äußerst selten.

Klinisch treten mit dem Beginn der Parotisschwellung Schmerzen und ein dumpfes Spannungsgefühl auf. Die Beschwerden verstärken sich beim Essen. Sie strahlen nach dem seitlichen Halsbezirke, besonders nach dem Ohre zu, aus. Die Kieferbewegungen sind gestört, oft besteht Trismus. In schweren Fällen kommt eine Behinderung des Schluckaktes hinzu, bedingt durch die Ausdehnung des Prozesses in dem pharyngealen Teil der Drüse. Die Schwellung pflegt schnell ihren Höhepunkt zu erreichen und dann nur langsam abzuklingen. Das Allgemeinbefinden ist schwer gestört und kommt bisweilen einem Kollapszustand oder einer starken toxischen Vergiftung gleich.

Die *Krankheitssymptome* setzen meist stürmisch und schlagartig ein. Die Schwellung ist das charakteristische Lokalsymptom der Parotitis. Sie manifestiert sich besonders unter und hinter dem Ohr. Charakteristischerweise ist das Ohrläppchen abgehoben. Dieses Abstehen kommt dadurch zustande, daß der unter dem Gehörgang gelegene Drüsenanteil durch seine Schwellung, zusammen mit dem kollateralen Ödem der umgebenden Weichteile, das Ohrläppchen direkt abhebt. Stets ist die Parotitis, wenigstens im späteren Stadium, begleitet von einem starken Ödem der Weichteile, das oft die ganze Gesichtshälfte und die seitlichen Halsgebiete einnimmt. Gleichzeitig mit der plötzlichen Schwellung der Drüse setzt in schweren Fällen eine hohe Steigerung der Temperatur ein. Das Sekret der Drüse ist oft gestaut, eitrige Sekretion aus dem Ausführungsgang häufig vorhanden.

Der Verlauf der Erkrankung richtet sich nach der Schwere des Prozesses. Sehr ernste Fälle können binnen 1—2 Tagen tödlich enden. Bei leichter Erkrankten bleibt die Schwellung der Drüse einige Tage unverändert bestehen, um dann im Verlaufe von weiteren 8—14 Tagen allmählich zurückzugehen. Komplikationen treten auf in Form einer Gesichtsphlegmone (s. da), Einbruch der Entzündung in das Kiefergelenk und die Schädelhöhle mit nachfolgender Meningitis. Auch ist eine Fortleitung nach dem Mundboden (s. Mundbodenphlegmone) und dem Mediastinum möglich. Gelegentlich findet sich eine Thrombophlebitis oder eine Lähmung des Nervus facialis.

Die Prognose der Parotitis purulenta ist schwierig zu beurteilen. Massgebend ist in erster Linie der Allgemeinzustand. Bei ausgesprochenem Lokalbefund läßt sich die Voraussage meist günstig stellen. Liegt dagegen eine toxische Schädigung des Gesamtorganismus vor, wie es besonders bei postoperativen Fällen zutrifft, so ist der Prozeß wesentlich ernster zu deuten. Besonders ungünstig verläuft die doppelseitige Parotitis.

Die Therapie hängt ab vom Allgemeinbefinden und Lokalbefund. Ist der Allgemeinzustand nur wenig gestört, so kann eine Sulfonamid- und Penicillinbehandlung im Beginn der Erkrankung die Entzündung zum Rückgang bringen. Gleichzeitig empfiehlt sich die Anwendung einer Röntgenreizbestrahlung. Flüssige Ernährung, Spülungen des Mundes mit Kamillen- und Salbeitee sowie Kauen eines Kaugummis zur Anregung des Speichelflusses sind in jedem Falle angebracht. Bei schweren Erkrankungen, oder wenn die konservative Therapie nicht baldigst Besserung bringt, zögere man nicht mit der rechtzeitigen Inzision. Fluktuation ist meist nicht nachweisbar wegen der derben Fascia parotido-masseterica (s. Anatomie). Wird die Inzision nicht frühzeitig durchgeführt, so besteht die Gefahr, daß das Parenchym der Drüse restlos zerstört wird, da das entzündliche Ödem keine Möglichkeit zum Ausweichen aus der Parotiskapsel hat. Meist finden sich zahlreiche kleine, über die ganze Drüse verbreitete Einschmelzungsherde. Häufig entleert sich nur trübes Sekret und nekrotisches Gewebe. Trotzdem bringt die Inzision eine Entspannung der Drüse und erschwert die Resorption toxischer Stoffe. Die Inzision erfolgt von einem bogenförmigen Schnitt hinter dem Kieferwinkel (Abb. 78), der nur die Haut und die Subkutis durchtrennt. Mit der Kornzange wird die Drüsenkapsel stumpf durchbohrt und durch Spreizung der Eiter entleert. So läßt sich eine Verletzung des Nervus facialis in jedem Falle vermeiden. Anschließend wird die Wunde drainiert.

c) **Sialadenitis chronica.** Die chronische Entzündung der Speicheldrüsen kann bedingt sein durch Strikturen des Ausführungsganges oder durch Fremdkörper (s. Sialolithiasis). Weitere Ursachen sind Infektionen des Mundes oder Rachens, Vergiftungen wie durch Quecksilber, Jod oder Urämie, Infektionskrankheiten, besonders Syphilis und Tuberkulose. Auch die Aktinomykose (Abb. 94a und b) verursacht in seltenen Fällen chronische Speicheldrüsenentzündungen. Schließlich gibt es chronische, nicht spezifische Entzündungen ohne grob nachweisbare Entstehungsursachen. Während die zuerstgenannten Ursachen besonders an der Glandula parotis eine chronische Entzündung auslösen, sind die unspezifischen chronischen Entzündungen an der Glandula submandibularis am häufigsten.

Die *Symptome* der chronischen Speicheldrüsenentzündungen bestehen in einer derben, nicht druckempfindlichen, diffusen Schwellung der Drüse, die langsam an Größe zunimmt (Abb. 125). Akute entzündliche Schübe führen zu Rezidiven. Aus dem Orificium des Speicheldrüsenganges entleert sich häufig Eiter, die Umgebung ist gerötet. Speichelkoliken und Schmerzen können beim Essen auftreten.

Im Sekret sind bei chronischen Entzündungen häufig Bakterien, die von der Mundhöhle in den Ausführungsgang eindringen, nachweisbar. Die mikroskopische Diagnose ist wegen der einzuschlagenden Therapie wichtig. Histologisch zeigt die erkrankte Drüse eine starke Proliferation des Bindegewebes mit Schwund des Parenchyms.

Die *Therapie* besteht in der Behandlung des Grundleidens. Infektionsherde und Fremdkörper müssen angegangen werden. Bei der Glandula submandibularis und sublingualis führt die Totalexstirpation der Drüse eine schnelle Heilung herbei. Die völlige Entfernung der Glandula parotis ist wegen der Gefahr der Lähmung des N. facialis nicht angebracht. Die konservative Therapie beschränkt sich auf das Fernhalten der schädlichen Ursachen. Der Speicheldrüsengang wird mit antiseptischen Lösungen gespült (s. Sialodochitis). Röntgenbestrahlung ist oft erfolgreich. Sulfonamide und Penicillin sind bei entsprechender Empfindlichkeit der Erreger zu verabfolgen.

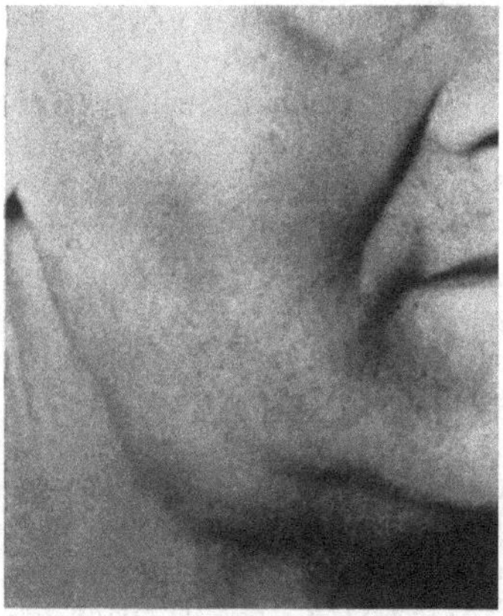

Abb. 125. Chronische unspezifische Entzündung mit starker, derber Schwellung der Glandula submandibularis

d) **Mikuliczsche Krankheit.** Sie ist eine chronische symmetrische Erkrankung der Tränen- und Speicheldrüsen. Die Drüsen schwellen fortschreitend an. Es handelt sich bei der Erkrankung um eine leukämische oder aleukämische Lymphadenose bzw. Myelose. Der große Reichtum des Gewebes zwischen den Läppchen an Lymphozyten mit Verdrängung des Drüsenparenchyms, das schließlich der Druckatrophie anheimfallen kann, ist bezeichnend. Die eigentliche Drüse verhält sich passiv. Es besteht also eine hyperplastische Erkrankung des intraglandulären Lymphgewebes. Das Besondere dieser Lymphadenose liegt darin, daß bei der Mikuliczschen Erkrankung nur die Tränen- und Mundspeicheldrüsen ergriffen werden und daß es sich um ein harmloses, leicht heilbares Leiden handelt, im Gegensatz zu den echten Lymphadenosen (Leukämie usw.).

Klinisch äußert sich die Erkrankung durch das paarweise Befallensein der Speichel- und Tränendrüsen. Entzündungsanzeichen und Schmerzen fehlen. Durch die Volumenzunahme kommt es zu einem Spannungsgefühl an den befallenen Drüsen. Die Augenbeweglichkeit und das Öffnen der Lider ist bei starker Beteiligung der Tränendrüsen gestört. Gelegentlich klagen die Kranken über Trockenheit im Munde und mangelnden Tränenfluß. Die Schwellung der Drüsen kann auch zuerst einseitig auftreten und später auf die andere Seite übergreifen.

Die Erkrankung befällt Erwachsene. Ihre wirkliche Ursache ist nicht bekannt. Unbehandelt bleibt die Drüsenschwellung jahrelang praktisch unverändert bestehen. Die *Prognose der Mikuliczschen Krankheit* ist sowohl bezüglich des Überlebens als auch der Heilung gut. Diese günstige Prognose darf aber erst dann gestellt werden, wenn bösartige Lymphadenosen ausgeschlossen worden sind.

Die Differentialdiagnose wird durch eine histologische Untersuchung nicht gefördert. Erst die Übersicht über eine gewisse Verlaufszeit der Erkrankung bestätigt die Diagnose, vorausgesetzt, daß alle Zeichen einer Lymphsystemerkrankung ausgeblieben sind. Insbesondere muß der sog. **Mikuliczsche Symptomenkomplex** ausgeschlossen werden. Es sind dies die Zeichen der Mikuliczschen Erkrankung, die im Rahmen verschiedenartigster Systemerkrankungen als Teilerscheinung auftreten können. In Frage kommt die Lues, Tuberkulose, Lymphogranulomatose oder leukämisch-aleukämische Prozesse.

Die Behandlung der Mikuliczschen Erkrankung besteht in der Röntgenbestrahlung. Sie ist bei der echten Mikuliczschen Erkrankung geradezu der Prüfstein für die Diagnose und führt zur endgültigen Heilung. Beim Mikuliczschen Symptomenkomplex richtet sich die Therapie nach dem Grundleiden. Evtl. kann die Entfernung einzelner Drüsen, mit Ausnahme der Parotis, angebracht sein.

C. Speicheldrüsenzysten und Geschwülste

1. Zysten

der Speicheldrüsen können angeboren oder erworben sein. Meist handelt es sich um Retentionszysten. Die erworbenen Zysten entstehen durch Trauma und chronische Entzündung, besonders bei Fremdkörpern. Die Zysten kommen einzeln oder multipel vor. Der Inhalt der Zyste ist serös, schlei-

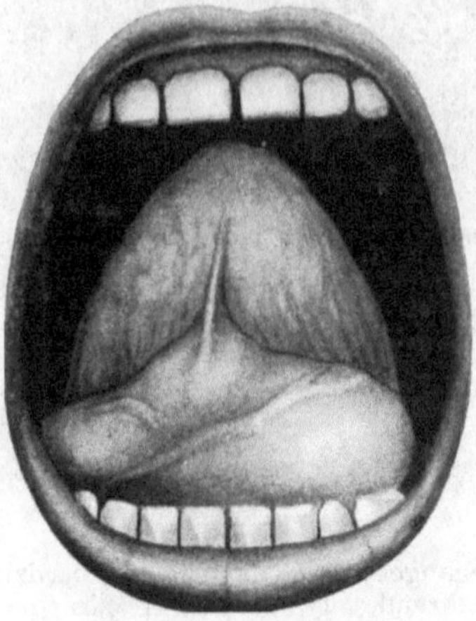

Abb. 126. Ranula, Retentionszyste der Glandula sublingualis

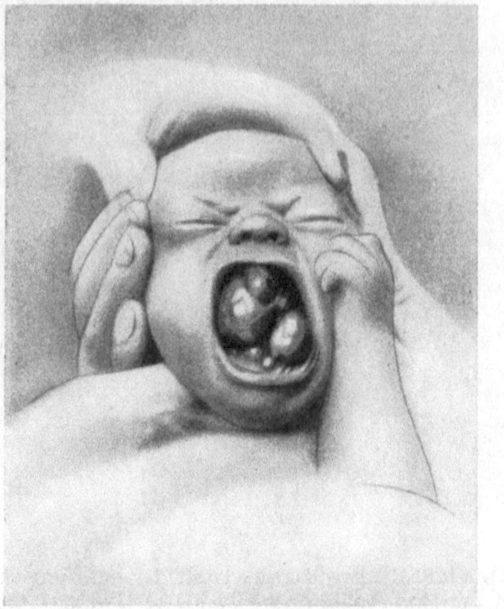

Abb. 127. Beiderseits nach dem Frenulum die verdünnte Schleimhaut sehr stark vorwölbende Ranula

mig, hämorrhagisch oder besteht aus den degenerativen Produkten eines nekrotischen Tumors, wie sie z. B. **teratoide Mischgeschwülste** der Parotis mit Zystenbildung darstellen.

Die typische Zyste der Speicheldrüse ist die **Ranula,** die „Fröschleingeschwulst". Sie verdankt ihren Namen der Ähnlichkeit mit der Kehlblase der Frösche. Die Ranula ist eine Retentionszyste und kommt hauptsächlich an der Glandula sublingualis infolge einer Entzündung der Drüse oder ihres Ausführungsganges vor. Sie liegt zwischen Zungenbändchen und Mundbodenmuskulatur (Abb. 126 und 127). Die Ranula submandibularis ist selten. Sie liegt submental zwischen der Mundbodenmuskulatur und Haut und wölbt sich seitlich unter dem Unterkiefer halbkugelig hervor. Mit der Ranula sublingualis kann sie in Verbindung stehen. Die Ranula ist eine durchscheinende, dünnwandige, blaurötlich gefärbte Zyste mit klarschleimigen Inhalt. Wenn die Drüse punktiert, inzidiert wird oder platzt, füllt sie sich erneut mit Flüssigkeit. Die Zunge wird durch die Geschwulst nach oben seitlich verdrängt. Infolgedessen ist die Sprache behindert. Kauen, Atmung und Ernährung können gleichfalls gestört sein. Die Geschwulst wächst langsam fortschreitend. Sie kann infiziert werden. Eine Mundbodenphlegmone tritt dann als Komplikation auf.

Zysten der Parotis können wie die Ranula infolge Retention entstehen. Sie werden bis hühnereigroß. Aber auch **Dermoidzysten** mit talgartigem Inhalt und behaarter Haut kommen in der Parotis und unter der Zunge vor. **Kiemengangs-**

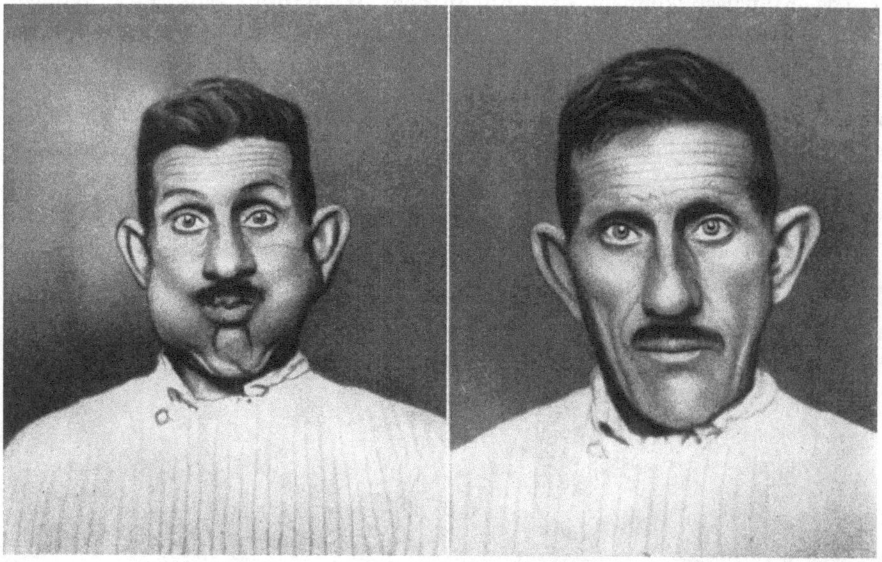

a *b*

Abb. 128. Beiderseitige zystische Erweiterung des Parotisganges infolge dauernden Überdrucks in der Mundhöhle beim Glasbläser (Pneumatozele). *a* während angestrengter Exspiration bei geschlossenem Munde, *b* in Ruhe

zysten treten gleichfalls in der Parotis und unter dem Mundboden auf. Sie rühren von Kiemengangresten her. Ihre Wand ist mit Plattenepithel, Flimmerepithel, lymphoidem Gewebe und Knorpel ausgekleidet. Bei Glasbläsern oder auch bei Musikbläsern wie Trompetern und Flötisten finden sich Erweiterungen des Ductus parotideus in Form von **Luftpseudozysten (Pneumatozele)** (Abb. 128 a und b). Auch nach entzündlichen und traumatischen Strikturen kommt es zu einer Atrophie der Drüsen und zu einer Erweiterung des Ganges mit Pseudozystenbildung.

Zur *Diagnose* und genauen Lagefeststellung der Zysten kann die Füllung mit Joduron und nachfolgende Röntgenaufnahme angezeigt sein (s. Sialographie, Anatomie und Physiologie der Mundhöhle).

Die *Therapie* besteht in der Exstirpation der Zyste zusammen mit der zugehörigen Drüse und einem evtl. vorhandenen Tumor. Nach Punktion und Inzision treten fast immer Rezidive auf. Bei Zysten der Glandula parotis muß die Drüse nach Möglichkeit geschont werden.

2. Speicheldrüsengeschwülste

a) **Gutartige Tumoren.** Sie machen den größten Teil aller Geschwülste der Speicheldrüsen aus. **Lipome** gehen von dem Fettgewebe zwischen den Drüsenläppchen aus. **Fibrome** und **Hämangiome** sind selten. Die Hämangiome wachsen gewöhnlich schnell. **Lymphangiome** treten auf in Form zusammenpreßbarer Tumoren, die eine Neigung zu akut entzündlichen Attacken haben. Häufig greifen Hämangiome und Lymphangiome aus der Umgebung auf die Speicheldrüse über. **Adenome** sind selten. Sie neigen zu Zystenbildung, sind knollig oder gelappt, meist gut abgegrenzt.

Die *Therapie* der gutartigen Geschwülste besteht in der Exstirpation.

b) **Mischtumoren (Sialoblastome).** Es sind Geschwülste der Speicheldrüsen, vor allem der Parotis, die aus mehreren Gewebsarten gleichmäßig aufgebaut sind. Epitheliale Stränge, hyalines Bindegewebe, Schleim-, Knorpel- und manchmal Knochengewebe setzen die Geschwulst zusammen (Abb. 129).

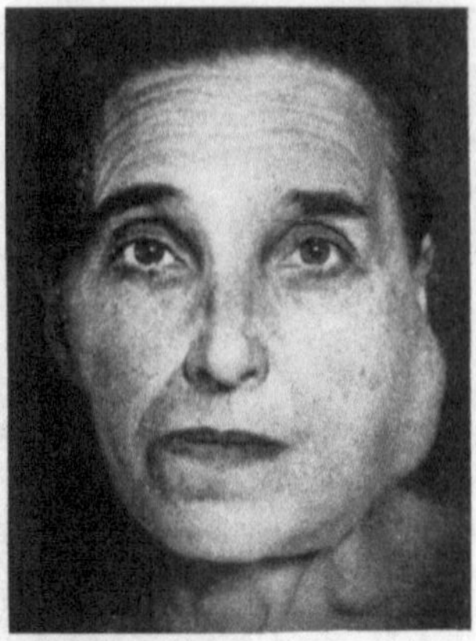

Abb. 129. Parotismischtumor

Pathologisch-anatomisch werden die Sialoblastome als epitheliale Fehlbildungen aufgefaßt, an deren Aufbau abgesprengtes osteo-chondrogenes Gewebe der Kiemenbögen beteiligt ist. Das Epithel zeigt netz- und strangförmige Auflösung durch Abgabe eines homogenen hyalinen Sekretes. Es kann aber auch in geschlossenen Nestern liegen. Verhornung und drüsige Anordnung kann vorhanden sein. Auch das Stroma ist aufgequollen und häufig schleimig aufgelockert in Form von myxomatösem Gewebe. Verfestigung der Kolloide bewirkt knorpelige Strukturen. Die Tumoren sind oft zystisch, manchmal verkalkt und verknöchert. Sie stehen zwischen den gutartigen und bösartigen Geschwülsten.

Durch Keimverlagerung können die Mischgeschwülste auch entfernt von den großen Speicheldrüsen, z. B. an den Lippen, Wangen, der Nase, der Stirn und dem Gaumen auftreten.

Gewöhnlich findet sich der Tumor in den retromandibulären, prä-, sub- oder postaurikularen Teilen der Glandula parotis. Er ist knollig, gut abgegrenzt, meist von einer Kapsel umschlossen, sieht grau-weiß aus und wächst langsam. Er tritt in jungem Alter zwischen 20 und 40 Jahren auf. Die linke Seite ist häufiger als die rechte betroffen. Die Geschwulst fühlt sich fest an. Schmerzen sind nicht vorhanden. In etwa 11% der Fälle tritt eine maligne Entartung ein, besonders Rezidive neigen zur Bösartigkeit.

Die *Diagnose* des Tumors ist nicht schwierig. Jugendliches bis mittleres Alter, typischer Sitz, langsames Wachstum und die scharf umschriebene verschiebliche rundliche Form sind charakteristisch. Das Ohrläppchen steht ab.

Die *Therapie* besteht in der intrakapsulären Enukleation des Tumors. Präliminar ist wegen der starken Blutungsgefahr die Unterbindung der A. carotis externa angezeigt. Die Schnittführung muß darauf Rücksicht nehmen und den Verlauf des Nervus facialis beachten (Abb. 78). Nicht immer läßt sich der Nerv schonen. Bei Mischtumoren der Glandula submandibularis empfiehlt sich die präliminare Unterbindung der A. facialis. Bei bösartiger Entartung des Tumors ist die Radikaloperation angezeigt (s. Karzinome).

c) **Karzinome.** Karzinome der Glandula parotis kommen häufiger vor. Es handelt sich um Plattenepithelkarzinome mit Verhornung (Abb. 130) oder um unreife nicht verhornende Epithelwucherungen. Seltener ist die Glandula submandibularis (Abb. 131) oder sublingualis befallen. Tritt der Tumor als Scirrhus auf, so ist er von harter Konsistenz, zeigt Neigung zu Schrumpfung, infiltrativen Wachstum, oft mit Fazialisparese. Der Markschwamm ist weich, zellreich, wächst schnell, metastasiert frühzeitig und ist infolgedessen sehr bösartig.

Das Karzinom der Parotis wächst anfangs knötchenförmig, späterhin infiltrierend und zerfallend. Die Haut kann ulzerieren. Neuralgische Schmerzen im Bereich der Schulter und des Ohres treten auf. Kau-, Atmungs- und Hörstörungen stellen sich ein.

Im Sialogramm finden sich unvollständige und unregelmäßige Füllungen des Gangsystems mit Überlaufen des Kontrastmittels in das umgebende Gewebe.

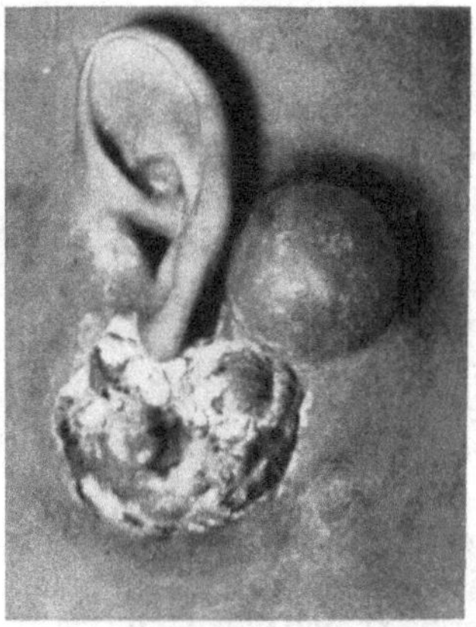

Abb. 130. Zerfallendes Plattenepithelkarzinom der Parotis und halbkugelige Hypernephrom-Metastase hinter dem Ohr

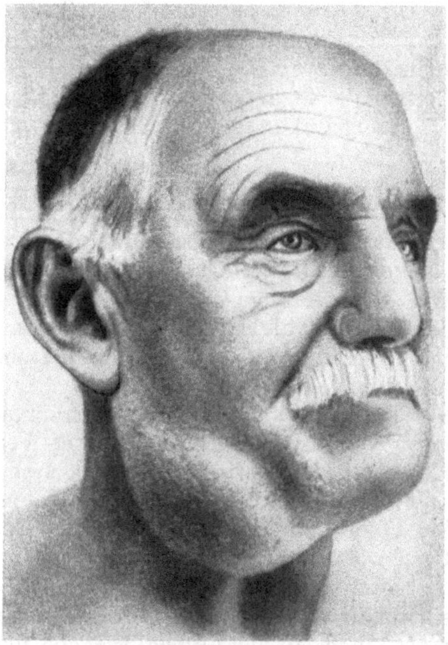

Abb. 131. Schwellung der rechten Unterkiefergegend bei Karzinom der Glandula submandibularis

Die *Prognose* des Speicheldrüsenkarzinoms ist ungünstig. Die *Behandlung* besteht in der radikalen Operation, die möglichst frühzeitig vorgenommen werden soll. Wegen der Blutungsgefahr ist die präliminare Unterbindung der A. carotis externa notwendig (Abb. 78). Die Entfernung der Geschwulst in einem Block und Exzision der tributären Lymphknoten ist auszuführen. Der N. facialis kann nicht geschont werden. Bei infiltrierendem Wachstum in die Halsgefäße und Verjauchung ist die Elektroexzision angezeigt (Abb. 132). Röntgenachbestrahlung ist erforderlich.

d) **Sarkome.** Sie sind selten und treten als Spindelzellen- und Rundzellensarkome, manchmal auch polymorphzellig auf. Anfangs sind sie umschriebene Knoten, die später infiltrierend und schnell in die Umgebung wachsen, stark hervortreten, zerfallen und Schmerzen verursachen. Sarkome der Parotis können mit Fazialislähmung verbunden sein. Die Behandlung ist die gleiche wie bei den Karzinomen.

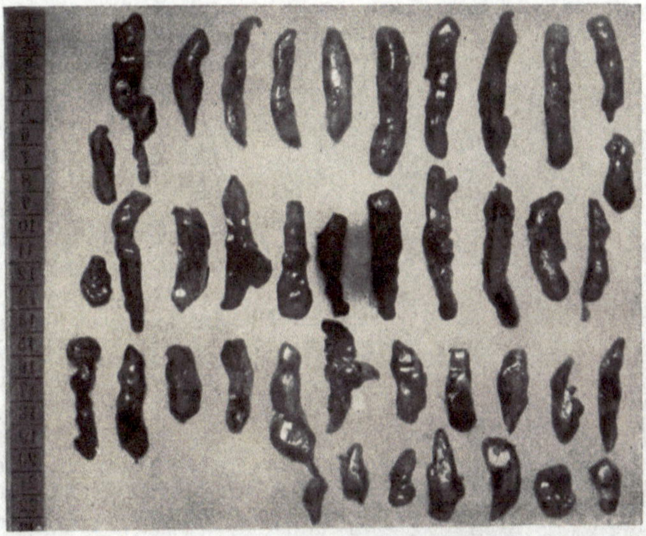

Abb. 132. Geschabsel nach Elektroexzision eines Tumor malignus der Parotis

VIII. Chirurgie des Auges

A. Anatomie

Das Auge liegt in der Orbita, die von den Knochen des Gesichtskeletts begrenzt wird. Die knöchernen Wände der Orbita sind von Öffnungen durchbrochen, durch welche Gefäße und Nerven ein- und austreten. Gleichzeitig setzen diese Kanäle die Augenhöhle in Verbindung mit der Schädelhöhle, Nasenhöhle und Fossa pterygopalatina (Abb. 133).

Die Orbita mit dem Orbitalinhalt muß von der Regio palpebralis mit den Augenlidern, dem M. orbicularis oculi und dem Konjuntivalsack unterschieden werden. Die Gefäße und Nerven der Orbita stammen aus dem Inneren des Schädels. Dagegen wird die Regio palpebralis von den Endästen dieser Nerven und Gefäße sowie denen des Gesichtes versorgt. Nerven und Gefäße des Schädelinneren und des Gesichtes anastomosieren im Bereich der Regio palpebralis miteinander.

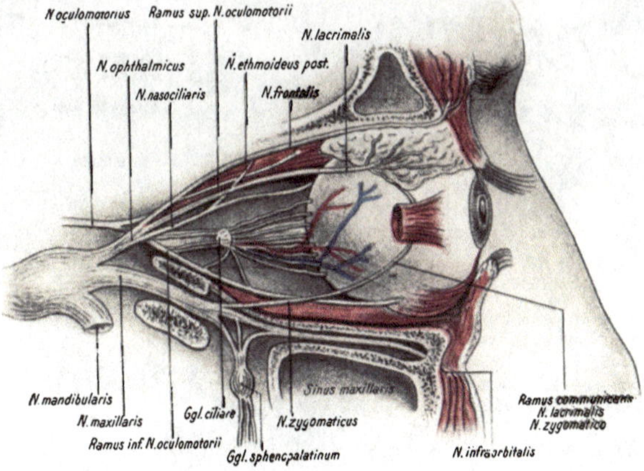

Abb. 133. Inhalt der Augenhöhle, von temporal

Die obere Wand der knöchernen Orbita trennt diese von der vorderen Schädelgrube ab (Abb. 134). Nasal besteht sie aus zwei Lamellen, zwischen denen sich die Stirnhöhle (s. da) befindet. Nach lateral wird die Orbita gegen die Fossa temporalis knöchern abgegrenzt. Die Resektion der temporalen Orbitawand macht den Inhalt der Orbita in großer Ausdehnung zugänglich und gestattet auch Eingriffe an den retrobulbären Gebilden (Abb. 142). Der Boden der Orbita wird durch eine Knochenlamelle gebildet, die sie von dem Sinus maxillaris abtrennt. Die nasale Wand ist außerordentlich dünn. Infolgedessen können Entzündungen des Siebbeins leicht auf die Orbita übergreifen.

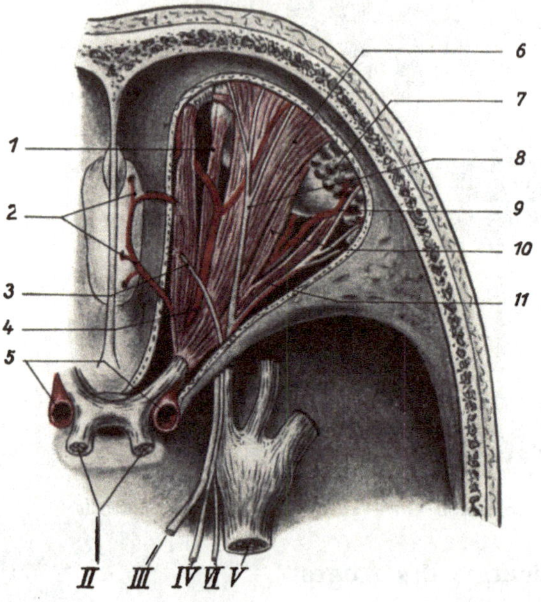

Abb. 134. Inhalt der Augenhöhle, von oben: *1* M. rectus bulbi nasalis. *2* Aa. ethmoidales ant. et post. *3* M. obliquus bulbi sup. mit N. trochlearis. *4* A. ophthalmica. *5* A. carotis interna. *6* M. levator palpebrae sup. *7* Glandula lacrimalis. *8* N. frontalis. *9* A. et N. lacrimalis. *10* M. rectus bulbi sup. *11* M. rectus bulbi temp.

Zwischen den Augenlidern und dem vorderen Umfang des Bulbus oculi befindet sich der Konjunktivalsack. Am medialen Augenwinkel leiten die Tränenkanälchen die Tränenflüssigkeit in die Nasenhöhle ab. Die Tränendrüse liegt am oberen äußeren Pol des Augapfels in der zugehörigen Fossa (Abb. 135).

Der Inhalt der Orbita besteht aus dem Bulbus oculi mit dem Fasciculus opticus, den sechs Augenmuskeln, den zugehörigen Gefäßen und Nerven. Diese dringen teils in den Bulbus ein oder versorgen die Muskeln. Die knöcherne Augenhöhle wird durch diese Gebilde nur unvollständig ausgefüllt. In den Zwischenräumen findet sich Fettgewebe, das gleichzeitig dem Auge als Polster dient. Das Auge selbst liegt in einer bindegewebigen Kapsel, die eine Art Gelenkpfanne bildet und dem Auge Bewegungen in allen Richtungen gestattet.

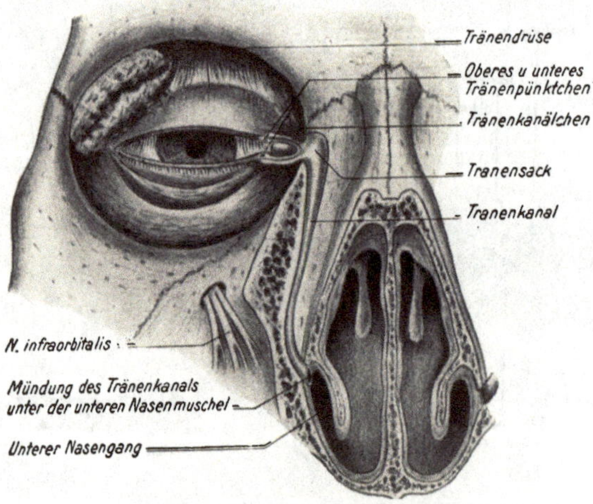

Abb. 135. Tränenorgane

B. Erkrankungen der Lider

1. Die Erkrankungen der Lidhaut

weichen nicht von denen der Gesichtshaut ab (s. Entzündungen und Geschwülste des Gesichts). Das **Gerstenkorn (Hordeolum)** ist ein Furunkel des Lidrandes, der infolge einer Follikulitis der Wimpern und der zugehörigen Glandulae sudoriferae majores (MOLLsche Drüsen) entsteht (Abb. 136). Es stellt eine schmerzhafte entzündliche knötchenförmige Schwellung am Lidrande dar mit einem begleitenden Ödem des ganzes Lides. Nach eitriger Einschmelzung entleert es seinen Inhalt nach außen.

Die *Therapie* besteht in der Verabfolgung heißer Umschläge, Kamillenspülungen, Rotlichtbestrahlung und evtl. der Inzision.

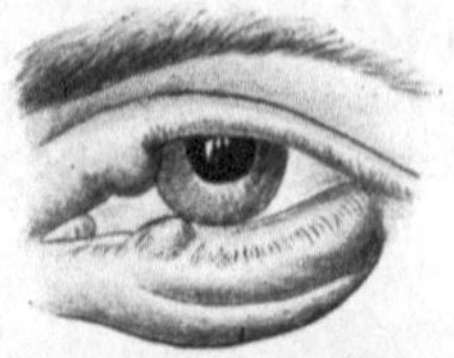

Abb. 136. Hordeolum am Ober- und Unterlid

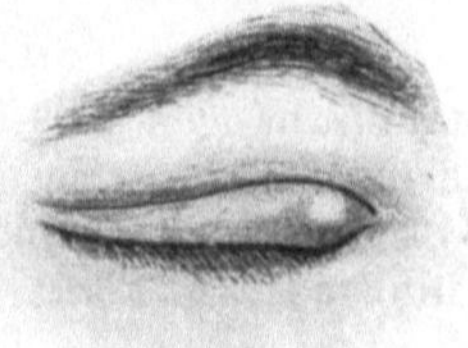

Abb. 137. Chalazion am Oberlid; harter Knoten ohne entzündliche Erscheinungen

Vom Gerstenkorn muß das **Hagelkorn (Chalazion)** unterschieden werden (Abb 137). Es entsteht infolge Verstopfung der Glandulae tarseae (MEIBOMsche Drüsen) als harter Knoten ohne entzündliche Erscheinungen im Tarsus. Manchmal bricht es nach dem Bindehautsack durch und verursacht dann granulierende Wucherungen.

Die *Therapie* besteht in der Exzision des Drüsenbalges.

2. Das Ektropium

ist eine krankhafte Auswärtskehrung des Randes des Unterlides. Sie tritt infolge chronischer Entzündungen des Lidrandes **(Blepharitis)** oder durch Narbenzug nach Verbrennung (Abb. 138) und Verletzung auf. Auch eine periphere Fazialisparese kann zu einem Ektropium führen. Dabei fehlt dem Lide die Straffheit, die angesammelten Tränen bewirken ein Umkippen mit Tränenträufeln (s. Epiphora).

Die *Therapie* besteht beim atonischen Ektropium in der keilförmigen Exzision im Bereich des äußeren Lidwinkels wodurch das Lid gespannt wird. (Weitere Einzelheiten s. Plastik.)

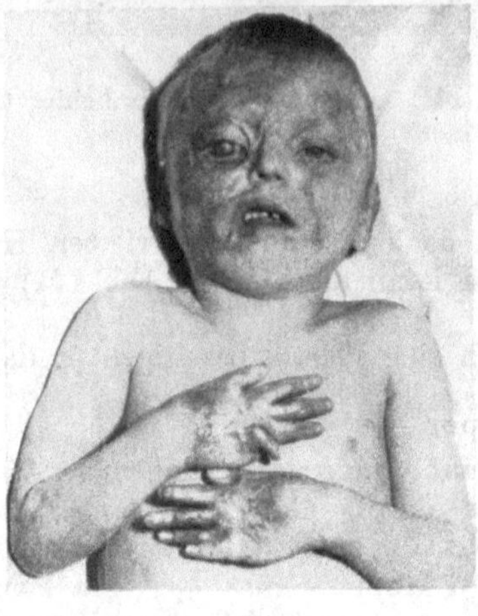

Abb. 138. Narbenektropium rechtes Auge nach schwerer Verbrennung des Gesichts und beider Hände

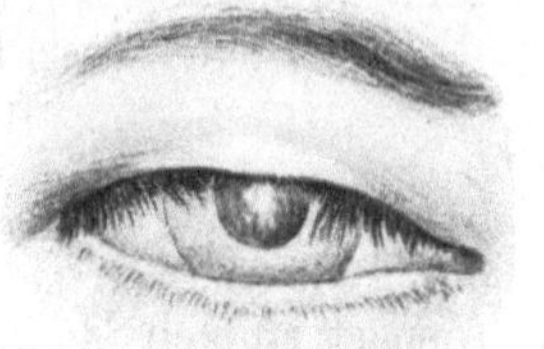

Abb. 139. Entropium mit Trichiasis und Hornhautulzera

3. Das Entropium

ist eine pathologische Einwärtskehrung des Lidrandes (Abb. 139). Es kommt am oberen und unteren Lid vor. Es entsteht bei entzündlichen Erkrankungen, Verbrennungen und Verätzungen der Lider. Die Wimpern sitzen in einer falschen Richtung und schleifen auf der Hornhaut **(Trichiasis)**. Trübungen und Oberflächensubstanzverluste mit Geschwürsbildungen der Kornea sind die Folge.

Die *Therapie* des Entropiums besteht in der plastischen Verlängerung des Lides (s. Plastik). Eventuell ist die Implantation von Lippenschleimhaut nach Beseitigung von Narben notwendig.

4. Der Lagophthalmus

ist ein Herunterhängen des Unterlides. Er entsteht bei Lähmung des Stirnastes des N. facialis (s. Chirurgie der Gehirnnerven), da der von diesem Nerven innervierte M. orbicularis oculi nicht mehr als Schließmuskel der Lidspalte wirkt, die Lidspalte infolgedessen klafft (Abb. 140).

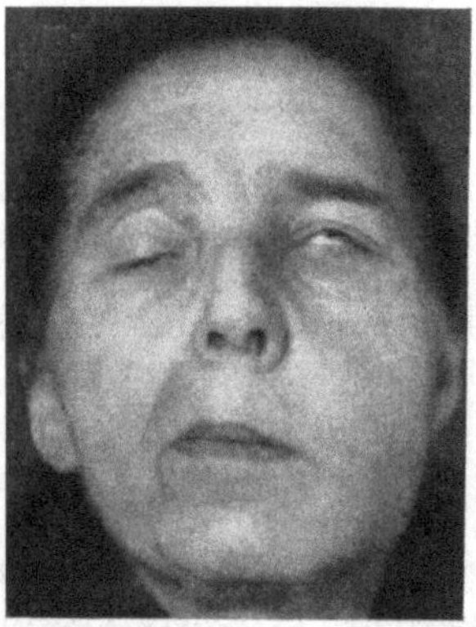

Abb. 140. Klaffen der linken Lidspalte bei Augenschluß. Herunterhängen des Unterlides (Lagophthalmus) infolge Lähmung des Stirnastes des N. facialis. Die übrigen Fazialisäste sind gleichfalls gelähmt

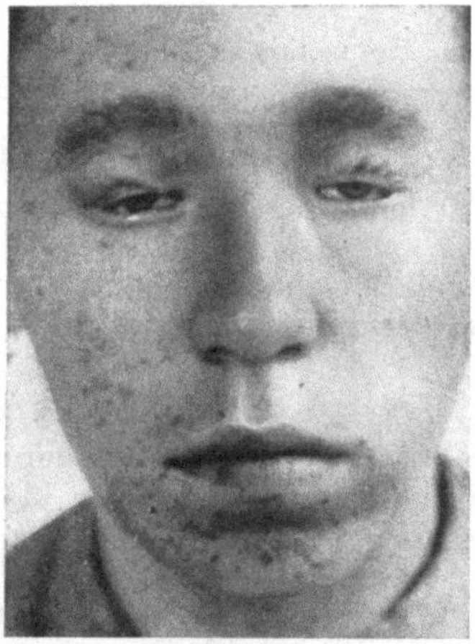

Abb. 141. Angeborene Ptosis beider Oberlider

5. Bei Ptosis

hängt das Lid infolge Lähmung des vom N. oculomotorius innervierten Hebemuskels des Oberlides herab. Dieser Zustand kann angeboren (Abb. 141) oder erworben sein.

Lagophthalmus und Ptosis lassen sich durch eine Plastik beseitigen (s. da).

6. Fremdkörper

im Bereich des Konjunktivalsackes, besonders auf der Kornea sind häufige Augenverletzungen. Sie müssen sorgsam und unter aseptischen Kautelen entfernt werden, da sonst eine eitrige Keratitis entsteht, die zu einem Verlust des Auges führen kann. Zur Anästhesie werden 3—4 Tropfen einer ½%igen Psicainlösung oder 2 Tropfen einer 5%igen Kokainlösung eingeträufelt. Fremdkörper im Inneren des Auges gehören in augenärztliche Spezialbehandlung.

C. Erkrankungen der Tränenorgane (Abb. 135)

Primäre Entzündungen der Wandungen des Tränensackes sowie Erkrankungen seiner Umgebung, besonders der Siebbeinzellen, können zu einer Infektion des im Tränensack befindlichen Sekrets führen. So entsteht die **Tränensackeiterung (Dakryozystoblenorrhöe).** Bei Druck auf den Tränensack entleert sich Eiter aus den Tränenpünktchen. Häufig sind im Eiter Pneumokokken nachweisbar.

Die Tränensackeiterung, vor allem aber entzündliche Erkrankungen der Nase und ihrer Nebenhöhlen sowie des Periostes, hinterlassen manchmal Strikturen des Ductus nasolacrimalis. Sie bewirken krankhaftes Tränenträufeln **(Epiphora).** Dieses ist auch eine Folge eines Ektropiums (s. da), wobei der dichte Lidschluß versagt.

Die *Therapie des Dakryozystoblenorrhöe* besteht in der Exstirpation oder besser der Drainage des Tränensackes nach dem Nasenraum zu, die operativ hergestellt wird. Ebenso muß bei Epiphora der Abfluß der Tränenflüssigkeit operativ vorgenommen werden.

Greift die Entzündung des Tränensackes auf die Umgebung über, so kommt es zur **Tränensackphlegmone.** Sie wird konservativ mit Chemotherapeutika, warmen Kamillenumschlägen und Rotlicht behandelt. Ein Durchbruch durch die äußere Haut soll vermieden werden, da danach die Gefahr einer zurückbleibenden **Tränensackfistel** besteht. Nach Abklingen der akuten phlegmonösen Erscheinungen wird die Tränensackeiterung und eine evtl. vorhandene Tränensackfistel operativ behandelt.

D. Erkrankungen der Orbita

1. Entzündungen

in der Augenhöhle können primär entstehen oder aus der Nachbarschaft einbrechen.

a) Bei der **Panophthalmitis** ist der Bulbus der Ausgangspunkt der Entzündung. Die Infektion kann direkt nach Verletzungen oder metastatisch intraokular auftreten. Der Augapfel ist vorgetrieben und durch ein entzündliches Ödem des periorbitalen Gewebes unbeweglich. Die Bindehaut ist geschwollen und gerötet **(Chemosis).** Ein trübes Exsudat der vorderen Augenkammer und eine Iritis sind sichtbar. Die Sehkraft ist aufgehoben. Heftigste Schmerzen sind vorhanden.

Die *Therapie* der Panophthalmitis besteht in der Auslöffelung des Bulbusinhaltes nach Abtragung der Hornhaut, der **Evisceratio bulbi.** Die Herausnahme des ganzen Augapfels, die **Enucleatio bulbi** soll vermieden werden, da sie die Gefahr des Übergreifens der Infektion auf den Liquor und damit in das Schädelinnere heraufbeschwört.

b) **Orbitalphlegmone und Orbitalabszeß** entstehen entweder metastatisch bei Infektionskrankheiten wie Pyämie, Scharlach, Influenza usw. oder gehen von den Nebenhöhlen der Nase aus. Verletzungen, Fremdkörper, Liderysipel, Periostitis und Thrombephlebitis sind weitere Ursachen.

Orbitalphlegmone und Orbitalabszeß zeichnen sich durch starkes Lidödem, Chemosis, Bulbusverdrängung und Exophthalmus aus. Die Beweglichkeit des Bulbus ist aufgehoben. Heftigste Schmerzen bei Druck auf den Augapfel treten auf. Das Fieber ist hoch, die Sekhraft wenig beeinträchtigt.

Bei der Orbitalphlegmone infolge Einbruchs eines Stirnhöhlenempyems in die Augenhöhle wird der Bulbus nach unten vorgedrängt. Er bleibt aber im Gegensatz zur Panophthalmitis in Takt. Geht die Eiterung von den Siebbeinzellen aus, so weicht der Bulbus nach vorn außen und unten ab. Stärkere Schwellung und Rötung der oberen äußeren Partie der Augenhöhle deutet auf eine Entzündung der orbitalen oder palpebralen Tränendrüse.

Die Behandlung der Orbitalphlegmone besteht in der Beseitigung des primären Infektes. Die Hinzuziehung eines Augenarztes und Rhinologen ist zur Aufdeckung der Ursache und Therapie notwendig. Die Entzündung der Tränendrüsen geht auf konservative Behandlung mit Chemotherapeutika, Rotlicht und warmen Umschlägen zurück. Der Orbitalabszeß wird durch Inzision im Bereich der knöchernen Wandung der Orbita eröffnet. Um eine Verletzung des M. Levator palpebrae sup. zu vermeiden, muß die Mitte des oberen Orbitalrandes geschont werden. Ebenso soll die Inzision nicht oben innen und unten innen vorgenommen werden wegen der Gefahr der Verletzung der Trochlea des M. obliquus sup. bzw. des M. obliquus inf.

c) **Periostitis und Osteomyelitis.** Sie können akut oder chronisch auftreten. Meist tritt nach dem akuten Stadium die chronische Fisteleiterung ein. Durch die Entzündung wird der Knochen verdickt. Häufig findet sich ein Abszeß mit oder ohne Nekrose eines Teiles der Wandung der Augenhöhle. Besonders gern wird der Rand der Augenhöhle befallen. Er ist dann druckempfindlich und zeigt eine Schwellung, die auf der Unterlage unverschieblich ist. Die Lider und die Konjunktiva sind ödematös geschwollen. Kommt es zur Abszedierung, so kann der Eiter durch die Haut durchbrechen und fisteln. Diese Fistelung bleibt dann oft Monate bestehen.

Sitzt der Prozeß mehr in der Tiefe der Augenhöhle, so treten heftige Schmerzen auf, die sich bei Druck auf den Augapfel verstärken. Gewöhnlich ist auch hier ein Ödem der Lider und der Bindehaut vorhanden. Außerdem findet sich ein Exophthalmus. Bei Abszedierung eines tiefsitzenden osteomyelitischen Prozesses sind dieselben klinischen Zeichen wie bei dem Orbitalabszeß (s. da) nachweisbar. Der Eiter kann sich spontan nach außen entleeren. Er bricht aber auch durch die Wand der Augenhöhle durch. Bei Einbruch in die Schädelgrube kommt es zur Meningitis und zum Gehirnabszeß (s. da).

Gewöhnlich wird die Periostitis und Osteomyelitis durch Verletzungen oder bei Durchbruch eines eitrigen Prozesses von den Nasennebenhöhlen verursacht. Auch spezifische Osteomyelitiden bei Tuberkulose und Syphilis kommen vor (Einzelheiten, s. Schädelknochen). Von all diesen Möglichkeiten spielt das Trauma die wichtigste Rolle.

Die *Therapie* der akuten Periostitis und Osteomyelitis richtet sich nach dem Grundleiden (s. Schädelknochen und Kiefer). Im chronischen Stadium ist die Revision der Fistel und die Entfernung des Herdes angezeigt. Bei Abszedierung muß für die Entleerung des Eiters Sorge getragen werden (s. Orbitalabszeß).

2. Tumoren der Orbita

können vom Bulbus selbst ausgehen wie ein Glioma retinae oder Melanom der Chorioidea oder den Sehnerven betreffen (s. Seite 131). Schließlich können sie von den Wänden der Augenhöhle und den Nasennebenhöhlen entspringen.

Gutartige Geschwülste der Augenhöhle finden sich in Form von Dermoiden (s. Seite 8), Neurofibromen, Aneurysmen, Hämangiomen, Meningozelen und Osteomen (s. die entsprechenden Kapitel).

Karzinome der Augenhöhle treten immer metastatisch auf. Häufig ist der Primärtumor ein Bronchialkrebs. Krebse der Augenlider können sich direkt in die Augenhöhlen ausbreiten und, wenn sie nicht rechtzeitig behandelt werden, den Knochen der Orbita durchdringen und in die Nasennebenhöhlen einbrechen.

Sarkome entwickeln sich vom Periost, vom Bindegewebe der Orbita oder vom Knochen der Orbitawandungen. Auch die Tränendrüse kann Ausgangspunkt eines Sarkoms der Orbita sein. Sarkome wachsen schnell, sind hart, höckrig, nicht kompressibel. Einbruch in die Schädelhöhle und Übergreifen auf Stirn und Gehirn ist möglich.

Als Faustregel gilt, daß Tumoren an der Spitze der Orbita oder innerhalb des durch die Augenmuskeln gebildeten Kegels zu einer axialen Protrusion mit Erhaltung der Augenbewegungen und früh einsetzenden ophthalmoskopischen und Gesichtsfeldveränderungen führen. Tumoren außerhalb des Muskelkegels, solche der Orbitawand, oder Geschwülste, die von außerhalb in die Orbita kommen, verursachen exzentrische Protrusio (s. Geschwülste des Schädels, Abb. 17), schränken die Beweglichkeit des Bulbus besonders in einer Richtung ein, während die Sehkraft erhalten bleibt. Ferner gilt allgemein, daß frühe Fixierung des Bulbus auf Malignität verdächtig ist, während starke Protrusio bei erhaltener Beweglichkeit mehr für einen benignen Tumor spricht.

Druck auf den Sehnerven erzeugt eine Stauungspapille und späterhin Optikusatrophie (s. Tumoren des N. opticus). Hämangiome und Aneurysmen verursachen das Symptom des pulsierenden Exophthalmus (s. Gefäßanomalien des Gehirns).

Die *Diagnose* der Orbitatumoren ist oft schwierig. Röntgenaufnahmen, Tastbefund und der Grad der Unbeweglichkeit des Augapfels, sowie die vorliegenden Sehstörungen sind entscheidend. Immer ist gleichzeitig eine augen-, ohrenärztliche und neurologische Untersuchung erforderlich.

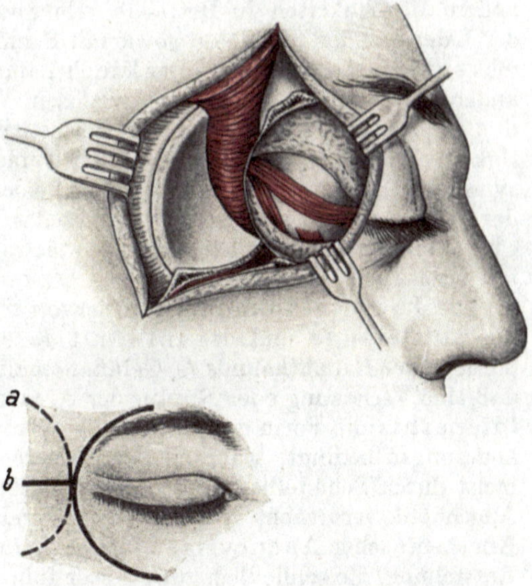

Abb. 142. Temporäre Resektion der lateralen Orbitawand, die zurückgeklappt ist. Die Periorbita ist eingeschnitten, die Augenmuskeln sichtbar. *a* Hautschnitt nach KRÖNLEIN. *b* Hautschnitt nach PAYR

Die *Therapie* der Tumoren der Orbita ist operativ. Es muß die Erhaltung des Auges angestrebt werden. Die **laterale osteoplastische Orbitotomie (KRÖNLEINsche Operation)** erlaubt intraorbital- und lateral gelegene Tumoren, besonders wenn Größe und Sitz der Geschwulst unbekannt sind, erfolgreich anzugehen (Abb. 142). Bei dieser Operation wird die temporale knöcherne Wand der Orbita vorübergehend entfernt und so ein breiter Zugang zum Orbitaltrichter geschaffen. Tumoren, die sich mutmaßlich intrakranial weiter ausdehen und in der Spitze der Orbita liegen, werden am besten transfrontal angegangen. Sind die Nasennebenhöhlen betroffen, so führt der Zugang in die Augenhöhle durch die Nase.

3. Der Exophthalmus

ist das Kardinalsymptom der meisten orbitalen Erkrankungen. Man versteht darunter ein Hervortreten des Bulbus aus der Orbita. Die *Ursachen* des Exophthalmus sind außerordentlich vielgestaltig. Es fallen entweder diejenigen Faktoren fort, die den Augapfel nach hinten ziehen wie bei Okulomotoriusparese oder nach Tenotomie, oder aber der Exophthalmus ist dadurch bedingt, daß eine Raumbeschränkung der Orbita eingetreten ist. Diese wiederum kann auf einem Zuwachs des Orbitalinhaltes beruhen oder durch knöcherne Orbitawandvordrängung verursacht sein.

Der *Entstehung* nach ist der Exophthalmus eine Folge angeborener Anomalien der Orbita wie bei Turmschädel (s. Chirurgie des Schädels) oder von Tumoren (Abb. 17), Verletzungen, entzündlichen Prozessen in- und außerhalb der Augenhöhle, Gefäßanomalien in der Orbita und Stoffwechselerkrankungen, besonders Morbus Basedow (Abb. 143).

Eine möglichst genaue Feststellung des den Exophthalmus veranlassenden Leidens ist in jedem Falle erforderlich. Doppelseitiger Exophthalmus ist für ein Allgemeinleiden charakteristisch. Ist der Exophthalmus einseitig, so kommen andere Möglichkeiten in Betracht. Entwickelt er sich ziemlich schnell mit Ödem der Lider und der Bindehaut sowie mit Schmerzen und Fieber, so ist der Exophthalmus entzündlich bedingt. Der Exophthalmus durch Tumorbildung zeichnet sich andererseits durch langsamen, reizlosen Verlauf aus. Bei chronischen Entzündungen, z. B. bei einer gummösen Periostitis kann die Differentialdiagnose Schwierigkeiten bereiten. Bei den orbitalen Tumoren ist der Exophthalmus das Hauptsymptom. Er macht sich um so später bemerkbar, je weiter rückwärts in der Orbita der Tumor sitzt. Eine rasche Zunahme des Exophthalmus ist ein für den malignen Charakter der Geschwulst höchst verdächtiges Zeichen. (Einzelheiten s. Tumoren der Orbita.)

Die durch Gefäßanomalien hervorgerufenen Formen des Exophthalmus sind der pulsierende und der intermittierende Exophthalmus. Die Ursache des **pulsierenden Exophthalmus** (s. Gefäßanomalien des Gehirns (Abb. 57)) besteht darin, daß eine Verletzung oder Ruptur der A. carotis im Sinus cavernosus erfolgt ist. Die idiopathische Form des pulsierenden Exophthalmus ist durch spontane Gefäßveränderungen bedingt, während der pulsierende Exophthalmus bei Verletzungen, meist durch Schädelbasisfrakturen oder Eindringen spitzer Fremdkörper durch die Augenhöhle verursacht wird. So bringen von Frakturen abgesprengte oder verschobene Knochenteilchen Aneurysmen infolge Karotiswandarrosion im Sinus cavernosus zur Entstehung, die schließlich zur Ruptur führen. Es sind auch spontane Arterienrupturen innerhalb des Sinus bekannt, die deswegen entstehen, weil das Gefäßrohr im Sinus fixiert ist und bei plötzlichen Erschütterungen leicht eine Ruptur erfolgen kann. Bei Bildung eines Aneurysmas im Sinus cavernosus pflanzt sich die Pulsation auf dem Wege der orbitalen Venen auf den Bulbus fort.

Der stets einseitig auftretende **intermittierende Exophthalmus** entsteht durch variköse Erweiterung der Orbitalvenen. Die Entstehungsursache der Varizen ist noch nicht genügend geklärt.

Da das Auge bei Verletzungen des Schädels in mannigfacher Weise Anteil nehmen kann, sind Orbitablutungen bei Einwirkung einer stumpfen Gewalt auf die Knochen des Gesichts und Schädels eine häufige Erscheinung. Blutungen stammen entweder aus zerrissenen Orbitagefäßen oder Orbitawandfrakturen, zuweilen aus der Nebenhöhle. Untrügliche Symptome der Orbitablutung sind **Exophthalmus non pulsans,** Sugillationen der Konjunktiva und Lider. Wenn das Blut unter dem Periost liegt, bleibt eine Verfärbung der Haut aus. Die Beweglichkeitsbeschränkung des Auges ist in diesem Falle durch Raumbeengung und Kompression der Nerven und Muskeln erklärt. Bei Hämophilie sind solche Blutungen schon nach leichten Kontusionen sehr stark.

Die Zerreißung der retrobulbären Gefäße führt zum Aneurysma spurium diffusum. Von ihm muß das Aneurysma verum der A. ophthalmica, das bei Atherosklerose und Lues auftritt, unterschieden werden. Der Exophthalmus ist in beiden Fällen im allgemeinen nicht pulsierend. Er kann aber beim Aneurysma spurium in seltenen Fällen auch einmal Pulsation zeigen. Die Nichtpulsation des Exophthalmus erklärt sich aus der diffusen prallen Durchblutung der orbitalen Weichteile, wodurch der erhöhte Blutdruck der Pulswelle abgefangen wird.

Stoffwechselerkrankungen wie Basedow, Akromegalie und chronische Nephritis bleiben dem Internisten vorbehalten. Der Exophthalmus kann bei Morbus-Basedow so hochgradig sein, daß der Bulbus gefährdet ist, ja sogar beiderseits platzt (Abb. 143). Hier ist rechtzeitiger chirurgischer Eingriff zur Rettung der Sehkraft unbedingt erforderlich.

Durch den Exophthalmus ist der Lidschluß behindert. Die Kornea ist dadurch der Austrocknung und der Verletzung ausgesetzt. Keratitis und Epiphora stellen sich ein. Infolge Optikusatrophie und Kompression der Bulbusgefäße treten Sehstörungen auf, die bis zur Erblindung führen.

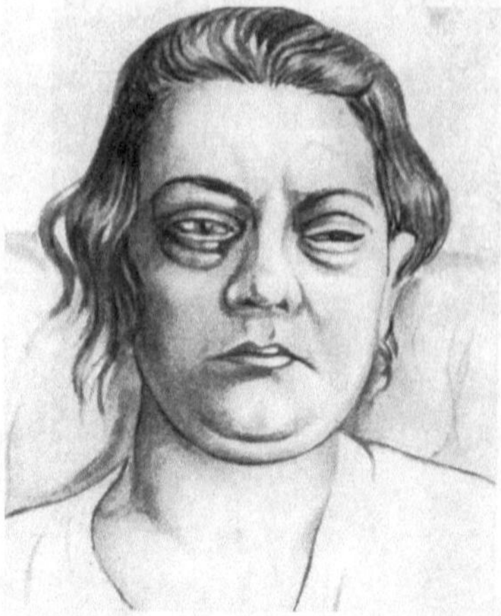

Abb. 143. Geplatzte Bulbi beiderseits infolge hochgradigem Exophthalmus bei Morbus Basedow

Ist der Exophthalmus hochgradig und die Veränderung des Auges bedrohlich, so ist frühzeitige *Operation* zur Vermeidung der unangenehmen Folgezustände erforderlich. Retrobulbäre Tumoren und Hämatome werden nach temporärer Resektion der lateralen Orbitawand nach Krönlein (s. Tumoren der Augenhöhle) entfernt (Abb. 142). Bei bösartigen Tumoren ist die Erhaltung des Augapfels nicht immer möglich. Der pulsierende Exophthalmus wird durch Unterbindung der A. carotis int. geheilt (Einzelheiten s. Chirurgie des Gehirns). Beim intermittierenden Exophthalmus besteht die Behandlung in der Bekämpfung der Stauung des venösen Blutes in der Orbita.

Bei beiderseitigem Exophthalmus infolge hochgradiger Glotzaugen bei Basedow wird eine Röntgenbestrahlung der Hypophyse vorgenommen oder, wenn diese keinen Erfolg bringt, die Entfernung der oberen Orbitawände transfrontal durchgeführt. Der Bulbus und der zusammengepreßte Sehnerv haben danach die Möglichkeit, sich in die Schädelhöhle auszudehnen. Die Operation wird so ausgeführt, daß die vordere Schädelhöhle durch beiderseitige Stirnlappen eröffnet wird (s. Trepanation des Schädels, Abb. 50 D u. E). Vor der Operation ist eine genaue röntgenologische Feststellung der Ausdehnung der Stirn- und Keilbeinhöhlen notwendig. Ihre Eröffnung muß wegen der damit verbundenen Infektionsgefahr unbedingt vermieden werden.

Bei der Operation nach Jabulay wird ein Zurücksinken des Exophthalmus durch Durchschneidung des Halsgrenzstranges angestrebt (s. Hornerscher Symptomenkomplex).

4. Enophthalmus

Man versteht darunter ein Zurücksinken des Augapfels in die Augenhöhle. Es ist ein relativ seltenes klinisches Zeichen. Bei Kindern kann der Enophthalmus infolge Abnahme des Orbitalfettes auftreten. Weitere Ursachen des Enophthalmus sind Narbenkontraktionen, die nach Orbitaverletzungen, Nebenhöhlenentzündungen und Operationen auftreten können. Auch kongenitale Defekte verursachen einen Enophthalmus.

Beim **Hornerschen Symptomenkomplex** (Abb. 144) ist der *Enophthalmus* mit Pupillenverkleinerung (*Miosis*) und Herabfallen des Oberlides (*Ptosis*) kombiniert. Diesem Symptomenbild liegt eine Lähmung des Halssympathikus und zwar des im unteren Halsmark (C_8—D_1) gelegenen Centrum ciliospinale zugrunde. Dadurch sind die von diesem Zentrum zu den Ganglien cervicale caudale, medium und craniale aufsteigenden sympathischen Fasern unterbrochen. Sie können aber auch im Bereich der Ganglien blockiert werden, z. B. durch therapeutische Novocaininjektionen bei Durchblutungsstörungen des Armes usw. Eine Fortleitung des Reizes, der weiterhin über den Karotisplexus, die Ganglien sphenopalatinum und ciliare das Auge erreicht, ist somit nicht möglich. Infolgedessen ist die vom Sympathikus innervierte glatte Orbitamuskulatur paralytisch, der Augapfel sinkt zurück (Enophthalmus). Die Lidspalte wird verengert, das Oberlid fällt mäßig herab (Ptosis), da der sympathisch innervierte Lidraffer, der M. tarsalis, gelähmt ist. Diese Form der Ptosis darf nicht mit dem infolge Lähmung des N. oculomotorius verursachten starken Herabsinken des M. levator palpebrae verwechselt werden. Die Miosis wird durch Lähmung des M. dilatator pupillae ausgelöst.

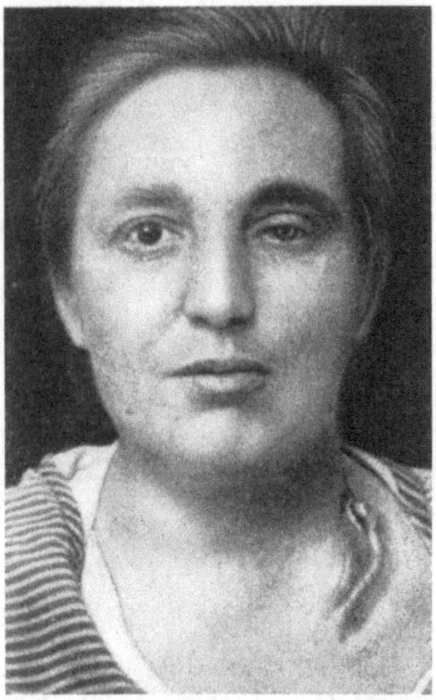

Abb. 144. Linksseitige Sympathikuslähmung nach Resektion des linken Halssympathikus; Horners Symptomentrias: Ptosis, Miosis, Enophthalmus

Der Hornersche Symptomenkomplex tritt temporär bei Ausschaltung des paravertebralen Halsgrenzstranges, z. B. infolge Novocainblockade des Ganglion stellatum auf. Irreversible Lähmungen werden verursacht durch Drüsenschwellungen, Strumen, Verletzungen und operative Eingriffe.

5. Schielen

nennen wir Abweichungen von der gemeinsam geregelten Stellung beider Augen. Die Stellungsanomalie kommt dadurch zustande, daß ein Muskel über seinen Antagonisten das Übergewicht erhält. Wie der **Strabismus convergens** mit Weitsichtigkeit, so ist der **Strabismus divergens** häufig mit Kurzsichtigkeit verbunden. Das Schielen der Neugeborenen ist physiologisch und beruht auf mangelnder Koordinationsfähigkeit. Auch ein blindes Auge, dem die Kontrolle über seine Stellung fehlt, weicht gern nach außen ab. Das **Lähmungsschielen** tritt im Gegensatz zu dem gewöhnlichen **Begleitschielen** meist plötzlich auf und macht sich durch Doppeltsehen und Schwindelgefühl außerordentlich unangenehm bemerkbar.

Die *Ursache der Augenmuskellähmungen* kann in einer zentralen oder peripheren Läsion der Nervenbahn (s. Anatomie des N. abducens) begründet sein, wie sie durch luetische Prozesse, Apoplexien, Tumoren und Erweichungsherde, Veränderungen bei multipler Sklerose, Systemerkrankungen und vor allem durch Traumen und Tabes oder Paralyse bedingt sein kann. Auch Hämatome bei Schädelfrakturen, Basedowsche Krankheit, Genickstarre, Grippe, alkoholische Polyneuritis oder Bleivergiftung können Augenmuskellähmungen im Gefolge haben.

Die genaue Klärung der Ursache des Schielens und die Behandlung bleibt dem Augenfacharzt überlassen.

6. Pupillenreaktion (s. Seite 116)

ist auch für den Chirurgen von Wichtigkeit. Aus ihr sind nicht nur wichtige Schlüsse auf den Zustand des Gehirns (s. gesteigerter Hirndruck, Commotio, Contusio, Compressio) zu ziehen, sie ist auch wichtig für die Beurteilung des Narkoseverlaufs. Puls, Gesichtsfarbe, Atmung, Blutdruck und das Verhalten der Pupillen bieten hier die sichersten Anhaltspunkte. Man prüft den Reflex der Pupillen auf Lichteinfall: Beide oberen Lider erhebt man schnell mit dem gespreizten zweiten und dritten Finger. Die weite und träge reagierende Pupille des ersten und zweiten Narkosestadiums wird im Beginne des dritten durch Fortfall ihrer Ursache, des Reizes der Sympathikusbahnen, enger, mit lebhafterer Reaktion. Immer mehr an Weite und Reaktionsfähigkeit abnehmend, zeigt sie schließlich durch Okulomotoriusreizung klein wie ein Stecknadelkopf und starr den Zustand der tiefsten noch zulässigen Narkose an. Vor diesem sog. Normalpunkte, also im Zustande der engen, aber eben noch auf Lichteinfall reagierenden Pupille soll die Narkose erhalten werden. Mit seinem Überschreiten wird die Pupille durch Lähmung ihres Sphinkter wieder weit, aber nicht mehr reagierend, und dies ist der Zustand, welcher schnell in Herz- und Atmungsstillstand übergeht. Der geübte Narkotiseur beurteilt das Stadium der Narkose nach dem Typus der Atmung und nach dem Aussehen des Gesichts und der Reaktion der Pupillen. Die Prüfung des **Kornealreflexes** führt zur Entstehung von Hornhautgeschwüren und ist zu unterlassen. Außerdem ist er unter Curareeinfluß erloschen.

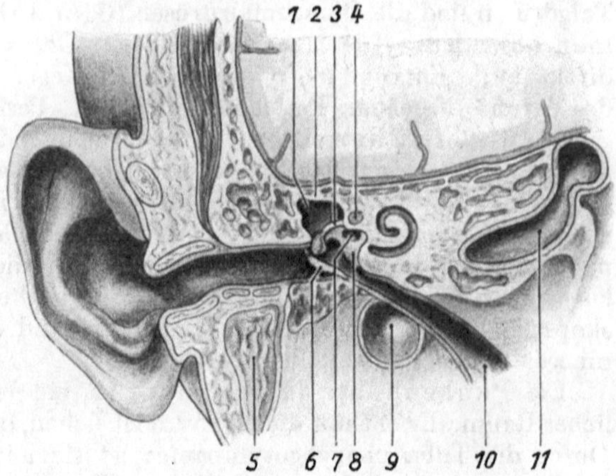

Abb. 145. Schnitt durch den rechten äußeren Gehörgang, die Paukenhöhle, Schnecke und die Pyramide des Felsenbeins. *1* Recessus epitympanicus. *2* Tegmen tympani. *3* Prominentia canalis N. facialis. *4*. N. facialis. *5* Glandula parotis. *6* Trommelfell. *7* Fenestra vestibuli. *8* Promunturium. *9* Bulbus V. jugularis. *10* Tuba pharyngotympanica. *11* A. carotis interna

Unzuverlässig ist die Pupillenprüfung bei Hysterischen, bei denen oft eine Verengerung der Pupille in der Narkose ausbleibt, ferner bei allen Krankheiten oder Einflüssen, die eine mehr oder weniger hochgradige Pupillenverengerung — Miosis — hervorrufen: Morphinismus, Nikotinvergiftung, Tabes, progressive Paralyse, Vierhügelerkrankungen, Meningitis. Es ist auch zu berücksichtigen, daß eine einmalige Gabe von etwa 0,01 Morphium oder Pantopon als Vorbereitung zur Operation und Gaben von Curare während der Narkose die Pupille verengern können.

IX. Chirurgie des Ohres

A. Anatomie und Physiologie

Erkrankungen des **Mittel-** und **Innenohres** gehören vorwiegend in ohrenärztliche Behandlung. Sie werden aus diesem Grunde hier nicht abgehandelt. Für den Chirurgen von Wichtigkeit sind die Verletzungen des Innenohres (Abb. 145) bei

Schädelbasisbrüchen (s. Anatomie und Topographie des Gehirnschädels, Abb. 1) und die Ausb eitung entzündlicher Prozesse von dem Mittel- und Innenohr in das Schädelinnere (s. Sinusthrombose, Meningitis, Gehirnabszeß).

Das **äußere Ohr,** das sich aus der Ohrmuschel und dem äußeren Gehörgang zusammensetzt, zeigt eine Vielfalt von pathologischen Prozessen. Die der Ohrmuschel unterscheiden sich nicht von denen der Haut des übrigen Gesichts. Durch den besonderen anatomischen Bau sind jedoch einige charakteristische Abweichungen vorhanden. Die Ohrmuschel ist besonders verletzlich wegen ihrer hervorspringenden Lage. Temperaturunterschiede, Insektenstiche und Traumen wirken sich leicht an der Ohrmuschel aus. Im Gehörgang befinden sich Haare mit ihren zugehörigen Talgdrüsen und die Ohrschmalzdrüsen (Glandulae ceruminosae), die das Zerumen absondern. Die Haut des äußeren Ohres liegt dem Knorpel und Knochen direkt auf. Entzündungen verursachen wegen der reichen sensiblen Versorgung des darunterliegenden Perichondriums bzw. Periostes erhebliche Schmerzen.

Das äußere Ohr stellt den schallaufnehmenden Apparat dar. Durch das Trommelfell wird es gegen das Mittelohr (Abb.146) abgeschlossen. Der äußere Gehörgang zeigt sowohl in der horizontalen als auch in der frontalen Ebene Biegungen, die sich bei der Untersuchung des Trommelfelles durch Zug an der Ohrmuschel nach oben und hinten ausgleichen lassen. Auf diese Weise läßt sich der Ohrtrichter leicht und gefahrlos einführen. Die Untersuchung des Trommelfells mittels Otoskops läßt wichtige Schlüsse auf den Zustand der Schleimhaut und die Gebilde innerhalb der Paukenhöhle zu.

Die Paukenhöhle (Tympanon) ist ein lufthaltiger, im Felsenbein befindlicher Raum. Er enthält die Gehörknöchelchen, die als Schalleitungsapparat dienen. Durch die Tuba pharyngotympanica ist sie mit dem Pharynx verbunden. Entzündungsprozesse können auf diesem Wege von dem Rachen auf das Mittelohr übergreifen. Lateral ist die Paukenhöhle durch das Trommelfell vom Gehörgang abgegrenzt. Dem Trommelfell angelagert verläuft zwischen dem langen Fortsatz des Ambosses und dem Hammerstiel nach vorn unten die Chorda tympani, welche die Geschmacksfasern der Zunge enthält.

Nach hinten steht die Paukenhöhle mit den Cellulae mastoideae in Verbindung. Diese gehören zu dem paratympanalen pneumatischen System. Die Warzenfortsatzzellen bilden sich erst nach der Geburt aus. Sie spielen für die Fortleitung und Ausbreitung von pathologischen Prozessen der Paukenhöhle eine große Rolle. Entzündungsprozesse können sich in das Schädelinnere, besonders auf den Sinus transversus ausbreiten (s. Sinusthrombose). Zellkomplexe des paratympanalen Systems vor und oberhalb der Pauke sind nach dem Joch- und Schläfenbein zu entwickelt. Bei ihrer isolierten eitrigen Einschmelzung kommt es zur Zygomaticitis und zum Jochbogenabszeß. Operativ schwer zugänglich sind die Pyramidenspitzenzellen. Schmelzen sie eitrig ein, so sind sie oft der Ausgangspunkt einer Meningitis.

Das **Innenohr** besteht aus dem knöchernen Labyrinth und dem darin eingeschlossenen häutigen Labyrinth. Zwischen beiden befindet sich die Perilymphe, im häutigen Labyrinth die Endolymphe. Entzündungserreger, die von der Paukenhöhle durch die Fenestra vestibuli in das Innenohr gelangen, breiten sich in der Lymphe aus. Durch den Ductus perilymphaticus steht die Perilymphe mit der Schädelgrube in Verbindung. Dadurch ist der Übergang einer Labyrinthentzündung auf die Hirnhaut leicht möglich.

Im Labyrinth befindet sich die Schnecke (Abb. 146). Sie stellt das Organ für die Hörfunktion dar. Das CORTIsche Organ in der Schnecke und der N. acusticus sind der schallempfindende Apparat, zum Unterschied von dem schalleitenden Apparat: äußerer Gehörgang, Trommelfell, Hammer, Amboß, Steigbügel und Perilymphe in der Schnecke. Die Schallwellen können zum CORTIschen Organ durch Knochenleitung und über den Schalleitungsapparat gelangen. Ein Vergleich der Hörfähigkeit für Knochen und Luftleitung kann diagnostisch von Bedeutung sein (*RINNEscher Versuch*). Normalerweise ist die Luftleitung besser als die Knochenleitung. Bei Mittelohrerkrankungen dagegen ist die Knochenleitung verlängert, die Luftleitung herabgesetzt.

Außer dem Hörorgan gehört zum Innenohr das Gleichgewichtsorgan (Abb. 146). Es dient der Wahrnehmung der Körperlage und Bewegung. Sacculus, Utriculus

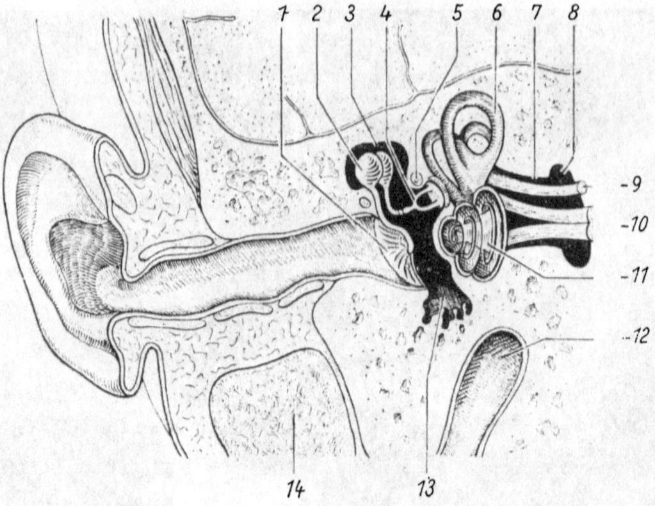

Abb. 146. Schematische Darstellung des Gehörorgans

1 Trommelfell, *2* Hammer, *3* Amboß, *4* Steigbügel, *5* N. facialis, *6* Bogengänge, *7* Innerer Gehörgang, *8* Porus acusticus int. *9* N. facialis, *10* N. statoacusticus, *11* Schnecke, *12* V. jugularis int. mit Bulbus, *13* Paukenhöhle, *14* Ohrspeicheldrüse

und Bogengänge sind die entsprechenden reizaufnehmenden Organe. Reizung oder Unterwertigkeit dieser Organe auf einer Seite bewirkt Schwindelgefühl, Erbrechen, Nystagmus und Fallneigung. Das Vorliegen dieser Symptome erlaubt eine Diagnose auf eine Erkrankung des Labyrinths und Hörnerven. Krankhafte Veränderungen lassen sich durch Labyrinthfunktionsprüfungen nachweisen.

Bei Operationen im Gebiet des Ohres ist neben der Kenntnis der Topographie des Innenohres die der Nachbargebilde von großer Wichtigkeit (Abb. 145). Die obere Fläche des Ohrknochengebietes stellt einen Teil der Wand der mittleren Schädelgrube dar. Die hintere Fläche der Ohrknochen teilt die hintere Schädelgrube ab. Der N. facialis zieht in der Tiefe der hinteren knöchernen Gehörgangswand. Er tritt am Foramen stylomastoideum medial von der Warzenfortsatzspitze aus dem Schädelknochen aus. Die A. carotis verläuft durch den gleichnamigen Kanal des Felsenbeins. Arrosion und Verletzung der Arterie ist daher möglich. Sinus transversus und Sinus sigmoideus, Bulbus V. jugularis int., Sinus petrosus sup. und inf. liegen dem Ohrknochengebiet eng an. Eine Fortleitung von Infektionen des Innenohrs mit Thrombophlebitis dieser venösen Blutleiter kann daher bei den engen nachbarlichen Beziehungen leicht eintreten.

B. Erkrankungen des äußeren Ohres

1. Mißbildungen

Zu den angeborenen Anomalien der Ohrmuschel gehören die **Mikrotie,** bei der das Ohr abnorm klein, und die **Makrotie,** bei der es abnorm groß ist. **Abstehende Ohren** (Abb. 147 a und b) finden sich in allen Varianten bis zu einem rechten Winkel zwischen Ohr und Schädel (Therapie, s. Plastik).

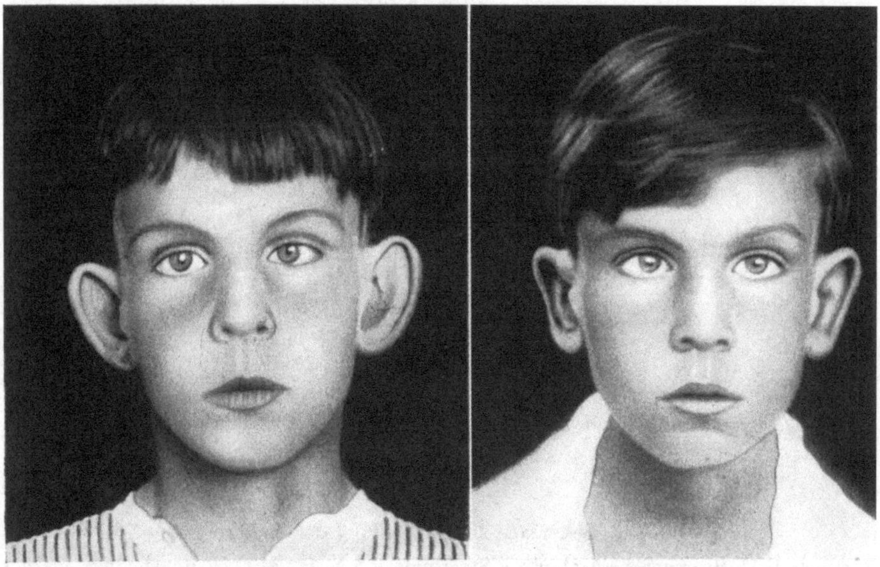

Abb. 147. Abstehende Ohren beiderseits, ***a*** **vor,** ***b*** **nach plastischer Korrektur**

Die Stenose des äußeren Gehörganges zeigt von dem normalen Lumen bis zur kompletten **Atresie** alle Übergänge. Nur selten ist dabei das Hörvermögen völlig aufgehoben. Operative Beseitigung von Stenosen ist möglich. Bei Atresie ist die Bildung eines künstlichen Gehörganges selten von Nutzen.

Die **Aurikularanhänge** (Abb. 148) sind Kiemengangauswüchse in Form knorpelighäutiger Gebilde im Bereich des Tragus, aber auch des Halses. Karzinomatöse Entartung ist möglich. Deswegen und aus kosmetischen Gründen ist ihre operative Entfernung angezeigt.

2. Othaematom (Ohrblutgeschwulst, Abb. 149)

Ein stumpfes Trauma kann zu einer Verschiebung der Haut gegen ihre Unterlage führen. Die Verbindungen zwischen der Haut und Perichondrium bzw. zwischen Haut-Perichondrium und Knorpel werden dabei flächenhaft losgerissen (Décollement traumatique de la peau). Ein allmählich anschwellender Erguß sammelt sich in den entstandenen Spalträumen. Es handelt sich um blutig tingierte Lymphe, die nicht resorbiert wird und zu einer häßlichen Deformierung des Ohres führt. Sie tritt als wachsender Tumor auf, der Fluktuation zeigt. Er kann sich infizieren und vereitern. Lang anhaltende Knorpelnekrosen mit Deformierung der Ohrmuschel sind die Folge.

Das Othaematom ist eine professionelle Erkrankung, die sich häufig bei Lastenträgern, z. B. bei Fleischern durch das Tragen der Fleischermolle, und bei Sportlern wie Boxern, Fußballspielern und Ringern (Ringkämpferohr), bei denen das Ohr einem Stoß oder tangentialen Trauma besonders ausgesetzt ist, vorfindet.

Differentialdiagnostisch muß eine Erfrierung oder eine akute Perichondritis ausgeschaltet werden. Durch Punktion läßt sich leicht die Diagnose stellen.

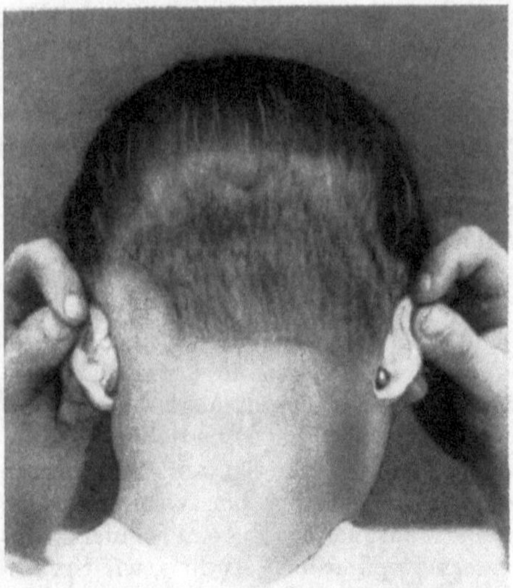

Abb. 148. Symmetrische Ohranhänge beiderseits hinter dem Ohrläppchen

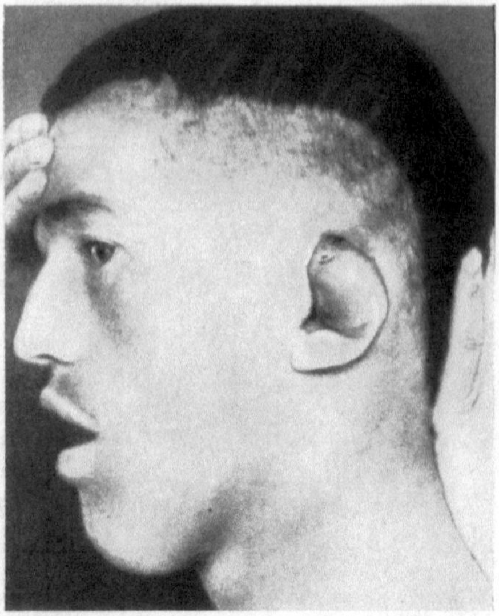

Abb. 149. Prall gespanntes, bläuliches Ohrhämatom links nach stumpfen Trauma bei einem Boxer

Die *Behandlung* besteht in der Entfernung des Blutes. Diese muß streng aseptisch wegen der Gefahr der Infektion ausgeführt werden. Solange das Blut noch flüssig ist, läßt es sich absaugen. Da die Neigung der zerrissenen Lymphgefäße zur Organisation sehr schlecht ist, führt die Punktion gewöhnlich nicht zur Heilung. Meist ist die breite Inzision über der Geschwulst notwendig. Sie wird am besten aus kosmetischen Gründen an der Rückseite des Ohres ausgeführt. Das Haematom wird auf diese Weise am gründlichsten entfernt. Eine Hautnaht ist meist überflüssig. Das Anlegen eines Druckverbandes am unterpolsterten Ohr ist notwendig. Bei Abszedierung muß gleichfalls operativ unter Entfernung von evtl. Knorpelsequestern eingegriffen werden.

3. Erfrierungen

sind am Ohr besonders häufig. Sie entstehen infolge Unvorsichtigkeit und zu langem Aussetzen des Ohres unter niederen Temperaturen. Häufig ist eine erhöhte Kälteempfindlichkeit wie bei Erschöpfung, Herzfehlern oder anderen Krankheiten vorhanden. Auch bei konstitutionell abweichender vasoneurotischer Erregbarkeit treten Erfrierungen leicht auf.

Die Erfrierung beginnt mit einer Weißfärbung der Ohrmuschel. Die Kapillaren sind spastisch verengt. Daran schließt sich ein prästatischer Zustand mit Erweiterung der Kapillaren und Verengerung der vorgeschalteten Arterien. Die Ohrmuschel sieht rot aus. Im 2. Stadium der Erfrierung kommt es zur Exsudation von Serum mit Blasenbildung. Im 3. Stadium führt die Kälteeinwirkung schließlich zur Nekrose mit Substanzverlust. Das Ohr sieht wie angenagt aus. Eine einmal vorhandene Erfrierung macht das Ohr gegen Kälte besonders empfindlich.

Die *Behandlung* besteht in der Sicherung der Ernährung des Ohres durch Verbesserung der Zirkulation und in der Verhinderung der Infektion. Bei Erfrierungen 2. und 3. Grades wird das Ohr mit Sulfonamidpuder steril verbunden, Tetanusserum prophylaktisch injiziert. Zur Hebung der Zirkulation ist eine möglichst schnelle Erwärmung des Ohres notwendig, gefäßerweiternde Mittel (Hydrergin, Dilatol, Vasoklin usw.) sind anzuwenden. Kommt es zur Demarkation des Ohres, so kann diese durch chirurgische Maßnahmen wie Abtragen des nekrotischen Gewebes beschleunigt werden. Größere Substanzverluste müssen plastisch ersetzt werden (s. Plastik).

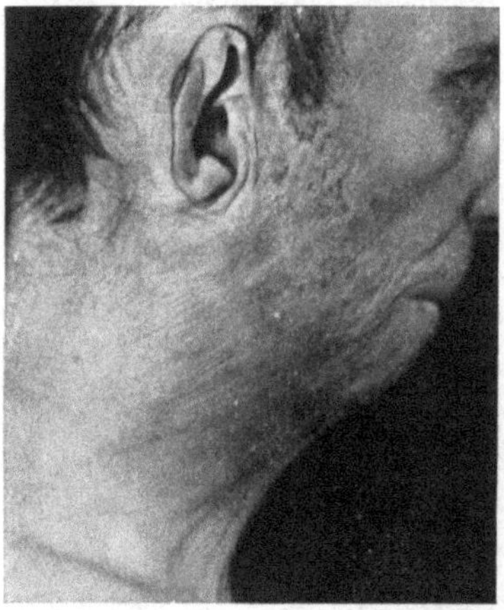

Abb. 150. Verstümmelung des Ohres und ausgedehnte Narbenbildung zwischen Kinn und Hals nach Verbrennung dritten Grades

4. Verbrennungen

sind am Ohr häufiger als an den übrigen Körpergegenden (Abb. 150). Besonders durch Sonnenbestrahlung werden sie verursacht. Die 3 Stadien der Verbrennung mit Hyperämie, Blasenbildung und Nekrosen treten am Ohr wie an den übrigen Körperteilen bei Verbrennungen auf. Manche Menschen sind gegen Sonnenstrahlen besonders empfindlich. Andere, wie Sportsleute, Strandwärter erleiden Verbrennungen dadurch, daß sie das Ohr den Sonnenstrahlen intensiv aussetzen. Bei diesen Menschen ist eine Prophylaxe mit Sonnenschutzsalben wie 5%igem Chininglyzerin, Ultrazeozonpaste u. a. angebracht.

Die *Behandlung* der Verbrennung 1. Grades besteht in der Verabfolgung von milden kühlenden Salben; bei schwereren Verbrennungen muß die Infektion verhütet werden. Die Anwendung von Penicillin- oder Sulfonamidpuder oder Salbe ist notwendig.

5. Fremdkörper und Zerumen im Gehörgang

Fremdkörper finden sich häufig bei Kindern, die beim Spielen Glasperlen, Erbsen, Bohnen usw. in den Gehörgang hineinstecken. Sitzt der Fremdkörper hinter dem Isthmus des Gehörganges, so kann seine Entfernung schwierig sein. Manche Gegenstände quellen im Gehörgang auf. Druckerosionen der Haut oder eine Perforation des Trommelfells ist dann möglich. **Zerumenalpröpfe** verursachen plötzliche Taubheit, Druck und Ohrensausen. Häufig treten die Beschwerden nach dem Waschen, wenn der Pfropfen aufquillt, auf.

Die *Entfernung der Fremdkörper* muß vorsichtig geschehen. Bei Perforation des Trommelfelles kann eine Mittelohrentzündung auftreten. Fremdkörper und Zerumen werden durch Ausspritzen des Gehörganges mit lauwarmem abgekochtem Wasser entfernt. Der Strom des Wassers muß gegen die obere hintere Wand des Gehörganges gerichtet sein. Die Ohrmuschel wird nach hinten oben gezogen (Abb. 151).

Wegen der Gefahr der Verletzung des Gehörganges muß die Spitze der Spritze olivenförmig gestaltet sein. Bei Trommelfellverletzung oder akuter Mittelohreiterung darf das Ohr nicht ausgespritzt werden. Durch Einträufeln von Glyzerin oder Öl kann das Ohrschmalz vor dem Ausspritzen erweicht werden. Insekten müssen vorher durch Chloroform, Alkohol oder Ätherdampf getötet werden. Fremdkörper, die sich durch Ausspritzen nicht entfernen lassen, gehören in ohrenärztliche Fachbehandlung. Niemals darf der Nichtfacharzt den Versuch machen, Fremdkörper mit Instrumenten zu entfernen.

6. Entzündungen des äußeren Ohres

An der Haut des Ohres können die gleichen Erkrankungen auftreten wie am übrigen Körper (s. die einschlägigen Lehrbücher der Hautkrankheiten). Es gibt jedoch infolge des besonderen anatomischen Baues des äußeren Ohres einige Besonderheiten.

a) **Impetigo contagiosa** ist eine pyogene Infektion der Haut durch Streptokokken oder Staphylokokken. Die Haut ist mit gelben Krusten bedeckt. Der Impetigo des äußeren Ohres unterscheidet sich nicht von dem an anderen Körperstellen. Manchmal ist der äußere Gehörgang, besonders bei Kindern betroffen. Unsauberkeit prädisponiert für das Angehen der Infektion. Die Erkrankung ist ansteckend.

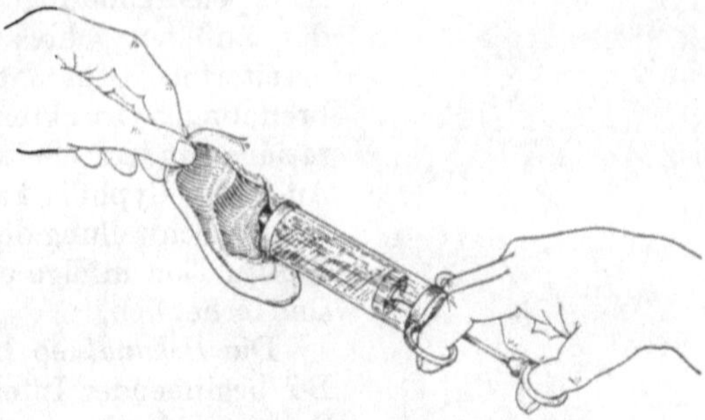

Abb. 151. Ausspritzen des Ohres. Die Ohrmuschel wird nach hinten und oben gezogen

Die Behandlung besteht in der Entfernung der gelben Krusten mit Sublimatlösung 1 : 10000 oder Alkohol. Anschließend wird die Haut mit Tinctura Arning gepinselt und ein Verband mit weißer Präcipitatsalbe oder 10%iger Sulfonamidsalbe angelegt.

b) **Erysipel** (s. auch Chirurgie des Gesichts). Häufig entsteht es infolge eines Gehörgangekzems oder eines Ohrfurunkels. Manchmal greift es auf das Ohr über von der Kopf- oder Gesichtshaut. Plötzlicher hoher Fieberanstieg, Rötung evtl. Blasenbildung der Haut ist vorhanden. Die Kopfhaut zeigt Ödembildung. Die Behandlung ist die gleiche wie bei dem Gesichtserysipel (s. da).

c) **Furunkel.** Er ist im äußeren Gehörgang häufig. Genau wie an der Haut des übrigen Körpers wird er durch Staphylokokkeninfektion der im Gehörgang befindlichen Haarfollikel und ihrer zugehörigen Talgdrüsen verursacht. Die Infektion wird begünstigt durch Kratzen und Bohren im äußeren Gehörgang. Auch im Verlauf von Gehörgangsekzemen oder Infektion der Haut bei Mittelohreiterung kann ein Gehörgangsfurunkel entstehen. Diabetiker neigen besonders zur Furunkulose.

Der Furunkel kommt einzeln oder multipel vor und neigt zum Rezidiv. Die Schmerzen sind äußerst heftig, da die Haut dem darunterliegenden Perichondrium oder Periost, die wegen ihrer reichlichen sensiblen Versorgung stark schmerzempfindlich sind, eng aufliegt. Beim Kauen können sich die Schmerzen steigern. Die Gehörgangshaut schwillt bis zum völligen Verschluß des Lumens an. Der Tragus ist auf Druck und die Ohrmuschel auf Zug schmerzhaft. Im Gegensatz zur Mastoiditis ist der Knochen hinter der Ohrmuschel nicht druckschmerzhaft. Häufig zeigt sich eine heftige Schwellung vor der Ohrmuschel, seltener ein Lidödem. Die Mittelohrentzündung verursacht im Gegensatz zum Furunkel eine Herabsetzung der Hörfähigkeit. Die regionären Lymphdrüsen in der Umgebung der Ohrmuschel, auf dem Warzenfortsatz, hinter dem Kieferwinkel, sowie besonders beim Kinde, in den Lymphdrüsen der Gefäßscheide der A. carotis (Abb. 80), sind beim Gehörgangsfurunkel geschwollen.

Die *Therapie* ist konservativ. Sie besteht in der Verordnung von Penicillin, heißen Umschlägen oder Rotlichtbestrahlung. Ein Gazestreifen wird in den äußeren Gehörgang eingeführt (Abb. 152). Er wird mit Alkohol, 10%iger Sulfonamidsalbe, Histopin- oder Borsalbe getränkt. Auch eine Mischung nach folgendem Rezept ist möglich: Acid. bor. 3,0, Acid. salicyl. 0,1, Alkohol 60% 30,0, Aq. dest. ad. 100,0. Röntgenbestrahlung ist wertvoll und schmerzlindernd.

d) **Perichondritis.** Die Knorpelhautentzündung und Knorpelentzündung entsteht durch tiefgreifende Infektion des äußeren Ohres bei infizierten Wunden, Furunkeln, vereiterten Othämatomen, nach Erfrierungen und Verbrennungen, Insektenstich und bei sekundär heilenden Operationswunden. Seltener ist eine hämatogene Entstehung. Auch die Syphilis kann die Krankheit verursachen. Eine diffuse Schwellung des Ohres ist vorhanden mit Rötung und Fluktuation infolge eitriger Einschmelzung. Die Schmerzen sind erheblich.

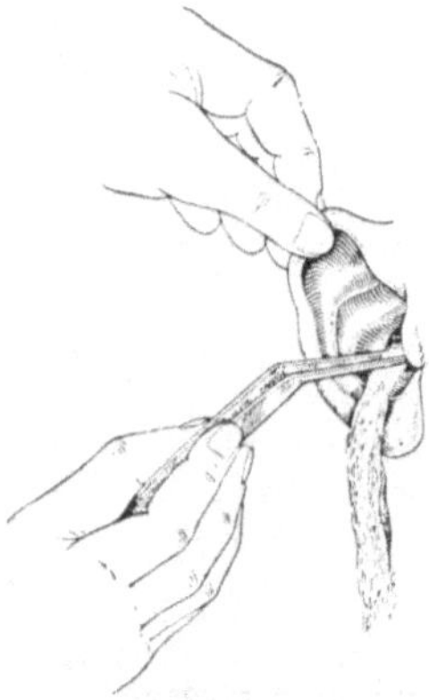

Abb. 152. Tamponade des Gehörganges

Die *Behandlung* besteht im Angehen des Grundleidens. Bei beginnender Infektion sind lokal Alkoholverbände oder Sulfonamidsalben anzuwenden, allgemein wird Penicillin bzw. Streptomycin verordnet. Bei Abszedierung ist die frühzeitige Inzision zur Verhütung ausgedehnter Knorpelnekrosen angebracht. Als Folge der Krankheit treten häufig Verstümmelungen der Ohrmuschel auf. Sie müssen plastisch ersetzt werden (s. Plastik).

7. Otomykosis

Sie entsteht infolge Pilzrasenbildung im Bereich des äußeren Ohres und des Gehörganges. Je nach der Pilzart zeigt der Belag eine weißliche, grünlich-graue, gelbliche oder schwarze Farbe. Der Pilz wächst in den oberen Lagen des Epithels. Eine Ekzematisation der Haut mit Rötung, Schwellung und starkem Juckreiz kann auftreten. Häufig ist eine Mischinfektion mit pyogenen Bakterien vorhanden. Die Erreger sind im Pilzrasen mikroskopisch nachweisbar. Häufig befällt die Erkrankung dafür besonders empfindliche Menschen. Auch durch Mazeration der Haut, z. B. bei Schwimmern, kommt es zu einem Angehen der Infektion.

Die *Behandlung* erfolgt mit Antimykotika und Antibiotika (Streptothricin, Gramicidin u. a.). Besonders wirksam ist das Antimykotikum Mycal in Form von feuchten Verbänden oder Salbe. Auch das Einlegen eines mit 70%igem Alkohol, 2%iger Jodlösung oder 2%iger Tanninlösung getränkten Gazestreifens und das Einträufeln von 1—2%igem Salizylalkohol nach vorheriger Säuberung kann vorgenommen werden. In hartnäckigen Fällen ist fachärztliche Behandlung angezeigt.

8. Ekzem

Es entsteht im Verlauf chronischer Mittelohreiterungen durch Mazeration der Haut infolge Einwirkung des Eiters. „Das Ohr läuft". Auch nach Waschen des Gehörganges mit Seife, bei Seborrhoe, Läusen und Applikation von Jod- und Quecksilbersalben treten Ekzeme auf. Vielfach sind innere Ursachen vorhanden wie bei sämtlichen Ekzemen, auch an anderen Körperstellen. Die Hörfähigkeit ist beeinträchtigt. Ein mit reichlicher Absonderung einhergehendes Ekzem kann eine Mittelohreiterung vortäuschen. Genaue örtliche Untersuchung und der Mangel an Schleimflocken im Sekret klärt die Diagnose.

Die *Behandlung* richtet sich auf die Ausschaltung des Reizes, der häufig nicht festgestellt werden kann. Wichtig ist das Säubern des Gehörganges am besten mit Olivenöl. Milde Salben, wie Zinksalbe, sind anzuwenden. Wechsel der Salben ist notwendig. Ein Salbentampon soll nicht eingeführt werden. Chronische Ekzeme gehören in fachärztliche Behandlung.

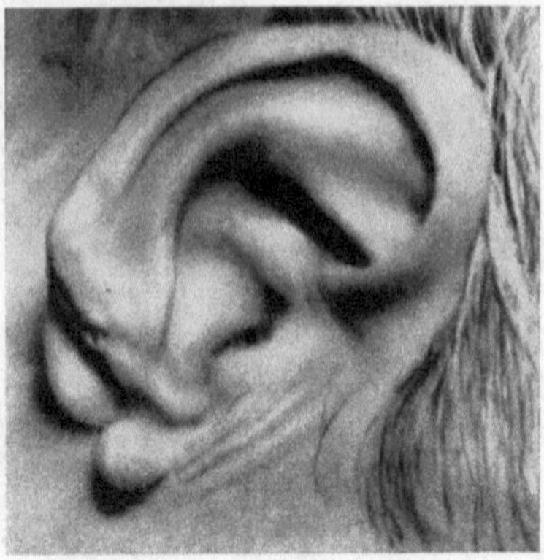

Abb. 153. Fibroma pendulum vor dem rechten Ohrläppchen

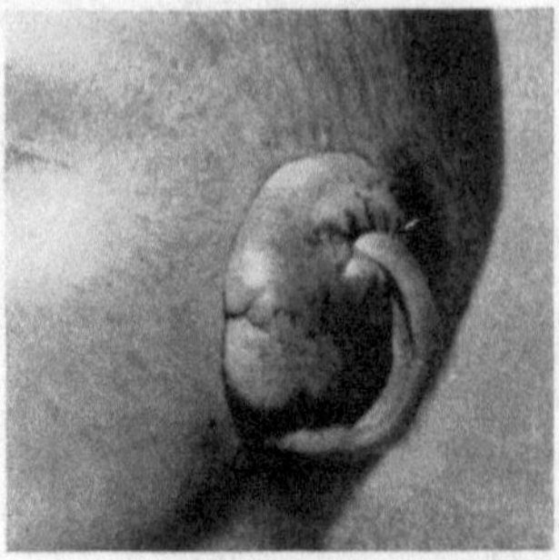

Abb. 154. Keloid linke Ohrmuschel

9. Geschwülste

Es sind die gleichen wie im Gesicht (Einzelheiten s. da).

a) Von den **gutartigen Tumoren** finden sich Hämangiome meist bei Kindern. Oft greifen sie von der Wange auf die Ohrmuschel und den äußeren Gehörgang über. Rankenaneurysmen (s. Gesicht) gehen von der A. auricularis post. aus. Sie sind mit lästigen Ohrgeräuschen verbunden. Fibrome (Abb. 153) sind selten, als Keloid (Abb. 154) treten sie u. a. nach Ohrringstechen auf. Atherome sitzen gern an der Hinterfläche der Ohrmuschel. Bei Perforation werden sie infiziert und fisteln (Abb. 155). Exostosen engen oft das Lumen des Gehörgangs ein. Sie können flachkugelig sein oder sich über größere Partien erstrecken. Sie verursachen Schwerhörigkeit und geben Anlaß zur Verstopfung des verengten Gehörganges mit Zerumen. Ohrpolypen sind Granulationsgeschwülste, die bei chronischer Otitis media in den äußeren Gehörgang wachsen. Sie gehen vom Mittelohr, dem Labyrinth, der Dura und dem Sinus lateralis aus. Sie finden sich besonders bei im Verlauf des entzündlichen Prozesses auftretenden Knochennekrosen. Gichtknötchen siedeln sich am Rande des Helix an in Form kleiner, harter, harnsaure Kalksalze enthaltender Gebilde von gelblicher Farbe.

Die *Behandlung* der gutartigen Geschwülste besteht in der operativen Entfernung. Sie kann bei großen Hämangiomen schwierig sein. Werden Hämangiome nicht radikal entfernt, so treten Rezidive auf. Außerdem besteht die Gefahr der Verletzung des N. facialis. Die Röntgenbestrahlung, elektrische Stichelung und Verödung durch hochprozentige Glukoselösung oder Alkohol ist bei diesen Kranken empfehlenswert. Rankenaneurysmen werden wegen der Blutungsgefahr und der lästigen Ohrgeräusche exstirpiert nach Unterbindung der zuführenden Gefäße, evtl. der A. carotis ext. Mit der Entfernung von Exostosen soll man zurückhaltend

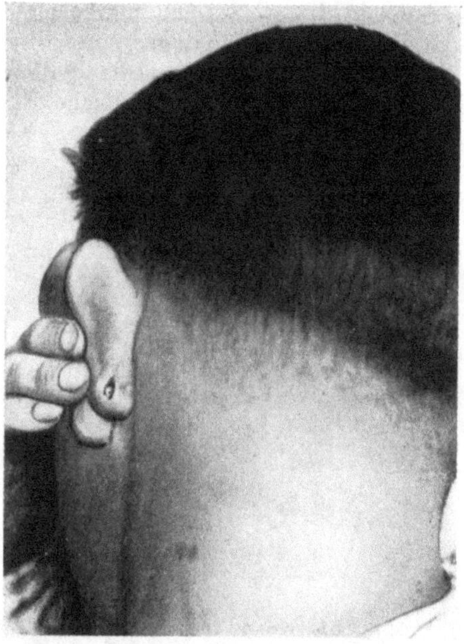

Abb. 155. Fistelung eines infizierten Atheroms hinter dem linken Ohrläppchen; keine angeborene Ohrfistel

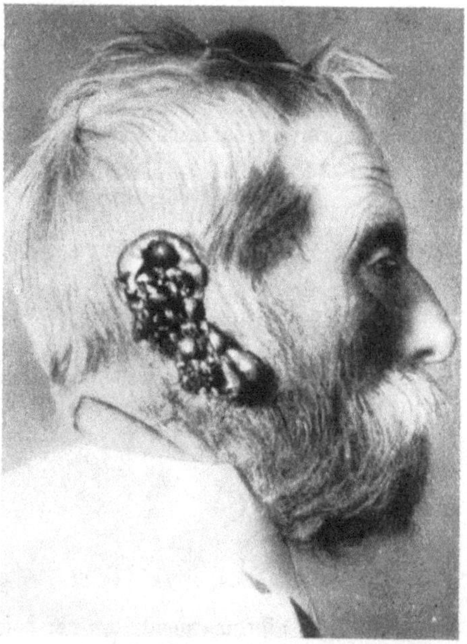

Abb. 156. Ulzeröses ausgedehntes Karzinom der gesamten Ohrmuschel

sein. Fazialis-, Trommelfell- und Labyrinthverletzungen müssen vermieden werden. Die operative Entfernung der Ohrpolypen ist immer angebracht. Sie gehört in die Hände des Spezialarztes.

b) Von den **bösartigen Geschwülsten** sind am äußeren Ohr Karzinome häufig. Sie zeigen das gleiche klinische und pathologisch-anatomische Bild wie im Gesicht (s. da). Im Gehörgang werden Karzinome und Sarkome angetroffen. Sie dürfen nicht mit Furunkeln verwechselt werden. Auch können sie für juckende ulzerierende Ekzeme sowohl am äußeren Ohr wie im Gehörgang gehalten werden. Auffällig ist der papillomatöse Rand (Abb. 156) und heftige Schmerzen. Die Halsdrüsen sind meistens geschwollen. Karzinome im Bereich des Proc. mastoideus brechen in die Cellulae mastoideae ein. Krebse und Sarkome des äußeren Gehörganges breiten sich gern in das Mittelohr aus. Sitzt die Geschwulst primär hinter dem Isthmus des äußeren Gehörganges, so wird die rechtzeitige Diagnose oft versäumt. Bösartige Tumoren können auch sekundär auf das Ohr übergreifen.

Sie breiten sich dann von dem Nasopharynx, der Dura, Parotis, dem Kiefer und der Mundhöhle auf das Ohr aus.

Sämtliche bösartigen Tumoren wachsen zerstörend in die Tiefe, die Sarkome schneller als die Karzinome, evtl. mit Einbruch in das Kiefergelenk und Durchbruch in die Schädelhöhle. Schmerzen, Taubheit und Fazialislähmung sind häufig vorhanden. Eiterung und Blutung aus dem äußeren Gehörgang können auftreten, ebenso Schwindel und Erbrechen, wenn die Geschwulst in das Labyrinth vordringt. Die Fazialislähmung ist ein frühes Symptom einer bösartigen Geschwulst.

Die *Behandlung der Karzinome und Sarkome* besteht in der Radikaloperation. Die Prognose ist nicht gut. Bei inoperablen Kranken kann die Röntgen- und Radiumbestrahlung Anwendung finden. Geschwülste der äußeren Ohrmuschel werden genau so behandelt wie im Gesicht (s. da). Eine nachfolgende Plastik (s. da) kann angezeigt sein.

X. Chirurgie der Nase und Nebenhöhlen

A. Anatomie und Physiologie

Es muß die äußere Nase von der inneren Nase oder Nasenhöhle unterschieden werden. Die Nasenhöhle stellt einen durch das teils knöcherne, teils knorpelige Nasenseptum (Abb. 157) in zwei Hälften getrennten Raum dar. Er ist

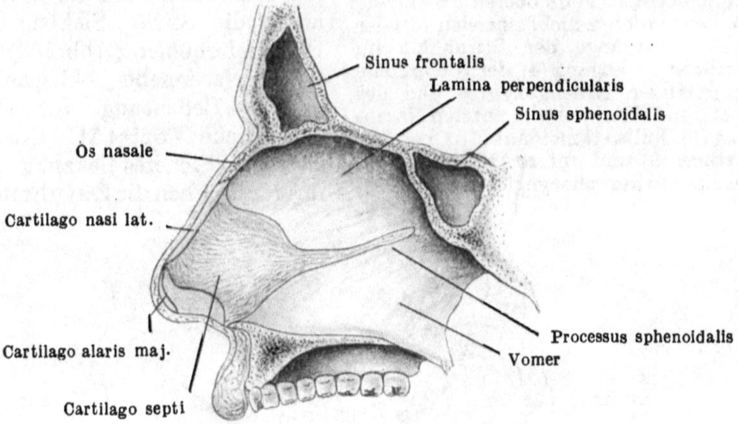

Abb. 157. Knöchernes und knorpeliges Nasenseptum

nach unten vom harten und weichen Gaumen, nach oben von der Lamina cribriformis des Siebbeins und nach den Seiten durch die mediale Wand der Orbita und des Sinus maxillaris begrenzt. Nach vorn setzt sich die Nasenhöhle in die äußere Nase fort, nach hinten öffnen sich die Choanen in den Pharynx.

Jederseits wird die Nasenhöhle (Abb. 158) durch je drei, selten vier Nasenmuscheln unterteilt. Sie befinden sich an den lateralen Nasenwänden und erstrecken sich von vorn nach hinten gegen den Nasen-Rachenraum. Die unterste Muschel ist die größte. Jedoch sind Variationen der Form der Nasenhöhle und der Ausbildung der Nasenmuscheln häufig. Infolgedessen können bei der hinteren Rhinoskopie verschiedene Bilder angetroffen werden.

Unterhalb der unteren Muschel liegt der untere Nasengang. In ihn mündet der Ductus nasolacrimalis (Abb. 158). Bei Hypertrophie der Muschel kann daher eine Behinderung des Tränenabflusses eintreten. Zwischen unterer und mittlerer Muschel befindet sich der mittlere Nasengang. In ihn münden die Ausführungsgänge der Kieferhöhle, Stirnhöhle und der vorderen und mittleren Siebbeinzellen. Der obere Nasengang mit der Mündung der hinteren Siebbeinzellen erstreckt sich zwischen der mittleren und oberen Muschel. Die obere Muschel ist im Vergleich zu den beiden anderen nur rudimentär. Oberhalb von ihr mündet die Keilbeinhöhle in die Nasenhöhle (Abb. 158).

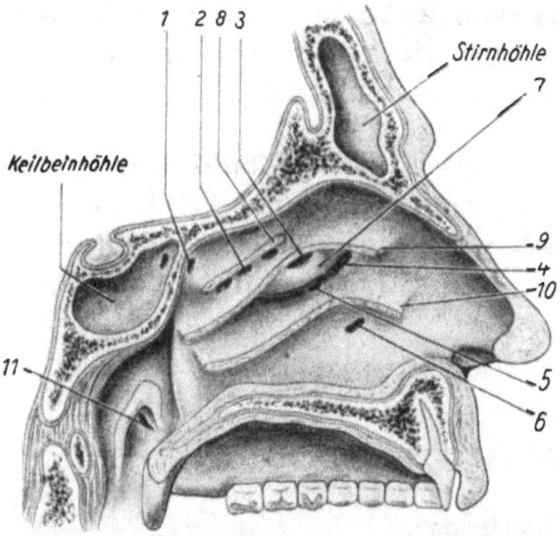

Abb. 158. Laterale Wand der Nasenhöhle. Die obere, mittlere und untere Muschel ist an ihrem Ansatz abgetrennt. Mündungen der Keilbeinhöhle (1), der hinteren Siebbeinzellen im oberen Nasengang (2), der vorderen Siebbeinzellen (3), der Ausführungsgänge der Stirnhöhle im mittleren Nasengang (4), der Kieferhöhle im mittleren Nasengang (5) und des Ductus nasolacrimalis im unteren Nasengang (6). Bulla ethmoidalis (7). Obere (8), mittlere (9) und untere (10) Nasenmuscheln. Ostium pharyngicum tubae (11)

Zur Nasenhöhle gehören auch die Ausbuchtungen, die sich als Nebenhöhlen in die Nachbarschaft erstrecken (Abb. 159). Sie sind durch Ausstülpung der Nasenschleimhaut während des ersten Lebensjahres und Resorption der entsprechenden Knochen entstanden. Erkrankungen der Nasenhöhle greifen sehr häufig auf sie über. Zu ihnen gehören die Stirn-, Siebbein-, Keilbein- und Oberkieferhöhlen (Abb. 160).

Die Nasennebenhöhlen haben große pathologische Bedeutung. Sie zeigen eine außerordentliche Varietät. Über ihre Funktion ist nichts Sicheres bekannt. Sicher gehört zu ihren Aufgaben die Zuführung von Feuch-

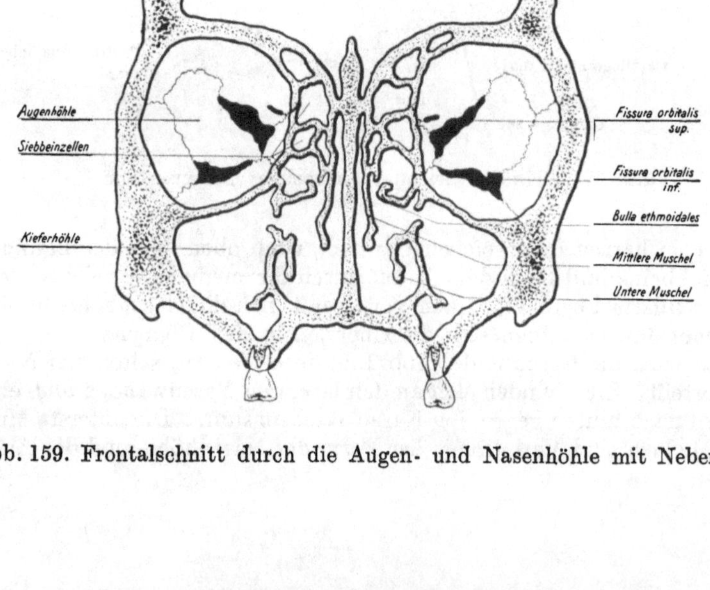

Abb. 159. Frontalschnitt durch die Augen- und Nasenhöhle mit Nebenhöhlen

tigkeit für die Riechhaut. Durch die Nebenhöhlen ist das Gewicht der Schädelknochen wesentlich verringert. Schließlich spielen die Nasennebenhöhlen auch als Resonatoren bei der Stimmbildung eine Rolle. Das Volumen der Nebenhöhlen übertrifft in der Regel das der Haupthöhle. Die Kieferhöhlen sind geräumiger als alle übrigen Nebenhöhlen zusammen.

Die **Stirnhöhlen** haben die Form von Pyramiden (Abb. 161). Sie sind durch eine dünne knöcherne Scheidewand in eine rechte und linke Höhle geteilt. Manchmal ist das Septum inkomplett, oder die Stirnhöhlen sind gekammert. Ihre Ausdehnung ist sehr variabel. Selten fehlen sie völlig. Der Ductus nasofrontalis mündet in den mittleren Nasengang (Abb. 158 und 160). Wichtig ist, daß entzündliche Pro-

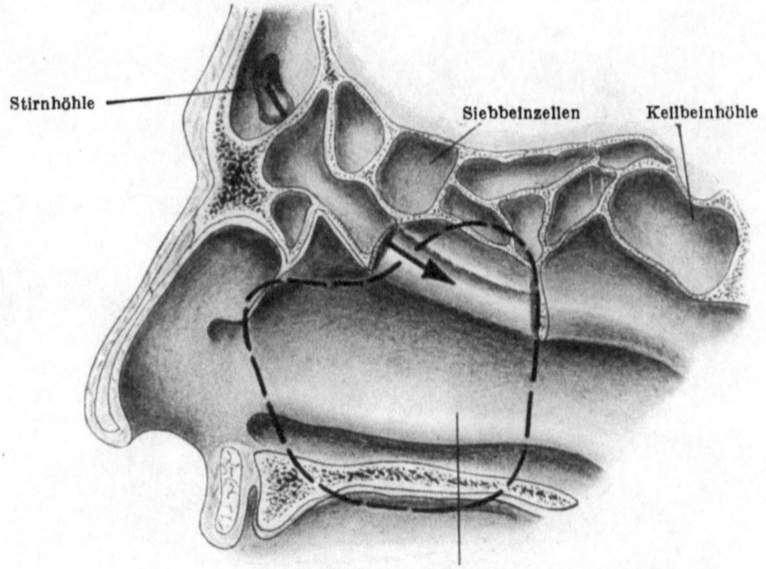

Abb. 160. Sagittalschnitt durch die Nasenhöhle und ihre Nebenhöhlen

zesse der Stirnhöhle durch die dünne hintere Wand auf die vordere Schädelgrube übergreifen können. Auch die untere Wand ist im Bereich der Augenhöhlen dünn, so daß hier ein Weg zwischen dem Sinus frontalis und der Orbita für Infektionen gegeben ist (Orbitaphlegmone s. da) (Abb. 133 und 161).

Die **Siebbeinhöhlen** (Abb. 159 und 161) bestehen aus einem Zellsystem, das einen großen Teil des Os ethmoidale einnimmt. Dadurch setzt sich der Knochen nur aus papierdünnen Lamellen zusammen. Es wird eine vordere und hintere Gruppe von Siebbeinzellen unterschieden. Sie münden unabhängig voneinander in die Nasenhöhle. Die vorderen Zellen stehen mit dem mittleren, die hinteren mit dem oberen Nasengang in Verbindung (Abb. 158).

Die hinteren Siebbeinzellen sind dem N. opticus dicht benachbart. Bei Erkrankung können sie eine Neuritis dieses Nerven verursachen. In seinen vorderen Partien grenzt das Siebbein oben an die Stirnhöhle. Dahinter stellt seine dünne Wand einen Teil der Schädelbasis der vorderen Schädelgrube dar. Schädelbasisfrakturen verlaufen durch sie in typischer Weise (s. Anatomie und Topographie des Gehirnschädels, Abb. 2b). Es besteht die Gefahr des Liquorabflusses und der sekundären Meningitis infolge Einwanderung von Keimen aus den Siebbeinzellen in das Schädelinnere. Die seitliche Wand des Os ethmoidale ist papierdünn oder fehlt manchmal völlig. Ausbreitung von Infektionen in die Augenhöhle ist leicht möglich. Nach unten bestehen Beziehungen zum Sinus maxillaris, von dem die unteren Siebbeinzellen der hinteren Gruppe häufig nur durch eine dünne Knochenlamelle abgetrennt sind.

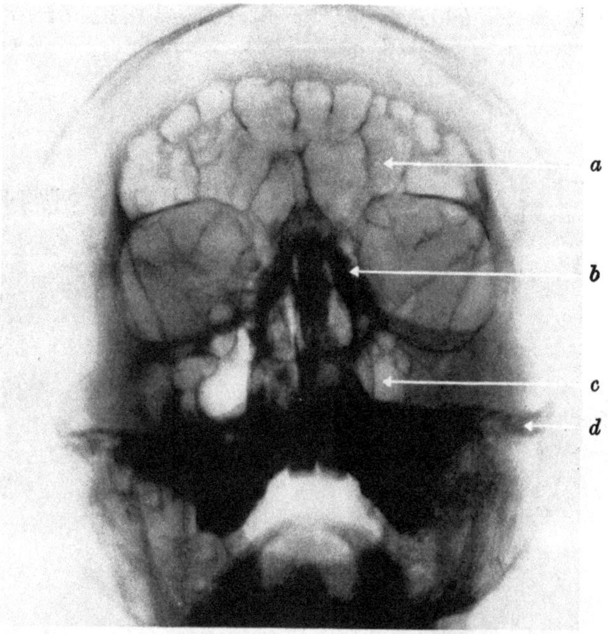

Abb. 161. Röntgenaufnahme der Nasen-Nebenhöhlen. Stirnhöhlen stark ausgebildet. *a* Stirnhöhle, *b* Siebbeinzellen, *c* Kieferhöhle, *d* Jochbogenzellen

Die **Keilbeinhöhlen** (Abb. 158, 160 und 168) entsprechen in ihrer Ausdehnung dem Keilbeinkörper. Durch ein Septum werden sie in eine rechte und linke Höhle unterteilt. Selten fehlt die Zwischenwand oder die Keilbeinhöhlen stehen mit den Siebbeinhöhlen in Verbindung. Je nach der Größe der Höhlen wechselt die Mächtigkeit der Knochenwandungen und die Innigkeit der Zusammenhänge mit der Schädelhöhle, dem Fasciculus opticus und Sinus cavernosus. Der Ausführungsgang der Keilbeinhöhlen mündet in den obersten Nasengang (Abb. 158).

Die Keilbeinhöhlen stehen in Beziehung zu allen drei Schädelgruben. Die laterale Wand der Keilbeinhöhle grenzt an den Sinus cavernosus, den 3., 4. und 6. Gehirnnerven, die Nn. ophthalmicus und maxillaris und den Canalis caroticus mit der gleichnamigen Arterie. Ferner sind ihr eng benachbart die A. ophthalmica und der N. opticus (Abb. 134). An die obere Wand der Keilbeinhöhle legt sich die Hypophyse und das Chiasma opticum an. Infolgedessen ist die Hypophyse operativ auch auf nasalem Wege durch den Sinus sphenoideus hindurch erreichbar. Die hintere Wand der Keilbeinhöhlen steht in Beziehung zu der A. basialis und dem Gehirnstamm. Im Bereich der unteren Wand verlaufen die Nerven des Canalis pterygoideus. Die vordere Wand wird gekreuzt durch Blutgefäße und Nerven, die aus dem Foramen sphenopalatinum in die Nasenhöhle ziehen.

Die **Kieferhöhlen** (Abb. 159, 160, 161 und 168) sind die größten Nebenhöhlen der Nase. Sie münden in den mittleren Nasengang (Abb. 158). Wie alle Nebenhöhlen zeigen sie eine große Variation ihrer Form und Größe. Durchschnittlich sind sie hühnereigroß. Im allgemeinen befinden sie sich im Körper des Oberkieferknochens, dehnen sich aber auch manchmal in die Fortsätze aus.

Die mediale Wand der Kieferhöhlen grenzt gegen die Nasenhöhle. Da die Mündung der Kieferhöhlen sich oberhalb dem Boden der Höhle im Bereich des mittleren Nasenganges befindet, ist eine Entleerung in die Nasenhöhle auf natürlichem Wege nicht möglich. Bei Erkrankungen werden daher die Kieferhöhlen vom unteren Nasengang unter Perforation der dünnen Scheidewand gespült (Abb. 162).

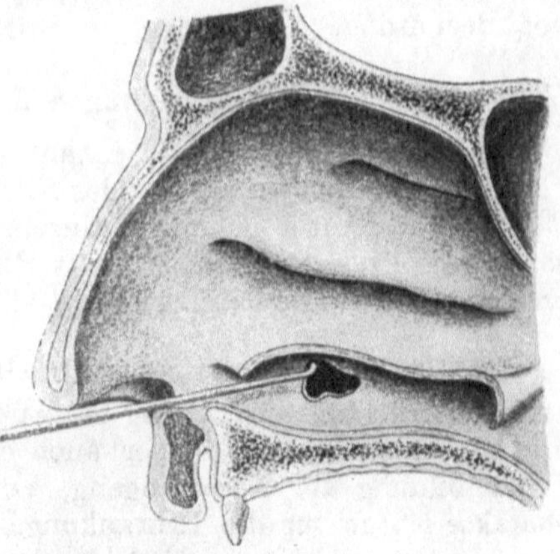

Abb. 162. Trepanation der Kieferhöhle vom unteren Nasengang aus. Die untere Nasenmuschel ist teilweise reseziert

Im Bereich der unteren Wand ragen die Zahnwurzeln, die nur von einer dünnen Knochenschicht umgeben sind, in die Kieferhöhle hinein. Die dünne Wand kann leicht von Abszessen durchbrochen werden, die von den Zahnwurzeln ausgehen (Abb. 159). Es kommt dann zu einer dentogenen Kieferhöhleneiterung. Die hintere Wand der Kieferhöhle trennt sie von der Fossa pterygopalatina ab. Die obere Kieferhöhlenwand begrenzt die Orbita. Der N. infraorbitalis verläuft in der oberen Wand in dem gleichnamigen Kanal. Der Knochen ist oft sehr dünn, so daß ein Übergreifen von Entzündungen auf den N. infraorbitalis mit heftigen Neuralgien leicht möglich ist. Zu den medial gelegenen Siebbeinzellen bestehen enge Beziehungen, die häufig zu einer Kombination von Kieferhöhlen- und Siebbeineiterungen führen.

Die Nase und ihre Nebenhöhlen hat wichtige Funktionen zu erfüllen. Als Respirationsorgan steht sie in enger Beziehung zum Rachen, Kehlkopf, Luftröhre und Lunge. Das Geruchsorgan des Menschen spielt eine relativ geringe Rolle. Die geruchaufnehmenden Nerven befinden sich im oberen Drittel der Nasenhöhle. Sie verlaufen durch die Lamina cribriformis des Siebbeins in das Schädelinnere.

Die eingeatmete Luft wird beim Passieren durch die Nase vorgewärmt und angefeuchtet. Die Nasenschleimhaut sezerniert fast 1 Liter Sekret in 24 Stunden. In enger Beziehung zur Anfeuchtung der eingeatmeten Luft steht ihre Filtration. Diese wird dadurch bewirkt, daß die Luft gegen die angefeuchtete Schleimhautoberfläche stößt, wobei die Fremdkörperpartikelchen an dem Schleim hängen bleiben. Die mit Staub und Bakterien beladene Schleimhaut reinigt sich durch die Bewegung der Flimmerepithelien.

Das Flimmerepithel mit der daraufliegenden Schleimschicht stellt einen sehr wirkungsvollen Mechanismus der Infektabwehr dar. In der normalen Nase reicht das Flimmerepithel von dem Vestibulum bis zum Nasopharynx. Nur im Gebiet der Geruchsregion findet sich kein Flimmerepithel. Dagegen ist es in den Nebenhöhlen vorhanden. Die Richtung des Flimmerstromes ist in den Nebenhöhlen gegen die Nasenhöhle zu gerichtet. In der Nase geht die Richtung des Flimmerepithels gegen den Pharynx, im Bronchialtrakt gegen die Epiglottis. Die beste Temperatur für die Funktion des Flimmerepithels liegt bei 32°. Bei Abkühlung und stärkerer Erwärmung läßt die Flimmerbewegung nach. Am ungünstigsten reagiert sie auf Austrocknung. Die Erhaltung der Schleimhaut mit ihrem Flimmerepithel stellt eine der wichtigsten Aufgaben der Chirurgie der Nase und ihrer Nebenhöhlen dar.

Schließlich dient die Nase noch als Resonanzboden bei der Ton- und Sprachbildung. Als Reflexorgan hat sie innige Beziehung zum vegetativen Nervensystem. Eine Behandlung krankhafter Veränderungen der Nase und ihrer Nebenhöhlen ist daher bei zahlreichen Allgemeinerkrankungen (Migräne, Asthma usw.) von Bedeutung.

B. Erkrankungen der Haut und Schleimhaut

Die Erkrankungen der Nasenhaut unterscheiden sich in den meisten Fällen nicht von denen an anderen Stellen des Körpers. Vielfach wird die Nase und das übrige Gesicht gleichzeitig befallen (Einzelheiten s. Chirurgie des Gesichts). **Impetigo contagiosa, Erysipel, Acne rosacea** (s. Rhinophym), **Ekzeme, spezifische Entzündungen** und **Karzinome** können aber auch allein auf die Nase beschränkt bleiben.

1. Das Ekzem

am Naseneingang tritt häufig sekundär infolge chronischen Katarrhes der Nase und Nebenhöhlen auf. Aber auch eine selbständige Entstehung ist möglich. Borkenbildung am Naseneingang, Verstopftsein der Nase und Rhagaden sind charakteristisch für die Erkrankung. Differentialdiagnostisch muß besonders bei Kindern an eine Nasendiphtherie gedacht werden. Komplikationen in Form von Ulzerationen, Furunkeln, Erysipel und Phlegmone sind möglich.

Die *Behandlung* besteht in der mechanischen Entfernung der Borken mit der Pinzette und dem Abweichen mit Bor- oder Diachylonsalbe. Rhagaden werden mit 5—10%igem Höllenstein geätzt, anschließend mit Zinksalbe weiter behandelt.

2. Furunkel

am Naseneingang entstehen bei Unsauberkeit, als Schmierinfektion durch Fingerbohren. Stoffwechselerkrankungen wie Diabetes können das Auftreten des Nasenfurunkels begünstigen. Rötung, Schwellung und heftige Schmerzen sind, besonders beim Berühren der Nase, vorhanden. Fortschreiten der Infektion auf die Venen in Form von Thrombophlebitis mit evtl. Ödem des Augenlides und Meningitis ist möglich (s. Gesichtsfurunkel).

Die Behandlung ist die gleiche wie bei den Gesichtsfurunkeln (s. da).

C. Spezifische Entzündungen

Sie gehören ausnahmslos in entsprechende Fachbehandlung durch den Ohren- oder Hautarzt. In Frage kommt die **Tuberkulose, Syphilis, Lepra, Rotz** und das **Rhinosklerom.**

1. Tuberkulose

der Haut im Bereich der Nase tritt auf als **Lupus vulgaris** (Abb. 163) (s. Gesicht) und als **geschwürige Tuberkulose (Tuberculosis cutis ulcerosa).** Letztere entsteht im allgemeinen sekundär bei Lungentuberkulose durch Ausscheiden von infiziertem Sputum oder fortgeleitet von Kehlkopftuberkulose. Selten tritt die geschwürige Tuberkulose primär auf, da die Nasenschleimhaut gegen Tuberkelbazillen sehr resistent ist. Jedoch kann z. B. bei Bohren mit dem infizierten Finger auch einmal eine primäre Impfinfektion der Nase erfolgen.

Die Nasenatmung ist behindert durch Borkenbildung. Beim Schnauben findet sich im Sekret Blut. An der Schleimhaut, besonders in dem vorderen knorpeligen Teil der Nasenhöhle, treten rasch ulzerös zerfallende blaßrötliche Knötchen auf, die sich schnell vergrößern. Der Rand des Geschwürs ist unterminiert. Tuberkelbazillen sind im Abstrich nachweisbar.

Syphilis und Karzinom müssen differentialdiagnostisch ausgeschaltet werden. Die Prognose der Erkrankung ist bei frühzeitiger Behandlung gut, richtet sich aber nach dem Grundleiden, insbesondere nach dem Befund einer evtl. die Geschwüre verursachenden Lungentuberkulose.

Die *Therapie* besteht bei den sekundären Formen in der Ausschaltung des primären Herdes. Die Nase wird von Krusten gereinigt. Zur Lokal- und Allgemeinbehandlung ist die Chemotherapie mit Neoteben, Pasalon oder PAS sowie mit Streptomycin einzuleiten. Auch Ätzung der Geschwüre mit 50- bis 80%iger Milchsäure oder 8%igem Chlorzink ist möglich. Neben der Lokalbehandlung kann in hartnäckigen Fällen die Elektroexstirpation der tuberkulösen Granulationen sowie des Ulcus zum Erfolg führen. Die Allgemeinbehandlung ist nicht zu vernachlässigen.

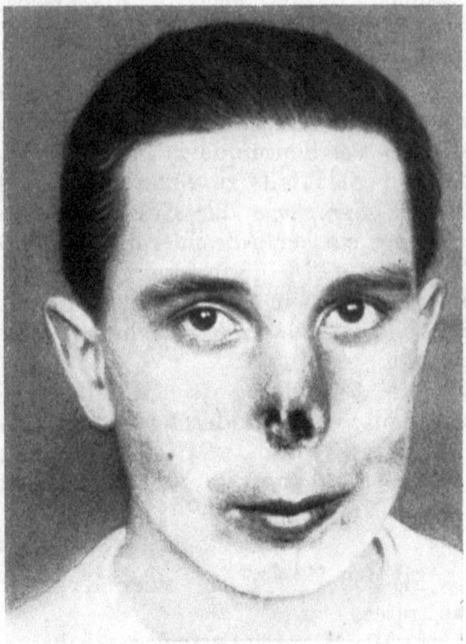

Abb. 163. Nasendeformierung bei Lupus

2. Syphilis

tritt im 1. Stadium als typischer Primäraffekt am Naseneingang auf. Er ist selten, entsteht meist durch Bohren mit dem Finger. Im Sekundärstadium, besonders bei Säuglingen, äußert sich die Lues als hartnäckiger Schnupfen **(Coryza syphilitica).** Indurationen am Septum, die sekundär zerfallen, werden beobachtet. Im 3. Stadium entsteht die gummöse Zerstörung (s. Gesicht). An der Nase wird der Knochen befallen, im Gegensatz zur Tuberkulose, die sich mehr im Gebiet der Nasenknorpel manifestiert. Die Nasenscheidewand wird bevorzugt. Die syphilitische **Sattelnase** entsteht durch Zerstörung des Nasengerüstes. Eine **Perforation** im Bereich des knöchernen Nasenseptums kann entstehen. Ein Gumma im Gebiet des Gaumens führt zur Perforation in die Mundhöhle. Der destruierende spezifische Prozeß ist häufig mit einem lästigen übelriechenden Fötor, der sog. **Stinknase (Ozaena syphilitica)** vergesellschaftet.

Differentialdiagnostisch müssen maligne Tumoren und die Tuberkulose berücksichtigt werden. Die Prognose ist wegen der bleibenden Defekte nach Ausheilen der Erkrankung nicht gut. Diagnose und Therapie s. Gesicht.

D. Rhinitis

1. Akute Rhinitis

Sie ist eine akute Entzündung der Nasenschleimhaut mit Schwellung und Ödem sowie starker Absonderung eines schleimig eitrigen Sekretes. Die Ursache der Erkrankung besteht in einer Virusinfektion. Durch das Virus wird ein einfacher Katarrh hervorgerufen, der durch Sekundärinfektion mit Bakterien eitrig wird. Am häufigsten ist die bakterielle Infektion durch Streptokokken, Pneumokokken, Staphylokokken, Bacillus influenca und Mikrococcus catarrhalis bedingt. Begünstigend für die Auslösung einer Rhinitis wirken Faktoren, die die Resistenz herabsetzen, wie Erkältung, Ermüdung, Diätfehler oder Ekzeme. Ferner wird die Rhinitis durch Schädigung des Flimmerepithels (s. Anatomie und Physiologie) ausgelöst. Diese kann verursacht sein durch überhitzte Räume, die zu einer Austrocknung der Schleimhaut führen. Anatomische Ursachen in Form von Septumdeviation (s. da), die einen normalen Luftdurchtritt erschweren, können gleichfalls zu einer Schädigung des Flimmerepithels führen.

Die *Symptome* der Erkrankung bestehen in einer Behinderung der Nasenatmung, starker Absonderung von Sekreten, Niesen und Tränenträufeln. Die Temperatur ist geringgradig erhöht. Kopfschmerz und Abgeschlagenheit mit ausgesprochenem Krankheitsgefühl sind vorhanden. Nach einigen Tagen wird das anfänglich wässerige schleimige Sekret eitrig, und allmählich klingt die Erkrankung ab.

Die *Behandlung* der Rhinitis spielt nur dann chirurgisch eine Rolle, wenn anatomische Veränderungen der Nasenhöhle die auslösenden Ursachen sind. Besonders Septumdeviationen, die zu einer Neigung zu Schnupfen führen können, müssen angegangen werden (Einzelheiten s. da).

2. Chronische Rhinitis

Sie kann in Form einer Hyperplasie der Schleimhaut oder einer Atrophie auftreten.

a) **Die Hyperplasie** findet sich besonders bei Allergikern. Aber auch Infektionskrankheiten, Stoffwechselerkrankungen und Störungen im endokrinen System, wie z. B. die Menstruation, können eine chronisch hyperplastische Rhinitis verursachen. Ebenso führen mehrfache akute Schübe bei ungünstigen anatomischen Verhältnissen, z. B. enge Nasengänge, zu einer Hyperplasie der Schleimhaut.

Pathologisch-anatomisch findet sich eine chronische Entzündung mit Hypertrophie der Schleimhaut, Dilatation der Blutgefäße und Proliferation des Bindegewebes. Bei langer Dauer treten **Muschelhypertrophien** auf, die zu mächtigen Verdickungen der Schleimhaut, besonders am vorderen und hinteren Ende der unteren Muschel führen.

Die *Symptome der Erkrankung* bestehen in der Behinderung der Nasenatmung, dem sog. Stockschnupfen und Kopfschmerzen. Pharyngitis und Laryngitis sind häufig vorhanden. Die Nasenschleimhaut ist gerötet. In den unteren Nasengängen findet sich schleimiger Eiter.

Die *konservative Behandlung* der chronischen hyperplastischen Rhinitis besteht im Einträufeln von 3—4%iger Targesinlösung. Schädigende äußere Einflüsse und Allgemeinleiden müssen ausgeschaltet werden. Bei Muschelhypertrophie ist die operative Abtragung mit der kalten Schlinge notwendig.

b) **Die chronische atrophische Rhinitis (Ozaena, Stinknase)** ist eine Erkrankung, bei der die Nasenschleimhaut und die Nasenmuscheln atrophieren. Die Ursache ist unbekannt. Häufig tritt die Erkrankung in der Pubertät auf. In der Nase findet sich zähes Sekret, daß zu dicken Krusten eintrocknet, zur Zersetzung neigt und fötide riecht. Meist ist Geruchlosigkeit vorhanden.

Sekundäre atrophische Rhinitis findet sich im Gefolge chronischer Infektionen der Nasenhöhle und Nasennebenhöhlen, besonders bei Nebenhöhleneiterungen, Fremdkörpern, Tuberkulose, Syphilis und Tumoren. Es ist zu beachten, daß bei längerem Gebrauch der beliebten adrenalinhaltigen Schnupfenmittel schwere Schäden durch Atrophie der Schleimhaut erzeugt werden können.

Die *Behandlung der Stinknase* besteht im Angehen des Grundleidens. Das Naseninnere muß mechanisch gereinigt oder gespült werden. Operativ hat die Verengerung der Nasenhöhle manchmal Erfolg. Die Prognose der Krankheit ist schlecht, da Heilungen nur schwer zu erzielen sind. Im allgemeinen bleibt die Behandlung dem Facharzt überlassen.

E. Erkrankungen des Nasenseptums (Abb. 157)

1. Septumdeviation

Eine Nasenscheidewandverbiegung betrifft das knorpelige oder knöcherne Nasenseptum oder alle beide (Abb. 164). Die Deviation kann einseitig oder auch nach beiden Seiten S-förmig vorhanden sein. Oft ist sie mit Leisten und Dornen, die als Auswüchse hervorragen, verbunden.

Die *Ätiologie* der Septumdeviation ist traumatisch oder beruht auf einem verstärkten Wachstum einzelner Teile des Septums, so daß an diesen Stellen eine Ausbuchtung des Septums entsteht. Als Ursache für das ungleichmäßige Wachstum finden sich manchmal Anomalien des kindlichen Gaumens. Normalerweise ist das Septum gerade, wenn der Gaumen gewölbt ist.

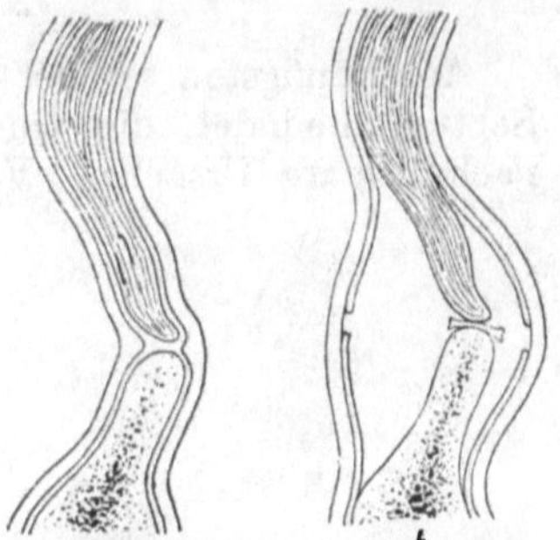

Abb. 164. *a* S-förmige Septumdeviation, *b* Schleimhaut und Periost, Perichondrium abgehebelt zur submukösen Resektion des verkrümmten Nasenseptums

Die Septumdeviation verursacht eine Einengung der Nasenhöhle. Infolgedessen ist die Atmung behindert und der Abfluß des Sekrets aus den Nasennebenhöhlen erschwert. Kopfschmerzen treten auf. In der Umgebung der Tuba auditiva kann eine Hyperplasie vorhanden sein, die wiederum eine Verminderung der Hörfähigkeit mit Infektionsbereitschaft hervorruft. Es ist klar, daß bei einer Verminderung der Atmung infolge Septumdeviation Infektionen leicht angehen. Sie finden sich daher besonders an der Seite, in die sich das Septum vorwölbt.

Die *Behandlung* der Septumdeviation besteht in der submukösen Resektion, die in Lokalanästhesie ausgeführt wird (Abb. 164 und 165). Die Operation wird im allgemeinen nicht vor dem 17.—18. Lebensjahr ausgeführt. Das Nasengerüst ist vor diesem Zeitpunkt nicht völlig ausgebildet und neigt besonders am Nasenrücken zum Einfallen. Nach Unfällen soll mit der Operation etwa ein halbes Jahr gewartet werden wegen der Gefahr der Infektion. Die Patienten dürfen zur Zeit der Operation nicht an Erkältungskrankheiten leiden.

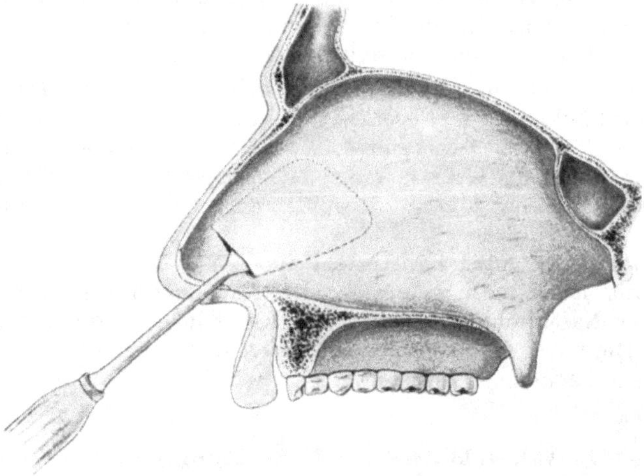

Abb. 165. Mobilisierung der Schleimhaut und des Periost, Perichondriums mit dem Elevatorium für die submuköse Resektion des Nasenseptums bei Deviation. Vgl. Abb. 164

2. Nasenbluten (Epistaxis)

Am häufigsten ist der Kiesselbachsche Plexus, der sich vorn unten am Septum befindet, die Quelle der Blutung (Abb. 166). Oft entstehen sie ohne nachweisbare Ursache. Von den lokalen Erkrankungen spielen akute und chronische Infektionen der Nase, Traumen, Fremdkörper, Geschwüre besonders im Bereich des Septums, Hämangiome und bösartige Geschwülste eine Rolle. Unter den Allgemeinleiden lösen die mit hämorrhagischer Diathese neben Blutungen der Haut und Schleimhäute des übrigen Körpers auch solche der Nase aus.

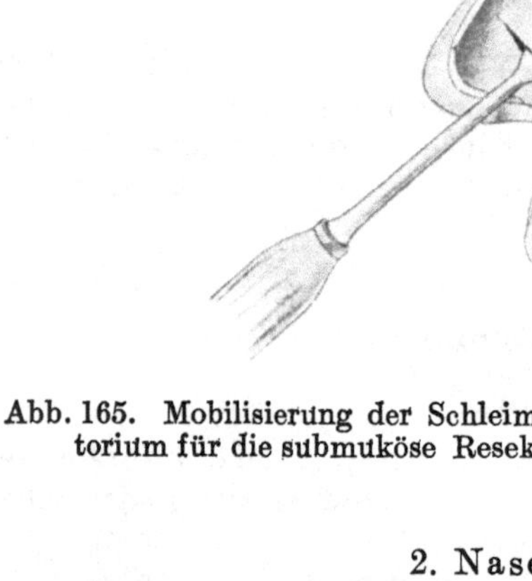

Abb. 166. Kiesselbachscher Plexus

Hierher gehört die angiopathische Diathese, infolge Schädigung der Kapillarwand bei Erweichung oder mangelhafter Bildung der Kittsubstanz der Endothelien. Zu ihnen rechnen die Avitaminosen (Skorbut usw.), die endokrinen Störungen (Menorrhagie, Metrorrhagie), die exotoxischen Schädigungen der Gefäße durch Salvarsan, Schlangengift und Phosphor, die endotoxischen Schädigungen bei Cholämie und Eklampsie und schließlich die infektiös-toxischen Schädigungen durch Krankheitserreger der Diphtherie, Milzbrand, Typhus, Syphilis, Tuberkulose sowie die Strepto- und Staphylokokken.

Die hämopathische Diathese entsteht infolge fehlerhafter Blutzusammensetzung (Hämophilie, Thrombopenie usw.). Bei den Mischformen ist neben einer krankhaften Abweichung der Blutbeschaffenheit eine pathologische Veränderung der Kapillarwand vorhanden. Sie findet sich besonders bei den eigentlichen Blutkrankheiten, wie z. B. Leukämie und Perniziosa. Auch bei Stauungszuständen, wie z. B. bei Herzkrankheiten, bei Hypertonus und großen Anstrengungen können Nasenblutungen auftreten.

Die *Prognose* der Erkrankung ist gut, wenn nicht ein schweres Allgemeinleiden vorliegt. Die *Behandlung* richtet sich gegen die auslösende Ursache der Blutung. Der Kopf wird hochgelagert, eine kalte Kompresse oder Eisblase auf Stirn und Nacken gelegt, stauende Kragen müssen geöffnet werden. Nase schnauben ist verboten. Bei der Lokalbehandlung führt häufig, wenn die Blutung aus den vorderen Teilen des Septums stammt, das Aufdrücken eines kleinen Tupfers, der mit Adrenalinlösung getränkt ist, zum Erfolg. Ist die Blutung stärker und wiederholt sie sich öfter, so empfiehlt sich die Zerstörung evtl. erweiterter Blutgefäße mit dem Elektrokauter. Auch die Betupfung mit Trichloressig- oder Chromsäure kann die Blutung zum Stehen bringen. Gelangt man mit diesen Maßnahmen nicht zum Ziel, so empfiehlt sich eine Nasentamponade für 24—48 Stunden mit blutstillender, z. B. Stryphnongaze. Diese wird zuerst in den oberen hinteren Teil der Nasenhöhle eingeführt und dann allmählich nach vorn und unten nachgeschoben.

Im allgemeinen gelingt es mit den geschilderten Maßnahmen, die Blutung zum Stehen zu bekommen. Nur in ganz besonderen Notfällen ist die Tamponade nach Bellocq angebracht, bei der die Nasenhöhle vom Epipharynx aus tamponiert wird. An einem dünnen Gummischlauch, der durch die Nase in den Rachen eingeführt und zum Munde mit einer Pinzette herausgezogen wird, hängt man einen dicken Seidenfaden mit einem Jodoformgazetupfer. Durch Zug an der Sonde wird der Tupfer in den Nasenrachenraum eingepreßt und mit dem Finger nachgestopft. Anschließend Tamponade der Nase von vorn. Die Tamponade darf nur 2—3 Tage liegen bleiben, wegen der Gefahr der Infektion und sekundären Mittelohreiterung. Bei Schädelbasisbrüchen ist jede Tamponade mit einem großen Risiko belastet, wegen einer aufsteigenden Infektion in das Schädelinnere mit nachfolgender Meningitis und Abszeß.

Bei schwersten Blutungen ist die Bluttransfusion angebracht, evtl. die Unterbindung der A. carotis externa nötig. Stammt die Blutung aus dem oberen Teil der Nase, besonders bei Verletzungen der Aa. ethmoidales ant. et post. infolge Siebbeinfraktur (Abb. 2 und 134), so kann die Unterbindung der A. carotis int. notwendig sein.

3. Perforation der Nasenscheidewand

Sie ist entweder kongenital oder erworben. Die angeborene Perforation ist selten. Erworbene Perforationen entstehen entweder durch Trauma oder bei chronischen destruierenden Prozessen infolge Syphilis und Tuberkulose, besonders Lupus, ferner auch bei schweren Infektionskrankheiten wie Typhus, Diphtherie und Scharlach. Auch nach Abszessen kann es zur Perforation des Nasenseptums kommen. Die Syphilis befällt besonders das knöcherne Nasenseptum, während bei Tuberkulose und Traumen gewöhnlich der knorpelige Teil befallen ist. Im Endzustand kann bei allen diesen Erkrankungen die Sattelnase (Abb. 214) entstehen.

Bei kleinen Perforationen sind keine Beschwerden vorhanden. Größere Perforationen neigen zur Krustenbildung, die Atmung ist behindert. Wenn die Krusten beim Schnauben ausgeblasen werden, kann es leicht zu Nasenblutungen kommen.

Die *Behandlung* der Perforation besteht in der Entfernung der Krusten und dem operativen Verschluß durch einen gestielten Schleimhautperiostlappen. Bei kleinen Perforationen ist evtl. nach Anfrischung der Schleimhautperioständer und Mobilisierung eine direkte Naht möglich.

4. Hämatom der Nasenscheidewand

Verletzungen auch geringfügiger Art verursachen eine Blutansammlung unter dem Perichondrium oder Periost des Nasenseptums (Abb. 167). Meist entstehen blutig tingierte Lymphextravasate durch Décollement (s. Othämatom). Sie machen sich durch völlige oder teilweise Stenose der Nasenhöhle bemerkbar. Häufig sind sie beidseitig vorhanden. Kopfschmerzen treten infolge des Druckes des Hämatoms, das in der Nasenhöhle keinen Raum zur Ausdehnung hat, auf. Die Nasenscheidewand wölbt sich kugelig und fluktuierend vor. Polypen müssen differentialdiagnostisch berücksichtigt werden.

Die *Behandlung* besteht in der Inzision des Hämatoms im Bereich des Nasenbodens. Die Wundhöhle wird tamponiert. Spontaner Rückgang des Hämatoms ist selten. Wird nicht rechtzeitig operativ eingegriffen, so besteht die Gefahr der Vereiterung mit nachfolgender Knorpelnekrose und Septumperforation.

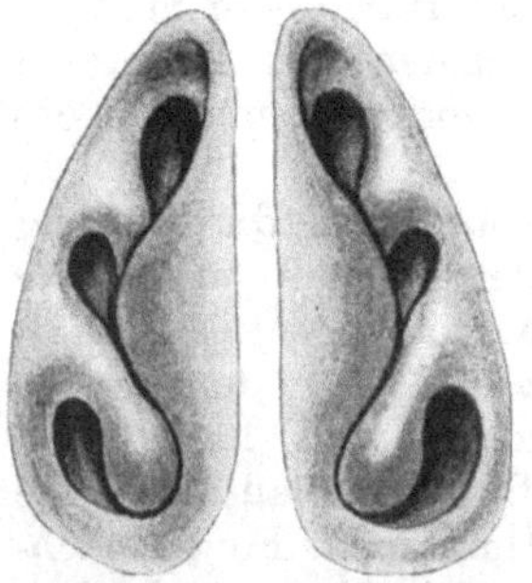

Abb. 167. Beiderseitiges Hämatom der Nasenscheidewand. Befund bei Rhinoscopia anterior

5. Abszeß der Nasenscheidewand

Er entsteht gewöhnlich nach Trauma bei sekundärer Infektion eines Hämatoms. Aber auch bei Infektionskrankheiten wie Typhus, Scharlach, Masern, Grippe und Lues kann ein Abszeß der Nasenscheidewand auftreten. Bei der Syphilis ist der Abszeß das Vorstadium des luetischen Septumdefektes und der Sattelnase.

Das Allgemeinbefinden des Erkrankten ist erheblich beeinträchtigt. Temperaturen, Appetitlosigkeit und heftige Kopfschmerzen können besonders bei Kindern zu Fehldiagnosen und Verwechselung mit Infektionskrankheiten Anlaß geben. Der Abszeß verursacht am Septum eine Rötung und Ödem der Umgebung, auch an der anderen Seite der Scheidewand, das sich bis auf die äußere Nase ausdehnen kann. Im Gegensatz zum Erysipel ist die oft erhebliche Schwellung der äußeren Nase blaß. Die Atmung ist behindert. Im allgemeinen bleibt der Knorpel und Knochen intakt. Bei Lues jedoch sind Nekrosen gewöhnliche Komplikationen (s. Seite 125, 209).

Die *Behandlung* besteht in der ausgiebigen Inzision am tiefsten Punkt des Abszesses und Drainage.

6. Choanenstenose und Atresie

Sie sind selten. Sie können angeboren oder erworben, einseitig oder beidseitig sein. Der membranöse oder knöcherne Abschluß zwischen Keilbein und Gaumenplatte ist entweder komplett oder inkomplett. Die erworbene Stenose oder Atresie der Nasenhöhle entsteht durch Trauma oder schwere Infektionen wie Syphilis, Diphtherie und Tuberkulose. Nach schweren ulzerösen Prozessen, wie Lues und Lupus, werden die Stenosen mehr vorn und in der Mitte der Nasenhöhle beobachtet. Treten Narbenbildungen weiter hinten auf, so liegt der Verschluß im Bereich der Choanen oder des Nasopharynx.

Die angeborene Atresie oder membranöse Verschluß befindet sich im Gebiet des hinteren Teiles des Vomer. Der einseitige Verschluß ist häufiger als der beidseitige. Ist der Verschluß beidseitig, so besteht vom ersten Tage nach der Geburt an große Schwierigkeit bei der Ernährung, da die Nasenatmung verlegt ist. Anosmie ist auf der befallenen Seite meistens vorhanden.

Die *Behandlung* besteht in der chirurgischen Beseitigung des Verschlusses. Diese ist bei dünnen Membranen einfach. Bei knöchernem Verschluß sind größere Operationen mit Hammer und Meißel erforderlich. Bei Kindern mit membranösem Verschluß ist eine Spontanruptur möglich.

7. Fremdkörper und Nasensteine

Fremdkörper gelangen sowohl durch die äußere Nase als auch durch die Choanen, z. B. bei Erbrechen oder bei Lähmung des Gaumensegels, in die Nasenhöhle. Kleine Fremdkörper werden herausgeniest oder mit dem Sekretstrom herausgespült. Besonders Kinder haben die Neigung, Fremdkörper in die Nase zu stecken, die manchmal nur zufällig entdeckt werden. Bohnen, Erbsen, Obstkerne, Steinchen usw. werden in der Nase gefunden. Auch Insekten können in die Nase gelangen. Neben diesen von außen in die Nase eingetretenen Fremdkörpern finden sich solche, die infolge krankhafter Prozesse aus dem Inneren der Nasenhöhle stammen, wie Knochen oder Knorpelsequester bei Syphilis, Trauma oder Operationen. Hierher gehören auch Zähne, die infolge Inversion oder Versprengung eines Zahnkeims in die Nasenhöhle hineinwachsen. Nasenverstopfung, Nekrose und Eiterung sind die Folge.

Fremdkörper verursachen anfangs eine seröse Rhinitis, die späterhin eitrig wird. Gewöhnlich ist sie einseitig. Blutungen können vorhanden sein. Bleiben die Fremdkörper längere Zeit in der Nase liegen, so werden sie durch Mineralsalze, hauptsächlich Kalzium und Magnesium inkrustiert. Häufig haben diese **Nasensteine (Rhinolithen)** einen organischen Kern. Röntgenologisch sind sie nicht immer nachweisbar. Eine Ozaena sowie Ulzeration tritt infolge der chronischen Reizung auf. Ebenso können Nebenhöhleneiterungen verursacht werden.

Die *Diagnose* ergibt sich aus der sorgfältigen Besichtigung der Nasenhöhle bei guter Beleuchtung, evtl. aus dem Röntgenbild. Befinden sich die Fremdkörper noch nicht lange in der Nase, so sind sie bei der Rhinoskopie leicht zu sehen. Später jedoch liegen sie in Granulationsgewebe eingebettet und sind wegen ihrer gelbgrünlichen Inkrustierung schwer erkennbar.

Die *Entfernung der Fremdkörper* geschieht dadurch, daß die Nasenschleimhaut mit Adrenalinlösung 1:1000 in Kombination mit Pantocain oder Kokain, 2%ig, besprayt wird, anschließend Ausschnauben des Fremdkörpers unter Verschluß des freien Nasenloches. Die Entfernung des Fremdkörpers mit der Kornzange, Haken oder anderen Instrumenten ist dann notwendig, wenn man mit dieser einfachen Methode nicht zum Ziel kommt. Sie bleibt jedoch nur dem Facharzt überlassen. Tierische Parasiten werden durch Chloroform oder Äther abgetötet, inkrustierte Fremdkörper evtl. zertrümmert.

F. Entzündungen der Nasennebenhöhlen (Abb. 159, 160, 161 und 168)

Die *Entstehung* einer Entzündung der Nasennebenhöhlen wird begünstigt durch Behinderung der Nasenatmung, z. B. bei Septumdeviation und Muschelhypertrophie. Als *Ursachen* finden sich lokale entzündliche Prozesse, die bei Trauma vorhanden sind. Besonders eine komplizierte Fraktur, auch Schuß- und Stichverletzungen führen zur **direkten Infektion** der Nebenhöhlen. **Per continuitatem** spielt die dentale Infektion bei der Entstehung einer akuten Entzündung der Nebenhöhlen eine wichtige Rolle. Sie wird ausgelöst durch kariöse Zähne, häufig bei Wurzeleiterung des 2. Backenzahnes, der in die Kieferhöhle hineinreicht. Nasale Infektionen greifen auf die Nebenhöhlen über im Anschluß an Schnupfen, bei Rhinolithen, Polypen und nach Nasenoperationen oder bei Osteomyelitis, infolge Tuberkulose und Syphilis. Bei Allgemeininfektionen ist die hämatogene Entstehung, z. B. bei Scharlach, Grippe, Pneumonie usw. möglich. Diese Infektionen verlaufen besonders bösartig. Am häufigsten ist die Entzündung von der Nase, seltener von den Zähnen fortgeleitet. Direkte Entzündung der Nebenhöhlen ist selten.

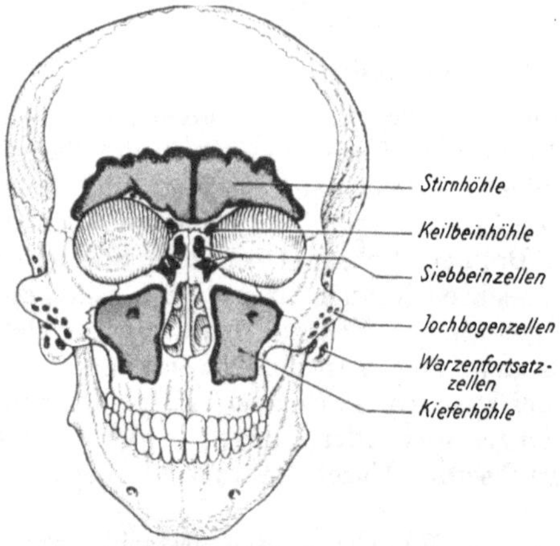

Abb. 168. Nebenhöhlen der Nase, Warzenfortsatz und Jochbogenzellen

1. Akute Entzündungen der Kieferhöhle, des Siebbeins, der Stirn- und Keilbeinhöhle (Antritis, Sinusitis acuta maxillaris, ethmoidalis, frontalis et sphenoidalis).

Die akute Entzündung äußert sich anfänglich in einer Hyperämie und Exsudation. Das Exsudat ist serös **(Hydrops)**, später eitrig **(Empyem).** Als Erreger sind Staphylo-, Strepto- und Pneumokokken nachweisbar.

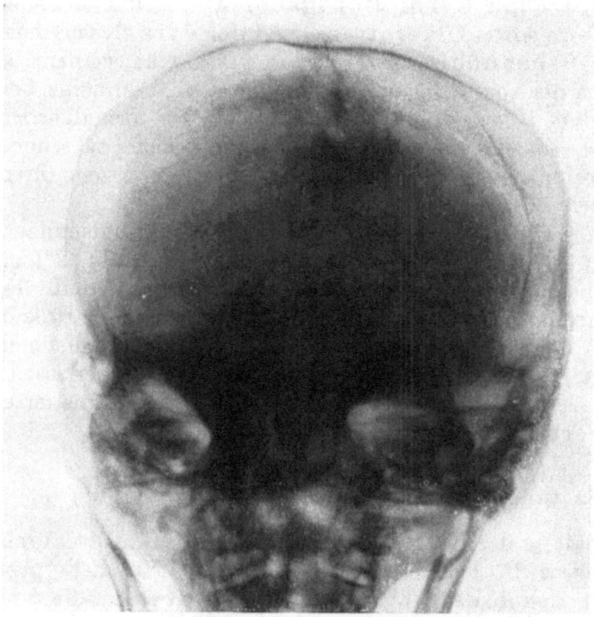
Abb. 169. Verschleierung der Nasennebenhöhlen im Röntgenbild bei Entzündung (Pansinusitis)

Die Krankheitserscheinungen sind abhängig von der Virulenz und Anzahl der Erreger und der Resistenz des Organismus. Remittierendes Fieber, ein schweres Krankheitsgefühl, Schmerzen besonders auf Druck, Kopfschmerzen, Behinderung der Nasenatmung infolge Schleimhautschwellung treten auf. Eine schleimige oder eitrige Absonderung aus der Nase ist vorhanden, die aber fehlt, wenn der Ausführungsgang der erkrankten Höhle verlegt ist. Im Röntgenbild ist die erkrankte Höhle verschleiert, ihre Begrenzung unscharf (Abb. 169). Die Symptome wechseln, je nachdem, ob einzelne Höhlen oder eine einseitige oder beidseitige **Pansinusitis** vorliegt. Am häufigstens ist die Kieferhöhle, dann die Siebbeinzellen, seltener die Stirnhöhle und die Keilbeinhöhle erkrankt.

a) Für die **Kieferhöhlenentzündung** sind neben den geschilderten Allgemeinsymptomen besonders abendliche Schmerzen im Bereich der Wangen, Augen und der Zähne, manchmal auch der Stirn der befallenen Seite charakteristisch. In dem mittleren Nasengang ist Eiter vorhanden, wenn der Ausführungsgang nicht verlegt ist. Die Nasenmuscheln sind gewöhnlich rot und ödematös. Druck auf die Austrittsstelle des N. infraorbitalis (s. Trigeminusneuralgie, Abb. 68), verursacht häufig heftige Schmerzen, da der Nerv in der Wand der Kieferhöhle verläuft, und eine Neuritis durch fortgeleitete Entzündung leicht entstehen kann. Aus dem gleichen Grunde treten auch im Bereich der Zähne meist klopfende, neuralgieartige Beschwerden auf.

Komplikationen ergeben sich durch die Ausbreitung der Entzündung auf andere Höhlen. Ein Tubenverschluß kann verursacht werden. Dadurch, oder durch direkte Infektion, wird das Mittelohr infiziert. Die Gefahr einer Mastoiditis droht. In schweren Fällen wird der Krankheitsprozeß durch die knöcherne Wand in die Orbita fortgeleitet.

b) Die **Entzündung der Siebbeinzellen** ist meist verbunden mit einem akuten Schnupfen. Die Nasenatmung ist verlegt. Kopfschmerzen, besonders zwischen den Augen, die bis in die Schläfengegend ausstrahlen, sind anhaltend. Bei Mitbeteiligung des Sehnerven, der in inniger Beziehung zum Siebbein steht, tritt eine Neuritis auf. Die Bewegung der Augen ist durch ein begleitendes Ödem eingeschränkt. Eine Konjunktivitis kann vorhanden sein. Fieber und die Zeichen einer allgemeinen Intoxikation sind nachweisbar. Die Nasenschleimhaut ist entzündet. Im oberen Nasengang findet sich Eiter. Schleimhautschwellungen in der Gegend der mittleren Muschel treten auf.

c) Die **Entzündung der Stirnhöhle** äußert sich in Schmerzen, die meist anfallsweise auftreten und mittags am stärksten sind. Kopfschmerzen sind besonders über den Augen vorhanden. Klopfschmerz ist nachweisbar. Da der N. supraorbitalis durch die Wand der Stirnhöhle verläuft, ist seine Nervenaustrittsstelle, (s. Trigeminusneuralgie, Abb. 68), druckschmerzhaft, wenn eine fortgeleitete Neuritis vorliegt. Bei komplettem Verschluß des Ductus nasofrontalis sind die Symptome äußerst heftig, die Temperatur hoch. Ein Ödem des oberen Lides mit einer Injektion der Konjunktiva des Auges kann bestehen. Die Diaphainoskopie, d. h. die Durchleuchtung der Höhle mittels einer kleinen durch Glasmantel gesicherten Glühbirne, die dem Stirnhöhlenboden an dem inneren Augenwinkel angelegt wird, zeigt eine Verdunkelung der kranken Höhle. Im Bereich des mittleren Nasenganges ist ein Ödem, Rötung und evtl. Eiter sichtbar.

Komplikationen treten auf bei Durchbruch der Eiterung in die vordere Schädelgrube mit Meningitis und Hirnabszeß (s. da). Weiterhin ist ein Durchbruch in die Augenhöhle mit Orbitaphlegmone (s. da) möglich. Bricht der Eiter in das Stirnbein ein, so kann er einen subperiostalen Abszeß im Bereich der Augenbraue verursachen, der infolge Osteomyelitis entsteht.

d) **Die Entzündung der Keilbeinhöhle** ist meist mit Erkrankungen der anderen Nebenhöhlen kombiniert. Kopfschmerzen treten vorzugsweise im Hinterkopf auf. Vergeßlichkeit, Konzentrationsschwäche, Schlaflosigkeit und Schwindel sind charakteristische Beschwerden. Im Bereich der Rachenhinterwand und zwischen Septum sowie mittlerer Muschel findet man Eiter. Schlaflosigkeit ist häufig vorhanden. Husten tritt auf durch das in den Rachen herabfließende Sekret. Augensymptome wie Skotome können evtl. nachgewiesen werden. Die Temperatur ist gewöhnlich erhöht.

e) **Differentialdiagnostisch** müssen bei den akuten Nebenhöhlenentzündungen zahlreiche andere Erkrankungen in Erwägung gezogen werden. Trigeminus-

besonders Supraorbitalneuralgien, stehen an erster Stelle. Bei Nebenhöhleneiterungen ist der Schmerz dumpf, bei der Neuralgie reißend. Die Intensität des Schmerzes ist bei den Nebenhöhleneiterungen im Verlauf des Tages wechselnd. Druck auf die Nebenhöhlen ist bei Neuralgie meist nicht schmerzhaft. Beide Erkrankungen können im übrigen gleichzeitig vorkommen, da die Nerven in den Wänden der Nebenhöhlen verlaufen, wie bereits auseinandergesetzt wurde. Die Osteomyelitis unterscheidet sich durch hohes Fieber und frühzeitige Wangenschwellung. Weiterhin muß bei Verdacht auf Nebenhöhlenentzündung an Tumoren der Kiefer und Nebenhöhlen gedacht werden. Erkrankungen der Zähne verursachen gleichfalls Symptome, die zu Verwechslungen mit Nebenhöhlenentzündungen führen können. Im übrigen aber können sie auch die auslösende Ursache für Kieferhöhlenentzündungen sein.

f) Die **konservative Behandlung** der akuten Nebenhöhlenentzündungen besteht in der Bekämpfung der Infektion mit Sulfonamiden, Penicillin bzw. Streptomycin. Sie richtet sich gegen die Schmerzen durch Verordnung von Aspirin-, Pyramidon- und Antineuralgikatabletten. Bettruhe ist einzuhalten. Die Abschwellung der Nasenschleimhaut und der Nebenhöhlen gelingt durch Einreiben von Nasensalbe oder Emulsionen, wie Ephetonin, Adrianol, evtl. einigen Tropfen Suprarenin. Kopflichtbäder und Kurzwellenbestrahlungen wirken günstig. Eine Operation ist selten erforderlich. Spülungen steigern eher die Beschwerden, als daß sie nützen. Beim Empyem und bei drohendem Durchbruch muß operativ eingegriffen werden (s. chronische Nebenhöhlenentzündungen).

2. Chronische Nebenhöhlenentzündungen

Nach einer akuten Entzündung der Nebenhöhle bildet sich nicht immer der krankhafte Prozeß zurück. Die Nebenhöhlenschleimhaut zeigt dann die Neigung zur chronischen Entzündung, wenn die Virulenz der Erreger besonders stark ist und die Abwehrkraft des Körpers gering. Auch bei ungünstigen anatomischen Nasenverhältnissen und bei Verlegung der Ausführungsgänge der Nebenhöhlen besteht die Gefahr einer chronischen Entzündung. Bei Tuberkulose und malignen Geschwülsten verlaufen Nebenhöhlenentzündungen von vornherein chronisch.

Die *Symptome* der chronischen Nebenhöhlenentzündungen können manchmal so gering sein, daß sie monatelang nicht beachtet oder erst zufällig bei der Fahndung auf einen Fokalherd entdeckt werden. Charakteristisch ist der Eiterausfluß aus der Nase, der intermittierend, besonders wenn der Kopf so gelagert wird, daß der Eiter aus den Nebenhöhlenostien ausfließen kann, auftritt. Er entleert sich sowohl durch die Nase als auch durch die Choanen in den Mund. Infolge des Eiterstromes bilden sich in der Nase Hyperplasien und Polypen. Fließt der Eiter in den Kehlkopf, so plagt den Kranken ein Kratzen im Halse, Rauhigkeitsgefühl beim Schlucken und häufig eine anhaltende Heiserkeit. Das Geruchsvermögen ist herabgesetzt, oft ist infolge der Zersetzung des Sekretes ein übler Foetor ex ore vorhanden.

Die *Diagnose und Differentialdiagnose* ergibt sich aus dem klinischen Bild, der otorhinologischen Untersuchung und der Röntgenaufnahme (Abb. 170 a und b). Evtl. ist zur Klärung der Diagnose eine Spülung der Nebenhöhlen notwendig. Durch Diaphainoskopie, d. h. Durchleuchtung der Nebenhöhlen, kann eine Verschattung der erkrankten Höhle festgestellt werden.

a) **Die chronische Kieferhöhlenentzündung** entsteht durch eine länger anhaltende akute Entzündung, besonders bei unvollkommener Behandlung. Wiederholte entzündliche Attacken, nicht erkannte Dentalherde, sind weitere Faktoren, die eine chronische Entzündung unterhalten. Vereiterte Zahnwurzelzysten wölben sich oft in die Kieferhöhle vor und brechen in sie ein. Osteomyelitiden des Oberkiefers sind gleichfalls häufig von einer Kieferhöhleneiterung begleitet.

Die *Symptome* der Krankheit äußern sich in einer Toxinämie mit fahlem Aussehen, Ermüdbarkeit und Herabsetzung der geistigen Leistungsfähigkeit. Das Geruchsvermögen ist herabgesetzt. Meist empfinden die Kranken einen üblen Geruch in der Nase. Kopfschmerz und Fieber sind selten vorhanden. Husten und chronische Katarrhe des Rachens und Kehlkopfes treten durch den anhaltenden Eiterstrom auf. Der Eiter riecht übel, läuft infolge der Größe der Höhle reichlich. Im Röntgenbild ist eine deutliche Verschleierung, manchmal ein Empyemspiegel sichtbar (Abb. 170 und 171). Erhebliche Schleimhauthyperplasien in der Gegend des Kieferhöhlenostiums können vorhanden sein. Bei der Besichtigung der Nase rückt der Eiter in der Gegend der mittleren Muschel und lateralen Nasenwand nach, da sich hier die Öffnung der Kieferhöhle in die Nasenhöhle befindet (Abb. 158 und 160). *Differentialdia-*

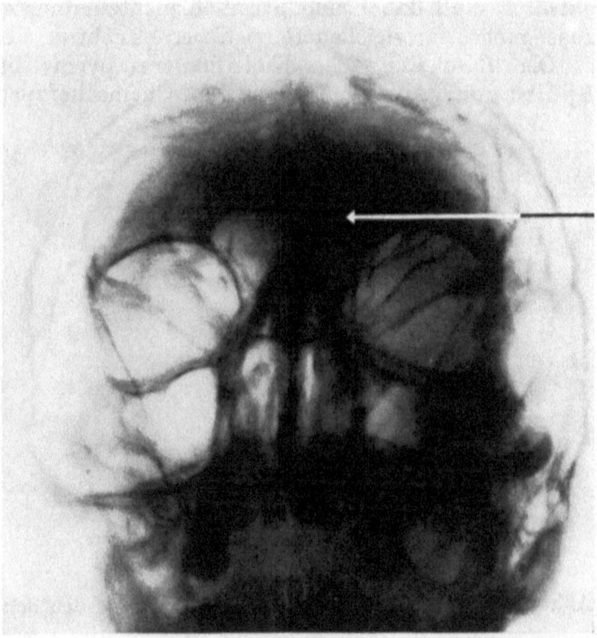

Abb. 170*a*

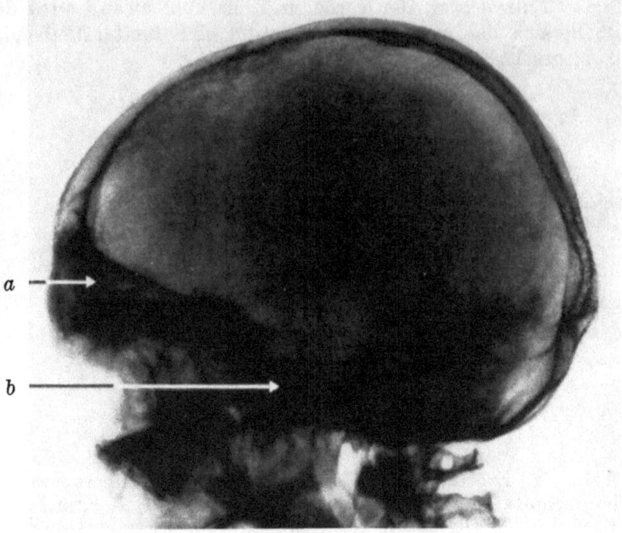

Abb. 170*b*

Abb. 170. Röntgenbild bei chronischer Entzündung der rechten Stirn- und Keilbeinhöhle. *a* Frontalaufnahme: diffuse Verschattung der rechten Stirnhöhle, *b* Sagittalaufnahme: Verschattung der Keilbeinhöhle

gnostisch muß dabei eine Stirnhöhlenentzündung wegen der Mündung des Stirnnasenganges im gleichen Bereich berücksichtigt werden.

Die *Behandlung* des Kieferhöhlenempyems besteht zunächst in einfachen Spülungen. Anschließend können Chemotherapeutika instilliert werden. Wenn möglich wird dazu das natürliche oder ein akzessorisches Ostium benutzt. Selbstverständlich müssen vorher die die Krankheit verursachenden Infektionsherde, z. B. Zahnwurzeleiterungen, beseitigt werden. Führt die Spülung von der natürlichen Öffnung aus nicht zum Ziel, so kann im Bereich des unteren Nasenganges die dünne Nasenwand durchstoßen und so eine bessere Abflußmöglichkeit geschaffen werden (Abb. 162).

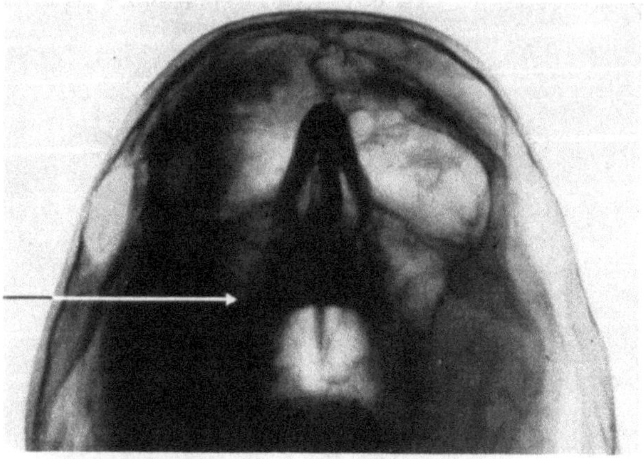

Abb. 171. Empyem der rechten Kieferhöhle mit deutlich sichtbarem Spiegel im Röntgenbild

Die *Radikaloperation der Oberkieferhöhle* wird nach CALDWELL-LUC in örtlicher Betäubung oder Vollnarkose vom Munde aus durchgeführt. Der Schnitt wird im Bereich des Vestibulum oris an der Umschlagfalte zwischen dem Phrenulum der Oberlippe bis in die Gegend der Molarzähne gelegt. Nach Teilresektion der vorderen Kieferhöhlenwand wird die Schleimhaut ausgeschält und im Bereich der nasalen Knochenwand eine breite, bleibende Öffnung zum unteren Nasengang geschaffen (Abb. 172a und b).

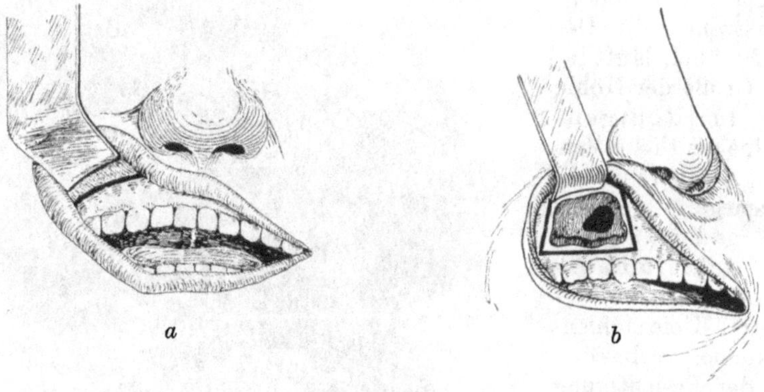

Abb. 172. Eröffnung der Kieferhöhle zur Radikaloperation nach CALDWELL-LUC. *a* Schleimhautschnitt im Bereich des Vestibulum oris, *b* Knochenfenster in der Vorderwand der Kieferhöhle. Die nasale Kieferhöhlenwand ist teilweise entfernt, um eine bleibende Öffnung zur Nasenhöhle zu schaffen

b) **Die chronische Stirnhöhleneiterung** entsteht aus den gleichen Ursachen wie die der Kieferhöhle. Die Krankheitssymptome sind abhängig von der Virulenz der Keime und dem mehr oder weniger kompletten Verschluß des Ductus nasofrontalis. Der Eiterausfluß ist nicht so stark und übelriechend wie bei der Kieferhöhle. Häufig sind aber die Kieferhöhlen und Siebbeinzellen gleichzeitig befallen, da sie durch das Stirnhöhlensekret wegen der anatomischen Nachbarschaft der Mündungen der Ausführungsgänge, leicht infiziert werden können (Abb. 158).

Die *spezifischen Krankheitssymptome* äußern sich in Schmerzen, die zeitweilig auftreten und gewöhnlich am Nachmittag verschwinden. Eine diffuse Druckempfindung in der Stirn, eine Konzentrationsschwäche sind vorhanden. Im Röntgenbild ist auf der Frontal- und Sagittalaufnahme eine Verschattung vorhanden. Die Grenzen werden unscharf, manchmal überhaupt nicht mehr erkennbar (Abb. 170a und b).

Die *Therapie* besteht in der Spülung von der Nase aus, die häufig zur Heilung führt. Kommt die Infektion trotzdem nicht zur Ruhe, bestehen Zerebralerscheinungen oder die Gefahr des Durchbruches nach außen, so ist operatives Eingreifen notwendig.

Die *Radikaloperation der Stirnhöhle* wird im allgemeinen von außen vorgenommen. Im Bereich der Augenbraue wird die Höhle nach Teilresektion der Vorderwand eröffnet. Die untere Stirnhöhlenwand wird möglichst vollständig reseziert. Durch Ausräumung der Siebbeinzellen entsteht eine breite Verbindung zwischen Stirn- und Nasenhöhle (Abb. 173). Die gleiche Operationstechnik wird auch bei der Versorgung von Schädelfrakturen mit Eröffnung und Infektion der Stirnhöhle angewendet.

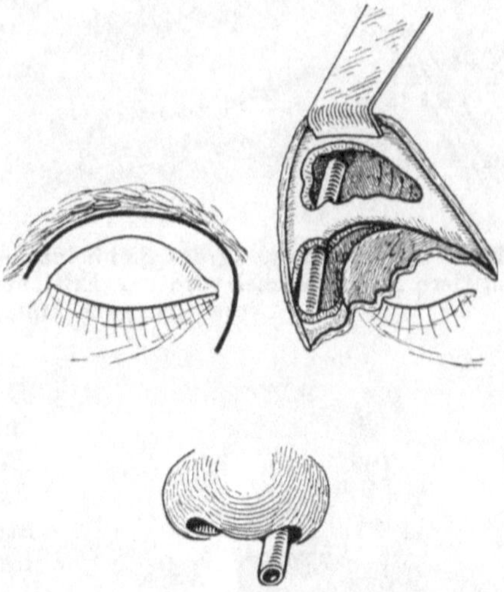

Abb. 173. Radikaloperation der Stirnhöhle. Rechts: Hautschnitt im Bereich der Augenbraue. Links: Zustand nach Ausräumung der Stirnhöhlenschleimhaut und der Siebbeinzellen, Stirnhöhle drainiert

c) **Die chronische Eiterung der Siebbeinzellen** ist isoliert außerordentlich selten. Meist ist sie mit einer Eiterung der Stirnhöhle verbunden.

Die *Krankheitssymptome* sind uncharakteristisch. Ausbreitung der Entzündung in die Schädel- oder Augenhöhle, auch ein Einbruch in die Stirnhöhle ist möglich. Wegen der engen Beziehung des Sehnerven zu den Siebbeinzellen können leicht eine retrobulbäre Neuritis, Ziliarneuralgien, ein Flimmerskotom und Amblyopie vorkommen. Das Röntgenbild ist nicht immer charakteristisch. Im Bereich der mittleren Muschel ist evtl. eine geringe Eiterabsonderung nachweisbar.

Die *Behandlung* der Siebbeineiterung besteht in der Eröffnung von der Nasenhöhle aus. Eine partielle oder Totalresektion der mittleren Muschel ist notwendig, um die Eröffnung der Siebbeinzellen durchzuführen (Abb. 174a und b). Da im allgemeinen die Stirnhöhle miterkrankt ist, werden die Siebbeinzellen bei der Radikaloperation der Stirnhöhle mitausgeräumt (s. chronische Stirnhöhlenentzündung).

d) **Die chronische Entzündung der Keilbeinhöhle** kann isoliert, häufiger aber in Verbindung mit gleichzeitigen Empyemen anderer Nebenhöhlen auftreten. Die Krankheit äußert sich in periodischen Schmerzen, die besonders in

Form von Kopfdruck auftreten. Eine allgemeine Toxämie ist vorhanden, die sich in einer Konzentrationsschwäche, Abgeschlagenheit, Schwindelgefühl und Verminderung der Hörfähigkeit äußert. Augensymptome in Form von Skotomen, Exophthalmus mit oder ohne Ödem der Konjunktiva können vorhanden sein.

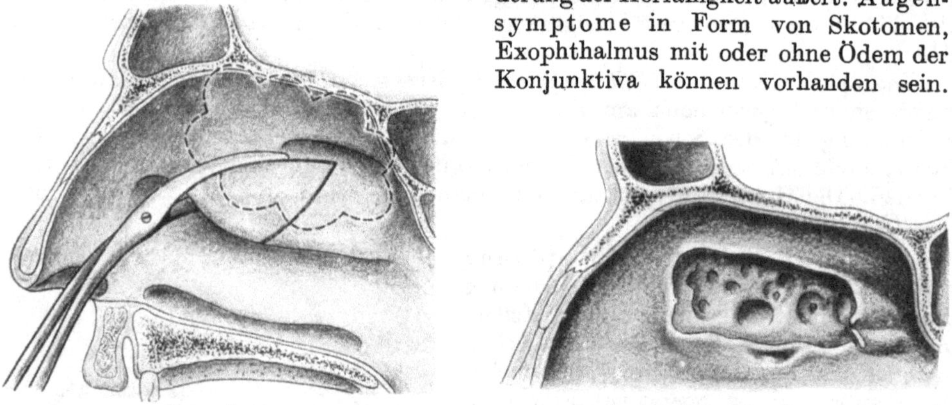

a *b*

Abb. 174 *a* Ausräumung der Siebbeinzellen (punktierte Linie) auf intranasalem Wege. Die mittlere Nasenmuschel wird zur Erleichterung des Zugangs im vorderen Bereich reseziert (ausgezogene Linie). *b* Siebbeinzellen ausgeräumt

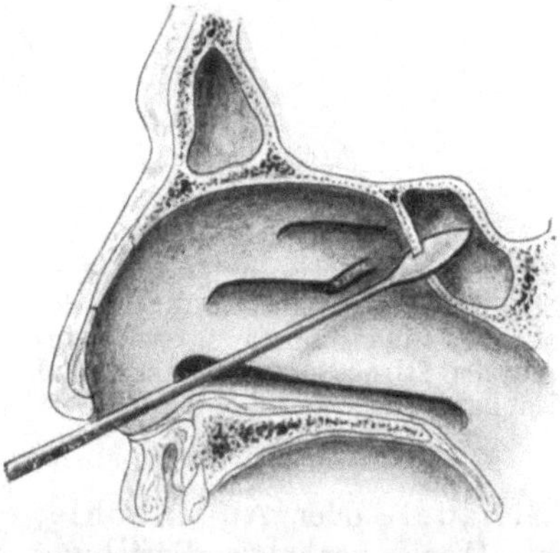

Abb. 175. Operative Eröffnung der Keilbeinhöhle auf intranasalem Wege und Schaffung einer breiten Verbindung zur Nasenhöhle. Teilweise Resektion der mittleren Nasenmuschel

Das Geruchsvermögen ist herabgesetzt. Krustenbildungen, oft mit üblem Geruch, treten auf. Bei Lues ist die Ozaena syphilitica (s. spezifische Entzündungen) charakteristisch. Ein atrophierender Katarrh der Rachenschleimhaut, bei Reizung durch herabfließendes Sekret, zeichnet sich durch Husten und Heiserkeit aus. Laryngitis und Bronchitis finden sich dann, wenn der Eiter in diese Organe eindringt. Im Röntgenbild ist eine Verschleierung der Keilbeinhöhle auf der sagittalen Aufnahme zu sehen (Abb. 170b).

Die *Behandlung* besteht in der operativen Eröffnung der Keilbeinhöhle, die nach Resektion des hinteren Endes der mittleren Muschel von der Nase aus leicht gelingt (Abb. 175). Die vordere untere Knochenwand wird entfernt und dadurch eine breite Kommunikation mit der Nasenhöhle hergestellt.

G. Geschwülste der Nase und der Nebenhöhlen

1. Gutartige Geschwülste

der Nasennebenhöhlen brauchen überhaupt keine klinischen Erscheinungen zu machen. Manchmal verursachen sie geringfügige Blutungen und Deformitäten, auf den umgebenden Knochen Drucknekrosen. Geschwülste der Nebenhöhlen breiten sich oft in die Nasenhöhle aus. Die gutartigen Geschwülste sind gestielt oder sitzen der Oberfläche fest auf. Ulzerationen können vorhanden sein. In ihrer Konsistenz sind sie je nach dem histologischen Bild verschieden. Im Röntgenbild zeichnen sich direkt nur knochenhaltige Geschwülste ab.

a) **Papillome** sind gutartige epitheliale Geschwülste von zottigem Bau (Einzelheiten s. Gesicht und Mundhöhle). An der Nase sind sie selten. Sie treten als harte Papillome im Bereich des Naseneingangs auf. Weiche Papillome gehen vom Schleimhautepithel aus. Sie zeigen ausgesprochene Blutungsneigung, auch wuchern sie von der Nasenhöhle in die Nebenhöhlen ein.

Die *Behandlung* besteht in der operativen Entfernung der Geschwülste.

b) **Polypen** sind gestielte blaßgelbliche, blasige, weiche, rundliche Geschwülste (Abb. 176). Sie entwickeln sich bei chronischen Entzündungen, besonders der Nebenhöhlen. Meist sind sie multipel.

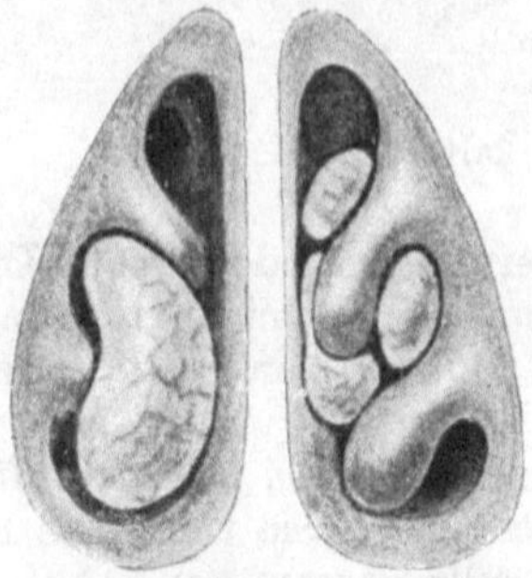

Abb. 176. Polypen, typisches Bild bei der Rhinoscopia anterior

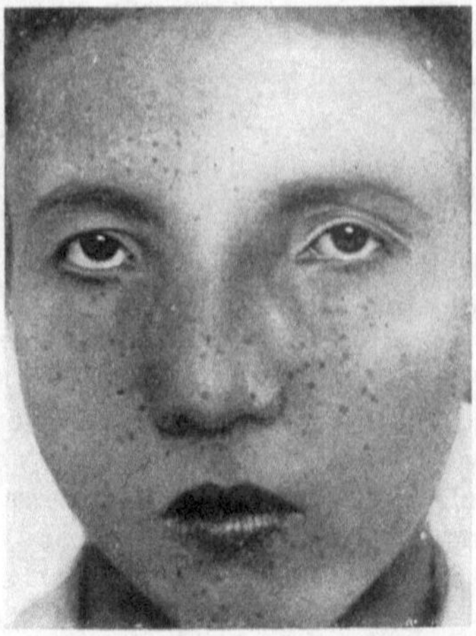

Abb. 177. Aprosexia nasalis. Gewohnheitsmäßiges Offenhalten des Mundes und leicht debiler Gesichtsausdruck bei Verlegung der Nasenwege

Pathologisch-anatomisch handelt es sich um überschüssige Gewebsneubildungen, die nicht die typische Struktur der Nasenschleimhaut haben, sondern weniger Drüsen und viel mehr lockeres Bindegewebe enthalten, daher auch als Adenofibrome aufgefaßt werden. Die Grenze zwischen entzündlicher Hyperplasie und Geschwulst läßt sich nicht scharf ziehen.

Polypen sind die am häufigsten vorkommenden Geschwülste im Bereich der Nase und der Nebenhöhlen. Ihr Lieblingssitz ist die Gegend des Siebbeins. Sie neigen zu Ulzeration und Blutung. Ihre charakteristische Tropfenform entsteht aus der ödematös geschwollenen und hypertrophischen Schleimhaut durch die Saugwirkung der Atmung. Die Geschwülste rezidivieren häufig. Das jugendliche und mittlere Lebensalter wird bevorzugt befallen.

Krankheitssymptome bestehen vor allem in der zunehmenden Verstopfung der Nase. Dadurch atmen die Kranken durch den Mund, schnarchen und haben eine nasale Sprache. Kopfdruck, Kopfschmerz, Herabsetzung der geistigen Leistungsfähigkeit (*Aprosexia nasalis*, Abb. 177), vermehrte Schleimabsonderung sind häufig. Mittelohrkatarrhe und Entzündungen, ebenso Nasennebenhöhleneiterungen entstehen durch die Verlegung der Tuben- und Nebenhöhlenostien.

Reflexneurosen wie Asthma und Migräne werden gleichfalls durch Polypen ausgelöst. Da die Polypenbildung ein Symptom einer Nebenhöhlenerkrankung ist, ist genaue fachärztliche Untersuchung immer notwendig.

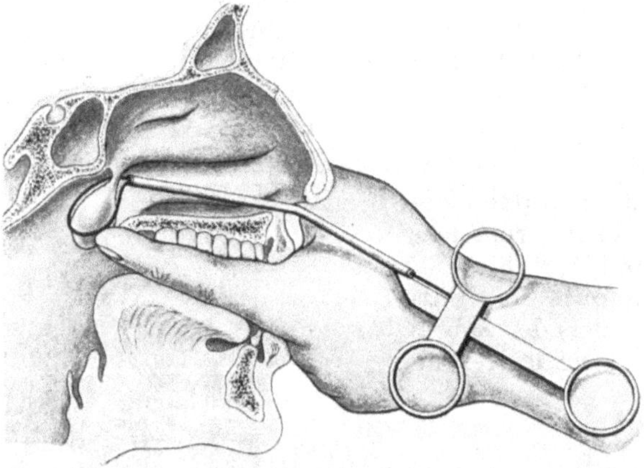

Abb. 178. Entfernung eines Polypen mit der kalten Drahtschlinge

Die *Behandlung* der Polypen besteht in der Entfernung mit der kalten Drahtschlinge (Abb. 178). Vorsicht wegen Verletzungen der Lamina cribrosa mit nachfolgender Infektion der Dura und Meningitis ist geboten. Die Rezidivneigung ist groß.

c) **Hämangiome** (Einzelheiten s. Gesicht) sind von blutenden Polypen oft klinisch schwer zu unterscheiden. Sie treten als Haemangioma capillare oder cavernosum auf. Hämangiome der äußeren Nase (Abb. 179) bevorzugen den Bereich fötaler Spalten (Abb. 75). Im Naseninnern sitzen sie meist am Septum. Kavernöse Hämangiome im Bereich der lateralen Nasenwand wachsen manchmal expansiv in die Umgebung. Sie können häufiges Nasenbluten verursachen. In extremen Fällen dringen sie bis in die Augenhöhlen vor. Die *Behandlung* der Hämangiome ist die gleiche wie bei denen des Gesichts (s. da).

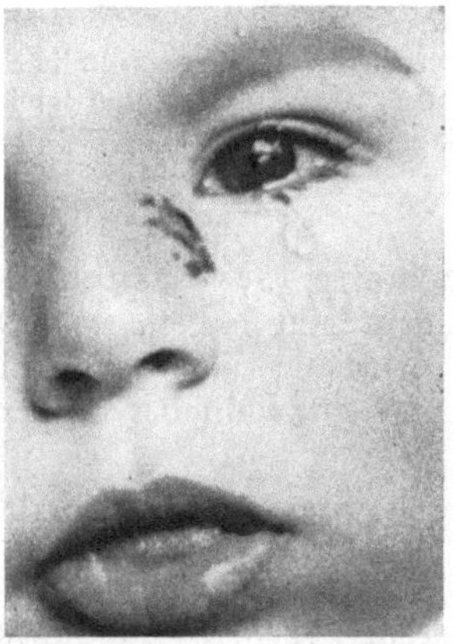

Abb. 179. Haemangioma cavernosum der äußeren Nase. Typischer Bereich der fötalen Spalte (Augennasenrinne, Abb. 75)

d) **Osteome** (Abb. 207, s. auch Kieferknochen) gehen meist von der knöchernen Wand der Stirn- und Siebbeinhöhle aus, sie können auch als tote Geschwülste frei in einer Nebenhöhle liegen und zu chronischen Eiterungen Anlaß geben. Sie sind entweder eburnisiert oder spongiös oder aus beiden Gewebsformen zusammengesetzt. Behinderung der Nasenatmung, Verschluß der Tube und Exophthalmus wird durch sie je nach dem Sitz verursacht. Wachsen sie in die Schädelgrube im Bereich der Lamina cribrosa ein, so besteht durch Erosion des Knochens eine große Infektionsgefahr. Meningitis und Hirnabszeß werden dadurch bedingt.

Osteome sind im Gegensatz zu den Exostosen echte Geschwülste. Sie müssen daher in toto entfernt werden. Ein einfaches Abmeißeln wie bei den Exostosen genügt nicht. Röntgenologisch sind sie leicht nachweisbar.

e) **Adenome, Lipome, Fibrome** und **Myxome** sind im Bereich der Nase seltene Geschwülste. **Chondrome** gehen meist vom knorpeligen Nasenseptum aus. **Osteochondrome** entwickeln sich gern in den Nebenhöhlen.

2. Bösartige Geschwülste

Die erfolgreiche Behandlung bösartiger Geschwülste der Nase und der Nebenhöhlen ist, wie immer, abhängig von der rechtzeitigen Diagnose. Diese Forderung ist wegen des versteckten Sitzes der Geschwulst in der Nasenhöhle besonders schwierig zu erfüllen.

Die häufigsten bösartigen Tumoren der Nase und der Nebenhöhlen sind die **Karzinome** (Abb. 180). Meist handelt es sich um Spindelzellenkarzinome, seltener Basalzellkarzinome. Die Plattenepithelkarzinome machen über zwei Drittel aller Geschwülste der Nase und ihrer Nebenhöhlen aus. Sie sind sehr bösartig. Die medullären Karzinome metastasieren frühzeitig. An zweiter Stelle der bösartigen Geschwülste stehen die Adenokarzinome. **Sarkome** bilden nur einen sehr geringen Anteil aller malignen Geschwülste. (Sarkome der Kiefer s. da). Es werden Rundzellensarkome, Myxosarkome, Fibrosarkome, Chondrosarkome, Osteosarkome und Lymphosarkome vorgefunden. Schließlich treten im Bereich der Nase als weitere bösartige Geschwülste noch **Melanome** und **Plasmozytome** auf.

Klinisch machen sich die bösartigen Tumoren durch heftige neuralgische Schmerzen des Gesichtes, der Zähne und des Kopfes bemerkbar. Diese verstärken sich besonders nachts und beim Liegen. Die Atmung ist behindert. Blutungen und übelriechende Eiterungen sind häufig. Je nachdem, wie groß die Geschwulst und wie weit sie infiltrierend gewachsen ist, treten Erscheinungen von seiten der Nachbarorgane auf. Durchbruch in die Nase, Gaumen, Augenhöhle, den Schädel und nach außen ist möglich. Dringt sie in den Tränenkanal vor, so kommt es zur Epiphora. Schwellungen der regionären Lymphdrüsen (s. Anatomie, Abb. 80) sind weitere charakteristische Symptome, da Metastasen regelmäßig aufzutreten pflegen. Es werden die submentalen, submandibulären sowie die tiefen Halslymphknoten befallen. Allerdings neigt das periphere und zentrale Karzinom des Oberkiefers später zur Metastasierung als das Unterkieferkarzinom.

Tumoren des Nasendaches brechen in die Orbita und Schädelbasis ein. Geruchsstörungen, Nasenbluten, evtl. eine seitliche Verschiebung der Nase treten auf. Bösartige Geschwülste, die primär in den *Siebbeinzellen* entstehen, wachsen andererseits in die Nasenhöhle vor. Dringen sie in die Augenhöhle, so findet sich ein Exophthalmus (s. da). Die Augenmuskeln und ihre Nerven werden befallen. Augenmuskellähmungen und Doppelbilder sind die Folgen. Geschwülste im Bereich der *Keilbeinhöhlen* zeigen frühzeitig Störungen von seiten der Sehnerven in Form von Atrophie und Stauungspapille. Meningitis und Hirnabszeß bereiten oft das tödliche Ende.

Die malignen *Tumoren der Kieferhöhle* sind meist groß (Abb. 180), bevor sie irgendwelche Erscheinungen machen, da sie im Sinus maxillaris genügend Platz zum Ausbreiten haben. Die Kranken suchen gewöhnlich zunächst den Nasen- oder den Zahnarzt auf. Den Nasenarzt deshalb, weil der eitrige Ausfluß aus der Nase stört, der durch den Reiz des Sekretausflusses aus der kranken Kieferhöhle bedingt ist; den Zahnarzt deshalb, weil der Reiz, der durch den Druck der Geschwulst auf den zweiten Trigeminusast erzeugt wird, von dem Kranken unbewußt in die Peripherie verlegt und als Zahnschmerz empfunden wird.

Dringt ein Karzinom von der Peripherie her in den Knochen ein, so pflegt man von einem peripheren Kieferkarzinom zu sprechen. Geht der Kieferhöhlenkrebs den umgekehrten Weg, so bezeichnen wir ihn als zentrales Kieferkarzinom. Für eine in der Oberkieferhöhle sitzende Geschwulst gibt es außer unklaren Schmerzen im Verlauf des Nervus infraorbitalis kein sicheres klinisches Zeichen, solange sie die Höhle nicht ausdehnt. Sie läßt sich vielfach nicht von Tumoren des Oberkieferkörpers (s. da) abgrenzen. Kieferhöhlenempyeme sind häufig vorhanden. Brechen diese Karzinome in die Mundhöhle ein, so wölbt sich der Gaumen vor. Dringen sie nach außen, so ist der Kiefer aufgetrieben, die Hautvenen evtl. erweitert.

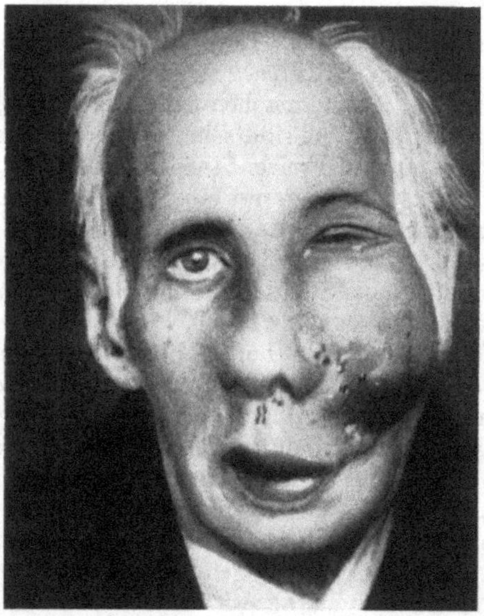

Abb. 180. Nach der Mundhöhle zu jauchendes inoperables Karzinom des linken Oberkiefers

Die Diagnose der bösartigen Geschwülste der Nase und ihrer Nebenhöhlen ergibt sich aus den geschilderten klinischen Symptomen. Ist die vordere Wand des Oberkiefers vorgewölbt, so muß entschieden werden, ob die Geschwulst vom Antrum oder vom Kieferknochen selbst ausgeht. Hat der Tumor keine knöcherne pergamentartig knisternde Decke, so ist es wahrscheinlich, daß er vom äußeren Periost ausgeht. Hat er eine solche, so ist die Ausgangsstelle zweifelhaft: Die Geschwulst kann ebensogut im Knochen wie in der Kieferhöhle entstanden sein. Selbst die aus dem Periost sich entwickelnden Tumoren können von einer knöchernen, reaktiv neugebildeten Lamelle überzogen sein. Die diagnostische Klärung kann folgendermaßen gefördert werden: Für eine Geschwulst der Kieferhöhle spricht eine gleichzeitige, wenn auch geringe Verdrängung des Bulbus oculi. Ist diese nicht vorhanden, dann läßt Tränenträufeln oder ein Ödem des unteren Augenlides die Annahme einer solchen Geschwulst zu. Endlich kann auch eine Einengung der gleichseitigen Nasenhöhle für eine Geschwulst der Kieferhöhle sprechen. Jede Oberkiefergeschwulst, die eines dieser Symptome aufweist, erfordert eine sachgemäße Untersuchung des Nasenrachenraums. Denn es können Geschwülste, die von der Schädelbasis ausgehen, in einem bestimmten Stadium ihres Verlaufes ähnliche Symptome hervorbringen, wie die Geschwülste des Sinus maxillaris.

Wichtig ist der Nachweis, daß der Luftgehalt der Oberkieferhöhle vermindert oder aufgehoben ist. In einfacher Weise kann dies mittels einer elektrischen Mundlampe sichtbar gemacht werden (*Diaphainoskopie*). Auf dem Röntgenbild ist eine vorschwommene Verschattung der Kieferhöhle auf der kranken Seite zu sehen. Beim Empyem der Kieferhöhle bestehen natürlich ähnliche Erscheinungen. Die Eiteransammlung schließt aber nach oben mit einem horizontalen Flüssigkeitsspiegel ab, und die Umrisse des Schattens pflegen schärfer zu sein als bei einem infiltrativen Tumor.

Durch Rhinoskopia anterior und posterior und Palpation, auch vom Rachen aus, läßt sich weiterhin die Diagnose der Geschwülste der Nase und ihrer Nebenhöhlen erhärten. Erosionen des Knochens sind manchmal röntgenologisch nachweisbar. Verdächtig ist ein positiver Röntgenbefund bei einem negativen Spülbefund der Kieferhöhle. Die genaue pathologisch-anatomische Untersuchung allen entfernten Gewebes bei Operationen im Bereich der Nase und ihrer Nebenhöhlen spielt diagnostisch eine wichtige Rolle. Oft entpuppen sich dabei bösartige Entartungen bei benigne erscheinenden Polypen oder chronischen Granulationen. Differentialdiagnostisch müssen luetische, besonders gummöse Prozesse berücksichtigt werden.

Die *Prognose* der bösartigen Geschwülste ist schlecht. Sie ist abhängig von der Art des Tumors und der Lokalisation. Der Tod tritt durch Kachexie, Meningitis, Aspirationspneumonie und Blutungen ein.

Die *Behandlung* besteht in der radikalen Entfernung (Abb. 209), die selten intranasal ausgeführt werden kann (Einzelheiten s. Kiefersarkome). Die Operationsmortalität ist hoch. Der meist große Defekt wird mit Radium- oder Röntgenstrahlen nachbehandelt. Frühestens nach etwa einem Jahr kann er plastisch gedeckt werden. Häufig muß die Orbita mit ausgeräumt werden. Durch eine Prothese läßt sich späterhin das Auge kosmetisch ersetzen. Die Radikaloperation ist nur möglich, wenn der Tumor nicht zu groß ist und keine Metastasen im Gehirn vorhanden sind. Die regionären Lymphdrüsen müssen immer mit entfernt werden. Da besonders die inoperablen Tumoren, die nur einer Radium- oder Röntgenbestrahlung zugänglich sind, heftige Schmerzen verursachen, empfiehlt sich bei diesen Kranken eine Blockade des jeweils betroffenen Astes des N. trigeminus mit Alkohol oder auch eine Durchschneidung des Nerven (s. Trigeminusneuralgie).

XI. Chirurgie der Mundhöhle und Zunge

A. Anatomie

Die Mundhöhle (Abb. 181) wird nur teilweise knöchern begrenzt. Ihr Boden besteht ausschließlich aus Weichteilen. Das Dach wird vom harten und weichen Gaumen gebildet. Der M. buccinatorius formt die seitliche Weichteilwand. Nach vorn wird die Mundöffnung durch den Lippenrand abgegrenzt. Nach hinten öffnet sich die Mundhöhle in den gemeinsamen Luftspeiseweg. Der Isthmus faucium mit dem Gaumenbogen und dem Zäpfchen bildet die Grenze. Die Kiefer mit den Zahnleisten und Zähnen ragen in die Mundhöhle hinein. Dadurch zerfällt sie in einen Raum, der sich vor den Zahnreihen befindet, das Vestibulum oris und einer hinteren Abteilung, das Cavum oris. Beim Öffnen des Mundes gehen beide Abschnitte ineinander über. Von großer praktischer Bedeutung sind die Beziehungen zwischen den Zahnwurzeln und dem Sinus maxillaris (s. da).

In das Vestibulum oris münden die Ausführungsgänge der Parotis. Die Mündungen liegen rechts und links gegenüber dem zweiten oberen Malleolarzahn. Die röntgenologische Darstellung der Ausführungsgänge, die Sialographie, durch Injektion von Kontrastmitteln wie Joduron oder Jodipin hat diagnostische Bedeutung. Äußere und innere Speichelfisteln, Gangveränderungen und Stauung innerhalb des Speichelsystems können zur Darstellung gebracht werden.

Am Boden des Cavum oris liegt die Zunge, die durch ihre Stellung die Form der Mundhöhle beeinflußt. Unter der Zunge befindet sich die Regio sublingualis (Abb. 182), die sich nach lateral bis an den Kiefer erstreckt und zum Halse zu durch den M. mylohyoideus abgegrenzt wird. In diese Region münden die Ausführungsgänge der Glandulae submandibularis und sublingualis. Die Glandula sublingualis liegt oberflächlich und völlig, die Glandula submandibularis z. T. in der Regio sublingualis. Bei der Untersuchung dieser Region kann man daher leicht den Zustand der Speicheldrüsen und ihrer Ausführungsgänge beurteilen.

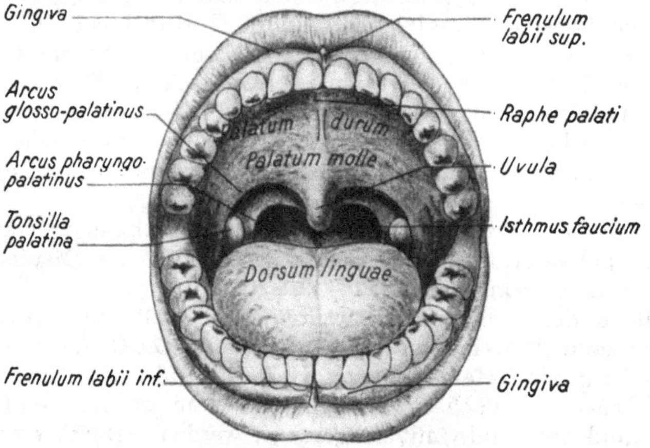

Abb. 181. Mundhöhle

Neben den großen Speicheldrüsen ist die Schleimhaut des Mundes reich an gemischten Schleimdrüsen. Die größte davon ist die unter der Zungenspitze liegende Glandula lingualis ant. Besonders an den Lippen und Wangen werden diese Drüsen angetroffen.

Von den Zähnen und dem Zahnfleisch verlaufen die Lymphbahnen zu den Lymphonodi submentales, die sich oberhalb des Zungenbeins befinden, und in die Lymphonodi submandibulares sowie cervicales prof. (Abb. 80).

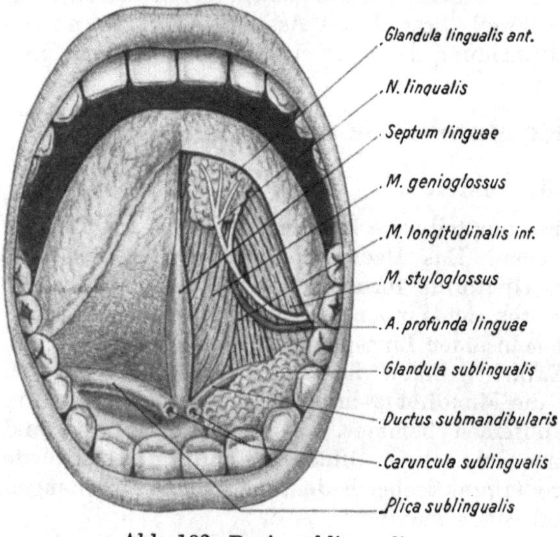

Abb. 182. Regio sublingualis

Die Lymphgefäße der Zunge sind sehr zahlreich. Von der Zungenspitze münden sie in die Lymphonodi submentales. Der weitere Abfluß geht in die Lymphonodi cervicales prof. Die Lymphgefäße der Seitenränder der Zunge münden in die Lymphonodi submandibulares. Die Kenntnis dieser regionären Lymphdrüsen ist besonders für den Ausbreitungsweg der bösartigen Zungengeschwülste von Bedeutung.

B. Entwicklungsstörungen

Die Spaltbildungen des Gaumens, Kiefers und der Lippen wurden bereits gesondert abgehandelt. Auch die Zunge kann gespalten sein. Bisweilen ist diese Spaltung nur angedeutet, manchmal vollständig, so daß eine Schlangen- oder Spaltzunge (**Lingua bifida**) vorhanden ist. Manchmal ist sie mit Spaltung der Unterlippe verbunden. Bei der **Lingua plicata** liegt eine angeborene Lappenbildung, die auch als **Skrotalzunge** oder Lingua dissecata bezeichnet wird, vor. Ist die Zunge partiell oder total mit dem Mundboden oder Unterkiefer verwachsen, so spricht man von einer **Concretio linguae** oder **Lingua accreta.** Diese Störung ist häufig mit einer Hypoplasie der Zunge verbunden. Ist nur das Zungenbändchen angewachsen **(Ankyloglosson)**, so wird die Zunge durch ein kurzes breites und weit vorreichendes Frenulum gefesselt. Saugen und Sprechen ist dabei nicht gestört. Auch das Ober- und Unterlippenbändchen kann kongenital verkürzt sein.

Die **Mikroglossie** bezeichnet eine abnorm kleine Zunge im Gegensatz zur **Makroglossie** (Abb. 183), bei der die Zunge abnorm groß ist. Im ersteren Falle kann die Entwicklungsstörung so stark sein, daß die Zunge nur rudimentär vorhanden ist oder völlig fehlt. Manchmal kommt die Mikro- und Makroglossie halbseitig vor, oder die Makroglossie tritt partiell auf. Beide Störungen sind sowohl mit einer Hypoplasie bzw. übermäßig starken Entwicklung der übrigen Mundanteile kombiniert. Ist die Makroglossie beidseitig, so ist die Entwicklung des Unterkiefers gestört, der den regelrecht gebildeten Oberkiefer **(Makrogenia secundaria)** überragt. Vielfach wird die Makroglossie nicht durch eine wahre Hyperplasie der Zunge hervorgerufen, sondern es liegt ein kongenitales Lymph- oder Hämangiom (s. da) vor.

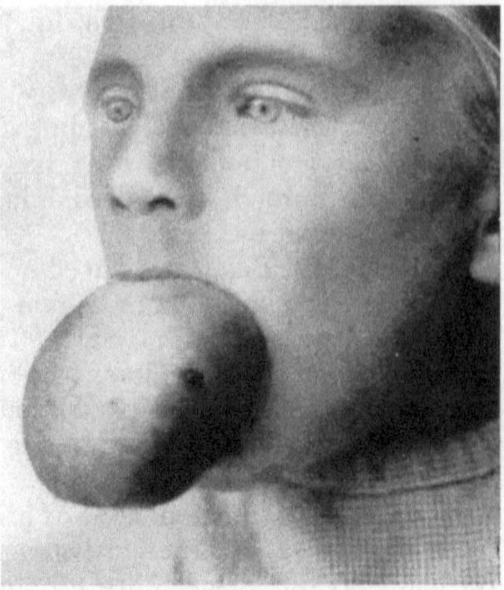
Abb. 183. Makroglossie

Die *Therapie* der Entwicklungsstörungen ist, wenn sie Störungen beim Saugen, Schlukken oder Sprechen verursachen, chirurgisch. Die Operation soll möglichst frühzeitig durchgeführt werden.

Die **Lingua geographica** ist eine harmlose angeborene Gewebsmißbildung. Das Epithel ist stellenweise verdickt und schuppt sich ab. Rhagaden durchsetzen die Oberfläche. Rote Flecke stehen neben den weißen Epithelverdickungen, so daß die Zunge ein landkartenähnliches Aussehen bekommt. Bei exsudativer Diathese ist die Anomalie häufig.

C. Akute Entzündungen

1. Stomatitis catarrhalis

Die akute katarrhalische Entzündung der Mundschleimhaut äußert sich in einer Hyperämie, Schwellung und mitunter Abstoßung (Desquamation) des Epithels. Die Entzündung kann auf das Zahnfleisch **(Gingivitis)**, die Lippen **(Cheilitis)** und Zunge **(Glossitis)** übergreifen.

Verursacht wird die Stomatitis catarrhalis durch längerdauernde Mundatmung, besonders bei Unwegsamkeit der Nase. Im Gefolge von Infektionskrankheiten, aber auch nach größeren Operationen bei mangelhafter Mundpflege und Apathie der Kranken tritt die Krankheit auf, da keine Selbstreinigung der Mundhöhle durch Kauen und Bewegen der Zunge stattfindet. Auch im Endstadium bei Karzinomen, bei Quecksilber- (Stomatitis mercurialis) und Bleischädigung (Bleisaum), nach übermäßigem Tabak- und Schnapsgenuß wird die Krankheit gesehen.

Die Krankheit äußert sich durch Schmerzen im Mund, unangenehmen Mundgeruch *(Foeter ex ore)*, manchmal verstärkter Speichelbildung, aber auch Hitzegefühl und Trockenheit. Die Zunge ist belegt, der Geschmack beeinträchtigt. An der geschwollenen Schleimhaut der Zunge zeichnen sich Zahnimpressionen ab. Das Zahnfleisch blutet, die Zähne lockern sich.

Die *Therapie* besteht in einem langsamen Zergehenlassen von Sulfonamidtabletten im Munde 4—6mal täglich. Häufiges Spülen der Mundhöhle mit Myrrhentinktur oder Tinctura ratanhiae, 15 Tropfen auf ein Glas Wasser ist angebracht. Auch 1%ige Kaliumpermanganat- oder 2%ige Wasserstoffsuperoxydlösungen können Verwendung finden. Kamillen- und Salbeitee wirken desodorierend. Pinselungen mit Boraxglycerin: Rp. Borax 2,5, Glycerin 25,0, werden von den Kranken lindernd empfunden. Flüssige, nicht reizende Kost und Vitamin C ist zu verordnen.

Der **Zungenbelag** hat wichtige diagnostische Bedeutung. Er besteht aus abgestoßenen Epithelien, Schleim, Leukozyten, Nahrungsresten, evtl. Pilzen und Bakterien. Zungenbelag tritt bei allen fieberhaften Erkrankungen und bei Störungen im Bereich der Verdauungsorgane mit Ausnahme des Ulcus ventriculi und Karzinoms auf.

Außer dem Belag spricht die **Verminderung der Feuchtigkeit** der Zunge bei der Beurteilung des Kranken eine große Rolle. Eine trockene und belegte Zunge ist für schwere abdominelle Infektionen, besonders Peritonitis charakteristisch. Auch nach größeren Operationen ist die Zunge trocken und belegt. Eine Verschlimmerung des Krankheitszustandes kündigt sich an der Zunge frühzeitig an durch Trockenwerden der Schleimhaut im Bereich des mittleren Streifens des Zungenrückens.

Soor ist eine durch den Soorpilz (Oidium albicans) verursachte Stomatitis. Er bildet weiße lockere Auflagen, manchmal auch dicke Polster, die bis in den Rachen und die Speiseröhre hinabreichen. Sie bestehen aus abgeschuppten Epithelien und einem Filz von Pilzfäden und Sporen.

Die Krankheit ist ein Zeichen von schwerem Darniederliegen des Allgemeinzustandes. Sie tritt besonders bei schlechtgepflegten und unsauber gehaltenen Kindern auf. Aber auch Erwachsene mit Kachexie, z. B. bei Karzinom und Tuberkulose, neigen zu Soorbildung. Die Auflagerungen lassen sich leicht abheben. Ihre mikroskopische Untersuchung sichert die Diagnose. Beschwerden treten meist nur durch die begleitende Stomatitis auf.

Die *Therapie* besteht in dem Pinseln der erkrankten Stellen mit Borax-Glyzerin (s. Stomatitis catarrhalis) oder 3—5%iger Natronbikarbonikumlösung, in hartnäckigen Fällen ist 0,1‰ Sublimatlösung anzuwenden. Eine sorgfältige Mundpflege mit häufigen Spülungen nach den Mahlzeiten ist notwendig.

2. Stomatitis vesiculosa

Die bläschenförmige Entzündung kommt durch Abhebung des Epithels mit seröser Exsudation und Leukozyteneinwanderung zustande. An der Lippenschleimhaut und an den Wangen ist sie als **Herpes labialis** eine häufige Komplikation. Er wird verursacht durch ein Virus. Die anfänglich vorhandenen Bläschen platzen, und es entsteht durch Zusammenfließen ein scharf begrenztes Geschwür mit einer Kruste. Schmerzen treten auf. Bei Infektionskrankheiten, besonders Pneumonien, zur Zeit der Menstruation, nach Exzessen, findet sich diese Erkrankung. Auch nach traumatischen Einwirkungen mechanischer oder chemischer Art, nach Zahnziehen und Füllen, nach Genuß reizender Speisen und von Medikamenten kann bei empfindlichen Menschen Herpes auftreten. Daher soll die Betrachtung des Mundes mit einer Untersuchung des ganzen Körpers verbunden werden.

Therapeutisch werden die Geschwüre und Bläschen mit einer 10%igen Argentumlösung betupft.

3. Stomatitis aphthosa

Sie ist eine fibrinös-membranöse Entzündung, die besonders Säuglinge in Form der sog. **Bednarschen Aphthen** befällt. Diese zeichnen sich durch symmetrische Lage am Gaumen unter Bildung kleiner Geschwüre mit einer Fibrinmembran aus. Aphthen können aber auch beim Erwachsenen an der Lippe und Zunge auftreten, meist bei Erkrankungen des Magen-Darmkanals. Die Geschwüre sind schmerzhaft, häufig multipel, entwickeln sich aus einem leicht erhabenen Fleck bis zu Linsengröße mit einem rötlichen Hof. Temperatursteigerung ist vorhanden. Die Krankheit dauert meist mehrere Wochen und verläuft in Schüben. Manchmal ist sie, besonders beim Erwachsenen, sehr hartnäckig und erschwert die Nahrungsaufnahme und das Sprechen.

Differentialdiagnostisch müssen syphilitische Schleimhautplaques berücksichtigt werden, die aber keine Zeichen einer akuten Entzündung zeigen. Spirochäten sind bei der Syphilis im Abstrich positiv.

Die *Therapie* der Aphthen ist die gleiche wie bei der Stomatitis catarrhalis, mit der sie häufig kombiniert sind. Die Ulzeration heilt schnell nach Ätzung mit 10—16%iger Argentumlösung.

4. Stomatitis ulcerosa

Sie ist eine geschwürige und nekrotisierende Entzündung und entsteht gelegentlich auf dem Boden einer katarrhalischen Stomatitis, ferner unter chronischer Einwirkung von Quecksilber, Blei, Wismuth und Phosphor. Weiterhin können schlechtsitzende Zahnprothesen Druckgeschwüre verursachen. Die ulzeröse Stomatitis und Gingivitis wird auch als Begleiterscheinung anderer schwerer Krankheiten, besonders Skorbut, Leukämie, Typhus und Nephritis gesehen.

Die *Therapie* ist die gleiche wie bei der katarrhalischen Entzündung. Die Untersuchung und Behandlung der inneren Organe, insbesondere des Blutes auf Lues, Agranulozytose usw. ist wichtig.

5. Stomatitis gangraenosa

Sie ist eine Steigerung der ulzerösen Entzündung, wenn diese auf die tieferen Gewebsschichten unter jauchiger Zersetzung übergreift. Die Ursachen sind daher die gleichen. Daneben finden sich noch besondere Formen der tief zerstörenden Entzündung wie die **Stomakake** oder **Mundfäule,** die besonders verwahrloste Kinder z. Z. der Dentition befällt. Sie ist eine infektiöse Erkrankung, die bisweilen epidemisch auftritt. Am Zahnfleisch verursacht sie eine Gingivitis marginalis sowie Auflockerung und Blutung des Zahnfleischrandes mit schmierig eitrigen Belägen. Fötor ex ore, Drüsenschwellungen, Zahnausfall, Temperaturen sind vorhanden. Das Allgemeinbefinden ist relativ wenig gestört.

Bei der **Plaut-Vicentschen Stomatitis** liegt eine durch Spirochäten und fusiforme Bazillen bedingte, gangräneszierende Entzündung vor. Der Zahnfleischrand, die Wangen, Zunge, Pharynx und besonders die Tonsillen werden befallen. Die Erkrankung tritt bei Jugendlichen und Erwachsenen ohne wesentliche Störung des Allgemeinbefindens auf. Meist ist sie einseitig.

Beim **Wangenbrand (Noma, Wasserkrebs)** geht der Gewebszerfall schrankenlos von der Schleimhaut der Lippen (Abb. 184) oder Wangen durch alle Weichteile hindurch. Ferner tritt die lebensbedrohende Erkrankung am Gehörgang, den Mandeln, dem Gaumen sowie an anderen Körpergegenden auf. Dystrophiker sind besonders gefährdet. Auch im Gefolge von Infektionskrankheiten, häufig bei Masern, kann Noma sich einfinden. Die Erreger sind *anaerobe Streptokokken*, die eine putride Entzündung verursachen. Das hervorstechende Merkmal ist der Brand, d. h. die Gangrän des Gewebes. Er tritt auf mit einer Schleimhautentzündung, einem schmerzlosen, derben Infiltrat ohne entzündliche Rötung in der Umgebung. Eine blauschwarze Nekrose, die immer weiter und tiefer greift und jauchig zerfällt, folgt diesem Initialstadium. Schließlich liegen die Zähne bloß zutage. Hohes Fieber, zunehmender Kräftezerfall und Aspirationspneumonien durch die herabfließende Jauche stellen sich ein.

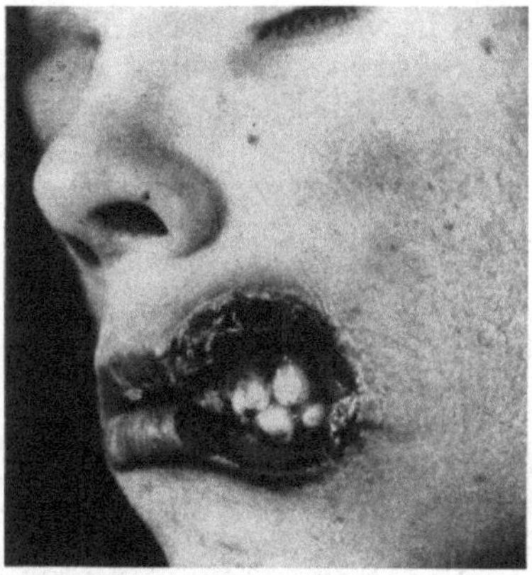

Abb. 184. Noma, ausgelöst durch Wismutbehandlung einer frischen Syphilis (Aufnahme Dr. WINKLER)

Differentialdiagnostisch muß eine Syphilis, Diphtherie, Leukämie, Perniziosa und Agranulozytose, letztere bei Noma der Gaumenmandeln, berücksichtigt werden. Die Sterblichkeit ist infolge von toxischer Herzlähmung hoch. Die Wunden heilen unter Zurücklassen großer Defekte mit entstellenden Narben.

Die *Therapie* besteht in der radikalen Entfernung des befallenen Gewebes, am besten mit dem Kauter. Die Allgemeinbehandlung vor allem mit Bluttransfusionen, Herz- und Kreislaufmitteln darf nicht vernachlässigt werden. Allgemein- und Lokalbehandlung mit Marbadal und Antibiotika ist angezeigt. Später muß der entstandene Defekt plastisch gedeckt werden (s. Plastik).

6. Stomatitis phlegmonosa

Die phlegmonöse und die abszedierende Stomatitis entsteht nach Verletzungen durch Fremdkörper, häufig Fischgräten oder Knochensplitter an der Zunge, dem Gaumen und den Wangen. Auch bei Zahninfektionen und Anginen tritt sie auf.

Traumatisch implantierte Fremdkörper können reaktionslos in der Zunge einheilen. Das in der Umgebung entstehende Bindegewebe vermag einen Tumor vorzutäuschen. Meistens aber erzeugt der Fremdkörper Abszeß- und Fistelbildung. Zungenwunden und sonstige Wunden der Mundhöhle pflegen reaktionslos zu heilen und selten zur Phlegmone zu führen. Die Organe sind so blutreich, daß selbst der Bakterienreichtum des Mundes der Heilung nicht hinderlich ist. Langwierige Entzündungen können aber durch den eindringenden Tintenstift verursacht werden. Die in ihm enthaltenen Anilinderivate verursachen eine fortschreitende nekrotisierende Entzündung, die unter dem Bilde einer Phlegmone verläuft. Trotz sachgemäßer frühzeitiger Inzision verfällt gewöhnlich das ganze imhibierte Gewebe der allmählichen Nekrose.

Zungenabszesse nahe der Konvexität verlaufen mit starker Schwellung, zeigen aber Neigung zum Durchbruch. Die Abszesse der Zungenbasis hingegen gehen mit ausgedehnter Infiltration des Mundhöhlenbodens einher. Während die oberflächlichen Abszesse der Konvexität leicht von der Mundhöhle eröffnet werden können, werden die Abszesse der Zungenbasis von unten her zwischen Kinn und Zungenbein inzidiert. Der *chronische Zungenabszeß* stellt eine harte, später elastische Geschwulst dar, die ihrer Schmerzlosigkeit wegen meist für eine Neubildung gehalten wird. Das rasche Entstehen der Geschwulst — in 2—3 Wochen — läßt mit einiger Sicherheit einen entzündlichen Vorgang annehmen.

Fortschreitende Phlegmonen vom Mundboden steigen entlang der großen Halsgefäße bis in das Mediastinum ab (s. Angina-Ludovici). Eine chronische Form der phlegmonösen Entzündung mit bretttharter Infiltration und einzelnen Eiterherden ist die sog. **Holzphlegmone** (s. Hals).

Die *Therapie* der Phlegmonen und Abszesse besteht in der Chemotherapie, wenn nötig einer breiten und tiefen Spaltung, evtl. ist eine Tracheotomie notwendig. Als Komplikation droht die Aspirationspneumonie und das Glottisödem (Einzelheiten s. Hals).

D. Chronische Entzündungen

1. Leukoplakie

ist eine chronische Stomatitis, bei der das Epithel verhornt. Es entstehen dadurch flache verdickte Platten, die sich weiß, perlmutterartig glänzend, auch trübe, grau, von der übrigen Schleimhaut abheben. Sie sind unregelmäßig begrenzt und können überall in der Mundhöhle vorgefunden werden. Der Rand der Plaques ist scharf. Sie sitzen vorzugsweise an den vorderen Abschnitten des Zungenrückens und der Zungenränder, können sich aber auch in die Wangenschleimhaut erstrecken.

Die Leukoplakie tritt bei Rauchern, bei Kranken mit Lues und Verdauungsstörungen, selten nach Traumen auf, und macht beim Kauen Beschwerden. Sie wird zu den **Präkanzerosen** gerechnet.

Die *Behandlung* richtet sich gegen das Grundleiden. Rauchverbot, reizlose Kost, sorgfältige Mundpflege, Sanierung des Gebisses mit Entfernung von Metallkronen, die die Schleimhaut reizen, ist notwendig. Lokal wird 10%ige Chromsäure zum Ätzen verwendet oder die Leukoplakie mit dem Kauter verschorft, auch mit dem scharfen Löffel abgekratzt. Ist bereits ein Karzinom (s. da) auf dem Boden einer Leukoplakie entstanden, so ist eine radikale Exzision notwendig.

2. Haarzunge (Nigrities linguae)

Bei dieser Erkrankung liegt gleichfalls eine starke Verhornung vor mit papillären Erhebungen an der Zunge. Auf dem Zungenrücken entsteht allmählich ein großer zunehmender dunkler Fleck, der den Eindruck schwarzer Haare erweckt. Es handelt sich jedoch um stark verlängerte, verhornte und pigmentierte Papillae filiformes. *Ursächlich* kommen verschiedenste exogene Reize (Mundwässer) und Vitaminmangel (B-Komplex, Vitamin C und K), z.B. infolge Defizits nach längerer Chemotherapie, in Betracht. Beschwerden sind kaum vorhanden.

Die *Therapie* besteht in regelmäßiger Mund- und Zahnpflege mit milden Mitteln ohne Gerbstoff und Reinigung der Zungenoberfläche mit einer nicht zu harten Zahnbürste. Gegen die Mischflora wirken Penicillinlutschtabletten. Vitamine, besonders Nikotinsäureamid, sind zu versuchen.

E. Spezifische Entzündungen

1. Tuberkulose

Sie ist als Primärtuberkulose selten, wird aber bei gefährdeten Personen, besonders Ärzten, als Impfinfektion beobachtet. Sekundär entsteht die Tuberkulose kanalikulär bei Lungentuberkulose, direkt fortgeleitet bei Lupus der Lippen und der Nase, und schließlich ist auch eine hämatogene Entstehung möglich. Die Infektion geht besonders bei kleinen Verletzungen der Mundschleimhaut, auch kariösen Zähnen, durch Inokulation an.

Neben dem **Lupus,** der durch seine charakteristische Knötchenbildung ausgezeichnet ist (s. Gesicht) und keine Schmerzen verursacht, findet sich die **ulzeröse Tuberkulose** (s. Nase). Sie entwickelt sich aus disseminierten kleinen Knötchen, die ulzerieren und zusammenfließen. Die tuberkulösen Geschwüre (Abb. 185) sind sehr schmerzhaft und hindern den Kranken an der Nahrungsaufnahme und beim Sprechen. Auch größere **Solitärtuberkel** können intramuskulär, seltener submukös auftreten. Sie zeichnen sich durch schnelles Wachstum, Rötung und Einschmelzung aus. So entsteht ein tuberkulöses Ulcus mit unterminiertem Rand. Die Halsdrüsen sind geschwollen. Ausstrahlende Schmerzen nach Ohr und Nacken sind vorhanden.

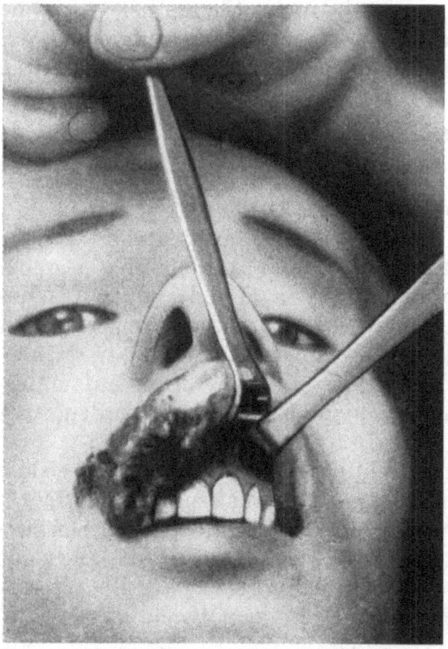

Abb. 185. Ausgedehnte Ulzeration bei Tuberkulose der rechten Oberlippe

Die *Diagnose* ergibt sich aus dem Bazillennachweis, der histologischen Untersuchung und einer evtl. vorhandenen Organtuberkulose. Syphilis und Karzinom müssen ausgeschlossen werden.

Die *Behandlung* der Tuberkulose des Mundes erfolgt mit Neoteben und Streptomycin. Sie ist die gleiche wie beim Lupus des Gesichts oder der Tuberculosis cutis ulcerosa der Nase (s. da). Wichtig ist die Schmerzbekämpfung durch Anästhesin- oder Pantocainpinselungen. Größere Solitärtuberkel werden am besten operativ entfernt.

2. Aktinomykose

Das Zahnfleisch ist am häufigsten ihr erster Sitz, seltener die Zunge. Die Eintrittspforte ist ein kariöser Zahn oder eine kleine Schleimhautwunde. Die von dem Aktinomykosepilz verursachte Entzündung zeichnet sich durch eine Infiltration der Mundschleimhaut aus mit derber Schwellung der Wange. Eitrige Einschmelzungen, in denen Strahlendrusen nachweisbar sind, führen zu dachsbauartigen Fistelgängen, die bis in das Gesicht und den Hals durchbrechen. Einzelheiten und Behandlung s. Gesicht.

3. Syphilis

Sie tritt an der Mundschleimhaut, besonders an den Lippen, der Zunge und den Mandeln als **Primäraffekt** (s. Gesicht) auf. Eine Übertragung erfolgt durch Küssen, Eßbestecke, auch ärztliche Instrumente. Charakteristisch sind die harten, nicht schmerzhaften regionären Lymphdrüsen am Unterkiefer, die frühzeitig bedeutend anschwellen. Spirochäten sind im Abstrich positiv.

Im **Sekundärstadium** kommen die für Lues typischen Plaques muqueuses im Bereich der Lippen, Zunge und der Tonsillen vor. Es sind bohnengroße Papeln, derb, scharf aber unregelmäßig begrenzt, leicht erhaben, von grauweißlicher Farbe, mit rotem Rand. Finden sich die geschilderten Veränderungen an den Mandeln, so muß immer an eine **Angina syphilitica** gedacht werden. Nach weiteren Erscheinungen, Drüsenschwellungen und Roseolen ist zu fahnden. Vor allem ist die serologische Untersuchung des Blutes notwendig. Die Papeln können auch ulzerieren und dann beim Kauen und Schlucken Schmerzen verursachen. Die Erosionen oder Geschwüre sind äußerst ansteckend. Heilen sie ab, so bilden sich weiße eingezogene Narben.

Im **Tertiärstadium** tritt das Gumma zirkumskript oder in Form erhabener diffuser Schleimhautinfiltrate auf. Das Gumma bervozugt den harten Gaumen (Abb. 202) und die Rachenhinterwand, sitzt aber auch an der Zunge und den Lippen. Außer von den submukösen Schichten der Schleimhaut kann es seinen Ausgang von der Muskulatur und den Knochen nehmen (s. Gesicht). Das Gumma tritt gern multipel auf im Gegensatz zum Karzinom oder Aktinomykoseknoten.

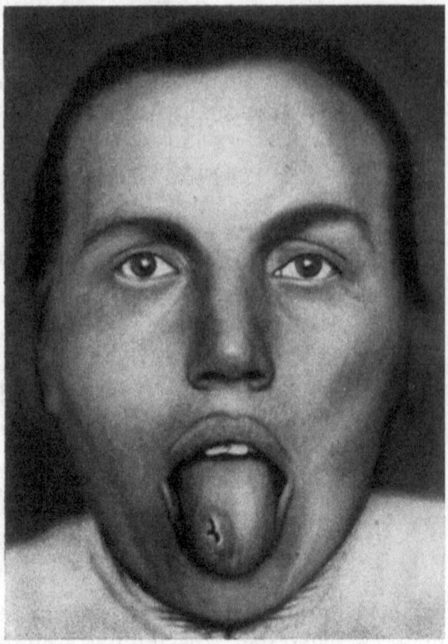

Abb. 186. Syphilitisches Geschwür der rechten Zungenseite, das nach Jodkali-Medikation in wenigen Wochen zur Abheilung kam

Bei den gummösen Neubildungen der Zunge können die erweichten Gummimassen bindegewebig organisiert werden. Es entstehen stark schrumpfende Narben **(sklerosierende syphilitische Glossitis).** Quer- und Längsfurchen durchziehen die Zunge, die ein gelapptes Aussehen bekommt. Tritt eine Verflüssigung der Gummiknoten und nekrotischer Zerfall ein, so entstehen Ulzera oft großer Ausdehnung, mit scharfem Rand, eitrigem Grund und häufig nierenförmiger Gestalt (Abb. 186). Die Beschwerden sind gering, beschränken sich nur auf leichte Schluckschmerzen. Gummata des harten Gaumens bevorzugen die Mittellinie und perforieren in die Nasenhöhle unter Ausstoßung von Sequestern.

Die *Behandlung* ist spezifisch mit Neosalvarsan, Wismut und Jod. Sorgsame Mundpflege und Rauchverbot sind einzuhalten. Bei Sequestrierung und Erweichung der Gummiknoten ist chirurgisches Eingreifen, Spaltung und Auskratzung der Nekrosen mit dem scharfen Löffel, erforderlich. Narbige Folgezustände mit Verziehung der Lippen und Wangen sowie Gaumenperforationen werden durch Plastiken geheilt.

F. Zysten und gutartige Geschwülste

Die **Ranula** (Abb. 126 und 127) wurde bereits bei der Chirurgie der Speicheldrüsen abgehandelt. **Echinokokkus-** und **Zystizerkuszysten** sind im Bereich des Mundes selten.

Die **Kiemengangszysten** unter dem Mundboden rühren von Kiemengangsresten her. Sie treten bei Neugeborenen und älteren Kindern manchmal beidseitig des Halses auf. Durch Druck auf den Kehlkopf, Trachea und die Speiseröhre können in erheblichem Maße Komplikationen auftreten (s. Zungenstruma).

Die **Zyste des Ductus thyreoglossus** entwickelt sich beim Neugeborenen, aber auch beim Erwachsenen, wenn Reste des vom mittleren Schilddrüsenlappen zum Zungengrunde führenden und am Foramen caecum mündenden Ganges erhalten bleiben (s. Zungenstruma).

1. Dermoide (Einzelheiten s. Gesicht)

Der typische Sitz der Dermoide ist im Bereich der ektodermalen Spalten. Am Mundboden liegt das Dermoid aus diesem Grunde in der Mittellinie, und zwar entweder sublingual oder submental (Abb. 187). Selten wölbt sich der

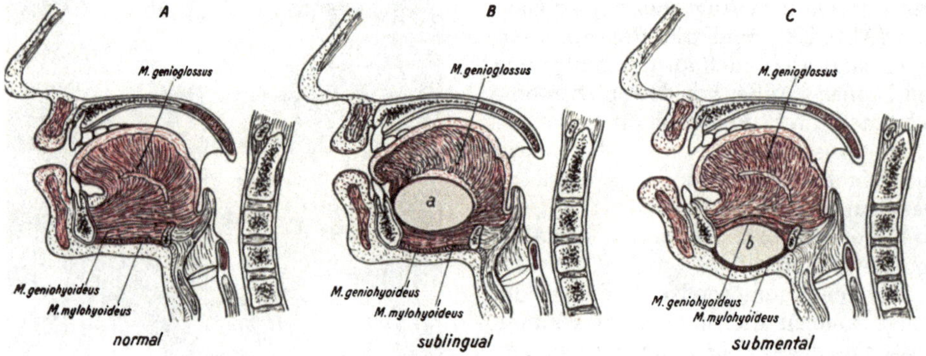

Abb. 187. Typischer Sitz der Dermoide im Bereich der Mitte des Mundbodens

Tumor subkutan unter der unveränderten Haut hervor. Dagegen breitet er sich meist zwischen den Muskeln des Mundbodens aus. Dieser wird nach oben, ähnlich wie bei der Ranula, jedoch in der Mitte, emporgehoben. Das submentale Dermoid verursacht ein „Doppelkinn", indem es sich halbkugelig unter der Kinnmitte vorwölbt.

Das Dermoid ist kongenital angelegt, wächst aber stärker in den Pubertätsjahren. Die Beschwerden sind gering, Nahrungsaufnahme und Sprache sind durch die Verdrängung der Zunge gestört. Das Wachstum des Unterkiefers und der Zunge wird beeinträchtigt. Sehr große Geschwülste können zu Atemstörungen führen. Diese treten auch bei Vereiterung des Dermoids auf, eine Komplikation, die eine lebensbedrohende Halsphlegmone verursachen kann.

Die *Therapie* besteht in der Radikalexstirpation entweder vom Munde oder meist vom Kinn aus, da von außen die Drainageverhältnisse günstiger sind und die Infektionsgefahr geringer.

2. Schleimzysten

entstehen als Retentionszysten überall dort im Bereich der Mundhöhle, wo in der Schleimhaut Speichel- oder Schleimdrüsen vorhanden sind. Es sind kleine, hirsekorn- oder haselnußgroße Geschwülste mit kugeliger, glatter Oberfläche (Abb. 188). Der Inhalt schimmert durch die dünne Wandung bläulichglasig durch. Vorzugsweise werden die Zungenränder sowie die Wangen und Lippen befallen.

Die *Therapie* besteht in der operativen Entfernung der Schleimzysten, besonders wenn sie den Träger belästigen oder durch Druck eines Zahnes eine sekundäre Infektion auftritt. Am besten werden sie radikal ausgeschält um Rezidive zu vermeiden. Ist wegen der Nachbarschaft von Nerven und Muskeln, die geschont werden sollen, eine radikale Exstirpation nicht möglich, so kann man sich mit der Auskratzung der Zyste, wobei das zarte Innenepithel zerstört wird, begnügen.

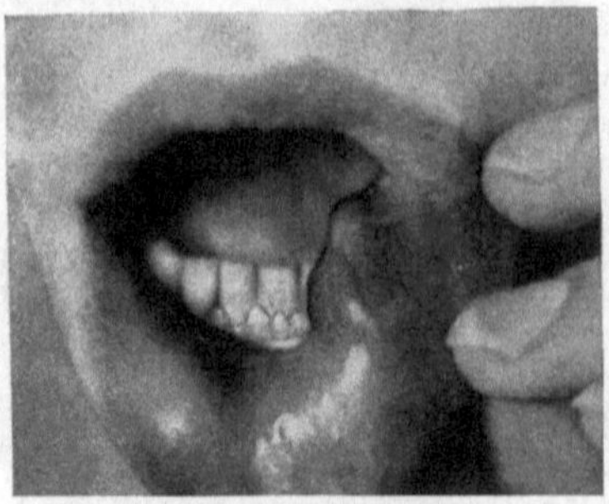

Abb. 188. Schleimzyste im Bereich der linken Unterlippe

3. Angiome (Einzelheiten s. Gesicht)

Hämangiome treten im Bereich der Mundhöhle kapillär oder kavernös oder auch kombiniert auf. Sie sitzen primär in der Mundhöhle oder wachsen von der äußeren Haut in die Mundhöhle ein. Besonders im Bereich des Gaumens, der Wangen, vor allem an der Zunge werden sie angetroffen. Die Zunge ist übermäßig lang und zeigt eine zirkumskripte, auch hemilaterale oder bilaterale Vergrößerung.

Die Geschwulst verursacht Störungen beim Essen und Sprechen. Die Entwicklung des Kieferbogens wird gestört. Blutungen, Entzündungen, Thrombosen und Abszesse können auftreten. Fortschreitendes Wachstum bis zum Rachen und Kehlkopf ist möglich. Hämangiome der Mundhöhle können mit solchen des gesamten Verdauungstraktes verbunden sein.

Lymphangiome sind gewöhnlich kongenital angelegt in Form des Lymphangioma cavernosum, seltener cysticum. Lymphangiome der Zunge verursachen eine **Makroglossie** (Abb. 183), die der Lippen eine **Makrocheilie** (s. Gesicht). Die Zunge ist diffus vergrößert und ragt hervor. Eine angeborene Muskelhypertrophie sowie Vergrößerung der Zunge bei Akromegalie und Entzündungen müssen differentialdiagnostisch berücksichtigt werden. Neben der diffusen Zungenvergrößerung treten, genau wie bei den Hämangiomen, umschriebene Knötchen hemi- oder bilateral auf. Die Störungen sind die gleichen wie bei den Hämangiomen.

Die *Therapie der Angiome* ist bei umschriebenen Veränderungen chirurgisch. Die Geschwülste werden exzidiert. Die Operation ist frühzeitig auszuführen, da besonders Hämangiome eine Neigung zu langsamen und stetigen Weiterwachstum haben. Ist ein radikales chirurgisches Eingreifen nicht möglich, so kommen die gleichen Eingriffe in Frage wie bei den Angiomen des Gesichts (s. da), vor allem die Röntgennahbestrahlung. Evtl. ist die Unterbindung beider Aa. linguales oder der Aa. faciales angezeigt.

4. Teratoide Tumoren (Epignathie)

kommen selten vor, und finden sich am Gaumen und in der Zungengegend. Diese Bildungen treten in den verschiedensten Formen auf, als behaarte Polypen bis zu förmlichen Doppelmißbildungen. Meist werden sie zufällig entdeckt und machen keine Beschwerden. Größere Geschwülste verursachen Husten und Würgreiz, beim Säugling evtl. Asphyxie. Die *Therapie* besteht in der operativen Entfernung.

5. Fibrome und Neurofibrome

finden sich an der Oberfläche der Zunge, der Wangen (Abb. 189) und des Gaumens als kleine, gestielte Knoten oder aber auch in die Muskulatur eingebettet. Bei zunehmender Größe stören sie den Schluckakt und das Sprechen. Die fibromatöse Entartung des Zahnfleisches führt zu den verschiedensten klinischen Erscheinungsformen. Das Zahnfleisch erscheint wie gequollen, knotig, höckrig. Die Geschwulstmassen hüllen allseitig die Zähne ein. Eigenartig ist eine Verdickung der ganzen Zunge durch weiche Tumorbildung **(Makroglossia neurofibromatosa).**

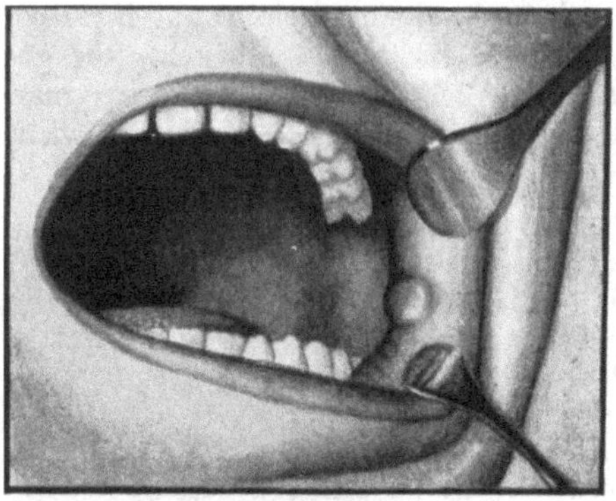

Abb. 189. Neurofibrom der linken Wange

Die **symmetrischen Fibrome** (Abb. 190a und b) sind als fibromatöse Granulationswucherungen auf Grund chronischer Reize aufzufassen. Sie haben eine glatte Oberfläche, normale Gingivafarbe und sind mäßig verschieblich. Der Oberkiefer zeigt eine stärkere Neigung zur Bildung symmetrischer Fibrome als der Unterkiefer. Die Fibrome sollen immer exstirpiert werden, da man stets mit einer malignen Entartung rechnen muß.

6. Lipome

sind im Mund selten. Sie liegen submukös oder intramuskulär. Wangenlipome (s. Gesicht) können mit Parotistumoren verwechselt werden. Lipome der Zunge befinden sich meist an der Spitze. Ein tiefliegendes Lipom kann eine scheinbare Doppelzunge verursachen. Der Tumor wächst langsam und ist im

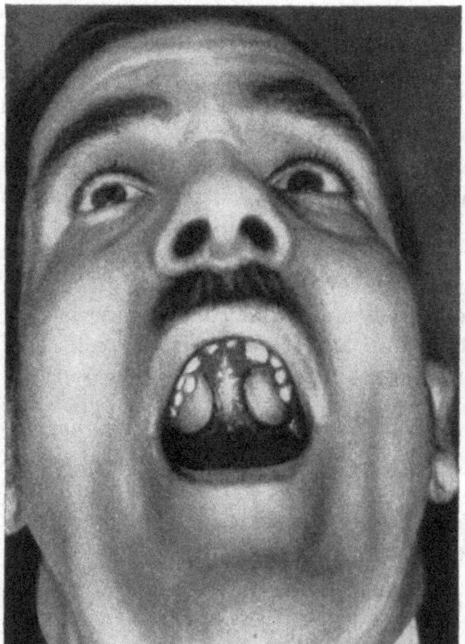

a

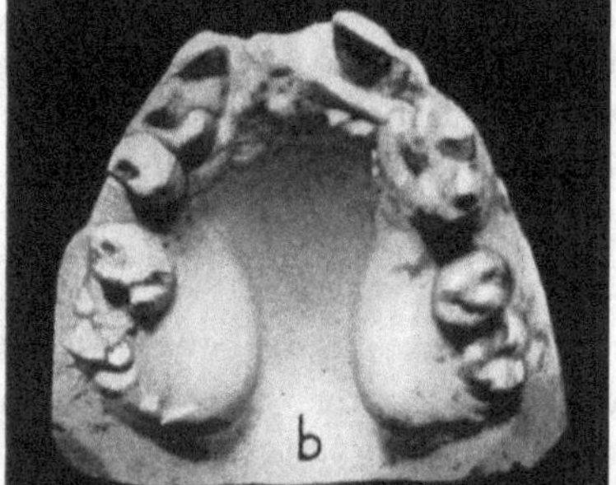

b

Abb. 190. *a* Symmetrische Gaumenfibrome mit begrenztem Wachstum. *b* Der zugehörige Gipsabdruck zu Abb. 190 *a*

allgemeinen gut abgegrenzt. Diffuse Lipome sind selten. Das Lipom ist an seiner charakteristischen, weich elastischen Konsistenz erkennbar. Gelbe Farbe, langsames Wachstum und Lappung sind nicht immer deutlich ausgeprägt.

Die *Therapie* besteht in der Exstirpation der Geschwulst.

7. Papillome

sind Geschwülste des Epithels (s. Seite 161). Sie treten häufig bei Jugendlichen und Kindern auf und bevorzugen das Gebiet des weichen Gaumens, das Zäpfchen, die Zunge, Wangen und Lippen sowie die Gaumenbögen. Gewöhnlich handelt es sich um gestielte, blumenkohlartige Geschwülste von unregelmäßiger Gestalt und blaßrosa Farbe. Sie sind erbsen- bis himbeergroß und treten bisweilen auch multipel auf. Ihr Wachstum erstreckt sich meist über viele Jahre ohne wesentliche Beschwerden zu verursachen. Im Gegensatz zu den Papillomen der Lippen zeigen die Wangenpapillome keine Verhornung und sind von weicher Konsistenz. Papillome können aus örtlichen Reizwirkungen hervorgehen, bösartige, d. h. karzinomatöse Entartung ist möglich.

Die vulgären Warzen der Mundschleimhaut, die besonders gern am Lippenrot, an der Schleimhautseite der Lippe, am Mundwinkel und an der Zunge sowie der benachbarten Gesichtshaut lokalisiert sind, bieten häufig das Bild büschelförmiger, filiformer Gebilde. Ihre Farbe gleicht der Schleimhaut, zuweilen hebt sie sich weiß ab. Im allgemeinen entstehen die Warzen der Schleimhaut durch Übertragung von Warzen an Händen und Fingern. Es sind Virusgeschwülste. Warzen an den Schleimhäuten, ohne Warzen an den Fingern, sind eine Seltenheit.

Die planen Warzen finden sich an der Mundschleimhaut, ebenso wie im Gesicht, häufiger als die vulgären Warzen. Sie zeigen keine bestimmten Prädilektionsstellen.

Spitze Kondylome kommen nicht nur an den Schleimhäuten der Anal- und Genitalgegend vor, sondern auch an den Schleimhäuten des Mundes, der Nase und den Konjunktiven. An den Lippen können sie mächtige Papillomatosen bilden. Die Kondylome des Mundes sind weich und zerklüftet und lassen sich von Warzen nur durch eine Stielbildung und ihr blumenkohlartiges Aussehen unterscheiden. Befallen werden so ziemlich alle Teile der Mundschleimhaut. Die Kondylome sind an den Lippen, Mundwinkeln und Wangen mehr papillär, an den Gaumenbögen und an dem Zäpfchen mehr gestielt und filiform. Am Zungenrücken erscheinen sie als scharf umschriebene, rote, runde, papilläre Gewächse. Als disponierende Faktoren für die Entstehung der Kondylome der Mundschleimhaut werden chronische Entzündungen angesehen. Daneben spielen mechanische und chemische Reizungen eine Rolle, wie besonders das Pfeiferauchen. Erzeugt werden die spitzen Kondylome durch ein filtrierbares Virus.

Die *Therapie* der Papillome des Mundes ist operativ (Einzelheiten s. Gesicht).

8. Adenome

gehen von den gemischten Schleimdrüsen der Mundhöhle aus, sind also epithelialen Ursprungs. Die Geschwülste sind selten, treten bei Erwachsenen auf als breitsitzende, runde, rosa, weiche, auch harte, manchmal zystische Tumoren.

Die *Behandlung* besteht in der radikalen Entfernung, da sonst leicht Rezidive auftreten.

9. Mischtumoren und Zylindrome

(Einzelheiten s. Geschwülste der Speicheldrüsen und Adenome der Haut)

Etwa 5—10% der **Mischgeschwülste** befinden sich nicht in den Speicheldrüsen. Im Bereich der Mundhöhle sind sie besonders am Gaumen, aber auch an den Wangen und Lippen lokalisiert. Häufig treten die Geschwülste bei jungen Erwachsenen auf. Geschlechtsunterschiede sind nicht vorhanden. Die klinischen Erscheinungen sind gering, meist werden Beschwerden durch mechanischen Druck verursacht, wenn die Geschwulst eine gewisse Größe erreicht hat. Charakteristisch ist das langsame Wachstum. Manche Tumoren sind zystisch.

Auch **Zylindrome** (s. Adenome der Haut), die den Speicheldrüsengeschwülsten nahestehen, sind epitheliale, fast immer gutartige Geschwülste. Sie werden als embryonale Fehlbildungen von Speicheldrüsen angesehen. Sie treten in Form gut abgegrenzter Knoten mit geringer Wachstumsneigung auf.

Die *Therapie* besteht in der radikalen Entfernung der Geschwülste. Rezidive neigen zu maligner Entartung.

10. Zungenstruma

Sie entsteht dann, wenn die Schilddrüse nicht in das mittlere Halsdreieck während ihrer Entwicklung hinabwandert. Die Schilddrüse bildet sich dadurch, daß an der Grenze zwischen Vorder- und Hinterzunge im Gebiet des Entoderms das Epithel des Vorderdarmes in das Bindegewebe hineinwuchert, und zwar vor der Entwicklung der eigentlichen Zungenanlage. Nach dieser ist die Abgangsstelle der Schilddrüsenanlage dauernd an der Spitze der V-förmigen Zungengrenzenfurche als Foramen caecum erkennbar. Von hier wandert die Anlage auf dem Wege des Ductus thyreoglossus in die Gegend unterhalb des Kehlkopfes hinab, wobei von dieser Leitbahn in der Regel nichts übrigbleibt als der Lobus pyramidalis der Schilddrüse. Es können abgesprengte Schilddrüsenkeime oder die ganze Drüse im Gebiet des Foramen caecum, des Ductus thyreoglossus und Zungenbeines liegenbleiben.

Die Indikation zum Eingriff bei Zungenstrumen ergibt sich aus den gleichen Gründen wie beim Kropf überhaupt. Im Verdergrund stehen Drucksymptome mit Beeinträchtigung der Atmung und Schluckbeschwerden. Die Sprache wird klossig, Blutungen aus dem Rachen und Ulzerationen können auftreten. Basedowstrumen mit den Zeichen der Hyperthyreose sind am häufigsten vorhanden. Aber auch die anderen Formen des Kropfes werden beobachtet. Fast immer handelt es sich um Frauen, die an Zungenstrumen erkrankt sind. Störungen der Menses können gleichzeitig eintreten.

Die Geschwulst erhebt sich am Zungengrund breitbasig, halbkugelig aufsitzend. Die Oberfläche ist glatt, die Konsistenz weich, auch derb. Die Schleimhautoberfläche ist meist normal, seltener ulzeriert. Eine maligne Entartung der Zungenstruma ist nicht bekannt.

Die *Therapie* richtet sich nach den vorhandenen Beschwerden. Sind sie gering, so soll konservativ behandelt werden wie beim Kropf (s. da). Ist keine Halsschilddrüse vorhanden, wovon man sich vor einem operativen Eingriff genauestens, evtl. durch Probeoperation unterrichten muß, so kommt nur eine keilförmige Exzision zur Vermeidung eines postoperativen Myxödems in Frage. Die Resektion und Ektomie wird durch den Mund vorgenommen. Manchmal sind jedoch eingreifende Operationen mit vorheriger Tracheotomie notwendig. Besonders bei tiefem Sitz müssen evtl. das Zungenbein, die Zunge, auch der Unterkiefer gespalten werden.

11. Seltene Geschwülste

Reine **Myxome** sind in der Mundhöhle sehr selten. Sie gehen vom embryonalen Bindegewebe aus. Es finden sich netzförmig zusammenhängende typische Spindelzellen oder auch sternförmige Zellen. Die Zwischensubstanz ist ungeformt, schleimig und basophil. Myxomatöse Degeneration gutartiger und bösartiger Tumoren ist im Gegensatz zu den echten Schleimgewebsgeschwülsten keine Seltenheit.

Geschwülste der glatten Muskulatur treten als kleine Fehlbildungen in Form von **Myomen** auf. **Rhabdomyome** entwickeln sich auf angeborener Grundlage. Sie gehen von der quergestreiften Muskulatur aus und neigen zu destruierendem Wachstum.

12. Teleangiektatisches Granulom

Es ist eine Granulationsgeschwulst, die sich in der Hauptsache aus Bindegewebszellen und Leukozyten zusammensetzt. Der Tumor sieht dunkelrot aus, wölbt sich kugelig hervor und sitzt an einem kurzen Stiel. Die Oberfläche ist uneben. Zahlreiche neugebildete und erweiterte Kapillaren durchziehen die Geschwulst. Das teleangiektatische Granulom hat eine gewisse Ähnlichkeit mit dem Hämangiom, muß aber pathologisch-anatomisch von ihm abgegrenzt werden. Das Granulationsgewebe ist leicht verletzlich. Sein Lieblingssitz ist an den Lippen (Abb. 191), auch am Mundwinkel.

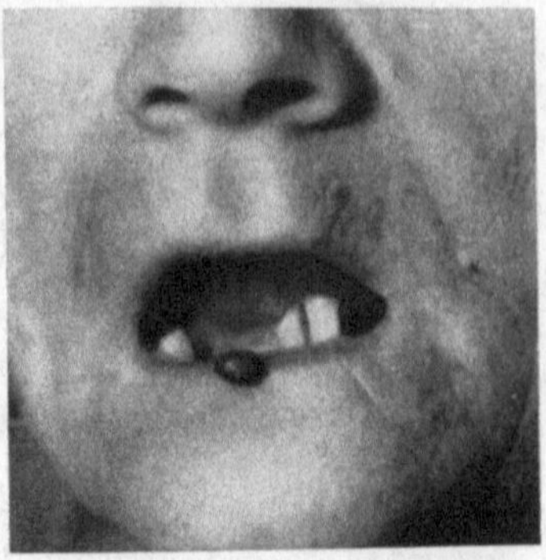

Abb. 191. Teleangiektatisches Granulom der Unterlippe

Differentialdiagnostisch muß ein Karzinom und Hämangiom in Erwägung gezogen werden. Die Behandlung besteht in der ovalären Ausschneidung der Geschwulst an der Basis.

13. Amyloidtumor

Örtliche Abscheidung von Amyloid kann am ganzen Körper auftreten und zu tumorförmigen Bildungen führen. Fremdkörperriesenzellen und Verkalkungen begleiten diese Vorgänge.

Die lokale Amyloidose der Zunge bildet multiple Tumoren, gewöhnlich am Zungengrund, und ist begleitet von weiteren Lokalisationen der Amyloidose an den oberen Luftwegen. Die Knoten sind kugelig bis walnußgroß, wenig erhaben, gelb und wachsartig. Auch Ulzerationen können entstehen, deren Ränder verdickt sind. Die Diagnose kann nur gestellt werden, wenn gleiche Knoten im Rachen, Kehlkopf, Trachea und den Bronchien gefunden werden. Unter Umständen ist eine Probeexzision notwendig.

G. Bösartige Geschwülste

1. Karzinome

Im Bereich der Mundhöhle werden die Karzinome der Wangen, des harten Gaumens und der Zunge pathologisch-anatomisch, klinisch und therapeutisch voneinander unterschieden.

Ätiologisch haben auf die Entstehung des Karzinoms der Mundhöhle chronische Reize einen großen Einfluß. Der Tabakgenuß, besonders Kautabak, der

Genuß von Alkohol werden als auslösende Ursachen angeschuldigt. Eine weit größere Rolle spielen die Reizzustände, die durch abgebrochene und kariöse Zähne oder schlecht sitzende Prothesen (Abb. 192) verursacht werden. Bei den sog. Präkanzerosen befindet sich die Mundschleimhaut gleichfalls in einem chronischen Reizzustand. Hierher gehört die Leukoplakie (s. da). Auch die Syphilis hat, besonders beim Zungenkrebs, eine auslösende Ursache. Meist liegt die primäre Infektion lange Zeit zurück und eine langjährige syphilitische Glossitis löst die maligne Entartung aus. Papillome der Mundschleimhaut (s. da), besonders wenn sie chronischen Traumen, z. B. durch Beißen ausgesetzt sind, neigen gleichfalls zur karzinomatösen Entartung.

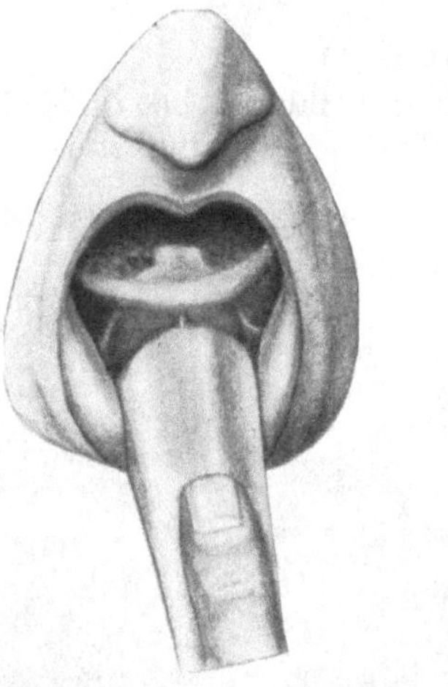

Abb. 192. Papillöses Plattenepithelkarzinom an der Lingualseite des Processus alveolaris inf., entstanden durch Prothesendruck

Krebs der Wangenschleimhaut tritt im Anfangsstadium als eine weiße, indurierte, sich von der Oberfläche abhebende Platte auf. Fast immer bildet sich ein Geschwür mit flächenartiger Ausbreitung. Der Rand ist im allgemeinen wallartig, hart. Gewöhnlich handelt es sich um Stachelzellenkrebse (s. Gesicht). Die regionären Lymphknoten werden frühzeitig befallen (s. Anatomie, Abb. 80). Auch Metastasen in der Glandula submandibularis sind häufig vorhanden. Karzinome der hinteren Wangenpartie wachsen frühzeitig infiltrierend in die Kaumuskulatur und verursachen eine Kieferklemme. Im Spätstadium perforieren die Wangenkarzinome nach außen.

An der **Gingiva** bildet das Karzinom gleichfalls ein flächenartiges Geschwür, das in den Kieferknochen eindringt. Es werden aber auch papilläre Karzinome der Gingivaschleimhaut beobachtet (Abb. 192). Der Ausbreitungsweg der Karzinome des Zahnfleisches ähnelt denen der Wangenkarzinome. Eine Behinderung der Kaubewegung und Kieferklemme ist daher häufig vorhanden.

Auch das **Karzinom des harten Gaumens** ähnelt dem der Wangen, metastasiert aber relativ spät. Es ist weniger strahlenempfindlich. Es wächst infiltrierend in die Nasenhöhle ein. Die **Krebse des weichen Gaumens** und **Zäpfchens** ähneln mehr denen der hinteren Abschnitte der Zunge und des Rachens. Sie metastasieren in die Lymphonodici cervic. prof. frühzeitig, oft bilateral. Besonders die Lymphknoten im Bereich der Karotisgabel werden befallen.

Das **Zungenkarzinom** (Abb. 193) macht etwa die Hälfte der Krebse der Mundhöhle und etwa 1—2% aller Karzinome aus. Häufig reichen sich auf der Zunge die beiden großen Volksseuchen Lues und Karzinom die Hand. Bei Männern ist es bedeutend häufiger als bei Frauen. Meist wird das höhere Alter zwischen 40—65 Jahren betroffen.

Die Karzinome der Zunge treten papillär und ulzerös auf. Die papillären Karzinome neigen mehr zu flächenhaftem Wachstum. Im Gegensatz dazu stehen die Krebse, die in die Tiefe des Zungenkörpers infiltrieren und bei denen an der Oberfläche nur ein kleines Ulkus mit wallartigem Rand sichtbar ist. Der Zungenkrebs führt zu schweren Zerstörungen der Zunge und des Mundbodens. Blutungen aus der A. lingualis, phlegmonöse Infiltration des Mundbodens, Glottisödem und Aspirationspneumonie bewirken das tödliche Ende. Metastasen sind bald unter dem Kiefer, oft doppelseitig, als harte Knoten palpabel. Es werden die submandibulären und submentalen regionären Lymphknoten (s. Anatomie, Abb. 80) befallen. Die zervikalen Lymphknoten im Bereich der Karotisgabel sind frühzeitig betroffen. Später werden auch die kaudalen Lymphknoten des Halses entlang der V. jugularis int. und die supraklavikulären Lymphknoten einerseits oder auch beiderseits ergriffen (Abb. 80).

Histologisch handelt es sich meist um typische Stachelzellenkrebse (Abb. 106). Rasch wachsende, unreife Formen und Basalzellkarzinome mit gut abgegrenzten Epithelnestern und geringer Wachstumsneigung sind seltener.

Klinisch müssen die Karzinome der vorderen zwei Drittel der Zunge von denen des Zungengrundes unterschieden werden. Die *Karzinome der vorderen zwei Drittel der Zunge* entstehen am Rand (Abb. 193), nahe der Zungenspitze, seltener sublingual. Übergang auf den Mundboden oder umgekehrt ist häufig. Karzinome auf dem Zungenrücken oder an der Spitze sind selten. Im Beginn zeigt sich eine harte Induration, die später geschwürig zerfällt und einen wallartigen Rand bildet. Krebse, die auf dem Boden einer Leukoplakie entstehen, entarten häufig an multiplen Stellen. Bei diesen Karzinomen findet sich erst relativ spät eine Ulzeration. Die Leukoplakie als Präkanzerose muß daher genauestens überwacht werden. Später bewirkt die Ulzeration und Nekrosenbildung eine Sekundärinfektion. Schmerzen treten dann auf, ferner Jauchung mit Foetor ex ore, Blutungen, heftige Schluck-, Sprach- und Kaubeschwerden.

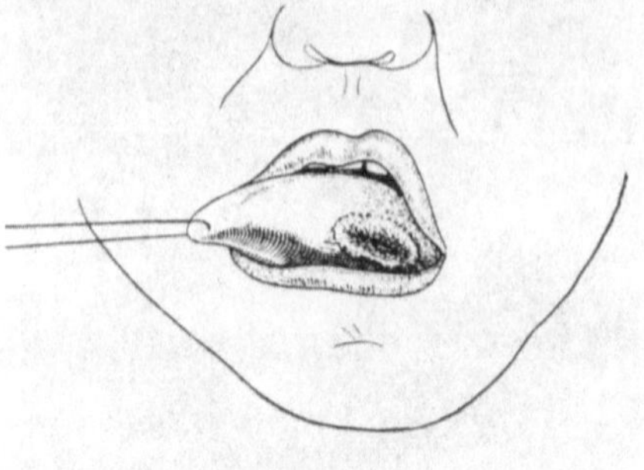

Abb. 193. Zungenkrebs, typischer Sitz des ulzerierten Tumors am Zungenrand

Das *Karzinom der Zungenbasis* bildet pathologisch-anatomisch und klinisch mit dem des Pharynx eine Gruppe. Es wird wegen seines versteckten Sitzes selten frühzeitig bemerkt. Häufig weist erst die Schwellung der regionären Lymphknoten (s. Anatomie, Abb. 80) auf die maligne Geschwulst hin. Zu diesem Zeitpunkt haben die Kranken ein Gefühl, als säße ein Fremdkörper im Rachen. Schmerzen fehlen, Heiserkeit, Schluckbeschwerden evtl. Kurzatmigkeit sind vorhanden. Gern sitzt das Karzinom am Zungenrand, gegenüber den Gaumenbögen, auf die es sich im späteren Verlauf ausbreitet, wobei die Tonsillen mit erfaßt werden. Im Endstadium wächst die Geschwulst in den Pharynx, verursacht Beschwerden beim Bewegen der Zunge, Speichelfluß, schließlich Jauchung mit Foetor ex ore, Kau-, Schluckbeschwerden, Sprachstörungen, Atemnot, Blutungen und Erstickung. Schmerzen stellen sich erst bei fortgeschrittener Ulzeration ein. Die Krebse des Zungengrundes wachsen ebenso wie die bösartigen Geschwülste des Rachens schnell und breiten sich frühzeitig auf die regionären Lymphdrüsen aus.

Die rechtzeitige Diagnose des Karzinoms der Mundhöhle ist nicht einfach. *Differentialdiagnostisch* müssen alle Geschwüre, die bei Behandlung keine Tendenz zum Abheilen zeigen, Verdacht erregen. In ungeklärten Fällen muß die Probeexzision, evtl. wiederholt, ausgeführt werden. Präkanzeröse Erkrankungen werden am besten in toto exzidiert und genauestens auf maligne Entartung durchuntersucht. Unter den Geschwüren anderer Genese ist der syphilitische Primäraffekt selten. Im Dunkelfeld lassen sich dabei Spirochäten nachweisen. Viel schwieriger ist die Abgrenzung gegenüber dem zerfallenden Gumma des Tertiärstadiums und der Ulzeration im Gefolge einer syphilitischen Glossitis. Gummen bevorzugen den Zungenrücken (Abb. 186), während sich das Karzinom am Rand ausbreitet. Meist sind noch weitere klinische Zeichen einer Syphilis vorhanden. Niemals darf eine positive Serumreaktion allein die Diagnose der Syphilis entscheiden, da Syphilis und Karzinom bis zu einem Drittel der Fälle gemeinsam vorkommen. Wichtig ist die Tendenz zum Abheilen des Geschwürs während einer antisyphilitischen Kur.

Die tuberkulösen Geschwüre der Mundhöhle (s. da) entstehen fast immer sekundär. Sie sind äußerst schmerzhaft, meist multipel. Eine Induration ist kaum vorhanden. Charakteristisch sind die schlaffen Granulationen im Gegensatz zu der roten Farbe des Karzinoms. Der Rand ist unterminiert, unregelmäßig, beim Karzinom dagegen wallartig und hart. Röntgenuntersuchung der Lunge und die Sputumkontrolle klären die Diagnose.

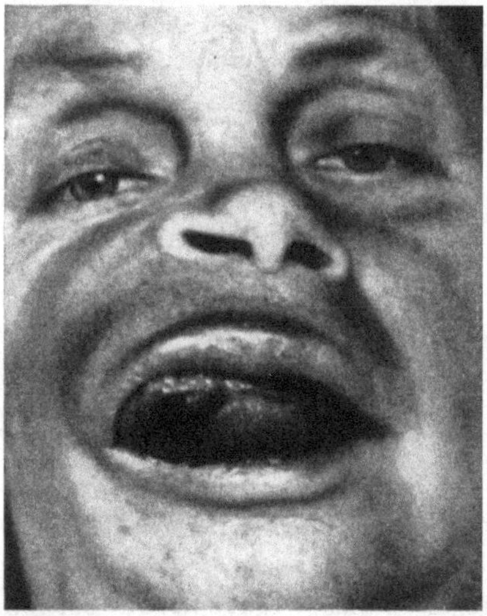

Abb. 194. Sarkom des Gaumens und Oberkiefers, in die Mundhöhle eingebrochen

Bei Granulationsgeschwülsten im Bereich der Mundhöhle, die durch Trauma, scharfe Zahnkanten oder Prothesendruck verursacht werden und die nicht in kurzer Zeit abheilen, muß immer der Verdacht auf einen Krebs bestehen. Hier ist die diagnostische Exzision ebenso wie bei den Papillomen (s. da), die auf Gut- oder Bösartigkeit genauestens untersucht werden müssen, angezeigt.

Die *Prognose der Karzinome der Mundhöhle,* besonders der der Zunge, ist nicht gut, bei Männern schlechter als bei Frauen. Die Geschwülste der vorderen zwei Drittel der Zunge haben eine bessere Aussicht auf Heilung als die des Zungengrundes, um so mehr als letztere meist erst spät entdeckt werden. Sind in den regionären Drüsen Metastasen nachweisbar, so verschlechtert sich die Prognose erheblich. Wichtig für die Voraussage ist die histologische Diagnose. Eine gleichzeitige Syphilis beeinflußt die Prognose insofern, als die karzinomatöse Entartung, besonders bei der syphilitischen Glossitis, multipel auftreten kann. Dauerheilungen sind auch bei rechtzeitiger Behandlung relativ selten.

Die Behandlung des Zungenkrebses besteht in der Röntgen-Nahbestrahlung mit der Chaoul-Röhre oder in der Radiumspickung. Eine operative Entfernung der primären Geschwulst ist wegen der schweren Verstümmelung nicht angebracht. Metastasen werden bestrahlt oder operativ entfernt nach vorausgehender und nachfolgender Röntgenbestrahlung. Man ist dabei bestrebt, das Zellgewebe mit den Lymphknoten und den submandibularen Speicheldrüsen in einem Block zu entfernen, möglichst ohne Lymphbahnen zu eröffnen.

2. Sarkome

sind in der Mundhöhle relativ selten. Sie treten besonders am Gaumen (Abb. 194) und der Zunge auf. Jedes Alter kann befallen werden. Das Zungensarkom ist im Gegensatz zum Karzinom bei Frauen häufiger.

Rund-, Spindelzell- und Myxosarkome sind die gewöhnlichen Formen.

Lymphosarkome treten im Gebiet des Zungengrundes auf. Sie unterscheiden sich klinisch und pathologisch-anatomisch nicht von denen des Rachens.

Sarkome wachsen interstitiell oder gestielt. Die interstitiellen Sarkome der Zunge entwickeln sich vom intermuskulären Bindegewebe und imponieren als eine Auftreibung der Zunge, meist in ihrem mittleren und hinteren Abschnitt. Die gestielten Zungensarkome wachsen pilzartig und sitzen dabei meist breitbasig auf. Sie entwickeln sich aus der Submukosa.

Sarkome bilden gutdurchblutete, weiche, schnell größer werdende Knoten. Im Gegensatz zum Karzinom ulzerieren sie spät, verursachen aber frühzeitig mechanische Drucksymptome. Bei stärkerer Größenzunahme des Tumors treten Nekrosen auf, da die Gefäßversorgung nicht mehr mit dem Wachstum Schritt hält. Sekundärinfektion und Temperaturerhöhung sind die Folgen.

Die Therapie der Sarkome besteht in der radikalen Exstirpation. Inoperable Tumoren müssen mit Röntgen- oder Radiumbestrahlung behandelt werden.

XII. Chirurgie der Kiefer

A. Kieferdeformitäten

Das knöcherne Gerüst des Schädels bildet die Grundlage für die Ausdrucksform des Gesichts. Diese kann auch durch ausfüllendes oder überbrückendes Weichteilgewebe nicht wesentlich geändert werden. Wachstumsdeformitäten geben zu entstellenden Veränderungen der Physiognomie Anlaß.

Die Zähne bilden in jedem Kiefer einen elliptischen Halbbogen. Normalerweise überragen die oberen Schneidezähne die unteren und sind breiter. Infolgedessen steht jeder Zahn des Unterkiefers mit zwei Zähnen des Oberkiefers in Berührung. Nur der letzte Molar macht davon eine Ausnahme. Beim Schließen der Kiefer berühren sich beide Zahnreihen in einer Verschlußebene, der sog. Occlusionsebene. Individuelle Abweichungen von der Norm sind häufig. Sie können umwelt-, erb- oder rassenbedingt sein.

Krankhafte Abweichungen haben verschiedene Ursachen. Vielfach entstehen sie dadurch, daß während der Wachstumsperiode der Knochenbildungsprozeß durch innere und äußere Beeinflussungen gehemmt oder in eine falsche Richtung gedrängt wird. Innige Beziehungen bestehen zwischen dem Wachstum der Weichteile, besonders zwischen dem der Muskulatur und den Kieferknochen. Ferner spielen eine ganze Reihe von Faktoren eine Rolle, die den wachsenden Kiefer beeinflussen, wie die Mundatmung bei adenoiden Vegetationen, bei Septumdeviation usw., das Fingerlutschen, Traumen und Erkrankungen des Knochensystems. Im einzelnen können folgende angeborene oder erworbene Deformitäten der Kiefer unterschieden werden:

1. Prognathie

Sie ist die häufigste Deformität und besteht in einem abnormen Vortreten der Kiefer. Als sog. physiologische Prognathie ist sie eine Eigentümlichkeit mancher Negerrassen und negroiden Menschentypen. Durch abnorme Prominenz der vorderen Oberkiefer- und z. T. auch Unterkieferanteile erzeugt sie eine leicht schnauzenförmige Verlängerung des Gesichts nach vorn.

Eine Anomalie nur stellt die pathologische Prognathie dar, die den Oberkiefer betrifft. An ihr beteiligt sich entweder der ganze Kiefer — maxilläre Prognathie (Abb. 195a und b) — oder nur der Alveolarbogen im Bereich der Schneidezähne — alveoläre Prognathie. Bei der zentralen Prognathie sind nur die Schneidezähne in unschöner Weise schräg nach vorn-unten gerichtet, und ragen aus dem Alveolarfortsatz heraus.

Bei starker Ausbildung bohren sich die unteren Schneidezähne des geschlossenen Mundes in die Weichteile des harten Gaumens ein, hier deutlich sichtbare Ein-

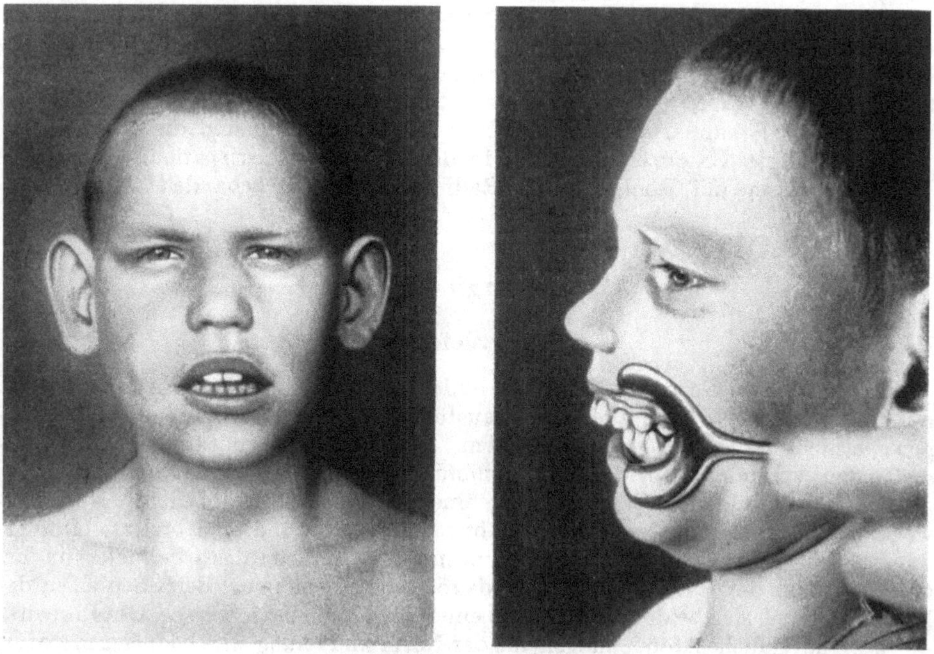

a b

Abb. 195 a und b. Vorstehen der oberen Zahnreihe mitsamt dem zugehörigen Oberkieferteil in Form der maxillären Prognathie

drücke hinterlassend. Die Deformität wird gefördert durch die üble Angewohnheit des Lippenbeißens oder Fingerlutschens im jugendlichen Alter, wodurch auf die Dauer neben der Prognathie gleichzeitig eine Einwärtsbiegung der unteren Frontzähne und eine geringe Rückverlagerung des Unterkiefers durch Verkleinerung des Kieferwinkels zustande kommt.

2. Mikrognathie (Opisthogenie)

Sie ist eine abnorme Kleinheit mit Zurücktreten des Unterkiefers (Abb. 196). Durch ungenügende Ausbildung oder völliges Fehlen des Kinnvorsprungs (fliehendes Kinn) wird die Profillinie des Gesichts so entstellt, daß das sog. *Vogelgesicht* entsteht. Es ist angeboren oder erworben. Als äußere Ursachen kommen Traumen oder knochenzerstörende Prozesse durch Geschwülste in Frage. Auch bei Kieferankylose, die häufig infolge Durchbruchs einer Eiterung in das Gelenk, z. B. bei Mittelohrentzündung, auftritt, bleibt der Unterkiefer im Wachstum zurück. Es beruht das darauf, daß der Unterkiefer subchondral, d. h. unter dem Knorpel des Kiefergelenks angelegt wird. Außerdem ist das Wachstum des Kieferknochens von seiner Funktion abhängig. Bei Kieferankylose ist sowohl der Knorpel zerstört als auch die Funktion des Gelenkes aufgehoben.

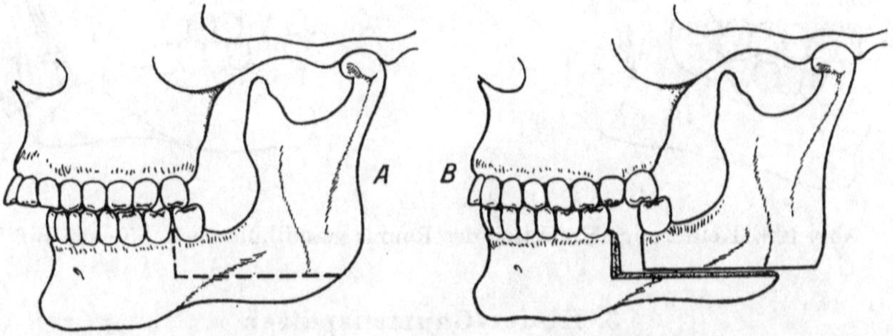

Abb. 196. Treppenförmige Verlängerung des Unterkiefers bei Mikrognathie (Opisthogenie)

3. Progenie (Makrognathie)

Sie ist die zur Mikrognathie gegensätzliche Deformität und besteht in einer abnormen Prominenz des Kinnes (Abb. 197). Auch hierdurch kommt es zu

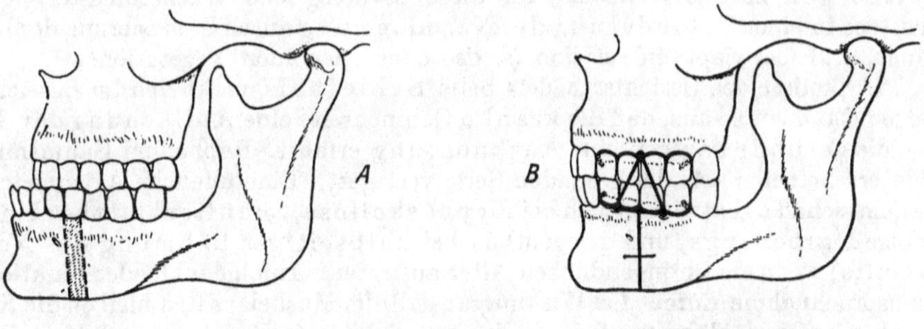

Abb. 197. Resektion des Unterkiefers bei Makrognathie (Progenie)

einer charakteristischen Veränderung des Gesichtsprofils. Das Kinn erscheint über die als noch normal anzusehende Frontalebene hinaus nach vorn gerückt. Die Progenie ist oft erblich, z. B. bei den Habsburgern, Richard Wagner u. a.

4. Offener Biß

Bei ihm ist ein Schließen der Zahnreihen nicht möglich infolge einer Streckung des Kieferwinkels, d. h. des Winkels zwischen Ramus und Corpus mandibulae. Meist ist gleichzeitig eine abnorme konvexe Biegung des Corpus mandibulae nach oben im Bereich der Molaren vorhanden (Abb. 198). Die Molaren berühren sich, aber sämtliche übrigen Zähne artikulieren nicht miteinander. Frakturen des aufsteigenden Unterkieferastes können eine ähnliche Folge haben. Die Kaufunktion ist völlig aufgehoben.

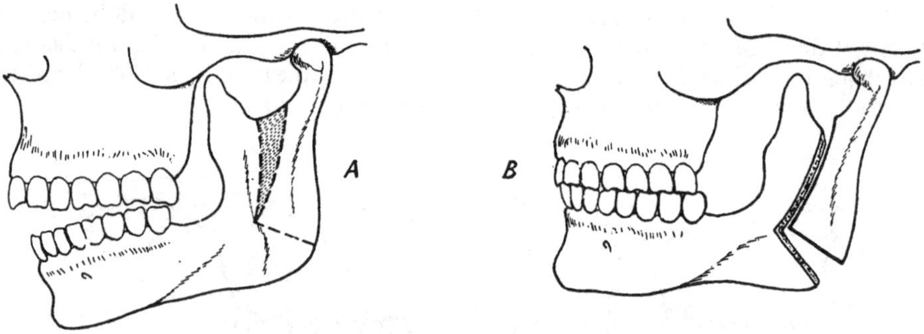

Abb. 198. Keilförmige Resektion des Ramus mandibulae bei „offenem Biß"

5. Kiefer-Gaumenspalten

stellen schwere angeborene Mißbildungen dar. Einzelheiten s. Mißbildungen des Gesichts.

6. Sekundäre Deformitäten durch Krankheit

Eine typische Formveränderung ist der **V-förmige Oberkiefer.** Die Winkelspitze ist vorn zwischen den mittleren Schneidezähnen gelegen. Dabei entwickelt sich gleichzeitig das normale, flache Rundbogengewölbe des Gaumens mehr nach einem Spitzbogen zu. Die Ursache für diese pathologische Wachstumsstörung liegt meistens in einer Behinderung der Nasenatmung durch Stenosierung der Nasengänge, z. B. bei Septumdeviation (s. da) oder adenoiden Vegetationen.

Die **Skoliose des Gesichtsschädels** beim Schiefhals wirkt sich im Bereiche des harten Gaumens so aus, daß die kranke Gaumenseite eine Abflachung des Gewölbes, die gesunde dagegen eine Ausbuchtung erfährt. Raphe und Gaumenmittellinie erscheinen nach der gesunden Seite verlagert. Eine ähnliche Asymmetrie des Gesichtsschädels entwickelt sich bei Kyphoskoliose, Schulterblatthochstand, infolge Narbenzugs, und gelegentlich bei halbseitiger Lähmung des Nervus facialis, wenn sie im jugendlichen Alter auftreten. Infolge fehlender funktioneller Inanspruchnahme durch den Wirkungsausfall der Muskelansätze bleiben die Kieferknochen auf der gelähmten Seite in der Entwicklung zurück. Auch die sog. Hemiatrophia facialis (s. da) die mit einer Abmagerung der Weichteile einer Gesichtshälfte und auch mit Knochenschwund einhergeht, führt zu einer solchen Skoliose des Gesichtsschädels. Sie ist die Folge des Zugrundegehens trophoneurotischer, sympathischer Nervenfasern, die von zentralliegenden Ganglien abzweigen und sich den Trigeminusfasern beimengen (s. Seite 148).

Beim **Kretinismus** werden der pathologischen Prognathie ähnliche Deformitäten gesehen. Der Alveolarfortsatz des Kinnbogens kippt nach außen-vorn um, führt zu einer Eversion der Schneidezähne, an der sich auch die Oberkieferzähne zu beteiligen pflegen.

Die **Rachitis** hinterläßt häufig Formveränderungen der Kiefer, insbesondere des Unterkiefers. Der vordere Alveolarbogen wird durch eine Innenverbiegung der sonst nach außen konvexen Form und durch eine Verdickung des Alveolarfortsatzes abgeflacht. Anomalien der Zahnstellung und Störung der Artikulation bilden deshalb die Regel. Die Deformität entsteht durch Muskelzug, denn die Rachitis führt zu abnormer Weichheit des Knochens.

Im Alter verfallen beide Kiefer durch den Zahnausfall der **senilen Atrophie.** Auch infolge zerebraler Lähmung kann Schwund eines oder beider Unterkiefer eintreten.

7. Die Behandlung der Fehlstellungen

gehört in die Hände eines erfahrenen Kieferchirurgen. Wenn sie rechtzeitig, d. h. in jungen Jahren durchgeführt und über genügend lange Zeit ausgeführt wird, läßt sich mit Hilfe kieferorthopädischer Maßnahmen rein konservativ das Wachstum und die Form der Kiefer beeinflussen. Bei den Kranken, bei denen ein normales Verhältnis zwischen den Zahnbögen und den Kieferknochen vorhanden ist, jedoch einzelne Zähne sich in Fehlstellung befinden, ist die Zahnregulierung relativ leicht durchführbar. Aber auch bei den Deformitäten der Knochen können Zahnschienen und andere orthodontische Apparate Heilung bringen.

Gelingt es konservativ nicht oder nicht mehr, Fehlstellungen auszugleichen, so ist die Operation angezeigt. Besonders Veränderungen des Unterkiefers nach Trauma, Osteomyelitis und andere sekundäre Deformitäten lassen sich kaum ohne Operation beeinflussen. Schwerere Fälle von offenen Biß (Abb. 198), von Mikro- (Abb. 196) und Makrognathie (Abb. 197) sowie die Kieferspalten (s. da), müssen aktiv angegangen werden. Wichtig ist es bei der chirurgischen Behandlung eine normale Profillinie des Gesichtes und einen normalen Biß anzustreben, d. h. ein gutes kosmetisches Ergebnis mit einem guten funktionellen zu vereinen. Da der Oberkiefer nur wenig beweglich ist, werden die operativen Maßnahmen am Unterkiefer durchgeführt. Er muß zum Oberkiefer in harmonische Stellung gebracht werden. Der Nervus und die Arteria alveolaris inf. sind bei allen operativen Maßnahmen zu schonen. Eine sorgfältige Nachbehandlung mit orthodontischen Schienen ist notwendig.

B. Entzündungen der Kiefer

1. Wurzelhaut- und Kieferknochenhautentzündung
(*Peridontitis und Periostitis alveolaris*) Parulis

Die Erkrankungen der Zähne gehören in fachärztliche Behandlung durch den Zahnarzt. Für den Chirurgen hat die apikale akute Wurzelhautentzündung Bedeutung, da sie der Ausgangspunkt von Abszessen ist, die als sog. Parulis chirurgischer Behandlung bedürfen.

Als Ursache der Erkrankung finden sich Karies, Pulpitis — hier besonders apikale Prozesse —, aber auch marginale Erkrankungen des Zahnfleisches, erschwerter Durchbruch des Weisheitszahnes, Paradentose und Stomatitiden.

Die Krankheit beginnt mit heftigen Zahnschmerzen. Der erkrankte Zahn ist druck- und klopfempfindlich, er lockert sich. Das Zahnfleisch wird rot, schwillt an. Die regionären Lymphdrüsen sind entzündet. Bohrende Schmerzen steigern sich akut. Die Zunge wird belegt, der Speichelfluß nimmt zu. Allgemeine Zeichen einer Infektion treten auf mit Pulsbeschleunigung und Temperaturerhöhung. Die Weichteile des Gesichtes schwellen in der Gegend des erkrankten Zahnes ödematös an. Bei Zähnen des Oberkiefers tritt ein Lidödem auf, bei denen des Unterkiefers ist das Ödem mehr im Bereich des Mundbodens vorhanden.

Durch Drucknekrose bahnt sich der Eiter seinen Weg von der Wurzelspitze durch den Knochen. Ein subperiostaler Abszeß entsteht, der schließlich in die Submukosa durchbricht. Dieser Zahnfleischabszeß wird Parulis genannt. Bevor das Periost perforiert, sind die Schmerzen am heftigsten. Sie lassen nach dem Durchbruch schlagartig nach, die Schwellung geht zurück, die entzündeten regionären Lymphdrüsen verkleinern sich und sind nicht mehr druckschmerzhaft. Der ganze Prozeß dauert 3—7 Tage.

Der Weg, den der Eiter nimmt, ist von großer chirurgischer Bedeutung. Die Eiterung kann von der Wurzelspitze in die Mundhöhle *(innere Parulis)* einbrechen (Abb. 199 a und b). Prozesse, die von Eiterungen des oberen Weisheitszahnes ausgehen, bilden den **retromandibulären Abszeß.** Er befindet sich zwischen dem hinteren Ende des Oberkieferkörpers und dem M. styloglossus. Er wird an der Schwellung im Vestibulum oris erkannt. Außerdem ist eine Kieferklemme und ein ausgedehntes Wangenödem, späterhin ein Lidödem vorhanden.

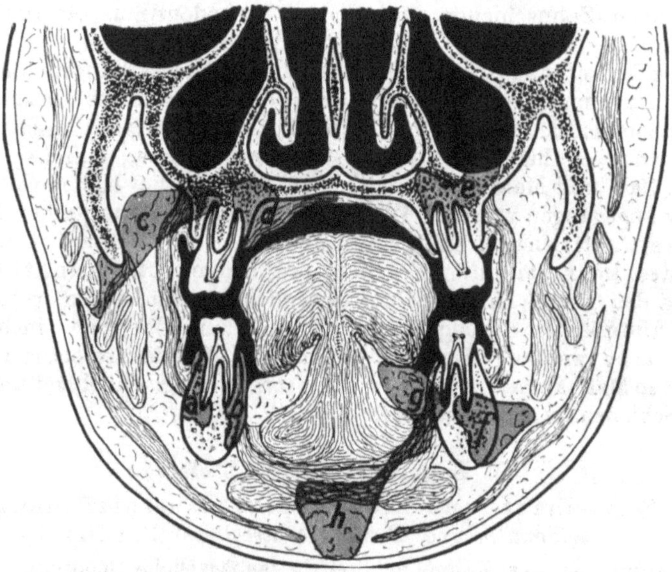

Abb. 199. Die verschiedenen Formen der Parulis schematisch eingezeichnet in einen Frontalschnitt des Gesichts (Einzelheiten s. Text)

Gelangt der Eiter in die Gegend des Ansatzes der Kaumuskeln, bricht er in das lockere Gewebe der Wangen ein (Abb. 199 c), einen **Wangenabszeß** bildend, so perforiert er schließlich nach außen durch die Haut der Wange. Bevor der Eiter nach außen durchbricht, können lebensgefährliche Komplikationen durch Übergreifen auf das Schädelinnere (s. Gesichtsphlegmone) und nachfolgender Sinusthrombose (s. da) auftreten. Auch Knochennekrosen und Osteomyelitiden (s. da) bilden langanhaltende Schäden.

Besonders bedeutungsvoll ist der Einbruch des Eiters in die Kieferhöhle (Abb. 199 e), wodurch die dentogene Infektion und das Empyem der Oberkieferhöhle verursacht wird (s. Nebenhöhlenentzündung). Diese Komplikation ist besonders dann zu erwarten, wenn die Prämolaren oder ein Molar betroffen werden. Häufig ragen die Wurzeln dieser Zähne in die Kieferhöhle hinein, wodurch der Durchbruch des Eiters durch die nur dünne Knochenlamelle des Zahnbettes leicht möglich ist.

Ist der Gaumen in den Prozeß miteinbezogen, so entsteht der **palatinale Abszeß** (Abb. 199 d). Er ist fast immer einseitig, da er nicht die Gaumenmittellinie, die Sutura palatina, überschreitet. Gelangt der Eiter in den Nasenboden, so ist die Oberlippe stark geschwollen (Abb. 200). Diese Abszesse gehen häufig von den oberen Schneidezähnen aus.

Die innere Unterkieferparulis kann sublingual einbrechen (Abb. 199 g). Der Mundboden ist geschwollen. Wird sie nicht rechtzeitig eröffnet, so gelangt sie durch den M. mylohyoideus hindurch in die Submandibular- und schließlich in die Submentalregion (Abb. 199 h). Besonders Abszesse der unteren Schneidezähne brechen dorthin durch. Liegt die Spitze des Eiterzahnes wie beim zweiten und dritten Molar von vornherein unterhalb der Ansatzstelle des M. mylohyoideus, so bricht der Eiter sofort in die Submandibularregion ein. Bei nicht rechtzeitiger Eröffnung gelangt er von hieraus in die parapharyngeale Region oder seitlich, perimandibulär, in die Parotisregion und schließlich nach oben in die Temporal- und Subtemporalgegend.

Bricht der Eiter von den Unterkiefermolaren durch die Fascia colli hindurch, so gelangt er entlang dem M. sternocleidomastoideus in die Halsregion. Er kann sich dann retropharyngeal und längs der Wirbelsäule in das Mediastinum senken. Schluckbeschwerden, Glottisödem und Erstickungsanfälle treten bei dieser lebensgefährlichen Komplikation auf.

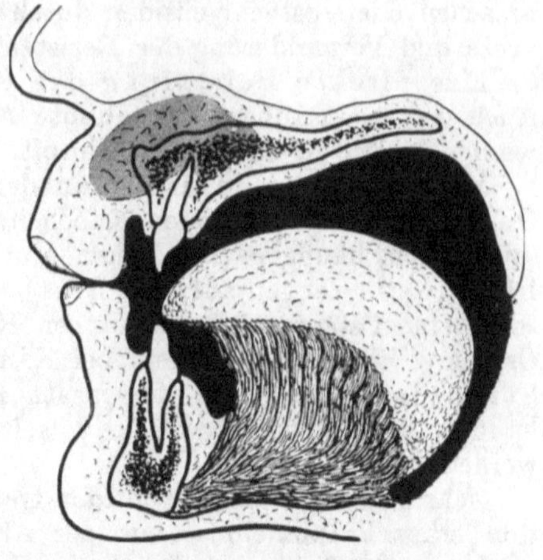

Abb. 200. Parulis, ausgehend von einem oberen Schneidezahn und in den Nasenboden einbrechend

Die konservative Therapie der Parulis besteht in der Verabfolgung von Penicillin, Streptomycin und Sulfonamiden. Lokal bewähren sich Mundspülungen und Wärme. *Die rechtzeitige Eröffnung* darf jedoch nicht verabsäumt werden. Sie erfolgt da, wo der Abszeß der Oberfläche am nächsten liegt, im allgemeinen im Munde. Ist ein Wangenabszeß vorhanden, der bereits außen fluktuiert, so muß er unter Schonung der Äste des N. facialis und des Ductus parotideus punktiert werden (Abb. 78b), wenn er seinen Ausgang vom Oberkiefer nimmt. Geht er vom Unterkiefer aus, so muß der Verlauf der Vasa facialis berücksichtigt werden.

Befindet sich der Eiter in der Submandibularregion, so wird ein 3—4 cm langer Schnitt, der vor den Vasa facialis beginnt und einen Querfinger vom Unterkieferrand entfernt gegen die Kinnspitze verläuft, angelegt (Abb. 78c). Der Schnitt durchtrennt auch die Halsfascie. Der Abszeß selbst wird mit der Kornzange stumpf eröffnet und drainiert.

Ist der Eiter in die Parotisloge eingebrochen, so wird genau so vorgegangen wie bei der Parotitis purulenta (s. da, Abb. 78d). Bei Abszessen der Submentalregion wird der Schnitt in der Mittellinie von der Kinnspitze bis zum Zungenbein angelegt. Abszesse, die von den oberen Weisheitszähnen ausgehen und retromandibulär liegen, werden vom Munde aus gespalten.

2. Osteomyelitis (s. auch Osteomyelitis der Schädelknochen)

Die Infektion kann fortgeleitet sein, durch direkte Beimpfung eintreten oder hämatogen verursacht werden. Die meisten Infektionen werden von den Zähnen fortgeleitet. Im allgemeinen haben Zahnabszesse die Neigung zur Lokalisation. Sie können aber auch unter Einbruch in das Knochenmark zu ausgedehnten osteomyelitischen Herden führen. Übergreifen einer Pulpitis und Periodontitis auf den Knochen spielt die Hauptrolle. Als Ursachen der fortgeleiteten Infektion finden sich neben kariösen Zähnen zurückgelassene Wurzeln oder andere Fehler bei der Extraktion eines Zahnes, ferner Stomatitiden, besonders Noma, Alveolarpyorrhoen und Kieferhöhlenempyeme. Vitaminmangel (Skorbut), Gifte wie Quecksilber, Arsen, Phosphor (Phosphornekrose) und radiumhaltige Substanzen verursachen Kieferosteomyelitiden durch primäre Schädigung des Knochens mit Nekrose und Verminderung der Resistenz gegen eine pyogene Infektion.

Eine direkte Beimpfung des Knochens tritt bei offenen Frakturen ein. Auch durch unsauber gehandhabte Anästhesien und fehlerhafte Zahnextraktion werden Keime in die Tiefe verimpft.

Metastatische Infektionen der Kiefer unterscheiden sich nicht von den Osteomyelitiden der übrigen Knochen des Körpers. Sie treten auf bei Allgemeininfektionen, häufig nach Anginen, Furunkulosen, Typhus, Masern, Scharlach usw. Die Erreger gelangen auf dem Blutweg in den Kieferknochen. Häufig ist gleichzeitig eine Osteomyelitis der langen Röhrenknochen vorhanden. Diese Form der Osteomyelitis wird besonders bei Kindern angetroffen. Die Erreger sind meist Staphylokokken, im Gegensatz zu den fortgeleiteten Osteomyelitiden, die häufiger durch Streptokokken, seltener durch Mischinfektionen verursacht werden.

Mehr gutartige Osteomyelitiden treten zirkumskript auf. Bei dentogener Infektion erkrankt manchmal nur der Alveolarfortsatz. Bei schwersten Infektionen werden große Teile des Knochens phlegmonös erfaßt. Der Knochen stirbt ab und sequestriert. Abszesse können nach allen möglichen Richtungen durchbrechen (s. Parulis, Abb. 199 und 200).

Dem akuten Stadium der Osteomyelitis folgt das chronische mit Totenladenbildung. Diese Tendenz ist jedoch beim Oberkiefer gering. Die Entzündung führt zu einer Unterbrechung der Blutversorgung zwischen Alveole und Zahn. Dieser stirbt ab und wirkt als Fremdkörper. Es können auch sklerosierende Formen der Osteomyelitis auftreten, die sich im Röntgenbild durch starken Kalkgehalt auszeichnen.

Der *klinische Verlauf* zeigt im Beginn die Zeichen der akuten Entzündung. Schwellung, lokale Hitze, Rötung, Fieber, heftigste Schmerzen, besonders auf Druck, treten auf. Bei Oberkieferosteomyelitiden sind die Lider geschwollen. Die regionären Lymphdrüsen schwellen an. Im späteren Verlauf der Erkrankung lockern sich die Zähne, Eiter entleert sich in die Mundhöhle oder bricht nach außen durch wie bei der Parulis (s. da). Die Schmerzen lassen dann nach. Fisteln entstehen, der abgestorbene Knochen ist fühlbar und stößt sich im chronischen Stadium als Sequester ab.

Beim Erwachsenen wird der Unterkiefer bedeutend häufiger befallen als der Oberkiefer, beim Säugling umgekehrt. Die **Oberkieferosteomyelitis des Säuglings** tritt in der 1.—12. Lebenswoche auf und führt zu schweren örtlichen und allgemeinen Erscheinungen. Der Alveolus des ersten Molaren, der in diesem Alter größer ist als die Kieferhöhle, ist der Ausgangspunkt der Infektion. Die Infizierung erfolgt häufig während der Geburt von den Genitalien der Mutter oder post partum von der Mamille.

Im Röntgenbild sind die osteomyelitischen Veränderungen anfangs nicht sichtbar. Späterhin zeigt sich eine Entkalkung, das Periost ist abgehoben, verdickt. Nach 6—8 Wochen stellen sich auch Sequester dar (Abb. 201). In fortgeschrittenen Fällen sieht man die Totenladenbildung und Sklerosierungen des Knochens.

Komplikationen im akuten Stadium entstehen, wenn sich die Entzündung auf die Kaumuskeln ausbreitet. Eine entzündliche Kieferklemme ist dann vorhanden. Im übrigen ist der Einbruch des Eiters in die gleichen Regionen wie bei der Parulis möglich, und führt zu denselben Komplikationen (s. da). Als Spätschäden finden sich Pseudarthrosen des Unterkiefers. Am wachsenden Kiefer treten erhebliche Deformitäten und Fehlstellungen der Zähne auf (s. Kieferdeformitäten).

Differentialdiagnostisch muß das akute Stadium der Kieferosteomyelitis gegen die Parulis abgegrenzt werden. Anfangs lassen sich beide kaum unterscheiden,

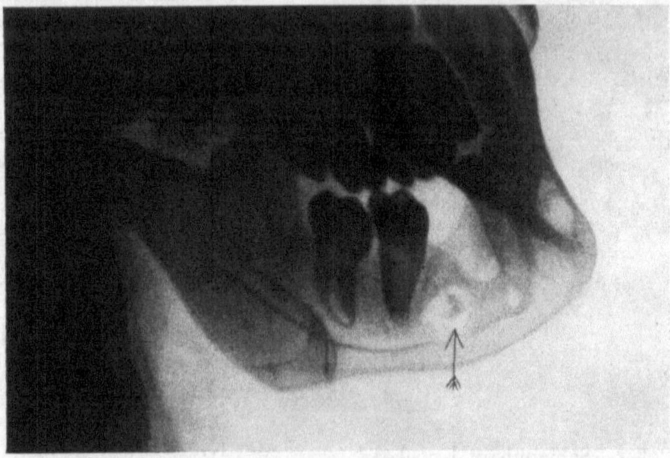

Abb. 201. Knochensequester in einem osteomyelitischen Granulationsherd des Unterkiefers

abgesehen davon, daß bei der Parulis gleichzeitig eine lokalisierte Osteomyelitis vorhanden ist. Kommt mit Inzision des Abszesses die Erkrankung nicht zum Stillstand, so muß immer an eine Osteomyelitis gedacht werden.

Die *Behandlung* besteht im akuten Stadium in der frühzeitigen Punktion des Eiterherdes mit örtlicher und allgemeiner Chemotherapie. Penicillin, Sulfonamide, evtl. Streptomycin in hohen Dosen und nicht zu frühzeitig abgebrochen, sollen unbedingt verabfolgt werden, da bei entsprechenden Erregern der Prozeß weitgehend aufgehalten werden kann. Kommt es trotzdem zum chronischen Stadium mit Fistelbildung, so ist frühestens nach etwa 8 Wochen bis zu ½ Jahr die Entfernung von Sequestern möglich, vorausgesetzt, daß sie sich völlig demarkiert haben. Im akuten Stadium wird der Allgemeinzustand des Kranken, wenn nötig durch Bluttransfusionen, gehoben.

3. Syphilis

Die hereditäre Spätsyphilis äußert sich bei Kindern in der charakteristischen **Hutchinsonschen Trias:** 1. Zahnveränderungen, vor allem der oberen inneren Schneidezähne zweiter Dentition. Die Kronen sind verkümmert, verschmälert, zeigen Schmelzdefekte. Zwischen den Schneidezähnen klafft eine Lücke. Der freie Rand der Zähne ist halbmondförmig ausgestanzt. 2. Keratitis parenchymatosa mit Hornhauttrübungen. 3. Taubheit infolge Erkrankung des Labyrinths.

Die **erworbene Syphilis** der Kieferknochen ist selten. Sie tritt als Periostitis syphilitica und gummöse syphilitische Osteomyelitis auf (s. Schädelknochen). Die Periostitis zeigt hyperostotische Verdickungen des Knochens. Primär sind subperiostale Exsudate vorhanden, die meist heftige nächtliche Schmerzen verursachen.

Die osteomyelitische Form der Syphilis zeichnet sich durch Gummata aus, die im Periost, aber auch den Markräumen der Diploë auftreten. Die Haut rötet sich über dem Gumma, wird adhärent und nekrotisch. Typische syphilitische runde oder nierenförmige Geschwüre stellen sich ein. An den Weichteilen und am Knochen werden erhebliche Zerstörungen hervorgerufen (Abb. 202). Spontanfrakturen des Unterkiefers sind möglich. Neben diesen destruktiven Prozessen, besonders im Zentrum des Gummas, finden sich in der Umgebung Ossifikationen. Jedoch zeigen die spongiösen Kieferknochen weniger Neigung zur Sklerosierung als die langen Röhrenknochen. Die syphilitischen Knochennekrosen stoßen sich in Form zernagter Sequester ab. Der Sequestrierungsprozeß verläuft bei der Syphilis langsam.

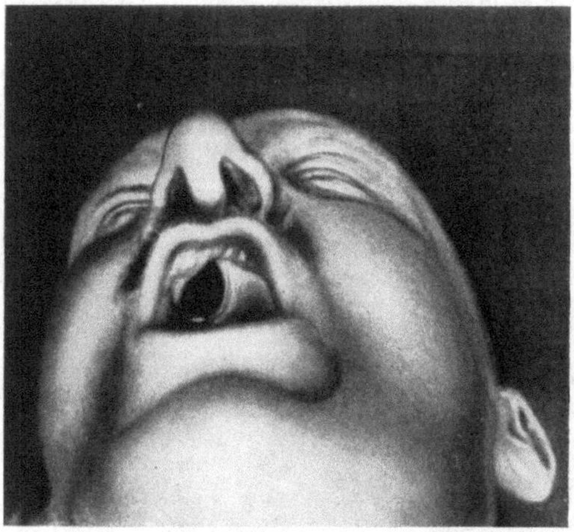

Abb. 202. Großer Schleimhaut-Knochendefekt median im harten Gaumen bei Lues

Im allgemeinen ist die Syphilis der Kieferknochen mit einer solchen der übrigen Schädelknochen vergesellschaftet (s. Schädelknochen, Gesicht, Nase). Der Unterkiefer wird selten von der Krankheit ergriffen. Hier tritt die Syphilis besonders in Form periostaler Verdickungen auf, die relativ wenig Schmerzen verursachen. Zahnverlust ist bei der Kiefersyphilis nichts Ungewöhnliches. Im Röntgenbild sind die Knochenveränderungen deutlich sichtbar.

Die *Diagnose und die Therapie* ist die gleiche wie bei der Syphilis der Schädelknochen (s. da).

4. Tuberkulose

Sie ist an den Kieferknochen selten und unterscheidet sich nicht von der der Schädelknochen (s. da). Immer tritt sie sekundär auf, bei Kindern häufig im Gefolge einer Lymphdrüsentuberkulose, bei Erwachsenen meist dann, wenn sie an einer Lungentuberkulose leiden.

Die Infektion erfolgt fortgeleitet oder hämatogen. Die fortgeleitete Tuberkulose geht aus von tuberkulösen Geschwüren der Mundschleimhaut, die eine tuberkulöse Periodontitis verursachen können, ferner von Tuberkulose der Nase und des Gesichtes. Häufiger ist die hämatogene Infektion des Knochens. Im Vordergrund der tuberkulösen Kieferosteomyelitis stehen destruktive Knochenprozesse mit Bildung kalter Abszesse (Einzelheiten s. Schädelknochen).

Typisch ist der Sitz der Tuberkulose im Bereich des unteren Orbitarandes. Diese Form verläuft meist mild, führt später zur Fistelung und adhärenter Narbenbildung, die das Unterlid verzerrt. Die Tuberkulose des Unterkiefers ist hartnäckiger. Häufig werden die Kaumuskeln gleichzeitig befallen, so daß eine Kieferklemme entsteht.

Der *Verlauf* der Erkrankung, die *Prognose* und *Therapie* sind die gleichen wie bei der Tuberkulose der Schädelknochen (Einzelheiten s. da).

C. Geschwülste der Zähne

Bei den Geschwülsten der Zähne handelt es sich formalgenetisch um Hamartome, d. h. Tumoren, die aus Fehlbildungen embryonaler Gewebsreste entstehen. Gewöhnlich ist die fehlerhafte Gewebszusammensetzung (Hamartie) mit einer Gewebsverlagerung verbunden. Die Geschwülste der Zähne entwickeln sich daher meist unabhängig vom Zahnsystem und stehen mit der Entwicklung in ätiologischem Zusammenhang. Die odontogenen Kiefertumoren sind allein den Kiefern vorbehalten. Sie sind histologisch durch den Gehalt von Zellformationen charakterisiert, deren Abstammung aus der Zahnanlage, an ihrer Struktur, und oft auch aus ihren Produkten, Schmelz und Dentin, erkannt werden kann. Die odontogenen Tumoren zeichnen sich durch ihre Gutartigkeit aus. Zu ihnen rechnen wir:

1. Adamantinome (Schmelzgeschwülste)

Sie sind epithelialen Ursprungs und leiten sich von der Schmelzleiste der embryonalen Zahnanlage ab. Im allgemeinen sind sie gutartig, zeigen aber starkes expansives Wachstum, wodurch sie sich klinisch bösartig verhalten. Metastasen finden sich nicht. Rezidive können den Bau unreifer Karzinome annehmen und infiltrierend wachsen (*malignes Adamantinom*). Sie zeigen dann große Übereinstimmung mit den Basaliomen (s. Gesicht).

Gewöhnlich sitzt die Geschwulst in der Gegend der Molaren des Unterkiefers. Anfänglich solide (*solides Adamantinom*), bildet der Tumor späterhin Zysten (*zystisches Adamantinom*). Oft ist er polizystisch. Die Zystenwand ist glatt, der Inhalt besteht aus einer dünnflüssigen bis gallertigen, gelbbraunen Flüssigkeit, die abgestorbene Zellen und Cholesterin enthält.

Histologisch zeigt die Geschwulst zusammenhängende Epithelzapfen, deren äußere Schichten zylindrisch sind. Durch Aufquellung und Untergang der mittleren Schichten sowie Einlagerung homogener Massen, die eine unvollkommene Schmelzbildung darstellen, entsteht eine netzartige Auflockerung der Zellen mit kleinen und größeren zystischen Hohlräumen. Infolge Flüssigkeitsdruckes ist das Epithel der Zysten platt. Zwischen den Epithelzapfen befindet sich ein lockeres Bindegewebe mit Gefäßen. Gegen dieses Stroma werden gleichfalls homogene Massen in Form einer Basalmembran ausgeschieden. Auch hier handelt es sich um unvollkommen gebildete Schmelzsubstanz. Schmelzprismen werden in der Geschwulst nicht gefunden. Bei den soliden Adamantinomen erreicht die netzförmige Auflockerung nur geringe Grade. Sie stehen daher den Basalzellkarzinomen nahe. Ihre Wachstumsneigung ist stärker als die der zystischen Adamantinome.

Klinisch äußert sich die Erkrankung durch eine schmerzlose Vorwölbung, meist am Unterkieferwinkel. Besonders Frauen und Mädchen werden betroffen. Der Beginn der Geschwulstentstehung ist in die Zeit nach der zweiten Dentition zu verlegen. Das ausgebildete Adamantinom tritt aber erst gewöhnlich im dritten bis vierten Lebensdezennium in Erscheinung. Die Geschwulst wächst langsam. Der Kiefer wird unförmig aufgetrieben. Im Beginn ist die Geschwulst hart, dann wird sie weicher und fluktuiert schließlich. Allmählich wird der Knochen papierdünn. Pergamentknittern ist fühlbar. Meist ist der Tumor gelappt, hart und grobbuckelig und sitzt dem Knochen fest an. Die benachbarten Zähne werden verdrängt und lockern sich. Sprach- und Kaubeschwerden mit Beeinträchtigung des Kieferschlusses, Spontanfrakturen des Unterkiefers und Atembeschwerden können verursacht werden. Große Geschwülste breiten sich in die Orbita, Kieferhöhle und den Pharynx aus. Im Röntgenbild ist eine wabige, vielkammerige Zyste mit zahlreichen Knochentrabekeln sichtbar.

Die *Differentialdiagnose* ist nicht immer sicher zu stellen. Ein Sarkom muß berücksichtigt werden. Besonders bei den soliden Formen der Adamantinome, die infiltrierend wachsen können, ist die endgültige Diagnose nur durch diagnostische Exzision zu stellen.

Die *Therapie* besteht in der radikalen Entfernung der Geschwulst. Am Unterkiefer muß dabei meist eine Kontinuitätsresektion in Kauf genommen werden. Der N. facialis ist zu schonen (Abb. 78). Der Schnitt wird daher um den Unterkieferwinkel herumgeführt, wenn es sich um ein Adamantinom an typischer Stelle handelt. Bei unvollkommener Operation ist die Rezidivgefahr groß.

2. Odontome (Zahnkeimgeschwülste)

Die physiologische und funktionelle Einheit des Zahnes bestehend aus dem Schmelz, Zement, Dentin, den Gefäßen und Nerven der Pulpahöhle, sowie dem Aufhängeapparat in der Alveole, wird als Odonton bezeichnet. Diese zusammengesetzte Einheit des Zahnes hat die Möglichkeit, Neubildungen hervorzubringen mit den charakteristischen Merkmalen einer Geschwulst. Solche Geschwülste heißen Odontome.

Odontome gehen von verlagerten oder überzähligen Zahnanlagen aus, sind also formalgenetisch Hamartome. Die Zahnkeimentwicklung ist ein komplexer Vorgang, bei dem Epithel- und Mesodermanteile in entwicklungsgeschichtlicher Wechselwirkung miteinander stehen. Ist der Ablauf dieser gegenseitigen „Induktion“ gestört, so wird die Differenzierung fehlgesteuert und das Odontom entsteht.

Alle oder nur einzelne Teile der Gewebe, die einen fertigen Zahn aufbauen, können an dem Aufbau der Geschwulst beteiligt sein (*einfaches Odontom*). Setzt sich der Tumor aus mehreren Zahnanlagen zusammen, so bilden sie ein *zusammengesetztes Odontom.* Es setzt sich aus mehreren Kronen oder Wurzeln zusammen. Auch bis zu mehreren Hunderten völlig ausgebildete Zähne oder Zahnrudimente machen manchmal ein zusammengesetztes Odontom aus. Ist nur ein Gewebe eines Zahnes hypertrophiert, so entsteht entweder ein *Zementodontom* oder ein *Schmelztropfen* an der Zahnkrone oder ein *Dentikel*, d. h. ein kugeliges Gebilde, das aus Dentin besteht. Beim *Odontoma compositum* sind alle Gewebe eines Zahnes hypertrophiert.

Odontome treten meist im Unterkiefer auf. Sie sind selten. Jugendliche von 7 bis 25 Jahren werden bevorzugt betroffen. Meist fehlt bei der Erkrankung nach der zweiten Dentition ein Zahn, im allgemeinen der Weisheitszahn oder ein Molar. Der Kieferknochen schwillt langsam an. Schmerzen bestehen nicht. Die Geschwulst wird bis hühnereigroß. Ihre Konsistenz ist weich (fibroplastisches oder myxomatöses Odontom), häufiger hart. Die harten Odontome setzen sich aus einem wirren Durcheinander von Dentin, Schmelz, auch Zement zusammen. Reine Zementodontome sind selten. Die Geschwulst ist von einer bindegewebigen Kapsel umgeben. Die Geschwulstmassen haben die Neigung, wie ein Zahn durchzubrechen. Schmerzen treten dann auf. Durch sekundäre Infektion der Bindegewebskapsel kommt es zur Entzündung und Fistelung. Odontome im Bereich des Kieferwinkels führen zu einer Behinderung der Kaubewegung infolge Spasmen der Kaumuskulatur. Im Röntgenbild sieht man die unregelmäßigen dichten Schatten der Zahnsubstanzen, die im Kieferknochen scharf abgegrenzt liegen.

Differentialdiagnostisch muß bei den entzündlichen Odontomen eine Osteomyelitis und das Sarkom abgegrenzt werden. Adamantinome und Zysten zeigen im Röntgenbild Aufhellungen. Das Osteom geht diffus in den Knochen über.

Die *Therapie* besteht in der Ausschälung der Geschwulst.

Die entstandene Knochenhöhle wird nach *Matti* mit *Spongiosa* aus dem Darmbeinkamm gefüllt. Bei Gefahr der Frakturierung des Unterkiefers muß eine odontogene Schienung vorübergehend vorgenommen werden.

3. Follikulärzysten

entstehen durch Entwicklungsstörungen der Zahnanlage während der zweiten Dentition. Dementsprechend sind meist Jugendliche zwischen dem 10.—20. Lebensjahr betroffen. Ein im Kiefer retinierter oder überzähliger Zahnkeim verfällt einer zystischen Degeneration. Die Zyste ist mit gelber, serösschleimiger Flüssigkeit, oft auch mit Cholesterin gefüllt. Der teilweise oder völlig entwickelte dislozierte Zahn befindet sich in der Wand der Zyste. Ein Platten- oder kubisches Epithel kleidet die Zyste aus. Es leitet sich vom Schmelzorgan ab. Bei sehr früher Entstehung der Follikulärzyste kann es vorkommen, daß sich der zugehörige Zahn noch nicht entwickelt hat, dementsprechend die Zyste zahnlos ist. Der Lieblingssitz der Follikulärzyste ist im Bereich des Kaninus und des Weisheitszahnes.

Die Zyste wächst sehr langsam und schmerzlos, der Kieferknochen wölbt sich vor, wird allmählich papierdünn, so daß Pergamentknittern nachweisbar ist. Zysten des Oberkiefers breiten sich in den Gaumen und die Kieferhöhle aus, selten nach außen unter Vorwölbung der Wangengegend. Die Follikulärzysten des Unterkiefers wölben die bukkale Knochenwand vor. Handelt es sich um keinen überzähligen Zahnkeim, so lenkt ein fehlender Zahn den Verdacht auf eine Follikulärzyste. Selten kommt es zu einer akuten oder chronischen Infektion der Zyste. Röntgenologisch läßt sich die Diagnose leicht stellen. Eine gut abgegrenzte rundliche Verschattung, in der sich ein Zahn befindet, ist sichtbar.

Die *Behandlung* ist die gleiche wie bei den Odontomen (s. da). Der in der Zyste befindliche Zahn muß entfernt werden.

4. Zahnwurzelzyste und Wurzelgranulom

Die chronische Entzündung um die Zahnwurzel (Parodontitis apicalis chronica) führt zu einer Granulationswucherung, die sich nach außen durch eine bindegewebige Kapsel abgrenzt. Die Entzündung ist die Folge einer Karies, wenn die Pulpa abgestorben ist. Durch das Foramen apicale greift die Entzündung auf die Wurzelhaut über. Im Innern des Granuloms zerfällt das Gewebe, und es entsteht ein geschlossenes, der Wurzelspitze fest ansitzendes Säckchen, das **Wurzelgranulom.** Der umgebende Alveolarknochen wird durch den Druck des Granuloms abgebaut (Abb. 203).

Wurzelgranulome sind häufig die Ursache fokaler Infektionen. Die schubweise Einschwemmung von Bakterien in das Blut, die von diesen Herden ausgeht, verdient bei vielen Allgemeininfektionen eine genaue Beachtung.

Die *Behandlung* besteht in der Wurzelspitzenresektion oder der Zahnextraktion mit nachfolgender Exkochleation des Granuloms.

Eine nicht allzu seltene Komplikation des Wurzelgranuloms sind die **Zahnwurzelzysten.** Sie nehmen ihren Ursprung von Schmelzkeimen, von denen Epithelreste bei der Zahnentwicklung liegengeblieben oder Knospen abgesprengt worden sind. Infolge der entzündlichen Reizung bei der Granulombildung vermehren sich die Epithelzellen und führen zur Zystenbildung. Sie kann auch auftreten, wenn der entsprechende Zahn schon vor längerer Zeit gezogen worden ist. Im Gegensatz zu den follikulären Zahnzysten handelt es sich bei den Wurzelzysten also nicht um eine reine Entwicklungsstörung. Trotz der verschiedenen Entstehungsweise stammen aber beide vom gleichen Muttergewebe, dem der Schmelzkeime, ab. Dementsprechend ähneln sie sich pathologisch-anatomisch. Es sind jedoch bei den Wurzelzysten niemals — im Unterschied zu den Follikulärzysten (s. da) — an abnormer Stelle entwickelte oder überzählige Zähne bzw. Zahnkeime nachweisbar.

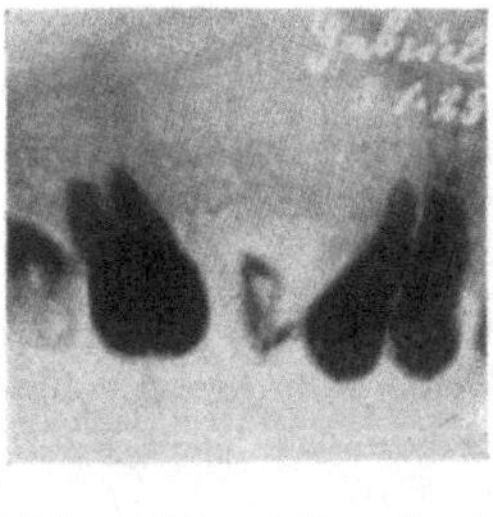

Abb. 203. Wurzelrest eines oberen Eckzahns mit Granulom

Die Innenfläche der Zyste ist mit einem glatten — oder kubischen — Epithel ausgekleidet. Die Zysten wachsen langsam. Ihr Inhalt enthält eine klare, meist bräunliche, zähe Flüssigkeit mit Cholesterinkristallen. Durch Sekundärinfektion kann der Zysteninhalt vereitern. Schmerzen sind nicht vorhanden. Wegen des häufigen Vorkommens der Zahnkaries sind die Zysten nicht selten und treten in allen Lebensaltern auf. Sie sitzen häufig im Oberkiefer, werden hühnereigroß und dehnen sich bis in die Nasen- und Kieferhöhle aus, wo sie aber selten einbrechen. Findet ein Einbruch statt, so entsteht das Kieferhöhlenempyem (s. da). Benachbarte Zähne können durch die Zyste zum Absterben gebracht werden. Am häufigsten liegen die Zysten in der Gegend der Schneidezähne und Prämolaren. Kleine Zysten machen keine Beschwerden. Werden sie größer, so wölbt sich der Kieferknochen labial oder bukkal, halbkugelig hervor. Durch Druck wird der Knochen atrophisch und papierdünn. Pergamentknittern, schließlich Fluktuation ist nachweisbar. Multiple Zysten sind nicht selten.

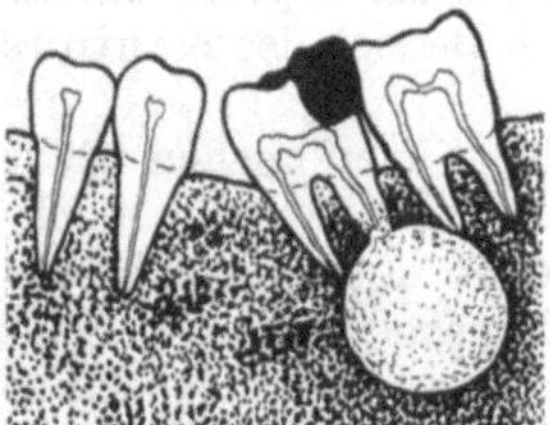

Abb. 204. Zahnwurzelzyste (schematisch gezeichnet nach einem Röntgenbild)

Im Röntgenbild ist die scharf begrenzte Zyste deutlich sichtbar (Abb. 204). Wölbt sich der Schatten über die angrenzenden Zähne hinweg, so ist der erkrankte Zahn an seiner abgestorbenen Pulpa zu erkennen. Häufig sind nur Wurzelreste vorhanden, oder die Zyste geht von einer Stelle aus, wo der Zahn bereits verlorengegangen ist.

Die *Behandlung* besteht in der breiten Entfernung der äußeren Zystenwand und des Endothels. Der erkrankte Zahn wird beseitigt. Ein Schleimhautlappen wird nach beendeter Operation in die ausgemuldete Höhle geschlagen, um die operativ geschaffene Kommunikation zwischen der Zysten- und Mundhöhle offen zu halten (Abb. 205). Große Zysten, die in das Antrum hineinreichen, werden nach Luc-Caldwell operiert (s. chronische Kieferhöhlenentzündung, Abb. 172).

5. Epulis

Sie ist keine eigentliche Geschwulst des Zahnes, sondern geht vom Zahnlager (Parodontium) aus (Abb. 206). Die Epulis ist ein klinischer Begriff. Pathologisch-anatomisch werden darunter Granulationswucherungen verstanden, die bei chronischer Entzündung des Parodontiums am Zahnfleischsaum hervortreten. Einige Epuliden gehen auch von dem Periost des Alveolarfortsatzes aus. Vielfach besteht eine örtliche reaktive Knochenerkrankung mit Abbau und Anbau sowie Bildung eines zellreichen Fasermarks im Sinne einer Ostitis fibrosa localisata (s. Riesenzellgeschwulst). Die Epulis nimmt damit eine Sonderstellung zwischen chronisch-entzündlicher Wucherung und echter Geschwulstbildung ein.

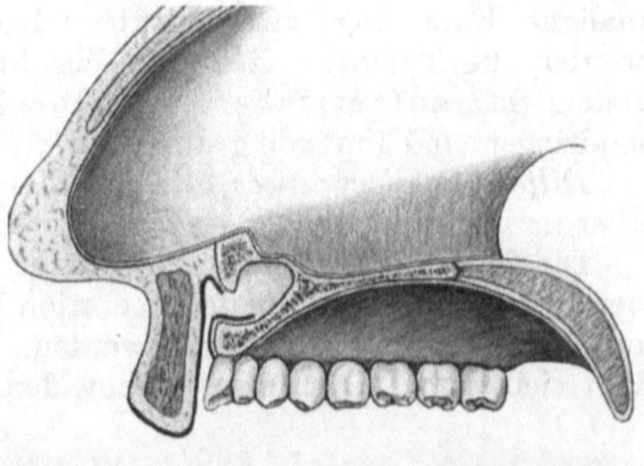

Abb. 205. Radikaloperation der Oberkieferzysten. Die vordere Zystenwand und das Endothel sind entfernt. Die Schleimhaut des Antrums ist in die eröffnete Höhle eingeschlagen

Die Geschwulst entsteht auf dem Boden chronischer Entzündungen. Kariöse Zähne, Zahnstein, schlechtsitzende Prothesen, reizende Speisen und Getränke führen zu einem langsamen Wachstum des Tumors. Er ist gutartig und gut abgegrenzt. Seine Konsistenz und Farbe richtet sich nach dem histologischen Bild. Die braunroten Tumoren sind derb, die blauroten weich.

Histologisch sieht man ein gefäß- und rundzellenreiches Granulationsgewebe. Im Beginn ist es oft ödematös, später sind Bindegewebsfasern und auch Knochenbälkchen nachweisbar **(Epulis granulomatosa** oder **fibrosa).** Daneben gibt es Formen, die durch ihren Reichtum an vielkernigen Fremdkörperriesenzellen auffallen, **Riesenzellepulis (Epulis gigantocellularis).** Das anfangs sehr zellreiche lockere Gewebe zeigt später ein faserreiches junges Bindegewebe. Gegen die Schleimhaut wird Hämosiderin abgelagert.

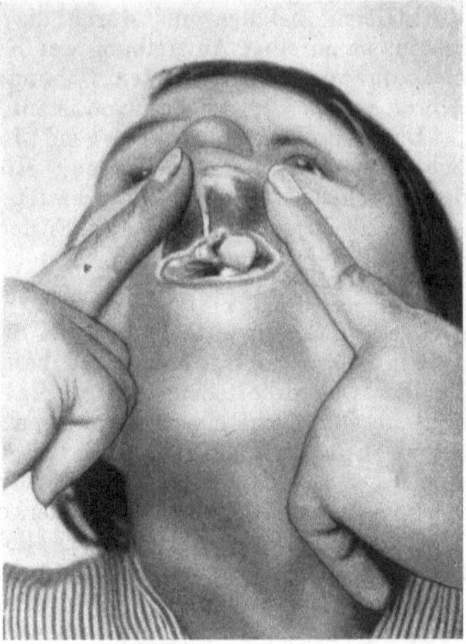

Abb. 206. Vom Parodontium ausgehende Granulationsgeschwulst in Form eines hügeligen Epulistumors

Die Epulis fibrosa ist hart und knotig, gewöhnlich sitzt sie pilzförmig und gestielt auf (Abb. 206). Der Stiel befindet sich zwischen den Zähnen, manchmal einen Zahn verdrängend. Das Oberflächenepithel ist häufig ulzeriert.

Die Riesenzellepulis ist weich und glatt. Die Schleimhaut überzieht die Geschwulst lückenlos. Der Tumor sitzt zwischen den Zähnen, dem Zahnfleisch breit auf. Die anfangs fleischige Beschaffenheit und blaurote Farbe wird später durch eine feste Konsistenz und braunrote Farbe ersetzt. Die Riesenzellepulis gleicht den braunroten Tumoren des Knochenmarks bei der Ostitis fibrosa, und wird vielfach als Riesenzellgeschwulst angesehen. Es fehlt eine maligne Entartung mit infiltrierendem und zerstörendem Wachstum. Selten werden die Tumoren über nuß- bis hühnereigroß. Der Unterkiefer wird bei tiefem Sitz aufgetrieben. Am Oberkiefer kann die Geschwulst in den Sinus eindringen und ihn völlig ausfüllen.

Differentialdiagnostisch muß ein Karzinom berücksichtigt werden. Dieses wird aber im allgemeinen frühzeitig ulzerieren.

Die *Therapie* muß darauf gerichtet sein, örtliche Rezidive zu vermeiden, die bei nicht genügend radikaler Operation leicht auftreten. Die Basis der Geschwulst muß unbedingt mit entfernt werden. Die Extraktion eines oder zweier Zähne läßt sich dabei nicht immer vermeiden.

D. Gutartige Geschwülste der Kieferknochen

1. Fibrome

sind langsam wachsende, gut abgegrenzte derbe Geschwülste. Sie kommen besonders am Unterkiefer vor und liegen zentral oder subperiostal. Kieferfibrome sind die häufigste Form der Knochenfibrome. Meist ist der horizontale Ast des Unterkiefers befallen und durch die Geschwulst aufgetrieben. Am Oberkiefer kommt es zu einer Auftreibung der Kieferhöhle. Manchmal sind die Geschwülste myxomatös. Selten treten Fibroangiome auf. Sie und die myxomatösen Fibrome sind von weicher Konsistenz.

Das Fibrom befällt vorwiegend Jugendliche im Alter von 20 bis 30 Jahren. Schmerzen sind nicht vorhanden. Röntgenologisch ist ein gleichmäßiger Defekt des Knochens mit wolkigem Schatten und deutlicher Begrenzung zu sehen.

Die *Therapie* besteht in der Entfernung der Geschwulst.

2. Chondrom, Chondroosteom und Exostosis cartilaginea

sind seltene Geschwülste des Kiefers. Sie entwickeln sich vom Periost, Perichondrium oder Knochenmark und bestehen vorwiegend aus hyalinem Knorpel. Bei den Chondroosteomen treten Kalkablagerungen und Verknöcherungen auf. Bei den cartilaginären Exostosen handelt es sich um Chondrome, die nach Art der enchondralen Verknöcherung umgewandelt werden. Der Knorpel bildet eine Kappe, wie bei einem Gelenkkopf. Die cartilaginären Exostosen sind häufig multipel, befallen auch den Kieferknochen. Vererbung ist nachgewiesen.

Chondrome wachsen langsam. Schmerzen treten von seiten der Geschwulst nicht auf. Jedoch kommt es zu schmerzhaften entzündlichen Reizungen der umliegenden Weichteile, besonders wenn sich die Geschwulst allmählich vergrößert. Der Tumor ist hart und knollig, mit dem Knochen fest verwachsen, die Weichteile über ihm sind verschieblich. Vom Unterkiefer geht er häufiger als vom Oberkiefer aus.

Röntgenologisch ist bei den cartilaginären Exostosen ein Knochenauswuchs zu sehen, der gut begrenzt ist und einen deutlichen Knorpelsaum zeigt. Dadurch unterscheidet er sich vom Sarkom. Trotzdem ist die Differentialdiagnose bei langjährig gewachsenen Geschwülsten oft schwierig, um so mehr, als eine sarkomatöse Entartung (*Osteochondrosarkom*) möglich ist.

Die *Behandlung* besteht in der Ausschälung der Geschwulst. Cartilaginäre Exostosen werden an der Basis abgemeißelt. Abwartende Beobachtung ist erlaubt. Es darf aber die Gefahr einer bösartigen Entartung nicht übersehen werden.

3. Osteome und Hyperostosen

Hyperostosen, d. h. einfache Knochenanlagerungen können an der Maxilla auftreten im Zusammenhang mit verlagerten oder entzündeten Zähnen.

Osteome (Abb. 207) sind echte Knochengeschwülste (Einzelheiten s. Schädelknochen, S. 19). Die Osteome bilden zwei Formen: Aus der Spongiosa entstehend als Enostosen, von der Oberfläche hervorgehend als Exostosen. Diese elfenbeinharten Geschwülste haben in der Oberkiefergegend ihren Lieblingssitz. Am Unterkiefer sind sie seltener. Besonders in den Nebenhöhlen werden sie gefunden. Bei den Kieferhöhlenosteomen wird die Wand vorgewölbt. Infektionen mit Empyem treten leicht auf. Röntgenologisch sind die Osteome scharf begrenzt und zeigen einen dichten Schatten.

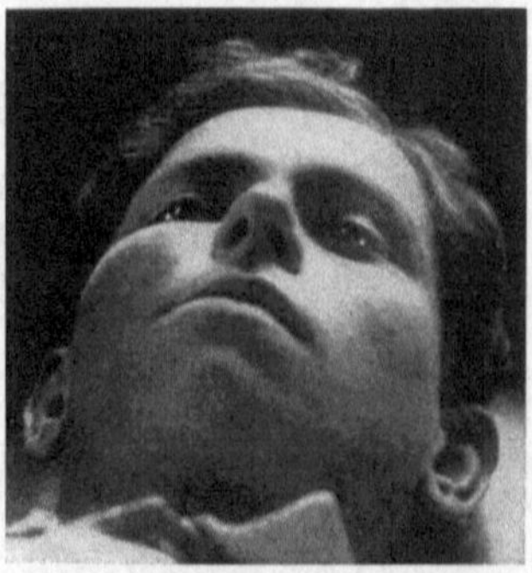

Abb. 207. Osteom im Bereich des rechten Oberkiefers

Die *Therapie* besteht in der Ausmeißelung der Geschwulst.

4. Riesenzellgeschwulst

An den Kieferknochen kommen wie an den Epiphysen der langen Röhrenknochen Riesenzellgeschwülste vor. Sie sind eine örtliche Erkrankung des Knochens. Es handelt sich um gutartige Neubildungen, bei denen es noch umstritten ist, ob sie zu den echten Geschwülsten oder Resorptionsgranulomen zu rechnen sind.

Eine Geschwulst ist dann anzunehmen, wenn kein Anhalt für eine Umbaustörung des Knochens, keine Veränderung des Cholesterinstoffwechsels oder ein auslösendes Trauma nachweisbar ist. Infektiöse Erscheinungen oder irgendwelche Erreger wurden nie gefunden. Für die Anschauung, daß es sich um Resorptionsgranulome handelt, spricht das Vorliegen entzündlicher Gewebsveränderungen. Die resorptiv-regeneratorische Fehl- und Überschußbildung geht aber weit über eine einfache Resorption, die infolge der Blutung in das Mark ausgelöst worden ist, hinaus. Somit nehmen die Riesenzellgeschwülste eine Übergangsstellung ein und haben zugleich blastomatöse und entzündlich-resorptive Eigenschaften. Auch die Epulis (s. da) wird zu diesem Krankheitsbild gerechnet und stellt nur ein verschiedenes Stadium des gleichen pathologischen Prozesses dar.

Die Riesenzellgeschwulst besteht aus einem jungen, mesenchymalen Bindegewebe. Weite Spalträume mit Blutungsherden und Blutpigment geben ihr makroskopisch das Aussehen eines „braunen Tumors". Eine Bindegewebskapsel ist vorhanden. Histologisch ist ein stark vaskularisiertes Stroma, daß in älteren Bezirken mehr faserreich ist, zu sehen. Rundzellen, und vor allem kernreiche große Riesenzellen treten oft haufenweise auf.

Die Geschwulst entwickelt sich im Mark aus Gewebsuntergang und Blutungen. Sie verdrängt die Rinde und wölbt den Knochen vor. Das Wachstum ist langsam, nicht infiltrierend. Oft ist anamnestisch ein Trauma nachweisbar. Frauen werden häufiger als Männer betroffen. Im Ober- und Unterkiefer kommen sie gleich häufig, manchmal multipel vor. Gleichzeitig sind sie oft im Schläfenbein zu finden. Tumoren des Oberkiefers brechen in die Kieferhöhle und die Orbita ein. Schmerzen können auftreten. Der wachsende Tumor lockert vereinzelte Zähne, und bringt sie zum Ausfall. Der Knochen wird papierdünn. Im Röntgenbild findet sich ein blasig-kammeriger Herd mit dünner Knochenwand, die an einzelnen Stellen perforiert sein kann. Einzelne Trabekel durchziehen die Geschwulst. Eine Reaktion von seiten des Periostes ist nicht erkennbar, was differentialdiagnostisch gegenüber einem osteolytischen Sarkom wichtig ist.

Die *Therapie* besteht im Auskratzen der Geschwulst mit dem scharfen Löffel. Rezidive können auftreten. Größere Herde werden mit Spongiosa aus dem Beckenkamm oder einem Knochenspan gefüllt, da ihre Ausheilung sonst monatelang dauert.

Die *Prognose* der Riesenzellgeschwülste ist gut. Es gibt aber auch in seltenen Fällen bösartige Riesenzellgeschwülste. Sie treten im höheren Alter auf, häufig nach wiederholten erfolglosen Eingriffen bei gutartigen Riesenzellgeschwülsten oder nach Röntgenbestrahlung. Sie zeichnen sich durch plötzlich auftretendes Wachstum, Schmerzen und Beeinträchtigung des Allgemeinbefindens aus.

E. Bösartige Geschwülste

1. Sarkome

sind die am häufigsten vorkommenden Geschwülste der Kiefer. Es finden sich Sarkome, die sich von den indifferenten Zellformen des Mesenchyms ableiten wie Fibrosarkome, Spindel- und Riesenzellsarkome und schließlich die Sarkome des Schleimgewebes, Knorpels und Knochens wie die Myxosarkome, Chondrosarkome, Osteoid- und Osteosarkome.

Die Sarkome treten endweder periostal oder zentral, d. h. von der Diploe ausgehend, als sog. Myelosarkome, auf. *Periostale Sarkome* sitzen dem Knochen auf, als wenn sie aufgeklebt wären. Solange noch die Geschwulst von einer umschriebenen Stelle der Oberfläche sich entwickelt, ist der Knochen bis zu den Grenzen des Tumors hin unverändert. Er tritt nur als Vorwölbung der Außenseite hervor. Schließlich bricht die Geschwulst infiltrierend durch die vorgewölbte Knochenhaut hindurch und in die Weichteile ein. Das periostale Sarkom ist meist weich.

Röntgenologisch sind radiär ausstrahlende Knochenstacheln, die reaktiv entstehen und nicht zur Geschwulst gehören, gut nachweisbar. Dadurch ist die Begrenzung der Geschwulst unregelmäßig. Der Kortikalis-Periostsaum bildet nicht mehr eine scharfe, glatte Linie. Der Aufbau der Geschwulst ist wabig. Die Knochenneubildung an dem Oberkieferknochen ist im allgemeinen gering. Am Unterkiefer kann eine erhebliche Knochenneubildung auftreten (Abb. 208).

Die *Diploesarkome* bilden im Mark Knoten, die den umgebenden Knochen verdünnen, die Rinde abbauen, andererseits aber auch periostale Knochenauflagerungen verursachen. Schließlich brechen die Diploesarkome ebenso wie die periostalen Sarkome durch die Rinde durch und in die Weichteile ein. Myelogene Sarkome wölben den Unterkiefer auch gegen die Mundhöhle vor. Die Zähne fallen aus, die Geschwulst bläht den Knochen auf, ist aber lange Zeit von einer Knochenschale umgeben und eingeschlossen. Im Röntgenbild lassen die Diploesarkome Lücken erkennen, die irrtümlicherweise für Zysten gehalten werden könnten: die Unterscheidung ist jedoch nicht schwer, denn die Konturen eines Sarkomdefektes erscheinen wie angenagt, eine Zyste hingegen bringt ein glattrandiges Loch hervor.

Sarkome kommen in jedem Alter vor (Abb. 208). Häufig werden junge Menschen befallen. Das weibliche Geschlecht ist bevorzugt. Jede noch so geringe Anschwellung des Kiefers, gleichviel ob nach der Gaumen- oder Wangenseite, wenn sie von anhaltenden Schmerzen begleitet wird, ist auf Bösartigkeit verdächtig. Gestützt wird die Diagnose, wenn andere Symptome hinzutreten: Verlegung der Nase, blutig eitriger Ausfluß aus der Kieferhöhle, Verdrängung des Augapfels mit Schielen und Doppelbildern, Verkleinerung der Lidspalte, Infraorbitalneuralgie, geschwürige Perforation nach der Mundhöhle oder nach außen. Sarkome bleiben mitunter lange auf die Kieferhöhle beschränkt, während Karzinome manchmal so schnell nach außen wachsen, daß sie mit einer entzündlichen Periostitis verwechselt werden. Bei dieser sind jedoch kranke Zähne nachweislich, während beim malignen Tumor die Zähne schmerzen, obwohl sie gesund sind.

Die Geschwulst wächst anfangs langsam, später aber schnell. Sie sitzt dem Knochen fest an. Die umgebenden Weichteile sind fixiert, auf der äußeren Haut ist häufig eine verstärkte Venenzeichnung zu sehen. Die Sarkome des Oberkiefers brechen in die Kieferhöhle, Nasenhöhle (s. da) und Orbita ein. Auch der Gaumen (Abb. 194) wird befallen. Bricht der Tumor nach außen oder in die Nebenhöhlen geschwürig durch, so wird er sekundär infiziert. Temperaturerhöhungen treten dann auf. Am Unterkiefer stellen sich pathologische Frakturen bei geringsten Traumen ein. Infolge des Ausbreitens der Geschwulst in die Weichteile ist der Kauakt behindert. Bei Diploesarkomen kann, bevor sie in die Weichteile durchbrechen, die Knochenschale so dünn sein, daß Pergamentknittern nachweisbar ist.

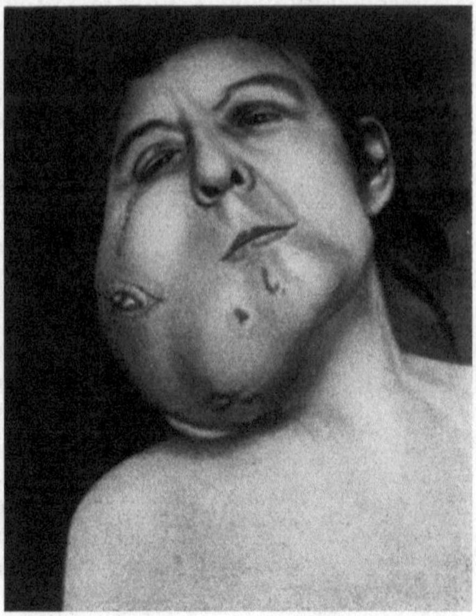

Abb. 208. Inoperables rechtsseitiges Unterkiefersarkom von enormer Größe

Die Prognose der Kiefersarkome ist nicht gut. Schon frühzeitig treten Metastasen, besonders in der Lunge auf. Das periostale Sarkom siedelt später Metastasen ab als das Diploësarkom. Die Voraussage hängt ab vom Alter des Patienten und dem histologischen Aufbau der Geschwulst. Je zellreicher das Sarkom ist, um so maligner ist es im allgemeinen. Chondrosarkome haben die schlechteste Prognose.

Differentialdiagnostisch läßt sich eine Probeexzision nicht immer umgehen. Sie muß sachgemäß ausgeführt werden und sämtliche Schichten des Tumors umfassen. Das periostale Fibrom kann mit einem vom Periost ausgehenden Sarkom verwechselt werden. Rascheres Wachstum der Geschwulst spricht für Sarkom.

Die *Therapie* der Sarkome ist operativ (s. auch bösartige Geschwülste der Nasennebenhöhlen). Am Oberkiefer muß die Resectio maxillae ausgeführt werden (Abb. 209), wobei der Oberkiefer völlig entfernt wird. Präliminar empfiehlt sich die Unterbindung der Arteria carotis externa der erkrankten Seite. Ein

Teil der unteren Orbitawand wird bei der Operation soweit möglich erhalten, um ein Absinken des Bulbus und damit Doppelbilder zu vermeiden. Am Unterkiefer ist eine Kontinuitätsresektion oder Exartikulation leichter möglich.

Nicht immer läßt sich die Radikaloperation ausführen. Fortgeschrittene Geschwülste, die besonders in die Nebenhöhlen eingebrochen sind, werden inoperabel. Dann ist die Röntgen- oder Radiumbestrahlung allein anzuwenden, die aber auch postoperativ in jedem Falle angebracht ist.

2. Karzinome

kommen im Kieferknochen neben den viel häufigeren Schleimhautkarzinomen (s. Nasennebenhöhlen, Mundhöhle) auch als echte Primärtumoren vor. Sie sind unreif und leiten sich von Epithelresten ab. Meist handelt es sich um zentrale Karzinome, die von den Epithelresten oder Versprengungen der Zähne ausgehen. Die Karzinome wachsen knochenbildend (osteoplastisch) oder knochenzerstörend (osteoklastisch). Klinisch und therapeutisch unterscheiden sich diese Karzinome nicht von denen der Schleimhäute der Nebenhöhlen und der Mundhöhle (s. da).

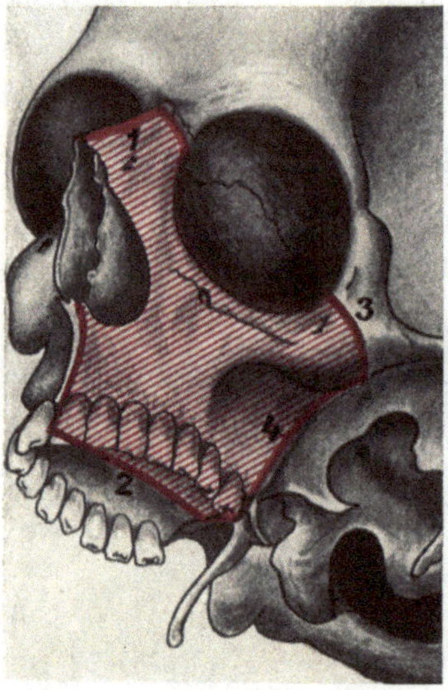

Abb. 209. Resectio maxillae bei bösartigen Geschwülsten. Der Oberkieferkörper wird an seinen 4 Verbindungsstellen durchtrennt und herausgelöst: *1* Stirn- und Nasenbein, *2* Gaumen, *3* Jochbein, *4* Keilbein

3. Metastasen

in den Kieferknochen sind selten. Meist handelt es sich um Karzinome, die von der Schleimhaut des Mundes oder den Nebenhöhlen ausgehen und in den Knochen infiltrierend einbrechen. Fernmetastasen treten von Hypernephromen, malignen Strumen, Mamma- und Prostatakarzinomen sowie Lungentumoren in den Schädel- und Kieferknochen auf.

Die Beschwerden sind „rheumatischer" Natur. Meist sind die Metastasen multipel und haben den gleichen histologischen Aufbau wie die Muttergeschwulst. Sie können osteoplastisch (knochenaufbauend) oder osteoklastisch (knochenzerstörend) wachsen. Röntgenologisch sind die Metastasen meist leicht nachweisbar. Die genaue histologische Diagnose läßt sich nur durch Probeexzision stellen. Diese ist immer dann notwendig, wenn die Muttergeschwulst nicht aufgefunden werden kann.

Die *Therapie* richtet sich nach der Operabilität des Muttertumors und danach, wieweit die Metastasierung in anderen Organen fortgeschritten ist. Einzelne Metastasen können nach Radikaloperation der Muttergeschwulst operativ entfernt werden. Im allgemeinen kommt therapeutisch die Röntgenbestrahlung in Betracht. Bei Prostatakarzinomen werden hohe Dosen von weiblichen, bei Mammakarzinomen von männlichen Keimdrüsenhormonen laufend verabfolgt. Außerdem empfiehlt sich bei geschlechtsreifen Individuen die Kastration, die röntgenologisch oder operativ durchgeführt werden kann. Die Prognose ist im allgemeinen schlecht.

4. Multiples Myelom (Plasmozytom) (s. auch Schädelknochen)

Es ist eine Knochenmarksgeschwulst, die sich über das gesamte Skelett verteilt. Der Tumor ist selten und tritt meist bei älteren Menschen auf. Der Oberkiefer wird zusammen mit anderen Knochen bei dieser systemartigen Erkrankung betroffen (Abb. 19). Zahlreiche, scharf abgegrenzte, rundliche Herde sind im Knochen röntgenologisch nachweisbar. Mikroskopisch setzt sich die Geschwulst aus plasmazellenartigen, nicht granulierten, mononukleären Zellen zusammen. Der Kern liegt exzentrisch, das Chromatin ist radspeichenartig verteilt. Stroma ist nur gering vorhanden.

Klinisch macht sich die Geschwulst durch „rheumatische" Beschwerden bemerkbar. Sie treten besonders im Rücken und den unteren Extremitäten auf. Anämie und eine allgemeine Körperschwäche sind vorhanden, außerdem eine Nephrose. Eigenartig ist das Auftreten eines Eiweißstoffes im Urin bei etwa zwei Dritteln der Erkrankten. Dieser Bence-Jones-Eiweißkörper fällt beim Erwärmen auf etwa 60° aus und löst sich wieder beim Sieden. In den späteren Stadien sind die multiplen Tumorherde ausgesprochen schmerzhaft. Sie fühlen sich prall-elastisch an. Der dünne Knochen über den Herden ergibt Pergamentknittern. Deformierungen des Thorax, der Extremitäten und vor allem der Wirbelsäule treten infolge pathologischer Frakturen auf. Die Wirbelknochen werden völlig aufgezehrt und in Geschwulstmassen verwandelt. Die Bandscheiben wölben sich vor. Das ganze Skelett verliert seinen Halt. Der Bauch ist vorgewölbt, der Brustkorb sinkt ein. Chronische Bronchitiden und ein Emphysem sind die Folgen. Die entstehenden Kompressionsfrakturen der Wirbel verursachen heftige Radikulitiden, auch Paraplegien. Meist dauert die Krankheit nicht länger als 2 Jahre bis zu ihrem tödlichen Ende.

Die *Therapie* ist machtlos. Durch Röntgenbestrahlung lassen sich vorübergehende Besserungen erzielen. Auch durch Stilbamidin und Urethan kann das Fortschreiten der Krankheit aufgehalten werden.

F. Systemerkrankungen

Eine Anzahl von Systemerkrankungen des Skeletts und Stoffwechselstörungen verursachen auch am Kiefer und den Zähnen pathologische Veränderungen. Ohne auf Einzelheiten einzugehen, sollen an dieser Stelle die Veränderungen an den Kiefern und Zähnen näher beschrieben werden.

1. Osteopathia deformans (Paget)

Sie ist eine seltene Knochenerkrankung des späteren Lebensalters. Am Schädel äußert sie sich in Form der Leontiasis ossea. Infolge Knochenanbaus kommt es zu einer gewaltigen Verdickung der Schädelknochen, so daß das sog. „Löwenhaupt" entsteht. Das Knochenmark wird weitgehend verdrängt durch ein reich durchblutetes Bindegewebe und echte Knochensubstanz. Es resultiert eine hyperostotisch-porotische Wucherung.

Die Erkrankung ergreift den ganzen Knochen oder ist lokalisiert. Sie kann sich nur auf einzelne Knochen (monostotisch) beschränken, ist aber meist über das Skelettsystem polystotisch systematisiert. Neben dem Umbau des Knochenmarks führen subperiostale Anlagerungen von Knochensubstanz zu grotesken Deformierungen. Besonders der Oberkiefer wird befallen. Später breitet sich die Krankheit auf die Stirnbeine, Scheitel- und Hinterhauptsbeine aus. Bei der diffusen Form verdickt sich der Knochen gewaltig. Die Knochenkanten runden sich ab. Der neugebildete Knochen ist meist weicher und brüchiger als normal.

Therapeutisch werden Röntgenbestrahlungen des Knochens empfohlen. Jedoch ist die Therapie im allgemeinen machtlos.

2. Osteodystrophia fibrosa (Recklinghausen)

Sie ist eine generalisierte Krankheit, bei der der Knochenabbau stärker als der Anbau ist. Der abgebaute Knochen wird durch ein locker-faseriges Mark ersetzt, die Kortikalis ist verdünnt. Als eigentümliche Komplikation treten Blutungen in das Mark auf, die zur Entstehung riesenzellhaltiger Resorptionsgranulome Anlaß geben. Makroskopisch haben diese Herde das Aussehen „brauner Tumoren" (s. Riesenzelltumoren). Zystische Umwandlung der braunen Geschwülste ist möglich. Der Knochen wird brüchig und neigt zu Verbiegungen. Am Gesichtsschädel wird vor allem der Unterkiefer betroffen.

Die Erkrankung kommt im jugendlichen bis mittleren Lebensalter vor. Als Ursache finden sich in vielen Fällen Adenome der Nebenschilddrüsen, die oft nicht an typischer Stelle sitzen. Der Blutkalkspiegel ist erhöht, der Phosphorspiegel erniedrigt. Infolge reichlicher Kalkausscheidung treten Kalkmetastasen vor allem in den Nieren auf. Auch Nierensteine bilden sich häufig.

Die Behandlung der Osteodystrophia fibrosa besteht in der operativen Entfernung der Nebenschilddrüsentumoren, was jedoch bei versprengtem Sitz oft nicht möglich ist, da die Geschwülste nicht gefunden werden.

3. Hand-Schüller-Christiansche Krankheit (s. auch Schädelknochen)

Sie ist eine Stoffwechselerkrankung und beruht auf einer Speicherung von Cholesterinestern (cholesterinige Lipoidose) mit granulomartiger Umwandlung des Knochenmarks und der inneren Organe. Im Bereich dieser Herde sammeln sich mononukleäre und eosinophile Zellen sowie vor allem Schaumzellen, die die doppeltbrechenden Lipoide enthalten, an. Milz, Leber und Lymphknoten sind vergrößert. Anämie und Zwergwuchs stellen sich ein. Am Schädel finden sich charakteristische Veränderungen (s. da). Auch an den Kieferknochen treten unregelmäßige, runde oder ovale, scharfrandige Defekte auf, die röntgenologisch den Eindruck von Zysten erwecken. In ausgesprochenen Fällen gleicht das Röntgenbild des Schädels einer Landkarte, sog. „Landkartenschädel". Die Zähne lockern sich und fallen aus. Eine Gingivitis und Stomatitis tritt auf.

Die *Therapie* besteht in Röntgenbestrahlungen.

4. Mamorknochenkrankheit

Sie ist eine Erkrankung, die das gesamte Skelettsystem befällt. Charakteristisch ist die Brüchigkeit der Knochen bei normaler Heilungstendenz. Die Krankheit zeichnet sich durch eine Sklerosierung mit völliger Ausfüllung der Markräume aus. Gleichzeitig besteht eine Neigung zur Verkalkung der Bänder und Sehnenansätze. Da bei dieser Knochenbildungsstörung der Abbau und Umbau zu normalen Knochenmark ausbleibt, ist die Blutbildung auf die extramedullären Blutbildungsherde der Leber, Milz und Lymphknoten beschränkt. Infolgedessen ist eine Anämie vorhanden. Auch die Kiefer sind völlig sklerosiert und dabei unterentwickelt. Die Zahnung ist verzögert, die Zähne sind minderwertig. Die Erkrankung ist vererbbar.

G. Erkrankungen des Kiefergelenks

1. Akute Kiefergelenkentzündung

Sie wird metastatisch verursacht durch Allgemeininfektionen bei Kindbettfieber, Typhus, Scharlach, seltener bei Gonorrhöe. Fortgeleitete Kiefergelenkentzündungen treten auf bei infektiösen Prozessen in der Umgebung. Osteomyelitiden des Ramus mandibulae, Mittelohreiterungen, Parotiden, Phlegmonen usw. sind die Ursachen. Schließlich kann das Kiefergelenk auch direkt durch Traumen infiziert werden.

Klinisch findet sich in der Umgebung des Gelenkes eine akute Entzündung der Haut. Das Gelenk ist druckschmerzhaft. Bewegungen sind, infolge heftiger Schmerzen und Spasmen der Kaumuskulatur, nicht möglich. Die Schmerzen erstrecken sich über die gesamte Gesichtshälfte und strahlen zum Ohr aus. Differentialdiagnostisch muß eine Parotitis und Otitis ausgeschaltet werden. Komplikationen treten auf in Form von Durchbruch nach außen, in den Gehörgang und die Schädelbasis mit nachfolgender Meningitis.

Entzündungen des Kiefergelenks sind selten. Vereiterungen des Gelenks heilen in der Regel unter Chemotherapie aus. Akute Empyeme müssen punktiert werden. Manchmal ist später infolge Ankylose eine Resektion des Kieferköpfchens notwendig.

2. Discitis mandibularis

Die oberhalb und unterhalb des Diskus befindlichen zwei Gelenkkammern des Kiefergelenks sind vollkommen voneinander getrennt. Das Gelenkköpfchen füllt die große Gelenkpfanne nicht aus, sondern in ihr liegt zwischen Köpfchen und Pfanne die Zwischenscheibe. Diese Zwischenscheibe ist ihrer Hauptfunktion nach gewissermaßen eine verschiebliche Pfanne. Die Gelenkkapsel ist so weit und schlaff, daß sie eine Luxation zuläßt, ohne zu zerreißen — eine Ausnahme von der Regel. Bei erheblicher Schlaffheit der dünnen Gelenkkapsel oder übermäßiger Beweglichkeit des Diskus kann sich dieser wie der Meniskus des Kniegelenks verschieben, sich dabei einklemmen und dann zu entzündlichen Reizzuständen im Kiefergelenk Anlaß geben. Diesen Zustand bezeichnet man als Discitis mandibularis.

Die *Therapie* besteht in der operativen Entfernung des abnorm beweglichen Diskus.

3. Chronische Kiefergelenkentzündung

Als Ursachen der Erkrankung kommen in Frage chronischer Rheumatismus, Tuberkulose und Syphilis. Die tuberkulöse Kiefergelenkentzündung entsteht im allgemeinen fortgeleitet von Tuberkulosen der Knochen und Lymphknoten. Die syphilitische Kiefergelenkentzündung tritt meist bei Gummen, die in das Gelenk einbrechen, auf.

Klinisch äußert sich die Erkrankung durch einen chronisch-entzündlichen Reizzustand des Gelenks. Es ist druckschmerzhaft, die Bewegungen sind eingeschränkt und schmerzhaft. Der Mund ist zur Entspannung der Kapsel leicht geöffnet. Im Röntgenbild sind evtl. an den artikulierenden Knochen Veränderungen nachweisbar. Der Gelenkspalt ist meist verschmälert.

Als Folgen der chronischen Entzündung stellen sich eine Kieferklemme (s. da) oder Ankylose ein. Die artikulierenden Flächen zeigen Veränderungen im Sinne einer Arthrosis deformans (s. da) mit Deformierung und Randzackenbildung. Akute Schübe können auftreten. Seltener entsteht ein Schlottergelenk (s. Kieferknacken).

Die *Therapie* ist bei der Syphilis spezifisch, bei der Tuberkulose unterscheidet sie sich nicht von den anderen Formen der Knochen- und Gelenktuberkulose. Die rheumatische Arthritis wird mit Wärme in jeder Form, wie Kopflichtbad, Heizkissen, Moorpackungen und Kurzwelle behandelt. Antineuralgika werden verabfolgt. Evtl. ist eine Eröffnung des Gelenks mit Köpfchenresektion angezeigt.

4. Kieferklemme und Ankylose

Als *Kieferklemme* wird die Unmöglichkeit des Mundöffnens und damit die Entfernung der Zahnreihen voneinander bezeichnet. Sie darf nicht mit der viel selteneren *Kiefersperre* verwechselt werden, d. h. der Unmöglichkeit den Mund zu schließen, z. B. bei der Kieferverrenkung.

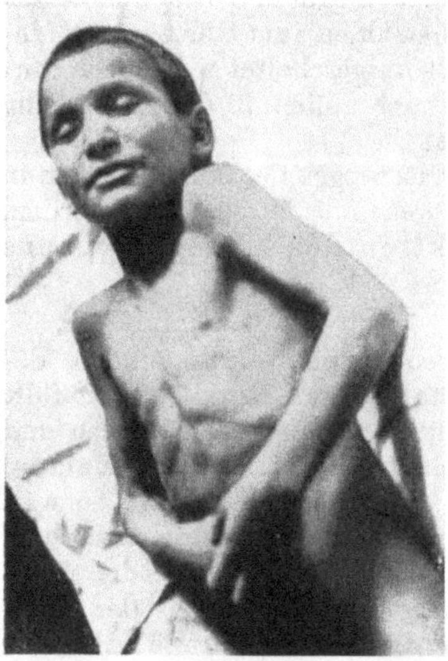

Abb. 210. Tetanus. Neurogene Kieferklemme mit Krampfstellung der Gesichtsmuskulatur (Risus sardonicus)

Die Kieferklemme ist entweder angeboren, z. B. bei Mikrognathie (s. da), oder erworben. Die erworbene Kontraktur ist fast immer das Ergebnis von Entzündungen oder Traumen.

Die *dermatogene Kontraktur* entsteht nach Bildung ausgedehnter Haut- und Schleimhautnarben, z. B. infolge Verbrennung, Verätzung, Lupus und Stomatitis. Meist reichen die Narben über die Haut hinaus und führen zur *desmogenen Kontraktur*. Sie ist die Folge tiefergreifender Prozesse wie bei Aktinomykose, Verletzungen und als Endzustand nach inzidierten Phlegmonen. Verkürzung der Muskeln, die durch Zerstörung der Muskulatur und narbigen Ersatz bedingt ist, führt zur *myogenen Kontraktur*. Sie tritt nach der Abheilung zerstörender Prozesse wie Gummen, die sich gern im Musculus masseter ansiedeln, oder nach Noma, Karzinomen, Sarkomen und schweren Verletzungen (s. die einzelnen Kapitel) auf. Auch Verknöcherungen der Kaumuskulatur können eintreten (Myositis ossificans).

Neurogene Kontrakturen finden sich in Form von Spasmen. Der zu hochgradigster Kieferklemme führende Kaumuskelkrampf — **Trismus** — kommt bei Hysterie, bei apoplektischen Herden in der unteren Stirnwindung, bei Geschwülsten der Brückengegend, und vor allem als Frühsymptom des Wundstarrkrampfes (Abb. 210) vor. Bei Kopftetanus geht dem Trismus oft eine Parese des Gesichtsnerven — sog. Tetanus facialis — bei Verletzungen im Bereich der Augenbraunen häufig Ophthalmoplegie vorher. Entwickelt sich ein Tetanus bei schon bestehender traumatischer Kieferklemme, so verrät er sich durch die Härte des Muskels bei der Betastung sowie durch das subjektive Gefühl von Unnachgiebigkeit und Spannung. Die „neurogene Kieferklemme" wird also bei gewissen Erkrankungen des Zentralnervensystems beobachtet: Wenn die Kaumuskeln, von ihren im Zustande chronischer Reizung befindlichen zentralen Neuronen aus, fortlaufend abnorme Reize erhalten. Es führt dies einen dauernden Kontraktionszustand der Muskulatur herbei, den wir als „spastische Kontraktur" bezeichnen. Er läßt erst nach, wenn die krankhafte Reizung der motorischen Gehirnzellen aufhört.

Schließlich spielen die *akut-entzündlichen* oft auch *reflektorisch* bedingten Kontrakturen eine wichtige Rolle. Sie begleiten die meisten infektiösen Prozesse im Bereich des Gelenkes. Knochenhautentzündungen, von kariösen Zähnen ausgehend, mit entzündlichen auf die Kiefermuskulatur übergreifenden Schwellungen (s. Parulis), sind häufiger Anlaß der Kieferklemme. Die Diagnose ist unverkennbar, doch können auch heftige Entzündungen der Mundschleimhaut Kieferklemme hervorrufen. Phlegmonen, die von den Unterkieferdrüsen ausgehen oder akute Entzündungen des Kiefergelenks nach Scharlach, Gelenkrheumatismus, Gonorrhöe, Allgemeininfektionen, auch fortgeleitet aus der Nachbarschaft bei Osteomyelitis, infizierten Verletzungen, Parotitis, Otitis media, Aktinomykose sind zu berücksichtigen.

Die akut entzündliche Kontraktur kann auch durch fibröse Entartung des Kaumuskelgewebes in den schwer zu beeinflussenden Dauerzustand der myogenen Kieferklemme übergehen. Schließlich kann aus der bindegewebigen die knöcherne Kiefergelenkankylose, d. h. die knöcherne Versteifung des Gelenkes, werden.

Klinisch steht bei der Kieferklemme das Unvermögen, den Mund zu öffnen, im Vordergrund des Krankheitsbildes. Ernährung, Sprache und Mundpflege sind behindert. Röntgenologisch sind Gelenkveränderungen häufig nachweisbar. Differentialdiagnostisch lassen sich dadurch Kieferklemmen infolge Kontraktionen der Kaumuskulatur oder durch Narbenzug leicht von knöchernen Ankylosen unterscheiden.

Die konservative Behandlung hat nur dann einen Sinn, wenn noch geringe Bewegungsmöglichkeiten vorhanden sind und Hoffnung auf eine Besserung besteht. Sie setzt sich die allmähliche Dilatation der Kiefersperre zum Ziel. Ein spiralig gewundener Kreisel wird zwischen den Zähnen eingedreht und dadurch langsam der Mund geöffnet. Wärme ist zu applizieren. Auch kieferorthopädische Apparate können angelegt werden, die durch Federzug allmählich den Mund öffnen. Bei schweren Ankylosen muß die Ernährung evtl. durch die Nasensonde durchgeführt werden.

Führt die konservative Behandlung nicht zum Ziel, so wird das Gelenkköpfchen reseziert, ein Muskellappen aus dem Musculus temporalis oder ein Faszienlappen interponiert. Bei Narbenkontrakturen wird die Exzision der Narbe vorgenommen, und der Weichteildefekt durch eine Plastik (s. Gesichtsplastiken) gedeckt.

5. Arthrosis deformans

Sie kann am Kiefergelenk wie an den übrigen Gelenken des Körpers als chronisch verlaufendes Gelenkleiden auftreten. Der Knorpel und Meniskus wird aufgesplittert und schwindet an den Stellen stärkerer Belastung völlig. Der freigelegte Knochen wird teils abgeschliffen, teils findet eine reaktive Sklerosierung statt. Das Köpfchen flacht sich ab. Am Rand der Gelenkflächen bilden sich Randwülste. Die Gelenkkapsel verdickt sich und neigt zur Zottenbildung. Durch Absprengung von Randzacken oder Zotten entstehen „freie Gelenkkörper“. Ein chronischer Erguß ist vorhanden. Diese *Abnützungskrankheit* findet sich primär im höheren Alter, aber auch sekundär im Gefolge abnormer Belastungen des Gelenkes. Diese werden besonders durch Traumen oder Entzündungen verursacht. Eine wichtige Rolle spielt auch eine Verschiebung der Gelenkflächen infolge Veränderungen des Gebisses, z. B. bei Zahnfehlstellungen und Zahnverlust.

Bei der *neurotischen Arthrosis deformans* infolge Tabes ist die deformierende

Gelenkerkrankung besonders stark ausgeprägt, da die Tiefensensibilität aufgehoben ist, und die Kranken infolgedessen ihr Gelenk mißbrauchen.

Bei der sog. *ossären Form der Arthropathia deformans* liegt primär eine Epiphysennekrose infolge Kreislaufstörung vor. Es kommt zum Einbruch in den Gelenkkopf, dieser wird walzenförmig, und die Gelenkflächen werden im Sinne der Arthrosis deformans umgebildet. Die gleiche Erkrankung kommt am Hüftkopf als Perthessche Erkrankung, als Köhlersche Erkrankung am Kahnbein und Metatarsale und als Lunatummalazie an anderen Knochen des Körpers vor. Die Erkrankung tritt besonders bei Jugendlichen auf.

Klinisch äußert sich die Arthrosis deformans in Schmerzen bei Bewegungen des Gelenks, knarrende Gelenkgeräusche sind dabei fühl- und hörbar. Ein chronisch entzündlicher Reizzustand mit Schwellung ist nachweisbar. Bewegungsstörungen können auftreten, besonders bei Vorhandensein von freien Gelenkkörpern. Das Kauen und Beißen ist erschwert. Röntgenologisch sind die charakteristischen Veränderungen des Gelenks leicht zu erkennen.

Die *Therapie* richtet sich nach Möglichkeit nach dem Grundleiden. Die Sanierung des Gebisses und der Ausgleich von Fehlstellungen der Zähne ist erforderlich. Bei Kieferdeformitäten ist die Operation angezeigt (Abb. 196, 197 und 198). Ist eine Ursache nicht auffindbar, so wird symptomatisch behandelt. Bei jungen Menschen kommt evtl. eine Resektion des Köpfchens in Frage. Bei der Altersarthrosis begnügt man sich mit Wärmebehandlung in Form von Diathermie, Moorpackungen, Lichtbügel, heißen Umschlägen usw. Nach Röntgenbestrahlung und Ultraschall bessern sich häufig die Beschwerden schlagartig.

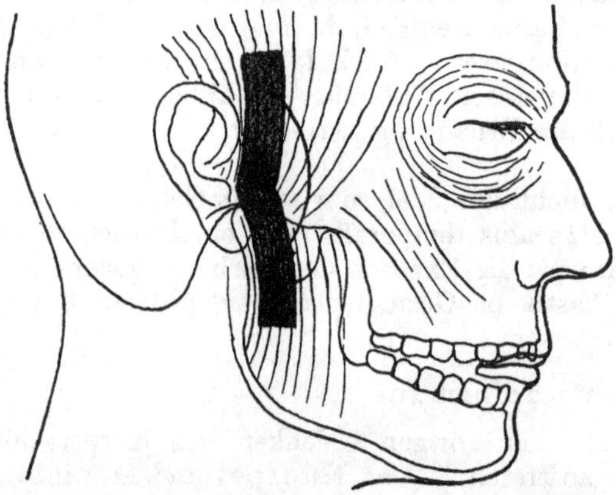

Abb. 211. Fixation des Kiefergelenks bei habitueller Luxation und Kieferknacken. Herunterschlagen eines Faszienstreifens vom M. temporalis zur Verstärkung der seitlichen Gelenkbänder

6. Kieferknacken

wird verursacht durch abnorm große Bewegungsmöglichkeiten des Köpfchens in der Fossa glenoidalis. Das periartikuläre Gewebe ist locker und erschlafft. Beim Öffnen des Mundes, im allgemeinen beim Essen, aber auch beim Sprechen oder Gähnen ist ein knackendes Geräusch hörbar. Schmerzen sind nicht vorhanden. Häufig ist das Knacken eine Folge einer Arthritis. Entsteht es am Ende der Bewegung beim Mundöffnen, so beruht es gewöhnlich auf einer habituellen Subluxation. Dabei rutscht das Köpfchen infolge atonischer Muskulatur oder überdehnter Bänder nach vorn, ohne jedoch völlig zu luxieren. Es besteht nur ein gradweiser Unterschied zwischen der habituellen Verrenkung und der Subluxation.

Die konservative Behandlung besteht in der Schonung des Gelenkes, Ultraschall- und Wärmebehandlung. Meist kommt man damit nicht zum Ziel. Die dann erforderliche Operation ist die gleiche wie bei der habituellen Kieferluxation. Bei der extraartikulären Methode (Abb. 211) wird von dem Musculus temporalis zur Verstärkung der lateralen Gelenkbänder ein Faszienstreifen nach unten geschlagen.

Bei der intraartikulären Schaffung einer Hemmvorrichtung vor dem Köpfchen wird der Meniskus an seinem dorsalen Ende abgelöst, nach unten geschlagen und an der Vorderseite des Gelenkfortsatzes befestigt. Das Gleiche ist auch durch Einpflanzung eines Knochenspans aus dem Jochbogen zu erreichen.

XIII. Gesichtsplastiken

Für die Deckung der Weichteildefekte und die Wiederherstellung der Stützsubstanzen im Bereich des Gesichts, der Mundhöhle und Kiefer gelten die gleichen Grundsätze wie für die plastischen Operationen des übrigen Körpers. Allerdings ist die Beschaffung des Materials oft schwieriger. In Frage kommt der Ersatz der Haut und Schleimhaut allein oder häufig von Haut und Schleimhaut zusammen, wenn es sich um durchgehende Gewebsverluste der Wangen, Lider, Lippen und Nase handelt. Neben der Erlangung einer guten Funktion ist das kosmetische Ergebnis zu berücksichtigen, da es sich um Partien handelt, die dem Beschauer sichtbar sind.

Das Gesicht ist wegen der reichen Gefäßversorgung für Plastiken ein günstiger Nährboden. Für die Entnahme von Gewebe kommt nur die Autoplastik, d. h. die Verpflanzung von demselben Individuum, in Betracht. Das Material muß durch Verschiebung aus näherer oder fernerer Umgebung herangeholt werden. Die Stirn soll nach Möglichkeit dazu nicht gebraucht werden, da sie bei schweren Defekten oft die einzige Gesichtspartie darstellt, die ungeschädigt ist und an der Mimik teilnimmt. Die nähere und fernere Nachbarschaft des Gesichts, wie der Wangenbereich, die Unterkinngegend und das Nasolabialgebiet oder der übrige Körper, müssen das Ersatzmaterial liefern. Immer ist dabei die Schrumpfungstendenz, der Spannungsgrad, und bei der Haut der Farbton des übertragenen Gewebes zu berücksichtigen. Deswegen ist Haut aus der unmittelbaren Nachbarschaft am ehesten zu verwenden, weniger die Brusthaut, und noch unbefriedigender die Haut des Bauches, Rückens, Armes, Halses und der Flanke. Zur Unterpolsterung eingezogener Gesichtsnarben eignet sich vorzüglich das Fettgewebe.

Die freie Übertragung von Epidermis nach THIERSCH und REVERDIN ist wegen der straffen, schrumpfenden, ungeschmeidigen und ungepolsterten, kosmetisch daher nicht befriedigenden Narben, im Gesicht nicht anwendbar. Kutistransplantationen (KRAUSE Lappen) sind zwar der Epidermisübertragung funktionell und kosmetisch überlegen, wegen des späteren Eintritts stärkerer Pigmentierung, für das Gesicht aber weniger geeignet. Als Entnahmeort für Kutislappen kommt besonders die Hinterfläche der Ohrmuscheln in Frage, da diese Haut der Gesichtshaut in Aufbau und Farbe am meisten ähnelt.

Sehr wichtig sind oft begleitende kiefer- oder gesichtsorthopädische Maßnahmen. Die Wiederherstellung der Nerven- und Muskelfunktion wird durch Verlagerung von Muskelbündeln aus der Umgebung (Abb. 71) oder Muskelaufpfropfung erreicht. Bei Knochendefekten im Kieferbereich bewährt sich die autoplastische Knochenübertragung aus dem Beckenkamm. Für die Nase wird gern Rippenknorpel verwendet (s. Sattelnase). Nach Abheilung einer Wundeiterung muß 9—12 Monate gewartet werden, weil schlummernde Infektionen noch vorhanden sein können und auch eine spontane Knochenregeneration nicht gestört werden darf. Narben müssen vor der Knochenübertragung korrigiert, Fremdkörper entfernt werden. Die Nasennebenhöhlen und umgebenden Lymphknoten dürfen nicht krankhaft verändert sein. Das übertragene

Knochentransplantat muß mechanisch verankert und ruhiggestellt werden. Dazu dienen zahnärztliche Schienen. Drahtnähte sind nach Möglichkeit zu vermeiden. Das Knochentransplantat wird im allgemeinen ohne Verwendung von Fremdkörpern zwischen die Defektstümpfe eingespannt. Eine feste Verankerung ist bei Wiederherstellung des Jochbogens, der unteren Augenhöhlenränder und bei einseitigen Defekten des horizontalen Kieferastes gut möglich. Bei der Wiederherstellung des aufsteigenden Kieferastes bis ins Gelenk ist die Verankerung schwieriger. Bei großen Knochendefekten im Kinnbereich ist eine Einlagerung des Transplantats zunächst frei in die Weichteile ratsam, um nach Einheilung, etwa 4—6 Wochen später, mit dem Restkiefer vereinigt zu werden. Auch unter Periosttaschen kann das Transplantat eingeschoben werden. Bei guter Einheilung des Knochens ist eine baldige prothetische Belastung möglich. Die Umbauvorgänge nehmen aber noch mehrere Jahre in Anspruch.

Von großer Bedeutung ist die Wahl der Anästhesie. Bei Knochenübertragungen im Kieferbereich bewährt sich die Leitungsanästhesie des 2. und 3. Trigeminusastes. Die Lakalanästhesie hat bei Weichteilplastiken gute Erfolge. Es muß aber ein stärkerer gefäßverengernder Zusatz (Suprarenin) vermieden werden. Unterbindungen sollen bei Gesichtsplastiken nach Möglichkeit nicht gelegt werden. Zirkulationsstörungen werden durch gefäßerweiternde Mittel (Padutin, Priscol, Hydergin, Dilatol) bekämpft.

Die plastischen Operationen bei den **Lippen-, Kiefer- und Gaumenspalten** wurden bereits abgehandelt (s. die entsprechenden Kapitel). In den anderen Gesichtsregionen kommen folgende Plastiken in Frage:

A. Nasenplastik (Rhinoplastik)

Die Nase beherrscht das Gesicht. Nach Entfernung von Tumoren und nach Traumen, aber auch bei Verunstaltungen der Nase infolge Lupus, Syphilis und Osteomyelitis zwingen kosmetische Gründe zum Nasenersatz. Man unterscheidet dabei die teilweise Rhinoplastik von der vollständigen.

Werden bei *frischen Verletzungen der Nase* Teile abgetrennt, wie z. B. die Spitze, so ist deren Wiederanheilung möglich. Es soll daher immer der Versuch gemacht werden, die abgetrennten Nasenteile nach Abspülen in physiologischer Kochsalzlösung anzunähen.

1. Vollständige Nasenplastik (totale Rhinoplastik)

Das Problem der vollständigen Nasenplastik besteht in der Bildung einer Haut- und Schleimhautseite sowie in der Bildung eines Nasengerüstes. Nur wenn diese Bedingungen erfüllt sind, entstehen keine narbigen Schrumpfungen, die das kosmetische Ergebnis der Plastik zunichte machen.

Der plastische Ersatz der Nase ist die am frühesten angewandte Form der Plastik überhaupt. Schon vor 2000 Jahren wurde bei den Indern die häutige Nase ersetzt. Das Naseabschneiden war eine gebräuchliche Strafe. Da die Inder die Nase aus der Stirn bildeten, werden alle Methoden, die dieses frontale Verfahren zur Grundlage haben, als sog. „indische Methoden" bezeichnet.

Bei der indischen Methode der Rhinoplastik (Abb. 212) benutzt man einen Haut-, Periostknochenlappen aus der Stirn. Eine dünne Knochenplatte wird vom Stirnbein abgemeißelt, oder vorher Knochen vom übrigen Körper unter den Lappen unterfüttert. Um den Lappen möglichst klein zu halten, wird die Schleimhaut aus der Haut der Nasolabialfalten ersetzt. Häufig genügen auch die Reste noch vorhandener Nasenhaut zum Schleimhautersatz. Bei sehr großen

Defekten muß evtl. der Stirnlappen so groß angelegt werden, daß durch Aufeinanderklappen ein doppelhäutiger Lappen gebildet werden kann. Der Knochenanteil wird dachfirstartig aufgestellt, wodurch die Nase ihre vorspringende Form erhält. Viele kleinere Korrekturen sind meist noch nötig, um die Plastik zum Erfolg zu führen.

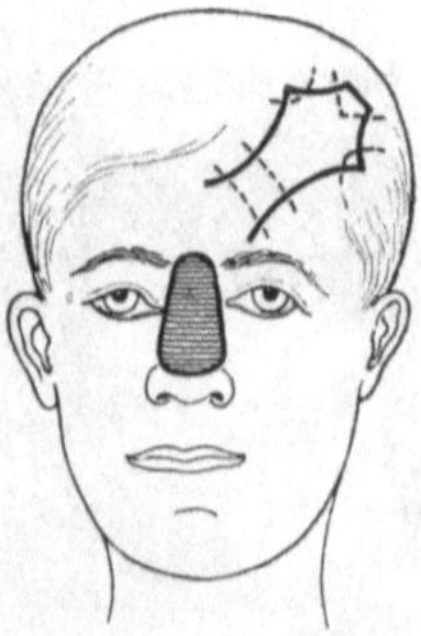

Abb. 212. Rhinoplastik. „Indische Methode" des Nasenersatzes aus der Stirn

Alle Methoden, die den Lappen aus der Stirn bilden, haben den Nachteil unschöner Narben im Gesicht. Die Stirn ist oft der einzige unverletzte Anteil, der an der Mimik ungestört teilnimmt. Bei der indischen Methode wird dieses kosmetische Moment nicht genügend berücksichtigt. Allerdings hat der Lappen den Vorteil, daß er der natürlichen Nasenhaut weitgehend in der Farbe und im Aufbau ähnelt. Dadurch fügt sich die Plastik gut in das Gesicht ein.

Im Jahre 1597 hat der Italiener TAGLIACOZZA gesammelte Erfahrungen über eine Methode des Nasenersatzes bekanntgegeben, bei der der Lappen aus dem Arm gebildet wird. Zu diesem Zweck wird der Arm zeitweise am Kopf fixiert. Diese Form der Lappenentnahme wird daher „italienische Methode" genannt.

Bei der italienischen Methode (Abb. 213) kann entweder der am Arm vorhandene Knochen, die Ulna, oder ein vorher eingepflanzter Span des Beckenkamms, der Tibia oder des Rippenknorpels mit übertragen werden. Der Nachteil der Methode beruht auf der unbequemen Fixation des Armes am Kopf bis zur Einheilung des Lappens. Außerdem entspricht der Lappen in seinem Aufbau nicht der Gesichtshaut, ist oft behaart und von anderer Farbe. Von Vorteil ist aber das reichliche Material, daß zum Ersatz der Haut und Schleimhaut zur Verfügung steht. Es ist daher leicht, den Lappen doppelhäutig zu machen.

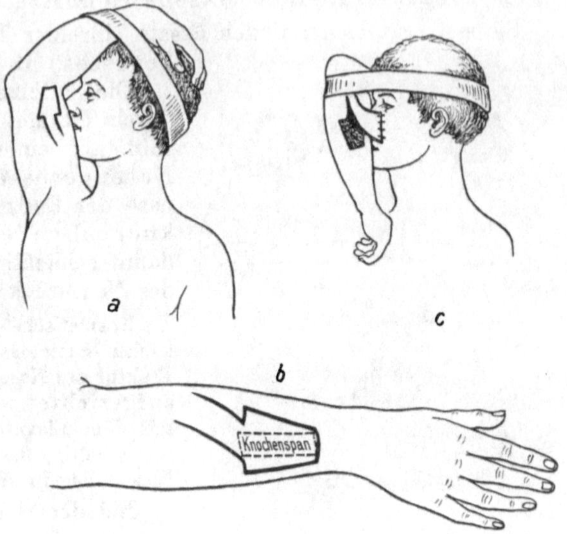

Abb. 213. Rhinoplastik. „Italienische Methode" des Nasenersatzes aus dem Arm. *a* Lappenbildung, *b* Einlagerung eines Knochenspans für das knöcherne Nasengerüst oder Bildung des Spans aus der Ulna, *c* Anlagerung des gestielten Lappens in den Defekt

Als Fernplastik wird der vollständige Nasenersatz auch mit Hilfe des Rundstiellappens (Filatow-, Henkellappen) (Abb. 228) ausgeführt. Dabei wird ein Brückenlappen meist aus der Brusthaut gebildet, dessen Ränder miteinander vernäht werden, so daß ein Henkel entsteht. Durch Umschneiden und Ablösen einer Basis des Henkels in einer zweiten Sitzung kann diese dann in den Defekt eingesetzt werden. Nach Einsprossen ernährender Gefäße wird nun die zweite Basis des Henkels abgelöst, der Lappen entfaltet und die endgültige Nase gebildet. Meist sind auch bei dieser Methode zahlreiche korrigierende Operationen notwendig. Der Rundstiellappen vereinigt die Vorteile der italienischen Methode mit denen einer geringen Infektionsgefährdung, da während der Lappenübertragung keine offenen Wundflächen vorhanden sind. Das Material ist so ausreichend, daß etwa noch andere vorhandene Defekte des Gesichts mit gedeckt werden können. Leider aber stimmt der Aufbau und die Farbe der Haut nicht mit der des Gesichts völlig überein.

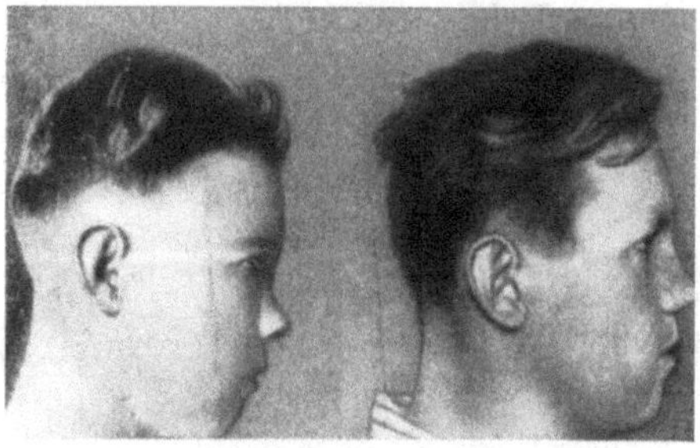

Abb. 214. Traumatische Sattelnase nach Nasenbeinfraktur, vor und nach operativer Korrektur durch Einpflanzen eines Knochen- oder Knorpelspans

Bei der französischen Methode der Rhinoplastik wird die Nase aus der Wangenhaut geformt. Zwei seitliche Lappen werden nach der Mitte zu verschoben. Es entstehen dabei unschöne Narben im Gesicht. Außerdem wird die Nase wegen des mangelhaft vorhandenen Gewebes leicht platt.

2. Ersatz einzelner Nasenabschnitte (partielle Rhinoplastik)

Sie erstreckt sich auf den Ersatz einzelner Teile der Nase und des Nasengerüstes. In Frage kommen:

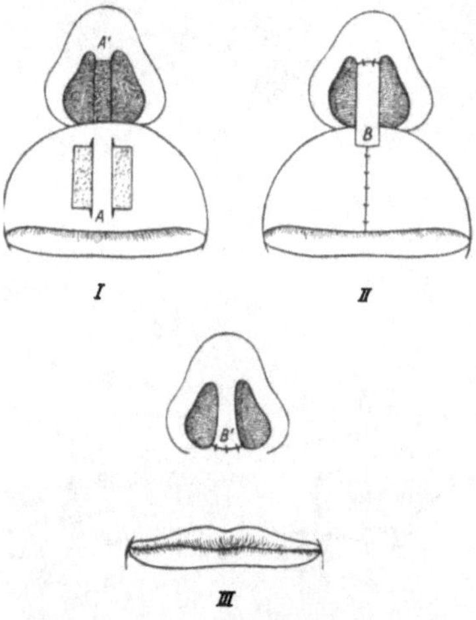

Abb. 215. Ersatz des Nasenseptums. *I* Brückenlappen der Oberlippenschleimhaut, unter dem ein frei transplantierter Epidermislappen hindurchgezogen ist. Oberlippe nach oben umgeschlagen. *II* und *III* Ablösen des Haut-Schleimhautlappens in 2 Akten

Die **Sattelnase** (Abb. 214), die am häufigsten durch Trauma oder nach Syphilis entsteht, beruht auf einer Einsenkung des knöchernen Nasengerüstes. Viel seltener ist die Sattelnase der Endzustand von Krankheiten, die das knorpelige Nasenseptum (s. da) betreffen und damit schließlich gleichfalls zu einem Einsinken des Nasenrückens führen.

Kosmetische Schäden lassen sich bei der traumatischen Sattelnase leicht verhüten, wenn die frische Fraktur des Nasengerüstes unter allen Umständen aufgerichtet wird. Am schonendsten geschieht das mit dem Elevatorium im Evipanschlaf. Nur selten ist es nötig, das Nasengerüst durch Tamponade der Nasenhöhle in seiner Stellung zu halten.

Bei der Sattelnase wird, wenn sie der Endzustand einer schlecht geheilten Fraktur oder einer anderen abgeheilten Krankheit ist, durch Einpflanzung eines Knorpel- oder Knochenspans die Stellung korrigiert. Bei der traumatischen Sattelnase ist zuweilen die Haut durch Narben stark verdünnt und eingezogen. Dementsprechend muß sie durch Lappenverschiebung korrigiert werden.

Der von einer Rippe entnommene Knorpelspan wird passend zugeschnitten. Die Weichteile des Nasenrückens müssen von einer Inzision im Bereich der Nasenwurzel oder Spitze unterminiert werden. Sodann läßt sich der Span einschieben und der Nasenrücken aufrichten.

Der Verlust des häutigen Nasenseptums wird durch einen frei übertragenen Hautlappen korrigiert, der temporär durch ein Knopfloch der Oberlippenschleimhaut hindurchgezogen wird. In weiteren Akten wird der Haut-Schleimhautlappen sodann abgelöst und zum Aufbau des Septums verwendet (Abb. 215).

Der Verlust des Nasenflügels wird durch Haut aus der seitlichen Nasenwand oberhalb der Lücke ersetzt. Der Lappen wird entsprechend der Abb. 216

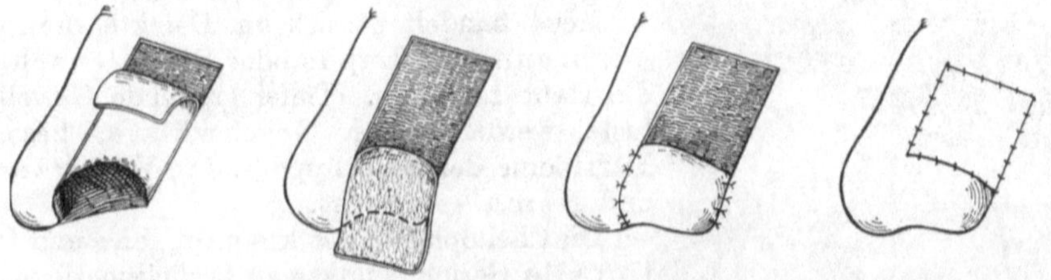

I II III IV

Abb. 216. Ersatz des Nasenflügels. Ablösen eines Hautlappens aus der seitlichen Nasenwand (*I*). Bildung des Nasenflügels durch Herunterklappen des Hautlappens (*II*) und Einschlagen (*III*). Deckung des Defektes durch einen frei übertragenen Kutislappen (*IV*)

umschnitten, nach unten zur Deckung der Schleimhautlücke umgeklappt und zur Bildung des unteren Nasenflügelrandes gedoppelt. In die entstandene Hautlücke wird ein Kutislappen, der von der Hinterfläche der Ohrmuschel frei übertragen wird, eingesetzt. Dieser Lappen entspricht in Aufbau und Farbe der Nasenhaut. Der Defekt an der Ohrmuschel kann durch einen beliebigen Hautlappen oder durch Lappenverschiebung gedeckt werden.

Auch durch Überpflanzung von Teilen der Ohrmuschel, die frei oder gestielt ausgeführt wird, läßt sich ein Nasenflügel ersetzen. Die entstehende Lücke

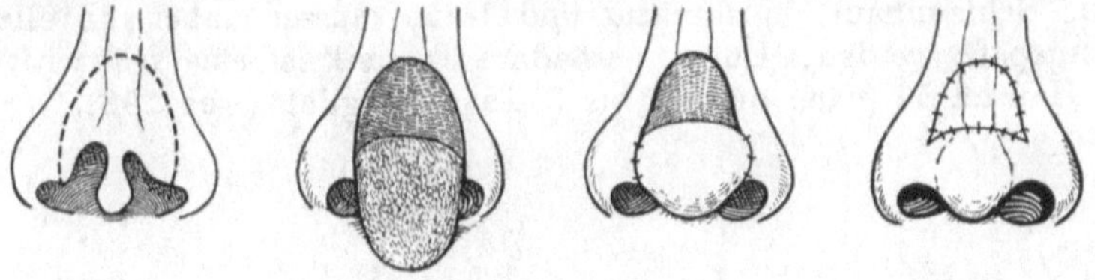

I II III IV

Abb. 217. Bildung einer Nasenspitze nach dem gleichen Prinzip wie beim plastischen Ersatz des Nasenflügels (Abb. 216)

am Ohr ist relativ leicht zu schließen. Der übertragene Lappen hat den Vorteil, daß er beiderseitig mit Haut bedeckt ist. Allerdings besteht bei dieser Methode die Gefahr der Nekrose des Lappens, da die Berührungsflächen zwischen dem Transplantat und den Hauträndern der Lücke relativ klein sind.

Bei Verlust der Nasenspitze (Abb. 217) kann das im Prinzip gleiche Verfahren wie bei dem Ersatz des Nasenflügels angewendet werden (Abb. 216). Fehlt gleichzeitig das häutige Nasenseptum, so wird der Plastik, nach der dafür geschilderten Methode, der Septumersatz hinzugefügt (Abb. 215).

B. Lippenplastik (Cheiloplastik)

Bei der Wiederherstellung von Defekten im Bereich der Ober- und Unterlippe wird die Auswahl der Operationsmethoden von ganz bestimmten Faktoren geleitet. Umfang und Lokalisation des Gewebsverlustes sowie vor allem das Ausmaß der Beteiligung von Haut, Muskel, Lippenrot und Schleimhaut sind bei der Planung des Verfahrens von Bedeutung.

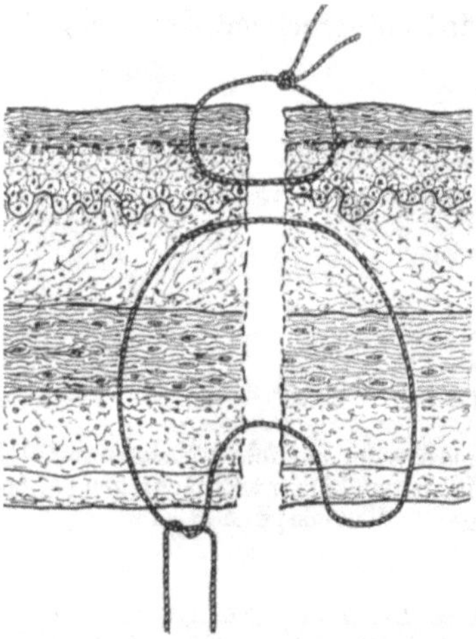

Abb. 218. Technik der direkten Vereinigung der Wundränder bei Lippenwunden. Die Naht der Haut kann bereits nach dem 2.—3. Tag entfernt werden, wodurch ein günstiges kosmetisches Ergebnis erzielt wird

Meist handelt es sich um Defekte, die infolge Verbrennung, Lupus oder Strahlenschäden die Haut zerstören. Tiefer greifende Gewebsverluste werden durch Geschwülste, besonders Karzinome der Unterlippe (s. da), Verletzungen und Noma verursacht.

Die Cheiloplastik hat kosmetische und funktionelle Gesichtspunkte zu berücksichtigen. Besonders auf einen vollwertigen Ersatz des Musculus orbicularis oris ist größter Wert zu legen. Das Gesicht darf durch Verkleinerung des Mundes nicht entstellt werden. Seitengleichheit ist wichtig. Das Lippenrot muß genau aneinandergepaßt werden. Die innere Bedekkung des Lappens bei durchgehenden Defekten mit Schleimhaut oder Haut ist wichtig, da sich sonst der freie Rand im Gebiet des Mundes durch narbige Schrumpfung einzieht und der Erfolg der Plastik somit in Frage gestellt wird.

Kleine Defekte der Lippen, z. B. nach keilförmiger Exzision einer Geschwulst, oder durchgehende Wunden lassen sich durch direkte Naht vereinigen. Schleimhaut, Muskulatur und Haut müssen dabei schichtenweise aneinandergepaßt werden. Durch besondere Technik ist eine frühzeitige Entfernung der Hautnähte (nach dem 2. bis 3. Tage) möglich (Abb. 218).

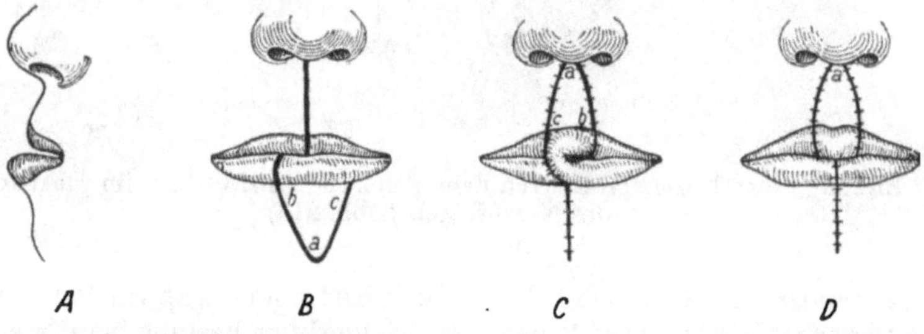

Abb. 219. Operation nach Estländer-Abbé. Deckung eines Defektes der Oberlippe oder Verlängerung einer zurückspringenden Oberlippe (*A* Hasenschartenprofil) durch Einschlagen eines gestielten Lappens aus der Unterlippe (*B* u. *C*). Ablösen des Lappens nach Einheilung (*D*)

Ist der Defekt für eine direkte Vereinigung der Wundränder zu groß, d. h. größer als etwa 2—3 cm, oder soll eine zurückspringende Lippe vergrößert werden, wie z. B. beim Hasenschartenprofil (Abb. 219 A), so wendet man die *Operation nach Estländer-Abbé* an. Ein gestielter Lappen wird von einer Lippe in die gegenüberliegende eingedreht und später durchtrennt (Abb. 219 B—C). Diese Operation hat überall da den Vorzug, wo der keilförmige Unterlippenausschnitt zum Ersatz der Oberlippe ausreicht. Sie ist wegen der vollwertigen Wiederherstellung des Lippenwulstes in ihrem kosmetischen und funktionellen Ergebnis sehr gut. Mit anderen Methoden kann sie kombiniert werden, bei denen der verpflanzte Hautteil allein zur Deckung nicht genügen würde.

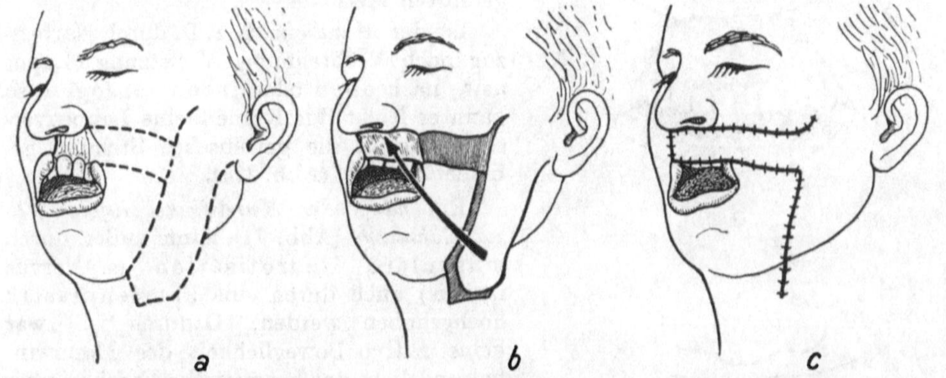

Abb. 220. Deckung eines größeren durchgehenden Oberlippendefektes. Die Schleimhaut wird durch einen umgeklappten Hautlappen aus der Wange ersetzt (*b*). Ein gestielter Haut-Platysmalappen aus der seitlichen Wangenhalspartie deckt den Defekt der Wange und Oberlippe (*c*)

Bei größeren und vollständigen Oberlippendefekten bedient man sich vorteilhaft eines gestielten Haut-Platysma-Lappens aus der seitlichen Wangenhalspartie. Dieser kann leicht gedoppelt werden (Abb. 220). Defekte der Oberlippe, die sich auf die Haut und Muskulatur erstrecken, können auch durch einen einseitig gestielten Lappen aus der Submentalregion gedeckt werden. Alle diese Lappen

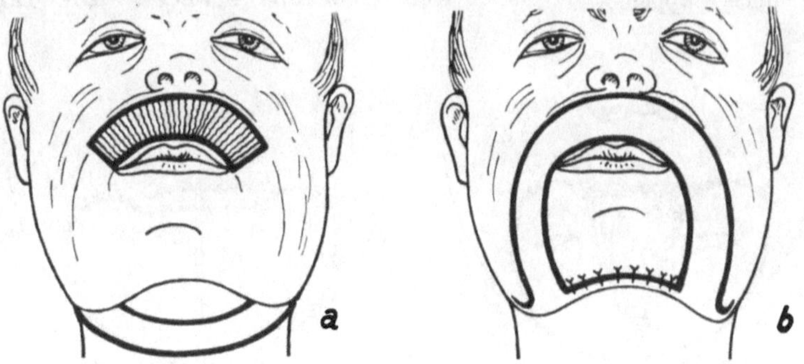

Abb. 221. Ersatz der Haut der Oberlippe durch einen „Visierlappen" aus der Unterkinngegend

haben den Vorteil, daß sie der Gesichtshaut weitgehend entsprechen. Außerdem vermag das mitverpflanzte Platysma den verlorengegangenen Ringmuskelteil des Musculus orbicularis oris zu ersetzen. Bei sorgfältiger Nahtvereinigung gelingt es auf diese Weise, der neugebildeten Lippe die so außerordentlich wichtige Beweglichkeit zu geben. Doppelt gestielte Lappen aus der Unterkinngegend werden in Form des sog. Visierlappens zum Ersatz der Haut der Oberlippe, der Unterlippe oder auch gleichzeitig beider Lippen verwendet (Abb. 221).

Sehr große Defekte der Oberlippe können durch Eindrehen zweier seitlicher Lappen aus der Nasolabial- oder Labiomentalgegend gedeckt werden (Abb. 222). Ist der Defekt der Unterlippe so groß, daß sie mitsamt dem Lippenrot wegfällt, so müssen breitgestielte Hautlappen für eine ausgedehnte Plastik Verwendung finden (Abb. 223). Das Verfahren beruht auf einer erstmalig von Dieffenbach ausgeführten Methode.

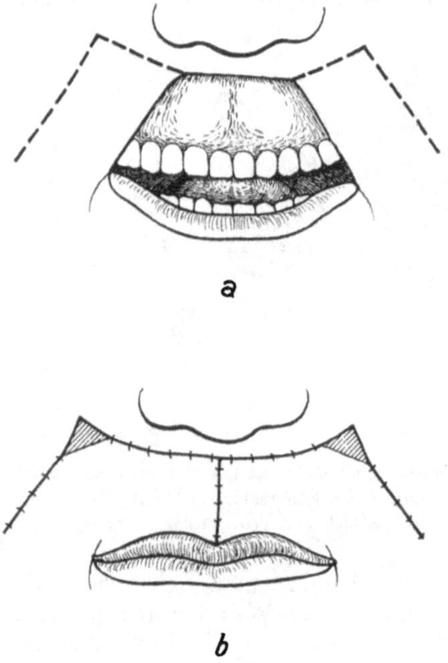

Abb. 222. Ersatz der Oberlippe nach Bruns durch Eindrehen zweier seitlicher Lappen

Ist der *Mundwinkel*, z. B. durch Narbenzug nach Verbrennung, Verletzung, Lupus usw., nach oben oder unten verzogen, so kann er leicht durch eine kleine Lappenverschiebung in die gewünschte Stellung gebracht werden (Abb. 224).

Ein *hängender Mundwinkel infolge Fazialislähmung* (Abb. 71) kann außer durch muskuläre Neurotisation (s. Nervus facialis) auch durch eine Faszienplastik hochgehoben werden. Dadurch ist zwar keine aktive Beweglichkeit des Mundwinkels möglich, das kosmetische Ergebnis aber in Ruhestellung befriedigend.

Eine häßliche Mißbildung stellt die sog. *Doppellippe* dar (Abb. 225a), die durch angeborene Hypertrophie der Schleimdrüsen der Oberlippe entsteht. Dadurch wird die Oberlippe nach oben geschürzt, und es quillt ein Wulst unter ihr hervor, der den Eindruck einer zweiten Oberlippe erweckt. Die Doppellippe

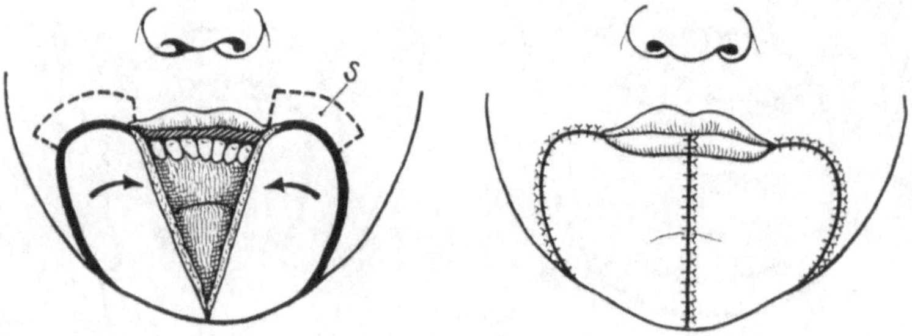

Abb. 223. Ersatz der Unterlippe nach Dieffenbach durch Eindrehen zweier seitlicher Lappen aus der Labiomentalgegend. Das Lippenrot wird aus der Mundschleimhaut gebildet

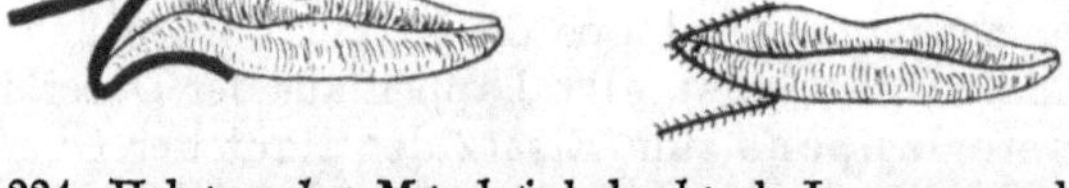

Abb. 224. Hebung des Mundwinkels durch Lappenverschiebung

wird durch Exzision zweier spindelförmiger Schleimhautlappen an der Lippenhinterseite, mitsamt den hypertrophierten Schleimdrüsen, entfernt (Abb. 225 b).

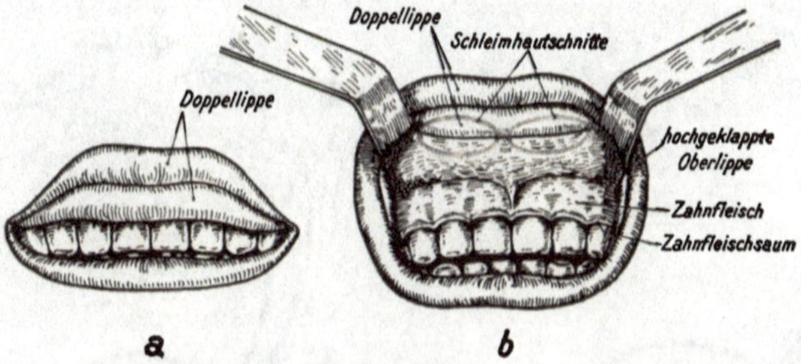

Abb. 225. Doppellippe (Erläuterung siehe Text)

C. Wangenplastik (Meloplastik)

Verletzungen, besonders durch Schuß, die Entfernung von Geschwülsten, Defekte infolge Noma und Lupus sind Ursachen, die den plastischen Wangenersatz notwendig machen. In der Gegend vor dem Ohr, in der Jochbein- und Schläfengegend hat das Feuermal seinen bevorzugten Sitz. Verbrennungsnarben und Keloide sind an den Wangen häufig. Eine Beteiligung der Ohrspeicheldrüse bei Wangendefekten ist nicht allzu selten. Parotisdrüsen- und Gangfisteln bedürfen einer besonderen Behandlung (s. da).

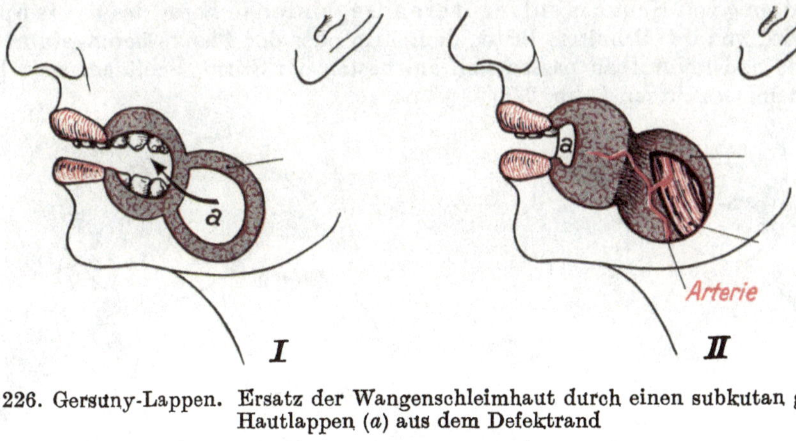

Abb. 226. Gersuny-Lappen. Ersatz der Wangenschleimhaut durch einen subkutan gestielten Hautlappen (*a*) aus dem Defektrand

Die Meloplastik erstreckt sich entweder auf die ganze Dicke der Wange oder ist nur zur Schließung von Defekten der Haut oder Schleimhaut notwendig.

Ist der *Defekt der Schleimhaut* nicht zu groß, so ist die Verwendung eines subkutan gestielten Hautlappens nach Gersuny am geeignetsten zu Deckung. Die Haut wird aus dem Randgebiet hineingeschlagen (Abb. 226). Die Deckung des Hautmuskeldefektes erfolgt dann durch einen Halshautlappen (Abb. 220) oder einen langen Hautplatysmalappen aus der Unterkinngegend (Abb. 227). Kleinere Schleimhautdefekte können auch durch eine freie Verpflanzung eines Lappens aus der Unterlippenschleimhaut gedeckt werden.

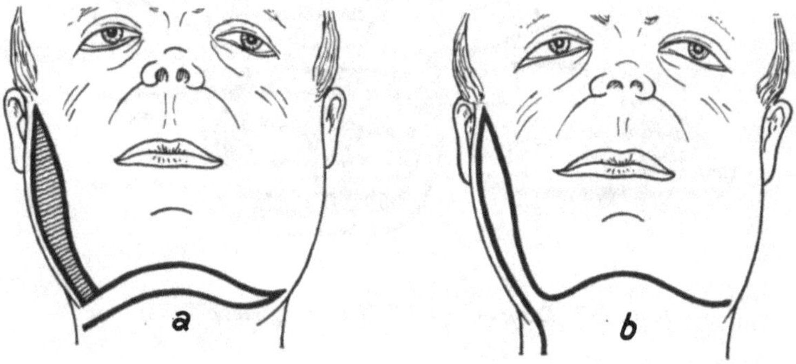

Abb. 227. Haut-Platysmalappen aus der Unterkinngegend zur Deckung eines Hautmuskeldefektes der Wange

In Fällen, bei denen aus besonderen Gründen, sei es, weil der Schleimhautmangel zu groß oder weil die Form des äußeren Hautdefektes ungünstig ist, Gersuny-Lappen nicht verwendbar sind, kann der Halshautlappen gedoppelt werden und zur *Deckung der Haut und Schleimhaut* Verwendung finden. Für die Deckung der Haut- und Schleimhautdefekte stehen weiterhin der Ersatz durch zwei getrennte Lappen aus der Defektumgebung, die nacheinander aufeinandergesetzt werden, zur Verfügung (Abb. 220). Bei sehr großen Defekten, wenn die Lappenbildung aus der Umgebung nicht ausreicht, ergibt sich der Zwang zur Herbeiführung von Haut aus entfernteren Gegenden in Form des Rollappens. Dieser wird von der Schulter, Brust, dem Arm oder der Flanke herangeführt. In der Farbe und im Aufbau passen sich am besten die Stirn-, Schläfen- und Halslappen dem Gesicht an (Abb. 228).

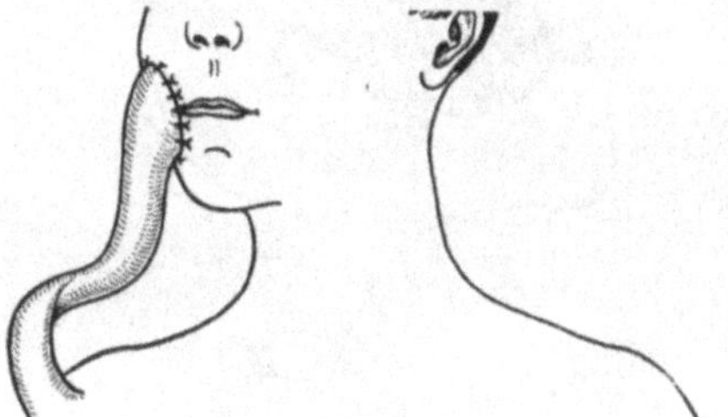

Abb. 228. Rollappen aus der Schultergegend zur Deckung eines ausgedehnten Wangendefektes

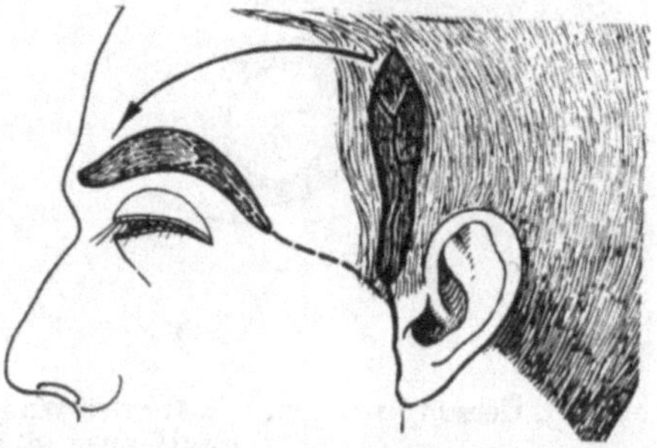

Abb. 229. Ersatz der Augenbraue aus der behaarten Kopfhaut. Die A. temporalis ernährt den Lappen

Aus kosmetischen Gründen ist es manchmal nötig, für den *plastischen Ersatz behaarter Gesichtsteile*, behaartes Material zu haben. Für die Augenbrauen entnimmt man zu diesem Zweck einen Lappen aus der behaarten Kopfhaut, dessen Ernährung durch die Arteria temporalis sichergestellt ist (Abb. 229). Wird der

Lappen größer und pistolengriffartig gestaltet, so kann er auch zum Ersatz der Barthaut im Bereich der Lippen und des Kinnes dienen.

D. Lidplastik (Blepharoplastik)

Im allgemeinen bleiben Operationen an den Augenlidern dem Augenarzt vorbehalten, da am Lid nicht nur kosmetische sondern vor allem funktionelle Gesichtspunkte maßgebend sind. Die Augenlider regulieren den Tränenfluß und sind für den Schutz der Augäpfel von allergrößter Bedeutung. Trotzdem muß auch der Chirurg in der Lage sein, besonders bei frischen Verletzungen, die wichtigsten Eingriffe an den Lidern ausführen zu können.

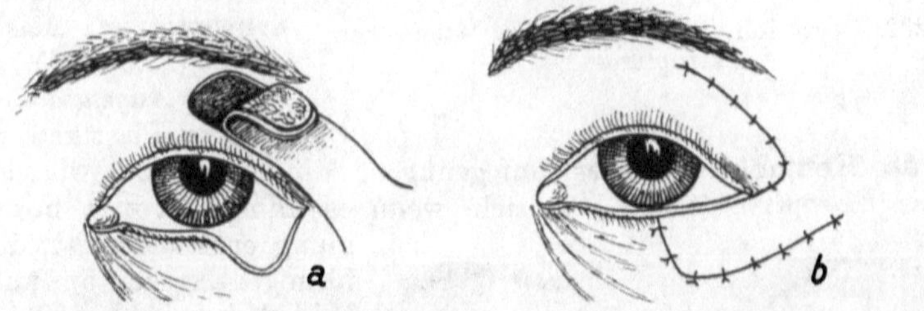

Abb. 230. Hautlappen aus dem Oberlid zur Deckung eines Unterliddefektes. Die fehlende Konjunktiva des Unterlides wird durch frei übertragene Mundschleimhaut (*a*), die 14 Tage vor der Verschiebung des Lappens auf dessen Rückseite übertragen wird, ersetzt

Liddefekte treten auf durch Verletzungen, syphilitische und tuberkulöse Ulzera, nach Verbrennung, bei Gangrän infolge Erisypel und nach Entfernung von Geschwülsten aller Art.

Kleinere Defekte der Augenlider lassen sich, wenn sie Keilform haben, durch direkte Nahtvereinigung decken. Größere Defekte verlangen ver-

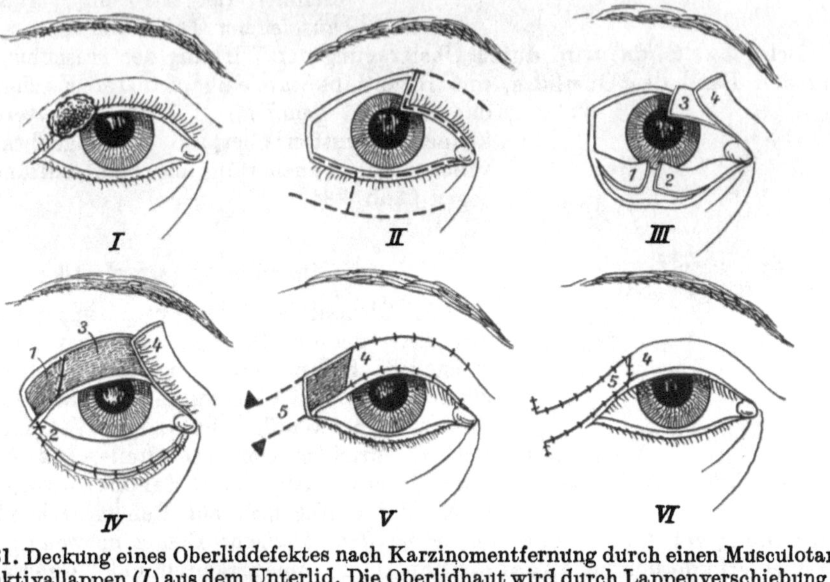

Abb. 231. Deckung eines Oberliddefektes nach Karzinomentfernung durch einen Musculotarso-Konjunktivallappen (*I*) aus dem Unterlid. Die Oberlidhaut wird durch Lappenverschiebung (*V*) unter Ausschneidung „Burrowscher Dreiecke" ersetzt

schiedene Behandlung, je nachdem ob nur die Lidhaut oder das gesamte Lid mit seiner Bindehaut ersetzt werden muß. Die *Deckung einfacher Hautdefekte* gelingt meist leicht durch Lappenverschiebung aus der Nachbarschaft. Bei gleichzeitigem *Defekt der Konjunktiva* ist ein Ersatz derselben durch Haut oder frei übertragene Mundschleimhaut (Abb. 230) möglich. Besser bewährt sich der Ersatz der Konjunktiva aus demselben Auge. Schwierig ist meist der *Tarsusersatz* (Abb. 231). *Völliger Verlust des Augenlides* erfordert meist größere Plastiken mit Mobilisierung des Konjunktivalsackes, um genügend Bindehaut zu gewinnen.

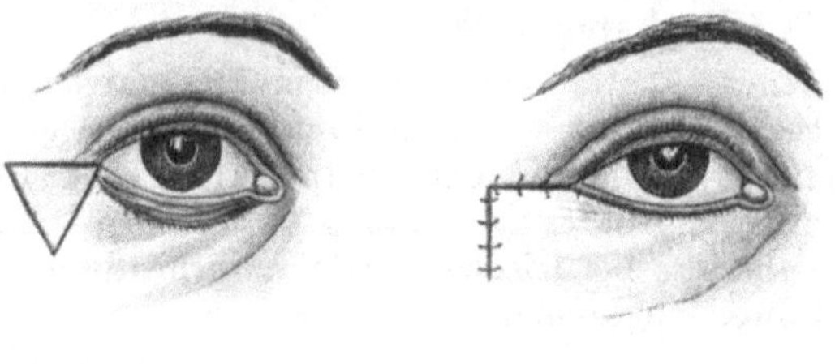

Abb. 232. Operation zur Behebung des atonischen Ektropiums

Das *Ektropium* (s. da) läßt sich, wenn es infolge Atonie bei Fazialislähmung entstanden ist, durch eine keilförmige Exzision am äußeren Lidwinkel beheben (Abb. 232). Beim narbig bedingten Ektropium wird das verlorene Gewebe durch einen aus der Augenwinkelgegend hineingedrehten Lappen oder durch freie Hauttransplantation aus dem Oberlid oder vom Ohr ersetzt. Geringe Grade der Erkrankung lassen sich auch durch einen V-förmigen Schnitt, der Y-förmig vernäht wird, ausgleichen (Abb. 233).

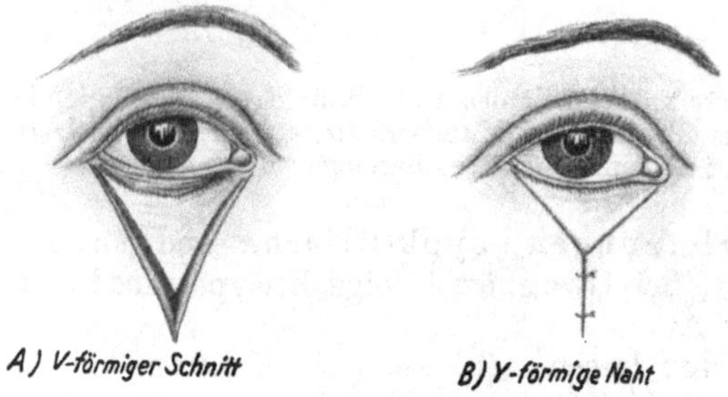

Abb. 233. Operation bei Narbenektropium

Bei *Ptosis* (s. da) wird durch Übertragung der Wirkung des Musculus frontalis auf den Rand des Oberlides, mit Hilfe subkutan eingepflanzter Faszienstreifen, das Augenlid gehoben. Die Streifen werden von kleinen Schnitten oberhalb der Augenbraue nach subkutaner Tunnelierung bis zum Lidrand eingezogen (Abb. 234).

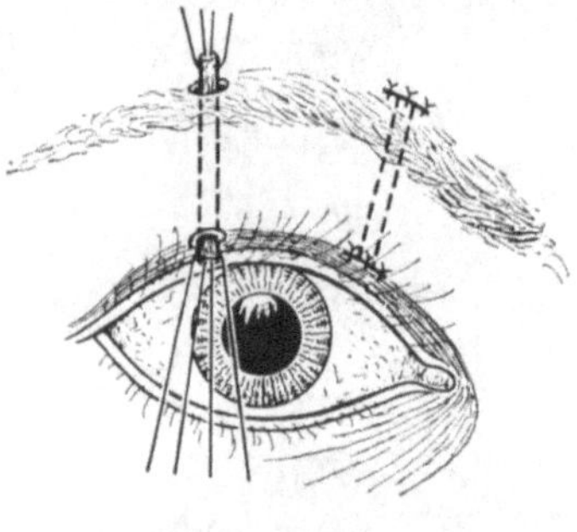

Abb. 234. Einziehen von zwei Faszienstreifen in das Oberlid zur Behebung der Ptosis

E. Ohrbildung (Otoplastik)

Die Ohrmuschel wird verhältnismäßig leicht verletzt (Schnitt, Schlag, Biß). Ohrwunden heilen meist gut. Selbst völlig abgetrennte Ohrmuscheln können anheilen. Eine sorgfältige Naht der Wundränder ist notwendig. Führt eine Verletzung zum Verlust einzelner Ohrmuschelteile, wie besonders nach Erfrierungen oder Verbrennungen (Abb. 150), oder ergibt sich ein Defekt nach operativer Entfernung von Geschwülsten, so ist der plastische Ersatz notwendig. Dieser ist auch erforderlich bei angeborenen Ungleichmäßigkeiten und Verunstaltungen, bei Form- und Stellungsfehlern, z. B. Fehlen oder Anwachsen des Ohrläppchens,

Einrollung des Helix, Abstehen der Ohrmuschel usw. Dabei sind einzelne Teile der Ohrmuschel relativ leicht durch gestielte Lappen aus der Nachbarschaft ersetzbar (Abb. 235 und 236).

Der Ersatz der ganzen Ohrmuschel (Atresie, Verletzung) bereitet dagegen große Schwierigkeiten. In Frage kommt für den Totalersatz der Ohrmuschel die Entnahme eines Lappens aus der Nachbarschaft (Prinzip der indischen Methode)

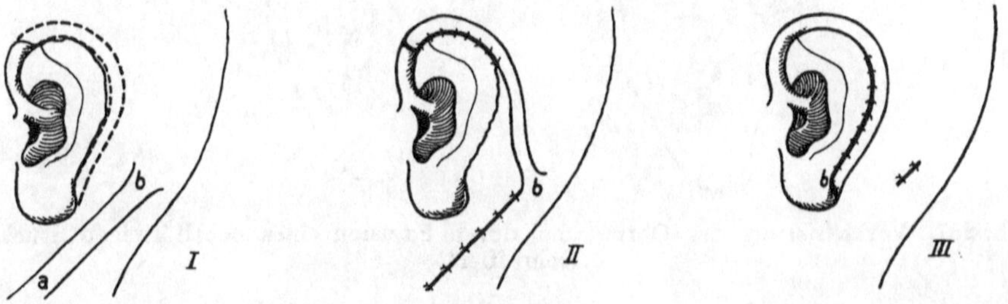

Abb. 235. Plastischer Ersatz des Ohrmuschelrandes durch einen Rollappen (*a—b*)

oder nach dem Prinzip der italienischen Methode die Heranführung eines Wanderlappens. Der Ohrknorpel, von einer Rippe entnommen, wird nach entsprechender Formung unterfüttert, um der Plastik den nötigen Halt zu geben. Meist gelingt es aber nur relativ plumpe Ohrmuschelgebilde zu schaffen. Daher herrscht vielfach die Ansicht, totale Defekte ohne jeden Operationsversuch bestehen zu lassen, und die Entstellung durch eine Ohrmuschel aus totem Material (künstliches Ohr) zu maskieren.

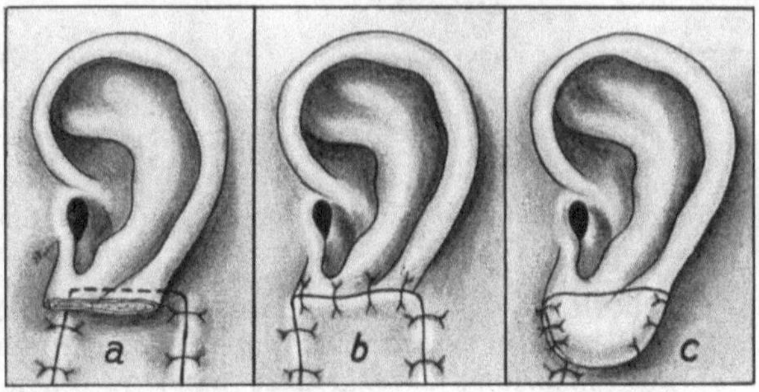

Abb. 236. Plastischer Ersatz des Ohrläppchens durch einen gestielten Lappen aus der Nachbarschaft

Formverbesserungen der Ohrmuschel sind im allgemeinen leicht zu erreichen. Meist handelt es sich um angeborene Verbildungen, wie z. B. die Verdickung des Helixrandes hinten oben (Darwinsche Spitze), vergrößerte oder abstehende Ohren. Die *Verkleinerung eines Ohres* wird durch Exzision eines halbmondförmigen Stückes erreicht (Abb. 237). Bei *abstehenden Ohren* (Abb. 147) kann beim Säugling durch einen Heftpflasterverband oft noch ein ausreichendes Resultat erzielt werden. Im späteren Alter genügt diese Methode nicht. Meist ist das abstehende

Ohr im ganzen vergrößert. Da es stark entstellend wirkt, auch gegen Kälte besonders empfindlich ist, ist seine Korrektur erforderlich. Zu diesem Zweck wird nach probeweiser Anlegung des Ohres ein entsprechend großes Hautstück von der

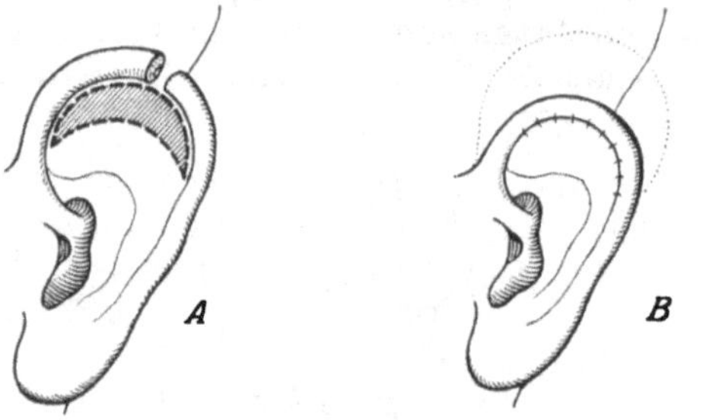

Abb. 237. Verkleinerung der Ohrmuschel durch Exzision eines sichelförmigen Stückes (schraffiert)

Hinterseite des Ohres und der Haut des Schädels entfernt (Abb. 238a). Außerdem muß durch eine keilförmige oder elliptische Entfernung des Ohrknorpels die Elastizität der Ohrmuschel soweit herabgesetzt werden, daß nach Ausgleichung der

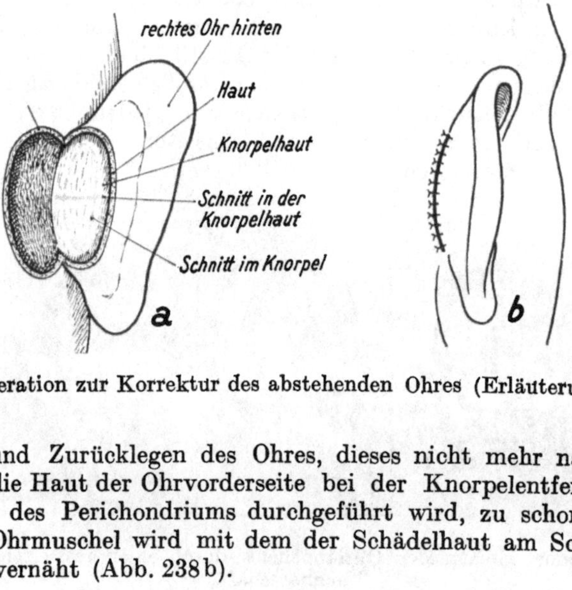

Abb. 238. Operation zur Korrektur des abstehenden Ohres (Erläuterung siehe Text)

Knorpellücke und Zurücklegen des Ohres, dieses nicht mehr nach vorn federt. Wichtig ist es, die Haut der Ohrvorderseite bei der Knorpelentfernung, die nach Zurückschieben des Perichondriums durchgeführt wird, zu schonen. Der Hautwundrand der Ohrmuschel wird mit dem der Schädelhaut am Schluß der Operation sorgfältig vernäht (Abb. 238b).

Schrifttum

ANNOTATIONS: Surgical Exploration of the Orbit. Brit. med. J. 4499 (1947): 419.
AXHAUSEN: Pathologie und Therapie des Kiefergelenks. Fschr. Zahnhk. 7 (1931): 199.
— Technik und Ergebnisse der Gaumenplastik. Georg Thieme, Leipzig 1936.
BÖHM, Der Exophthalmus. Münch. med. Wschr. 1929:2
BORCHERS: Chirurgie des Kopfes. Springer 1926.
BRAEUCKER, HABERLAND, KLOSE, ZUR VERTH: Die Differentialdiagnose chirurgischer Erkrankungen. W. de Gruyter & Co., Berlin und Leipzig 1935.

BRUHN: Gebiß-, Kiefer- und Gesichtsorthopädie. Handbuch der Zahnheilkunde. I. F. Bergmann, München 1939.

FISCHER-WASELS, J.: Über odontogene Geschwülste. Frankf. Z. Path. 59, 3 (1948): 381/388.

HEBER: Die äußere Speichelfistel. Im Druck, Bruns Beiträge.

HENSELL: Zur Frage der frühzeitigen operativen Behandlung der Rankanangiome. Zbl. Chir. 12 (1948): 1254.

HERRWERTH: Über eine mächtige Papillomatose der Unterlippenschleimhaut. Inaug.-Diss., Heidelberg 1939.

HOFF: Haarkleid und vegetatives System. Dtsch. med. Wschr. 15 (1950): 478.

IVY and OTHER: Plastic and Maxillofacial Surgery, Military Surgical Manuals. W. B. Saunders Comp., Philadelphia and London 1942.

JACKSON and JACKSON: Deseases of the Nose, Throat and Ear. W. B. Saunders Comp., Philadelphia and London 1945.

JOSEPH: Nasenplastik und sonstige Gesichtsplastik. Curt Kabitzsch, Leipzig 1931.

KEUSENHOFF und HAENSELT: Infiltrierend wachsend xanthomatöse Riesenzelltumoren. Zbl. Chir. 3 (1949): 244.

KREUDENSTEIN, V.: Über die Verwendung des Doppelkinns zur Lappenplastik. Chirurg 9 (1949): 474.

MAHLER: Art und Behandlung von 360 Gesichtsspalten. Arch. klin. Chir. 206 (1944): 66.

NIEDEN: Operative Behandlung habitueller Kieferluxationen. Dtsch. Z. Chir. 183 (1932): 358.

OEYNHAUSEN, V.: Bösartige Gesichtsfurunkel. Dtsch. med. Wschr. 37/38 (1948): 448.

— Die Abgrenzung der MIKULICZschen Erkrankung. Chirurg 6 (1949): 284.

PADGELL: Surgical Deseases of the Mouth and Jaws. W. B. Saunders Comp., Philadelphia and London 1942.

ROSENTHAL: Zungenstruma. Zbl. Chir. 4 (1949): 338.

SCHMIEDEN und VOSS: Parotitis und Pankreatitis, zwei wesensverwandte Krankheiten? Zb. Chir. 17 (1930): 1017.

— und VOSS: Klinik und Pathologie der akuten Parotitis. Dtsch. Z. Chir. 234 (1931): 313.

SCHÜRCH: Behandlung bösartiger Geschwülste der Mundhöhle. Enke, Stuttgart 1937.

SONNTAG: Dtsch. Z. Chir. 223 (1930): 236.

THOREK: Modern Surgical Technic. I. B. Lippincott Comp., Philadelphia, London, Montreal, New York 1943.

WINKLER: Zur Histologie des Hautkrebses. Z. Hautkrkh. 9/10 (1948): 329.

Sachverzeichnis

A

Abszeß, extradural 56
—, retromandibulär 250
—, subdural 57
Acne rosacea 168
ACTH 28
Adamantinom, Hypophyse 104
—, Kiefer 255
Adenome, Gesicht s. Gesicht
Adiadochokinese 30
—, Akustikusneurinom 133
—, Kleinhirntumor 80
Adiuretin 29
Adreno-kortikotropes Hormon 28
Agnosie, optisch 26
Agraphie 27
Akinese 29
Akkomodation 29, 119
Akromegalie 103
Aktinomykose, Gesicht 153
Akustikusneurinom s. Kleinhirnbrückenwinkeltumor
Alexie 27
Alopecia syphilitica 14
Amimie 29
Amnesie 43
—, retrograd 44
Amnionhaut 62
Amyloidtumor 241
Anenzephalie 75
Aneurysma, Blutung intraventrikulär 49
—, cirsoides s. Rankenaneurysma
—, intrakraniell 11, 80, 96
—, — apoplektiform 97
—, — paralytisch 97
—, Schädel 10
Angina syphilitica 235
Angiographie s. Arteriographie
Angioma racemosum s. Rankenaneurysma
Angiom, Gehirn 80, 96
—, Gesicht 158
—, Schädel 9
Anisokorie 51, 69, 119
Ankyloglosson 229
Anosmie, Meningeom 87
Anthrax, Gesicht 155
Aphasie, motorisch 27
—, sensorisch 26, 27, 64, 79
Apnoe 31
Apoplexie 49
—, Aneurysma 97
—, Gehirnmetastase 94
—, Glioblastom 88, 89
Apraxie, motorisch 27
Aquaeductus mesencephali 29, 34
— —, Atresie 74
Arachnoidea 32
Arachnoiditis adhaesiva 122
Argyll-Robertsonsches Phänomen 119
Arnold-Chiarische Deformation 72
Arteria basialis 32
— carotis int. 32
— — —, Arteriogramm 32
— cerebelli inf. 32
— — med. 32
— — sup. 32
— cerebri post. 32
— meningica med. 32
— —, Blutung 50, 52
— vertebralis 32
Arteriographie, Gehirngefäße 32, 39
—, —, Aneurysma 98
—, —, Gehirntumor 79
—, —, Hämangiom 96
—, —, Hämatom epidural 51
—, —, — subdural 55
—, —, Thrombangitis obliterans 99
Astereognosie 26, 27, 80
Astroblastom 80
Astrozytom 80, 89
—, Großhirn 89
—, Kleinhirn 90
Ataxie 80
—, Akustikusneurinom 133
—, Astrozytom 90
—, Medulloblastom 91
—, zerebellar 30, 64
Atemstörungen, zerebral 47, 51, 53
Atemzentrum 28, 30, 81
Atheroma, Gesicht 167
— pendulum 7
—, Schädel 7
Athetose 29
Atrophie, Schädelknochen 12
Augen, Erkrankungen 183
—, Fremdkörper 186
—, Hintergrund, Gehirntumor 81
—, Höhle s. Orbita

Augen, Lidödem s. Lidödem
—, Muskelbewegungen, Störungen 46
—, Muskelkerne 29
—, Muskelnervenverletzungen 4
Aurikularanhänge 196

B

Balggeschwulst s. Atheroma
Bakterienembolie, A. cerebri med. sin. 65
—, zerebral 64
Balken 27
—-stich 38, 74
Basalmeningitis 58
Basalzellenepitheliom, Gesicht 169
Basalzellenkrebs s. Krebs
Basis cranii int. 2
Bednarsche Aphthen 231
Bewußtlosigkeit, Blutung intrakraniell 49, 50
—, Commotio cerebri 43
—, — —, Differentialdiagnose 44
—, Contusio cerebri 46
Bindearme 30
Biß, offener 247
Bleisaum 229
Blepharitis 185
Blepharoplastik 281
Blicklähmung 119
—, Akustikustumor 133
Blickzentren 119
Blindheit s. Sehnervenatrophie
Block s. Liquorblock
Blutdruck, Commotio cerebri 44
—, Contusio cerebri 47
—, Hämatom subdural 53
—, Hirndrucksteigerung 41
Blutmorphologie, Commotio cerebri 44
Blutung, epidural 50
—, infratentoriell 55
—, intraventrikulär 49
—, intrazerebral 49
—, Schädelhöhle 48
—, subarachnoideal 50
—, subdural, akut 51
—, —, chronisch 53
—, subkortikal 49
—, supratentoriell 55
Blutzuckerspiegel, Commotio cerebri 44, 45
Brechzentrum 31
Broca, Gehirnwindung 27
Brücke 30
—, Arme 30

C

Cancroid, Gesicht 162
Capsula int. 27
Caput natiforme 14
— quadratum 12
Carcinoma s. Karzinom
Cavum leptomeningicum 32, 34
— subdurale 32
Cephalocele s. Enzephalozele
Ceratitis neuroparalytica 125, 126
Chalazion 185
Cheilitis 229
Cheiloplastik 276
Cheiloschisis 137, 142
Chemosis 69
Cheyne-Stokesche Atmung 41, 47, 51
Chlorom 21
Choanen, Atresie 214
—, Stenose 214
Cholesteatom 93
Cholesterinige Lipoidose 22
Chondrodystrophie 12
Chondrom, Kiefer 260
—, Schädelknochen 19
Chondroosteom, Kiefer 260
Chorda tympani 120
Chordom 19
Chorea 29
Circulus arteriosus cerebri 32
Commissura rostralis 23
Commotio cerebri 43
Compressio cerebri 48
Contusio cerebri 45
Corona veneris 14
Corpus callosum 23
— geniculatum lat. 26
— restiforme 30
— striatum 29
Coryza syphilitica 209
Cranioschisis totalis 14
Craniotabes rachitica 12
Cranium bifidum 75
Cri hydrocéphalique 59
Cuneus 26
Cushingsche Krankheit 104

D

Dakryozystoblenorrhoe 187
Defekt, Schädelknochen 14
Deformitäten, Kiefer 245
—, Schädelknochen 12
Dehydrierung 48
Dermoid, Gesicht 166
—, intrakraniell 80, 93
—, Mund 236
—, Orbita 8, 167
—, Schädel 8
—, Speicheldrüse 180
—, Zwerchsack 8, 167
Desorientiertheit 47
Diabetes insipidus 101
Diaphragma sellae 28
Discitis mandibularis 267
Doppelbilder 69, 119, 120
Doppelnase 144
Druckpuls 121
—, Commotio cerebri 44, 45
—, Contusio cerebri 47
—, Hämatom, epidural 50, 51
—, —, intrakraniell 48
—, Hirndruck 41
Ductus craniopharyngicus s. Hypophyse
— thyreoglossus, Zyste 236, 240

Dura 32
—, Entzündungen 56
—, Plastik 109
Dysembryome, intrakraniell 80, 93
Dyspnoe 30
Dystrophia adiposogenitalis 102, 105

E

Elektroenzephalographie 46, 108
Elephantiasis neuromatodes 9
Embryonale Spalten 8, 136, 141
Empyem, epidural 17, 56
—, subdural 57
Endarteritis obliterans s. Thrombangitis obliterans
Endhirn 23
Endotheliome 87, 131, 132
Englische Krankheit 12, 248
Enophthalmus 191
Entlastung, innere 83
—, Trepanation 84
Enucleatio bulbi 187
Enzephalitis 66
—, direkte Infektion 46, 66
—, eitrig 66
—, fortgeleitet 66
— lethargica 66
—, metastatisch 66
Enzephalographie 39
—, Epilepsie 108
—, Hirnabszeß 63
—, Hirnprolaps 68
—, subdurales Hämatom 55
Enzephalozele 75
—, basal 75
—, Hydromeningozele 76
—, Kenenzephalozele 76
—, Meningozele 76
—, nasoethmoidal 75
—, nasofrontal 75
—, nasoorbital 75
—, okzipital 75
—, sinzipital 75
—, Zystomeningozele 76
—, Zystozele 76
Ependymom 80, 92
Epidermoid, Gesicht 167
—, intrakraniell 80, 93
—, Schädel 8
Epiduraler Abszeß 17, 56
Epidurales Hämatom 32, 50
Epilepsie 106
—, Astrozytom 89
—, Contusio cerebri 45, 106
—, Früh- 107
— genuin 106
—, Gumma 95, 106
—, Hämatom 55
—, Hirnabszeß 63
—, Hirnparasiten 94
—, Hirntumor 79, 106
—, Hydrozephalus 75, 106
Epilepsie, Krämpfe, diffus 107
— Meningeom 87
—, Petit mal 107
—, Rinden (Jackson) 24, 94, 106, 119
—, Spät- 107
—, symptomatisch 106
—, Thrombangitis obliterans 99
—, traumatisch 24, 47, 50, 63, 106, 110
—, Tuberkel 95, 106
Epiphora 187
Epistaxis 212
Epulis 259
Erbrechen, Akustikusneurinom 133
—, Commotio cerebri 43, 44
—, Contusio cerebri 46, 47
—, Gehirnparasiten 94, 106
—, Glioblastoma multiforme 88
—, Hämangiom 96, 106
—, Hirnabszeß 63, 64
—, Hirndruck 41
—, Hirntumor 78
—, Hirnvorfall 67
—, Hydrozephalus 75
—, Medulloblastom 91
—, Ménièrscher Symptomenkomplex 130
—, Oligodendrogliom 92
—, Sinusthrombose 70
—, Spongioblastoma polare 91
—, zerebral 31
Erdheim s. Kraniopharyngeom
Erysipel, Gesicht 149
—, Ohr 199
—, Schädel 6
Erysipeloid, Gesicht 156
Evisceratio bulbi 187
Exophthalmus 189
—, Aneurysma 98
—, Basedow 190
—, doppelseitig 190
—, einseitig 190
—, Hämangiom 96
—, intermittierend 190
—, Meningeom 87
—, non pulsans 190
—, pulsierend 96, 98, 190
—, Sarkom 21, 263
—, Tumor 189, 190
—, Turmschädel 13
Exostose cartilaginea, Kiefer 260
—, Gehörgang 201
—, Hirntumor 81
—, Kiefer 261
—, Lamina cribriformis 87
—, Meningeom 85, 87
—, Schädel 18
Extraduraler Abszeß 56
Extrapyramidales System 29, 128

F

Falx cerebri 32
Fasciculus opticus s. N. opticus
Faszienlappen 62, 111

Fazialis s. N. facialis
Feigwarzen, Gesicht 162, 239
Feuermal, Gesicht 158
Fibroangiom, Kiefer 260
Fibroma durum 9, 165, 201
—, Gesicht 164
—, intrakraniell 80, 94
—, Kiefer 260
—, Kopf 9
—, molle 9, 165
—, Mundhöhle 238
—, Neurofibroma 9, 165
—, Ohr 201
— pendulum 9
—, Speicheldrüse 181
Fila olfactoria 115
Fissura calcarina 26
— cerebri lat. (Sylvii) 23, 25, 27
— praecentralis 27
Foetor ex ore 230
Follikulärzyste 257
Foramen interventriculare 34
Fossa pterygopalatina, Phlegmone 151
Fraktur, Blutung intrakraniell 51
—, Schädelbasis 4
Frontalwindungen 27
Furunkelabszeß, Gesicht 149
Furunkel, Gehörgang 199
—, Gesicht 149
—, Kopf 6
—, Nase 208

G

Galaktotropes Hormon 29
Galea-Periost-Lappen 62, 111
Ganglion geniculi, Neuralgie 129
Gaumenspalten 137, 142, 147
Gefäßnävus s. Naevus vasculosus
Gehirn s. auch Hirn
—, Abszeß 61
—, —, Brücke 63
—, —, Differentialdiagnose 65
—, —, Exstirpation 65
—, —, exzentrisch 61
—, —, Frühabszeß 61, 62
—, —, Kleinhirn 63
—, —, konzentrisch 61
—, —, kortikal 61
—, —, Membran 61, 62
—, —, metastatisch 64
—, —, otogen 63
—, —, posttraumatisch 61
—, —, Punktion 65
—, —, rhinogen 64
—, —, Spätabszeß 61, 62
—, —, Stirnhirn 64
—, —, subkortikal 61
—, —, Temporallappen 63
—, —, Therapie 65
—, Anatomie 22
—, Aneurysma 96
—, Einteilung 22
—, Entwickelungsgeschichte 22
Gehirn, Entzündung s. Enzephalitis
—, Erschütterung 43
—, Gefäße 32
—, Gliome s. Gliome
—, Granulome 80, 95
—, Gumma 80, 81, 95
—, Hämangiom 96
—, Häute 32
—, Kolloidzyste 93
—, Metastasen 80, 81, 94
—, motorische Region 24
—, Narbe 106, 108, 109
—, Nerven 115
—, —, Anatomie und Physiologie 115
—, —, Degeneration 122
—, —, Entzündung 122
—, —, Tumoren 131
—, —, Verletzungen 46, 115—127
—, Parasiten 80, 94
—, Phlegmone 66
—, Physiologie 22
—, Prolaps s. Hirnvorfall
—, Punktion 39
—, Quetschung 45
—, Schädel 1
—, Tumoren 78
—, —, Adiadochokinese 30, 80, 133, 134
—, —, Artdiagnose 80
—, —, Arteriographie 79
—, —, Ataxie 30, 80, 133, 134
—, —, Brücke 80
—, —, Dermoide 93, 101
—, —, Differentialdiagnose 81
—, —, Epidermoide 93
—, —, Fernsymptome 79
—, —, Fibrom 80, 94
—, —, Gliome s. Gliome
—, —, Hemianopsie 26, 79, 103, 118, 131
—, —, Hinterhauptslappen 79
—, —, Hirnnervenstörungen 79, 115—127
—, —, infratentorielle 80
—, —, Kleinhirn 80
—, —, Kopfschmerz 78
—, —, Lokalisation 78
—, —, Lokalsymptome 79
—, —, Mittelhirn 80
—, —, Nachbarschaftssymptome 79
—, —, neurologische Ausfälle 22, 79
—, —, Operationsprognose 84
—, —, Positionsversuch 80, 134
—, —, Rombergsches Phänomen 80, 134
—, —, Sarkom 80, 94
—, —, Schädelgrube hintere 80
—, —, — mittlere 79
—, —, — vordere 79
—, —, Scheitellappen 79
—, —, Schläfenlappen 79
—, —, Sehstörungen 78
—, —, Stirnhirn 79
—, —, Störungen des Tasterkennens 26, 27, 80
—, —, Teratom s. Teratom
—, —, Therapie 81
—, —, Übelkeit, Erbrechen 78

Gehirn, Tumoren, Uncinatusanfälle 26, 79
—, —, Ventrikulographie 78
—, Ventrikel 33, 34
Gehörgang, Atresie 196
—, Cerumen 198
—, Fremdkörper 198
Gehörzentren 26, 121
Gerstenkorn 184
Geruchshalluzination 26, 79
Geruchszentren 26, 115
Geschmack 121
Geschmackszentren 26
Geschwülste, Schädeldecke 7
—, Schädelknochen 18
Gesicht, Abszeß 149, 250, 254
—, Adenome 164, 169, 170
—, —, Adenoma sebaceum 170
—, —, — sudoriparum 170
—, Aktinomykose 153
—, Anatomie 137
—, Angiome 158
—, Anthrax 155
—, Atrophie 148, 248
—, Basalzellenepitheliom 169
—, Basalzellenkrebs 164
—, Chirurgie 136
—, Dermoid 166
—, Entwicklung 136
—, —, Knochen 136
—, —, Weichteile 136
—, Entzündungen 149
—, Epidermoide 167
—, Fibrom 164
—, Fortsätze 136
—, Furunkel, Furunkelabszeß 149
—, Geschwülste 156
—, Hämangiom 158
—, Haemangioma malignum 159
—, Hauttuberkulose 152
—, Hypertrophie 149
—, Karbunkel 149
—, Karzinom 162
—, Knochentuberkulose 153, 254
—, Kondylome, spitze 162
—, Lipom 165
—, Lupus 152
—, —, Karzinom 152
—, Lymphangiom 160
—, Lymphbahnen 140
—, Lymphdrüsentuberkulose 153
—, Melanom 157
—, Milzbrand 155
—, Mißbildungen 137, 141
—, Naevi 156
—, Neurofibrom 165
—, Osteomyelitis 152
—, Periostitis syphilitica 155
—, Phlegmone 151
—, Plastiken 271
—, Rankenangiom 158, 159
—, Rose 149
—, Rotz 156
—, Sarkome 166
Gesicht, Schädel, Entwicklung 1
—, Schnittführung 139
—, Skoliose 248
—, Skrofuloderm 153
—, Spalten 137, 141, 143, 144
—, Stachelzellenkrebs 163
—, Syphilis 154
—, —, Osteomyelitis 155
—, —, Sattelnase 155
—, Topographie 137
—, Tuberculosis cutis colliquativa 153
—, Warzen 161
—, Xanthelasma 171
—, Zylindrom 170
Gesichtsfeldausfall 26, 46, 79, 103, 118, 131
—, Hypophysentumor 100, 103
Gingiva s. Mundhöhle
Glandula parotis s. Speicheldrüsen
— submentalis s. Speicheldrüsen
— sublingualis s. Speicheldrüsen
Glaukom, pulsierender Exophthalmus 99
Glioblastoma multiforme 80, 88
— — apoplektiform 89
Gliome 80, 88, 131, 132
—, apoplektisch 88
—, hart 88
—, Prognose 88
—, weich 88
—, zystisch 88
Glossitis s. Zunge
Goldsolreaktion, Liquor 36
Gonadotrope Hormone 28
Granula meningica 1, 34, 51
Granulom, intrakraniell 80, 95
—, teleangiektatisch 241
—, Zahnwurzel 257
Gratioletsche Sehstrahlung 26, 116
Großhirn 22
—, Rinde 24—27
—, —, granuläre Atrophie 99
—, Schenkel 29
Grützbeutel s. Atheroma
Gummischwammdrainage 65
Gyrus frontalis sup. 26
— hippocampi 26
— lingualis 26
— occipitalis inf. 26
— — med. 26
— — sup. 26
— temporalis sup. 26
— — transversus 26

H

Hagelkorn 185
Halbseitenlähmung 24
Hämangioblastom 80, 95
Hämangiom, kavernös 96, 158
—, Gesicht 158
—, intrakraniell 80, 96
—, kapillär, 96, 158
—, malignum 159
—, Mundhöhle 237
—, Nase 224

Hämangiom, Ohr 201
—, racemosum 96
—, Schädelknochen 19
—, Schädelweichteile 9
—, Speicheldrüse 181
Hämatom, intrakraniell 48
—, —, Konvexität 53
—, —, median interzerebral 53
—, —, peribulbär 53
Hämolymphangiom 160
Hand-Schüller-ChristianscheKrankheit22,266
Hasenscharte 137, 142
Hauben 29
Hauthorn 9, 161
Hauttuberkulose, Gesicht 152
Heidenhainsche Umstechung 83
Hemianopsie, bitemporal 79, 103, 118, 131
—, Dermoid, intrakraniell 93
—, Hämatom, subdural 53
—, Hirntumor 79
—, homonym 26, 116, 118, 131
—, Hypophysentumor 103, 105
—, Meningeom 87
—, Sehnerventumor 131
—, Thrombangitis obliterans 99
—, untere 118
Hemiatrophia faciei 148, 248
Hemienzephalie 75
Hemikranie 14
Hemiplegie 24
—, Glioblastoma multiforme 88
—, Hämatom, subdural 53, 54
Hemisphären 23
Herdsymptome, Contusio cerebri 46
—, Enzephalitis 66
—, Gehirnabszeß 61, 62, 64
—, Gehirntumoren 78, 79
Herpes labialis 230
Heschlsche Windung 26
Hinterhauptlappen 23
—, Tumor 79
Hinterhirn 22, 30
Hinterstichnaht 83
Hirn s. auch Gehirn
—, Abszesse 42, 61, 64
—, Bruch s. Enzephalozele
—, Contusio cerebri 45
—, Drucksteigerung 41
—, —, Akustikusneurinom 133
—, —, akut 41
—, —, Blutung 41, 48
—, —, chronisch 42, 53, 54
—, —, Herdsymptome 43
—, —, Hirntumor 43, 78
—, —, Turmschädel 13, 43
—, —, Vagusdruckpuls 47, 121
—, —, Wasserkopf 43, 71
—, Hämatom, intrakraniell 48
—, —, subdural 42, 54
—, Hypophysenadenom 102
—, Leptomeningitis 58
—, Medulloblastom 90
—, Meningitis 42
Hirn, Metastasen 94
—, Pinealom 92
—, Prolaps 67
—, Schädeltrauma 41
—, Sinusthrombose 42, 68
—, Spongioblastom 91
—, Tumoren 78
—, Tumorentfernung 81, 84
—, Häute, Metastasen 85
—, —, Tumoren 85
—, Nervenschädigung 46, 115—127
—, Ödem 42, 47
—, Punktion 39, 64, 88
—, Schädel s. Gehirnschädel
—, Schwellung 42
—, Stamm 43
—, Ventrikel 34
—, Vorfall 67, 75, 77
—, —, benigne (aseptisch) 67
—, —, maligne (infiziert) 67
—, Wunde 46, 61
Hordeolum 184
Hornerscher Symptomenkomplex 192
—, Hemiatrophia faciei 148
Hörstörung 5, 26, 46, 120, 195
Hustenreflex 31
Hutchinsonsche Trias 253
Hydradenoma cylindromatosum 170
Hydrokystom, Gesicht 170
Hydromeningozele 76
Hydrozephalus 71
— acquisitus 72, 74
—, akut 58, 74, 75
—, chronisch 71, 75
— congenitus 72
—, Enzephalozele 77
— externus 71
— ex vacuo 71
—, —, Thrombangitis obliterans 99
—, Fremdkörper 74
—, Geburtstrauma 74
—, Geschwülste 74, 75
— hypersecretorius 72
— internus 71
—, Meningitis 58, 74
— obstructivus 72
—, —, Astrozytom 90
—, —, Blutung 49, 50, 74
—, —, Ependymom 92
—, —, Kolloidzyste 93
—, —, Kraniopharyngeom 105
—, —, Spongioblastom 91
—, originär 71, 72
—, Parasiten 74, 94
—, symptomatisch 71, 74
—, Thrombose 69, 75
Hygrom, subdural 74
Hyperakusis 127
Hyperkinese 29, 129
Hyperostose, Kiefer 261
—, Meningeom 85
—, Schädel 14, 18
Hyperthermie 29, 60

Hyperthermie, postoperativ 92, 106
Hypertrophie, Schädelknochen 13
Hyperventilationsversuch 108
Hypophyse, Adamantinom 104
—, Adeno- 100
—, Adenom 102
—, —, basophil 104
—, —, chromophob 102
—, —, eosinophil 103
—, Akromegalie 103
—, Anatomie 28
—, Cushingsche Krankheit 104
—, Diabetes insipidus 101
—, Ductus craniopharyngicus 1, 100
—, Dystrophia adiposogenitalis 102
—, Epitheliom 104
—, Ganggeschwülste s. Kraniopharyngeom
—, Hormone 28
—, Infantilismus 101
—, Kachexie (Simmond) 101
—, Kraniopharyngeom (Erdheim) 1, 80, 104
—, Neural- 100
—, Pathologie 28, 80, 100
—, Physiologie 28, 29
—, Riesenwuchs 103
—, Röntgenuntersuchung 101
—, Schleimzyste 104
—, Tasche 1, 104
—, Teratom 105
—, Tumoren 80, 100
—, Zwergwuchs 101
Hypothalamus 29

I

Idiotie 14
Impressiones digitatae 13, 81
Infantilismus 101
Infratentorielle Blutung 55
Innenohrschwerhörigkeit 5, 46, 120, 195
Insel 26, 27
Intervall, freies 41, 44, 48, 50, 53
Intrakranielle Druckerhöhung, s. Hirndrucksteigerung
Intraventrikuläre Blutung 49
Intrazerebrale Blutung 49

J

Jackson- Epilepsie s. Epilepsie

K

Kalkschatten, intrazerebral 81
—, —, Aneurysma 98
—, —, Dermoid 93
—, —, Hämangiom 96
—, —, Kraniopharyngeom 101, 104, 105
—, —, Meningeom 87
—, —, Oligodendrogliom 92
—, —, Spongioblastom 91
Karbunkel, Gesicht 149
—, Kopfschwarte 6
Kartoffelnase 168
Karzinom, Basalzellen 11, 164
—, Gesicht 162—164
—, Kiefer 264
Karzinom, Metastasen, intrakraniell 80, 94
—, —, Schädelknochen 21
—, Mundhöhle 241
—, Nase, Nebenhöhlen 225
—, Ohrmuschel 202
—, Orbita 188
—, Parotis 181
—, Schädel 11
—, Spindelzellen 11, 162, 225, 243
Kaumuskelkrampf 268
Keilbeinhöhle, Anatomie 206
—, Entzündung, akut 217
—, —, chronisch 221
Keloid s. Fibrom
Kenenzephalozele s. Enzephalozele
Kernigsches Symptom, Aneurysma 98
—, —, Meningitis 59
Kiefer, Adamantinom 255
—, Ankylose 268
—, Arthrosis deformans 269
—, Biß, offener 247
—, Chondrom 260
—, Chondroosteom 260
—, Deformitäten 245
—, Discitis mandibularis 267
—, Entzündungen 249
—, Epulis 259
—, Exostosis cartilaginea 260
—, Fibroangiom 260
—, Fibrom 260
—, Follikulärzyste 257
—, Gelenkentzündung 267
—, Gesichtsskoliose 248
—, Hand-Schüller-Christiansche Krankheit 266
—, Hemiatrophia faciei 148, 248
—, Höhlen, Anatomie 1, 207
—, —, Entzündung, akut 216
—, —, —, chronisch 218
—, —, Diaphainoskopie 226
—, —, Empyem 220, 226
—, —, Radikaloperation (Caldwell-Luc) 220
—, Hyperostose 261
—, Karzinom 225, 264
—, Klemme 268
—, Knacken 270
—, Kretinismus 248
—, Marmorknochenkrankheit 266
—, Metastasen 264
—, Mikrognathie 246
—, Odontom 256
—, Opisthogenie 246
—, Orthopädie 249
—, Osteom 261
—, Osteomyelitis 252
—, Osteopathia deformans (Paget) 12, 265
—, — fibrosa (v. Recklinghausen) 12, 266
—, Parodontitis 257
—, Parulis 249
—, Peridontitis 249
—, Periostitis alveolaris 249
—, Plasmozytom 265
—, Prognathie 245

Kiefer, Rachitis 248
—, Riesenzellgeschwulst 261
—, Sarkom 262
—, Spalten 137, 142
—, Sperre 268
—, Syphilis 253
—, Wurzelgranulom 257
—, Zahngeschwülste 255
—, Zahnschmelzkeime 255, 258
—, Zahnwurzelzyste 258
Kiemengangzysten 180, 236
Kiesselbachscher Plexus 212
Kleinhirn 30, 121
—, Abszeß 63
—, Ataxie s. Ataxie
—, Brückenwinkel 30, 120
—, —, Tumor 121, 132
—, Nystagmus 30
Knochenmarkgeschwülste 21
Knochenmark, Stoffwechselstörungen 21
Knochentuberkulose, Gesicht 153
Knollennase 168
Kochleariskern 26
Kohlehydratstoffwechsel, Commotio cerebri 44, 45
Kolloidzyste 93
Kondylom, spitzes 162, 239
Kontrastdarstellung, Hirnabszeß 61, 63, 64
Konvergenz 29, 119
Konvexitätshämatom 53
Konvexitätsmeningitis 58
Kopfschmerz, Akustikusneurinom 133
—, Aneurysma 98
—, Commotio cerebri 44
—, Contusio cerebri 47
—, epidurale Blutung 50
—, Gehirnabszeß 64
—, Glioblastoma multiforme 88
—, Hirndrucksteigerung 41, 43
—, Hirntumor 78
—, —, Therapie 84
—, Hydrozephalus 75
—, Hypophysenadenom 103
—, Medulloblastom 91
—, Meningitis 59, 60
—, Schädellücke 110
—, Sinusthrombose 70
—, subdurale Blutung 54
—, Syphilis 15
Kopfschwarte 5
—, Abszeß 6
—, Arterien 6
—, Furunkel 6
—, Karbunkel 6
—, Phlegmone 6
—, Rose 6
—, Venen 5
Kornealreflex 31, 120, 193
Körperfühlsphäre 24
Korsakoff-Psychose 47
Kotabgang, spontan 41, 47
Kraniopharyngeom 1, 80, 104
Kranioplastik s. Schädelplastik
Kraniotomie, Turmschädel 13
Kraniozerebrale Topographie 23
Kreislaufzentrum 28, 31, 43, 44
Krötenkopf 14

L

Labium fissum 137, 142
Labyrinthitis 59
Lagesinn 121
Lamina cribriformis, Fraktur 4
— quadrigemina 29
— terminalis 23
Lähmungen, Contusio cerebri 46
—, epidurales Hämatom 51
Landkartenschädel 266
Leptomeningitis 58
— purulenta 58
— serosa sympathica 58
Leptomeninx 32
Leukotomie s. Lobotomie
Lider 184
—, Ektropium 185
—, Entropium 185
—, Gerstenkorn (Hordeolum) 184
—, Hagelkorn (Chalazion) 185
—, Krampf 128
—, Lagophthalmus 186
—, Ödem, Sinusthrombose 69
—, —, Stirnhirnabszeß 64
—, —, Thrombose Sinus sagittalis superior 70
—, Ophthalmoplegie 119, 186
—, Pastik 281
—, Ptosis 186
—, Randentzündung 185
Lindauscher Tumor s. Hämangioblastom
Lingua s. Zunge
Lipom, Kopf 10
—, Mundhöhle 238
—, Speicheldrüse 181
—, Wange 165, 238
Lippen s. auch Mund
—, Kiefergaumenspalte 142
—, Kieferspalte 142
—, Plastik 276
—, Spalten 137, 142
Liquor cerebrospinalis 32, 34
—, Abflußbehinderung s. auch Block
—, —, —, Akustikusneurinom 133
—, —, —, Arnold Chiarische Deformation 72
—, —, —, Astrozytom 90
—, —, —, Blutung 49, 50
—, —, —, Ependymom 92
—, —, —, Hirnbruch 76
—, —, —, Hirndruck 41
—, —, —, Kolloidzyste 93
—, —, —, Medulloblastom 91
—, —, Nase 4
—, —, Ohr 5
—, —, Osteom 19
—, Albumin 36
—, Ausblasung 60
—, Block, Gehirnabszeß 64
—, —, Hydrozephalus 72

Liquor, Block, spinal 72
—, —, zerebral 72
—, —, zisternal 72
—, blutig, Blutung intraventrikulär 49
—, —, —, subarachnoideal 50
—, —, Gehirnaneurysma 98
—, Druck 34
—, —, Messung 35
—, eitrig 60
—, Eiweißgehalt 36
—, Eiweißvermehrung, Meningitis 60
—, —, Gehirntumor 81
—, Ependymom 92
—, Farbe 36
—, Globuline 36
—, Goldsolreaktion 36
—, Kochsalzgehalt 37
—, Kolloidreaktion 36
—, Mastix Reaktion 36
—, Medulloblastom 91
—, Metastasen 88
—, Nonne-Appeltsche Reaktion 36
—, Resorption 34
—, Spezifisches Gewicht 37
—, Traubenzuckergehalt 36
—, Überdruck 42, 47
—, —, Contusio cerebri 47
—, —, Enzephalitis 67
—, —, Gehirnabszeß 64
—, —, Hirntumor 84
—, —, Hydrozephalus 73
—, —, Meningitis 58, 60
—, —, subdurales Hämatom 53, 54
—, Unterdruck 35, 48
—, Xanthochromie 36, 54, 56
—, Zellvermehrung 36, 60, 64, 81
—, Zellzahl 36
—, Zirkulation 34
Littlescher Symptomenkomplex 56
Lobektomie, Hirntumor 83, 89
Lobotomia inferior 115
— praefrontalis 112
— transorbitalis 114
Lobus parietalis inferior 27
— — superior 27
Löwenhaupt 265
Lumbalpunktion 34
—, Liquorüberdruck s. da
Lupuskarzinom, Gesicht 152
Lupus vulgaris, Gesicht 152, 208
Lymphangiom, Gesicht 160
—, Mundhöhle 237
—, Schädel 9
—, Zunge 229, 237
Lymphdrüsentuberkulose, Gesicht 153

M

Magensaftsekretionsreflex 31
Makrocheilie 160, 237
Makroglossie 229, 237
—, neurofibromatös 238
Makromelie 160
Makrostoma 144
Makrotie 196
Marmorknochenkrankheit 266
Mastixreaktion, Liquor 36
Medulla oblongata 22, 30, 53, 58
Medulloblastom 80, 90
Melanom, Gesicht 157
—, intrakraniell 94
—, Nase 225
—, Schädel 11
Meloplastik 279
Ménièrscher Symptomenkomplex 121, 130
Meningeom 18, 20, 21, 80, 85
—, angioblastisch 87
—, chondroblastisch 87
—, Endotheliom 87, 131, 132
—, fibroblastisch 87
—, hart 85
—, lipoblastisch 87
—, osteoblastisch 87
—, Psammon 87
—, Sandgeschwulst 87
—, weich 85
—, zystisch 85
Meningismus, postpunktionell 35
Meningitis 57, 67
—, allergisch 57
—, Basal- 58
—, eitrig 42, 57, 58, 66
—, epidemisch 57
—, Früh- 58
—, hämatogen 59
—, Hirndrucksteigerung 42
—, Hydrozephalus 75
—, Konvexitäts- 58
—, luetisch 57
—, oto-rhinogen 59
—, Spät- 59
—, tuberkulös 57
—, Virus 57
Meningoenzephalitis 58
Meningozele 76
Merkschwäche 47
Metastasen, intrakraniell 80, 94
—, Kiefer 264
—, Schädelknochen 21
Migräne, Aneurysma intrakraniell 97
Mikroglossie 229
Mikrognathie 246
Mikrostoma 144
Mikrotie 196
Mikrozephalus 14
Mikuliczsche Krankheit 178
—, Symptomenkomplex 178, 179
Milzbrand, Gesicht 155
—, Karbunkel 155
Miosis s. Pupille
Mischtumor, Mundhöhle 240
—, Speicheldrüse 181
Mittelhirn 22, 29
Morphium, Gegenindikation 84
Mumps 174
Mundatresie 144
Mundhöhle, Adenom 239

Mundhöhle, Aktinomykose 234
—, Amyloidtumor 241
—, Anatomie 227
—, Angiome 237
—, Aphthen 231
—, Bodenphlegmone 233
—, Cheilitis 229
—, Dermoid 236
—, Fibrom 238
—, Foetor 230
—, Gingivitis 229
—, Glossitis 229
—, Granulom, teleangiektatisch 241
—, Herpes 230
—, Karzinom 241
—, Kiemengangszyste 180, 236
—, Leukoplakie 233
—, Myom 241
—, Neurofibrom 238
—, Noma 231
—, Papillome 239
—, Ranula 179, 235
—, Rhabdomyom 241
—, Sarkom 244
—, Schleimzyste 236
—, Stomakake (Mundfäule) 231
—, Stomatitis s. Stomatitis
—, Syphilis 234
—, Tuberkulose 233
—, Warzen 239
—, Zunge s. Zunge
—, Zylindrom 240
—, Zyste, Ductus thyreoglossus 236
Muttermal, Gesicht 156
Myelom, 21, 22, 265

N

Nackenstarre, Hirnabszeß 64
—, Hydrocephalus acutus 75
—, Meningitis 59
—, Sinusthrombose 69, 70
—, subarachnoideale Blutung 50
Naevus, Gesicht 156
—, Karzinom 157
— pigmentosus 157
— pilosus 157
— vasculosus 157, 158
—, warzig 157
Nase 203
—, Anatomie 203
—, Blutung 212
—, Choanenatresie 214
—, Choanenstenose 214
—, Ekzem 208
—, Fortsatz 136
—, Fremdkörper 215
—, Furunkel 208
—, Geschwülste 222
—, Hämangiom 224
—, Karzinom 225
—, Melanom 225
—, Muschelhypertrophie 210
—, Nebenhöhlen, Anatomie 204
Nase, Nebenhöhlen, Empyem 216
—, —, Entzündungen 215
—, —, Geschwülste 222
—, —, Hydrops 216
—, —, Osteom 224
—, Papillom 223
—, Physiologie 203
—, Plasmozytom 225
—, Plastik 272
—, Polyp 223
—, Sarkom 225
—, Sattelnase 155, 209, 213, 274
—, Schleimhautentzündung, akut 210
—, —, chronisch 210
—, Septumabszeß 214
—, Septumhämatom 214
—, Septumperforation 213
—, Spalte 144
—, Stinknase 210
—, —, syphilitisch 155, 209
—, Syphilis 209
—, Tuberkulose 208
Nervus abducens 120
— accessorius 30, 122
— facialis 30, 120, 126
— —, Krampf 128
— —, Lähmung 127
— —, Schädigung 46, 126, 127
— —, —, nukleär 127
— —, —, peripher 126
— —, —, zentral 126
— glossopharyngicus 30, 121, 129
— —, Neuralgie 129
— hypoglossus 30, 122
— intermedius 120, 129
— —, Neuralgie 129
— mandibularis 120, 123
— maxillaris 120, 123
— oculomotorius 119
— —, Kerne 24, 29
— ophthalmicus 120, 123
— opticus 115
— —, Atrophie, Dermoid 93
— —, —, Hirntumor 78
— —, —, Hydrozephalus 73
— —, —, Hypophysentumor 100, 105
— —, —, Meningeom 87
— —, —, pulsierender Exophthalmus 96, 99
— —, Gliom 131
— —, Tumoren 131
— —, Verletzungen 4, 46, 115, 116, 122, 127, 128, 139
— recurrens 121
— statoacusticus 30, 120
— —, Tumor 132
— trigeminus 30, 120, 122
— —, Durchschneidung 126
— —, Endotheliom 132
— —, Exhairese 125
— —, Gliom 132
— —, Neuralgie 122
— —, —, idiopathisch 122
— —, —, peripher 123

Nervus trigeminus, Neuralgie, symptomatisch 122
— —, —, zentral 122
— —, Neurofibrom 132
— —, Tumor 132
— —, Verkochung (Kirschner) 126
— —, Verletzung 46
— trochlearis 119
— —, Kern 24, 29
— vagus 30, 121
Neurinom, Akustikus s. Kleinhirnbrückenwinkel
—, Hirnnerven 131
—, intrakraniell 80
Neuroepitheliom 80
Neurofibromatosis 9, 131, 132, 134, 165
Neurofibrom, Gesicht 165
—, Mundhöhle 238
—, N. trigeminus 132
—, Schädel 9
Niesreflex 31, 120
Noma 231
Nonne-Apeltsche Reaktion 36
Nucleus caudatus 27, 29
— lentiformis 29
— niger 29
— ruber 29
Nystagmus 31
—, Akustikusneurinom 133
—, Contusio cerebri 46
—, Hydrozephalus 73
—, Kleinhirnabszeß 64

O

Oberkiefer, Fortsatz 136, 144
—, V-förmig 248
Oberlippenspalte 138
Occlusion 245
Odontom 256
Ohr 193
—, abstehend 196, 283
—, Anatomie, Physiologie 193—195
—, Anhänge 196
—, Ekzem 201
—, Entzündungen 199
—, Erfrierung 197
—, Erysipel 199
—, Furunkel 199
—, Geschwülste 201
—, Hämatom 196
—, Impetigo contagiosa 199
—, Knorpelhautentzündung 200
—, Mißbildungen 196
—, Mykosen 200
—, Plastiken 282
—, Polyp 201
Okzipitallappen 26
—, Tumoren 79
Okzipitalneuralgie 130
Oligodendrogliom 80, 91
Olive 30
Ophthalmoplegie 119, 186
—, externa 119
Ophthalmoplegie, interna 119
—, komplett 119
—, total 119
Opisthogenie 246
Optikusatrophie s. N. opticus
Orbita 183
—, Abszeß 187
—, Entzündungen 187
—, Fraktur 190
—, Osteomyelitis 188
—, osteoplastische Orbitotomie 189
—, Panophthalmitis 187
—, Periostitis 188
—, Phlegmone 6, 187
—, Tumoren 131, 188
—, Zwerchsackdermoid 8, 188
Osmotherapie 42, 48
Osteodystrophia fibrosa (Recklinghausen) 12, 266
Osteom, Augenhöhle 19
— eburneum 19, 166
—, Gesichtsschädel 166
—, Kiefer 261
—, Nase-Nebenhöhlen 19, 224
—, Schädelknochen 19
— spongiosum 19, 166
Osteomyelitis, Gesicht 152
—, Kiefer 252
—, Orbita 188
—, Schädel 16
—, syphilitisch 14, 155, 209
Osteopathia deformans (Paget) 12, 265
Osteophyt, puerperal 18
—, Schädelknochen 18
Otogener Hirnabszeß 63
—, Sinusthrombose 69
Oxytocin 29
Ozaena 210
— syphilitica 155, 209

P

Pachymeningitis 56, 58
— externa 56
— haemorrhagica int. 53
— interna 57
— syphilitica 15
Pagetsche Krankheit 12, 265
Palatoschisis s. Gaumenspalte
Palatum fissum s. Gaumenspalte
Panophthalmitis 187
Parodontitis 257
Parietalwindungen 27
Parotis s. Speicheldrüse
Parulis 249
Paukenhöhle, Dachbruch 5
Peridontitis 249
Periostitis alveolaris 249
— syphilitica 14, 155
Perlgeschwülste 93
Petit mal s. Epilepsie
Pfeifenraucherkrebs 163
Phlebothrombose, Sinus 68
Phlegmone, Augenhöhle 187

Phlegmone, Gehirn 66
—, Gesicht 151
—, Kopf 6
—, Mundboden 233
Pia mater 32
Pinealom 80, 92
Plasmozytom s. Myelom
Plastik, Gesicht 271
—, Lid 281
—, Lippen 276
—, Nase 272
—, Ohr 282
—, Schädel 109
—, Wange 279
Plattenepithelkrebs 11, 162
Plexus chorioideus 34
— —, Elektrokoagulation 74
Plexuspapillom 80, 93
Plexusstarre 42
Pneumatozele, intrakraniell 19
—, Parotis 180
Porus acusticus int., Erweiterung 81
Positionsversuch 80, 133
Postcommotionelle Beschwerden 45
Primäraffekt, extragenital 154, 209, 234
Primordialkranium 1
Probebohrung, Schädel 51, 55
Processus alae parvae, Fraktur 4
Prognathie 245
Prolaktin 29
Prolane 28
Prolapsus cerebri s. Hirnvorfall
Protrusio s. Exophthalmus
Psammon 87
Pseudotumor cerebri 80
Psychische Störungen, Hirnquetschung 46, 47
—, Hirntumor 79
—, subdurales Hämatom 54
Psychochirurgie 112
Ptosis 119, 186, 192, 282
Pubertas praecox, Pinealom 93
Pupillen, Bahn 116
—, Differenz 46
—, Dilatation, Contusio cerebri 46
—, —, Hämatom epidural 51
—, —, Hirndruck 41
—, —, Läsion, Vierhügeldach 29
—, —, Meningitis 60
—, Entrundung s. Anisokorie
—, Reaktion 193
—, —, Akkomodation 119
—, —, direkt 117
—, —, hemianopisch 116
—, —, indirekt (konsensuell) 117
—, —, Konvergenz 119
—, —, Narkose 193
—, Reflex 116
—, Starrheit 29, 119
—, —, Contusio cerebri 46
—, —, hemianopisch 116
—, —, Hirndruck 41
—, —, intrakranielle Blutung 51
—, —, subdurales Hämatom 53
Pupillen, Verengerung 117
—, —, Contusio cerebri 46
—, —, Hirndruck 41
—, —, Hornerscher Symptomenkomplex 192
—, —, intrakranieller Blutung 51
—, —, Meningitis 60
—, —, subduralem Hämatom 53
Pustula maligna, Gesicht 155
Pyramide 30
—, Längsfraktur 5
—, Querfraktur 5
Pyramidenbahn 27
—, Zeichen, Spongioblastom 91

Q

Quadrantenhemianopsie, homonym 118
Quadratschädel 12
Queckenstedtsches Phänomen 34, 36

R

Rachitis, Schädel 12
Rankenaneurysma, Gesicht 158
—, intrakraniell 96
—, Ohr 201
—, Schädel 9
Ranula 179, 235
Rathkesche Tasche 104
Rautenhirn 22, 30
v. Recklinghausensche Krankheit s. Neurofibrom
Regio hypothalamica 29
Rhinitis acuta 210
— chronica 210
Rhinogener Hirnabszeß 64
Rhinolithen 215
Rhinophym 168
Rhinoplastik 272
Riechstörung 46
Riechzentrum 26
Riesenmund 144
Riesenwuchs 103
Riesenzellgeschwulst, Kiefer 261
Rindenblindheit 26
Rindenepilepsie s. Epilepsie
Rindenfelder 26
Rinnescher Versuch 195
Rombergsches Phänomen 80
Rosacea 168
Rotlauf 156
Rotz, Gesicht 156
Rundstiellappen 273

S

Sandgeschwulst 87
Sarkom, Gesicht 11, 166
—, intrakraniell 80, 94
—, Kiefer 262
—, Mundhöhle 244
—, Nase 225
—, Ohr 202
—, Orbita 188
—, Schädel 11, 20, 21
—, Speicheldrüse 182
Sattelnase, Plastik 274

Sattelnase, syphilitisch 155, 209
Saugreflex 31
Schädel 1
—, Basisfrakturen 2, 3, 4, 5, 50
—, Chondrom 19
—, Chordom 19
—, Decken, weiche 6
—, —, Abszeß 6
—, —, Aneurysma 10
—, —, Atherom 7
—, —, Balggeschwulst s. Atherom
—, —, Basalzellkarzinom 11
—, —, Cornu cutaneum s. Hauthorn
—, —, Dermoid 8
—, —, Elephantiasis neuromatodes 9
—, —, Entzündungen 6
—, —, Epidermoid 8
—, —, Erysipel 6
—, —, Fibrom 9
—, —, Furunkel 6
—, —, Geschwülste 7
—, —, Geschwüre, spezifisch 7, 15
—, —, Grützbeutel s. Atherom
—, —, Hämangiom 9
—, —, Hauthorn 9
—, —, Karbunkel 6
—, —, Karzinom 11
—, —, Lipom 10
—, —, Lymphangiom 9
—, —, Melanom 11
—, —, Neurofibrom 9
—, —, Neurofibromatosis 9
—, —, Phlegmone 6
—, —, Plattenepithelkrebs 11
—, —, Rankenaneurysma 9
—, —, v. Recklinghausensche Erkrankung 9
—, —, Sarkome 11
—, —, Sinus pericranii 11
—, —, Ulcus rodens 11
—, —, Varix spurius Venae diploeticae 11
—, Defekt, Plastik 109
—, Exostose 18
—, Gefäße 5
—, Gruben 2
—, Hand-Schüller-Christiansche Erkrankung 22, 266
—, Hyperostose 18
—, —, Syphilis 14
—, Kalter Abszeß 15
—, Karies, Syphilis 14
—, Knochen 12
—, —, Atrophie 12
—, —, Defekt 14
—, —, Deformitäten 12, 265
—, —, Entzündungen 14
—, —, Geschwülste 18, 265
—, —, Hämangiom 19
—, —, Hypertrophie 13
—, —, Sarkome 20
—, —, Syphilis 14
—, —, —, Periostitis 14
—, —, Tuberkulose 15
—, Landkarten- 266
Schädel, Leontiasis ossea 265
—, Lymphgefäße 6
—, Osteodystrophia fibrosa (v. Recklinghausen) 12, 266
—, Osteom 19
—, Osteomyelitis 16
—, Osteopathia deformans (Paget) 12, 265
—, Osteophyt 18
—, Osteoporose 15
—, Osteosklerose 15
—, Plasmozytom 22, 265
—, Trepanation 81, 109
—, —, Entlastung 84
—, —, freie 81
—, —, Hämatom, epidural 51
—, —, osteoplastisch 81, 109
—, —, subtemporal dekompressiv 85
—, Verletzung, Blutung 48
—, —, gedeckt 45
—, —, scharf 45
—, —, stumpf 45
—, Weichteile 5
Scheitellappen 23, 27
—, Tumor 79
Schellongtest, Commotio cerebri 45
Schielen 29, 120, 192
Schläfenlappen 23
—, Tumor 79
Schlafstörungen, Commotio cerebri 44
—, Contusio cerebri 46
—, Enzephalitis 67
—, Hämatom, subdural chronisch 54
—, Hirntumor 81
Schleifenbahn 27
Schleimzyste 236
Schluckreflex 31
Schmelzgeschwulst 255
Schnapsnase 168
Schnauzkrampf 128
Schwammdrainage 65
Schweinerotlauf, Gesicht 156
Schweißdrüsenadenom, Gesicht 170
Schwindel 44, 63, 70, 121
Seelenblindheit 26
Seelentaubheit 26
Sehnerv s. N. opticus
Sehstörungen, Hirntumor 78
Sehzentren 26, 116
Seitenventrikel 33
Sensibilitätsstörung 26
—, Contusio cerebri 46
Sella 101
—, Erweiterung 81
—, —, Hypophysentumor 101
—, —, intrakranielle Druckerhöhung 101
—, —, Turmschädel 101
Sialadenitis 174—179
Sialoblastom 181, 240
Sialodochitis 174
Soalolithiasis 173
Siebbeinhöhlen, Anatomie 205
—, Entzündung, akut 217
—, —, chronisch 221

Sinus 32
— cavernosus, Eröffnung 4, 98
— pericranii 11
—, Thrombose 42, 65, 68, 69, 70
—, —, Differentialdiagnose 70
—, —, otogen 69
—, —, Prognose 70
—, —, Symptome 70
—, —, Therapie 70, 71
—, Verletzungen 4, 51, 98
Skotom, homonym 118
—, zentral 131
Skrofuloderm, Gesicht 153
Somatotropes Hormon (STH) 28
Somnolenz, subdurales Hämatom 54
Spaltbildungen 75
Speicheldrüsen, Anatomie 139, 227, 228
—, Dermoid 180
—, Erkrankungen 171
—, Entzündungen 174—179
—, —, epidemisch 174
—, —, purulent 175
—, Fistel 171
—, Geschwülste 181, 182
—, Luftpseudozyste 180
—, Mißbildungen 171
—, Zysten 179, 180
Speichelgang, Entzündung 174
—, Fisteln 171
—, Steine 173
Speichelsekretionsreflex 31
Sphincter pupillae 29, 119
Spieglerscher Tumor 170
Spongioblastoma polare 80, 91
Sprachregion 26, 27
Sprachstörungen 26, 27
—, Glioblastom 88
—, Hirntumor 79
Stachelzellenkrebs 11, 163, 225, 243
Staphylomycosis circumscripta cutis 149
Stauungspapille, Entlastungstrepanation 84
—, Exophthalmus pulsierend 99
—, Gehirnabszeß 63
—, Gehirntumor 81, 84
—, Hirndrucksteigerung 43
—, Hydrozephalus 73
—, Kraniopharyngeom 105
—, Medulloblastom 91
—, Spongioblastom 91
—, Sinusthrombose 69, 70
Status dysraphicus 75
Steigrohr, Lumbalpunktion 35
Stellungssinn 121
Stinknase s. Ozaena
Stirnfortsatz 136
Stirnhirnabszeß 64
Stirnhirnlappen 23
Stirnhirntumor 79
Stirnhöhlen, Anatomie 205
—, Entzündung, akut 217
—, —, chronisch 220
—, —, Radikaloperation 221
Stomakake 231
Stomatitis aphthosa 231
— catarrhalis 229
— gangraenosa 231
— mercurialis 229
— phlegmonosa 232
—, Plaut-Vincent 231
— vesiculosa 230
Strabismus s. Schielen
Stumme Hirnpartien, Verletzungen 46
Subarachnoideale Blutung 50
—, —, Aneurysma 97, 98
Subduraler Abszeß 57
Subdurales Hämatom 51
—, —, akut 53
—, —, Hirndrucksteigerung 42
—, —, Kind 55
—, Hygrom 74
Subkortikale Blutung 49
Subokzipital, Block 58, 72
—, Punktion 37, 67
—, Stich 38, 74
Sulcus calcarinus 26
— centralis 23
— occipitalis transversus 23
— parieto-occipitalis 23
— postcentralis 27
— sagittalis 1
Supratentorielle Blutung 55
Synergie der Bewegungen 30
Synostosis frontoparietalis, Turmschädel 13
Syphilis s. betreffende Organe

T

Tachypnoe, Hirndruck 41
—, Commotio cerebri 44
—, intrakranielle Blutung 51
Talgdrüsenadenom, Gesicht 170
Tastlähmung 26, 27
Taubheit, Akustikusneurinom 133
—, Pinealom 93
Temperaturveränderung, Commotio cerebri 44
—, Contusio cerebri 46
Temporallappen 26
Tentorium cerebelli 32
—, Riß 55
Teratom, intrakraniell 80, 93, 105
—, Mundhöhle 237
—, Speicheldrüse 179
Thalamus 24, 28, 29
—, Pulvinar 26
—, Schmerzen 29
Thrombangitis obliterans, Gehirngefäße 99
Thrombose, Plexus pterygoideus 69
—, Sinus cavernosus 69
—, — sagittalis superior 70
—, — transversus 69
—, Vena angularis 69
—, — ophthalmica 69
Thrombophlebitis 68
Thyreotropes Hormon 29
Tic convulsif 128
— douloureux 122
Topektomie 115

Tractus olfactorius 115
— opticus 115
Tränenorgane 184
—, Erkrankungen 186
Tränensack, Eiterung 187
—, Fistel 187
—, Phlegmone 187
Tränen, Sekretionsreflex 31
—, Träufeln 187
Traumatische Epilepsie 24, 47, 106, 110
Trepanation s. Schädeltrepanation
Trigeminus s. N. trigeminus
Trismus 268
Tuberkulose s. betreffende Organe
Tumor salivalis 173
Turmschädel 13

U

Übelkeit, Commotio cerebri 44
—, Hirnabszeß 67
—, Hirndrucksteigerung 41
—, Hirntumor 78
—, Medulloblastom 91
Ulcus rodens 11, 164
Uncus 26
Unkinatusanfälle 26, 79
Unterkiefer s. auch Kiefer
—, Fortsatz 136, 144
—, Spalte 144
Unterlippenspalte 144
Uranoplastik 147
Uranoschisis s. Gaumenspalte
Urinabgang 41, 47

V

Vagusdruckpuls s. Druckpuls
Varix spurius Venae diploeticae 11
Vasomotorenzentrum 28, 31, 43, 44
Vasopressin 29
Vegetative Störungen, Commotio cerebri 44
—, Zentren 28, 29
Ventrikelpunktion 38
Ventrikulitis, Abszeßdurchbruch 60
—, Enzephalitis 67
—, Hirnprolaps 68
—, Spät- 59
—, traumatisch 58, 59
Ventrikulographie 39
—, Gehirnabszeß 61
—, Gehirntumor 78
—, subdurales Hämatom 55
Verkalkungen s. Kalk
Verrucae s. Warzen
Vierhügel 26
—, Arme 29
—, Dach 29
Vogelgesicht 14, 246
Volhard-Versuch, Commotio cerebri 45

W

Wachstumshormon 28
Wagnerscher Lappen 51, 81
Wangen, Abszeß 250
Wangen, Brand 231
—, Phlegmone 151
—, Plastik 279
—, Spalte 144
Warzen, Gesicht 161
—, Mundhöhle 239
Wasserhaushalt 28
—, Commotio cerebri 44, 45
—, Contusio cerebri 46
Wasserkrebs 231
Wernicke, Rindenzentrum 26
Wesensveränderung, Hirnquetschung 47
v. Winniwarter-Buergersche Krankheit s. Thrombangitis
Witzelsucht 27
Wortfindungsstörung 27, 46
Wurm 30
Wurzelgranulom 257

X

Xanthelasma 171
Xanthochromie, Liquor 36, 54

Z

Zahnfleischabszeß s. Parulis
Zahnfleischentzündung s. Stomatitis
Zahngeschwülste s. Kiefer
Zentralwindungen 24
Ziegenpeter 174
Zirbeldrüse 28
—, Tumor 80, 92
Zisternen 32, 34
—, Block s. Liquorblock
—, Punktion 37
—, —, Blutung 42
Zunge 227, 228
—, Abszeß 232
—, Accretio 229
—, Amyloidtumor 241
—, Bändchen 229
—, Belag 230
—, Concretio 229
—, Entzündung 229
—, Falten- 228
—, Haar- 233
—, Hämangiom 237
—, Karzinom 242
—, Landkarten- 229
—, Lymphangiom 237
—, Makroglossie 229, 237
—, —, neurofibromatös 238
—, Mikroglossie 229
—, Sarkom 244
—, Skrotal- 229
—, Soor 230
—, Spalt- 228
—, Struma 240
—, Syphilis 234
—, Tuberkulose 233
Zwerchsackdermoid, Orbita 8, 188
Zwergwuchs 101
Zwischenhirn 22, 28
Zylindrom 170, 240

MIX
Papier | Fördert gute Waldnutzung
FSC® C083411

Kolibri 360 GmbH
Ferdinand-Jühlke-Straße 7
99095 Erfurt, Deutschland
produktsicherheit@kolibri360.de